G. J. Dobos, A. Paul (Hrsg.)
Mind-Body-Medizin

D1700129

„Nichts ist stärker als eine Idee, deren Zeit gekommen ist."

Victor Hugo

„Mit unserem Dank an das gesamte TEAM der NHK!"

Gustav J. Dobos, Anna Paul (Hrsg.)

Mind-Body-Medizin

Die moderne Ordnungstherapie
in Theorie und Praxis

1. Auflage

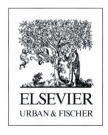

URBAN & FISCHER München

Zuschriften und Kritik an:

Elsevier GmbH, Urban & Fischer Verlag, Lektorat Komplementäre und Integrative Medizin, Ingrid Puchner, Hackerbrücke 6, 80335 München

Wichtiger Hinweis für den Benutzer

Die Erkenntnisse in der Medizin unterliegen laufendem Wandel durch Forschung und klinische Erfahrungen. Herausgeber und Autoren dieses Werkes haben große Sorgfalt darauf verwendet, dass die in diesem Werk gemachten therapeutischen Angaben (insbesondere hinsichtlich Indikation, Dosierung und unerwünschter Wirkungen) dem derzeitigen Wissensstand entsprechen. Das entbindet den Nutzer dieses Werkes aber nicht von der Verpflichtung, anhand weiterer schriftlicher Informationsquellen zu überprüfen, ob die dort gemachten Angaben von denen in diesem Buch abweichen und seine Verordnung in eigener Verantwortung zu treffen.

Für die Vollständigkeit und Auswahl der aufgeführten Medikamente übernimmt der Verlag keine Gewähr.
Geschützte Warennamen (Warenzeichen) werden in der Regel besonders kenntlich gemacht (®). Aus dem Fehlen eines solchen Hinweises kann jedoch nicht automatisch geschlossen werden, dass es sich um einen freien Warennamen handelt.

Bibliografische Information der Deutschen Nationalbibliothek

Die Deutsche Nationalbibliothek verzeichnet diese Publikation in der Deutschen Nationalbibliografie; detaillierte bibliografische Daten sind im Internet über http://dnb.d-nb.de abrufbar.

Planung: Ingrid Puchner, München
Projektmanagement: Hilke Dietrich, München
Redaktion: Karen Guckes-Kühl, Mainz
Grafiken und Zeichnungen: Heike Hübner, Berlin
Herstellung: Kerstin Wilk, Leipzig
Satz: abavo GmbH, Buchloe/Deutschland; TnQ, Chennai/Indien
Druck und Bindung: L.E.G.O. S.p.A., Lavis (TN)/Italien
Umschlaggestaltung und Grafik: SpieszDesign, Neu-Ulm

ISBN 978-3-437-57930-1

Aktuelle Informationen finden Sie im Internet unter **www.elsevier.de** und **www.elsevier.com**

Foreword

As mind-body medicine becomes established in Germany under the impressive leadership of Prof. Dr. med. Gustav Dobos, it might be of interest to German readers how this field started in the United States:

In 1967 I was a young cardiologist at the Thorndike Memorial Library of the Boston City Hospital and the Harvard Medical School. It perplexed me to consistently over-medicate my hypertensive patients – they would develop hypotension or too low blood pressure as well as other drug side effects. I wondered whether the stress and anxiety of having their blood pressure measured might be a contributory factor. The syndrome called "white coat hypertension" had not yet been recognized. It refers to the white coat of the physician that would induce anxiety in the patient and result in elevated blood pressure.

I decided to return to the Harvard Medical School from which I had recently graduated to investigate whether I could create an animal model for stress-induced hypertension. I was supported by a grant from The Medical Foundation of Boston and I was appointed a fellow in the Department of Physiology.

Working with squirrel monkeys I utilized the operant conditioning paradigms of Professor B.F. Skinner of Harvard University. Ultimately, this approach was labeled "biofeedback". We rewarded or "reinforced" elevations in the blood pressures of the monkeys. After several months, they developed permanent hypertension and died of strokes caused by cerebral hemorrhage.

Young practitioners of transcendental meditation who had learned of my work with monkeys approached me and requested that I study them. They were convinced that they had lower blood pressure because of their practice of meditation. I refused because I had been previously advised not to investigate stress. Stress was an inappropriate academic field. It was "soft" science. To explore meditation would be even more inappropriate. It could doom my future career. The practitioners of transcendental meditation argued that they had obtained considerable funding from the General Service Foundation and chose me as an appropriate person to perform the research.

I met with the Dean of Harvard Medical School, Dr. Robert Ebert, to seek his advice about whether it was appropriate to accept such funding to study the physiology of transcendental meditation. He smiled and told me that, if the Harvard Medical School could not take the risk of doing something new and seemingly inappropriate, who could? He sanctioned my starting the research and wished me well. Years later he became the chairperson of the Board of Trustees of the Mind/Body Medical Institute.

We instrumented the practitioners of transcendental meditation with intravenous and intra-arterial catheters, apparatus to measure oxygen consumption, carbon dioxide elimination, respiratory rate, heart rate and brain waves.

The experiment was divided into three twenty-minute periods. Throughout the entire hour long experiment, the subjects sat quietly with their eyes closed with no overt movement. During the first and last twenty minutes, the subjects thought regular thoughts. During the second period of twenty minutes, they meditated. There were dramatic physiologic changes during the meditation period. They included decreased metabolism, rate of breathing, blood pressure, heart rate, and slower brain waves.

These changes were directly opposite to those of stress or the "fight-or-flight" response. In fact, the fight-or-flight experience had been first described sixty years before by Professor Walther B. Cannon in the exact room of the Department of Physiology of Harvard Medical School in which I was performing my meditation research.

Stress is induced by a multitude of circumstances that require behavioral adjustment and is characterized by increases in the physiologic parameters that were decreased in transcendental meditators. It made little sense to me that this opposite response was brought on by only one type of meditation. After all, it could be an innate human capacity elicited by other techniques as well.

I first decided that there are two basic steps similar to those used in transcendental meditation: (1) the repetition of a word, sound, phrase, prayer, or movement and (2) the return to the repetition when other thoughts intruded. What these two steps achieved is to break the train of everyday thought.

Two years were spent reviewing the religious and secular literatures of the world to see whether those two steps were described elsewhere. I found that every culture of humankind had practices that incorporated these steps. They dated to the seventh century BC as described in the Upanishads. They were also described in the writings of Judaism, Christianity and Buddhism. Similar secular techniques included autogenic training, yoga, tai chi, qi gong, progressive muscle relaxation and the pre-suggestion phase of hypnosis.

In a next step I replicated the changes induced in transcendental meditation by having subjects repeat the number one and disregard other thoughts when they came to mind. I labeled the set of physiologic alterations produced by transcendental meditation and other approaches the "relaxation response".

At the Benson-Henry Institute for Mind Body Medicine at Massachusetts General Hospital, we now teach many different techniques to elicit the relaxation response. By the use of such a smorgasbord of approaches, an individual can choose one that conforms to his or her personal belief: secular or religious – sitting quietly or during exercise. There is no "Benson technique".

The years progressed and new technologies became available. We utilized them to further understand the relaxation response. We, and others, have found decreased responsivity to plasma norepinephrine, distinctive frequency of magnetic resonance imaging brain changes, increased thickness of cerebral cortex and increased levels of exhaled nitric oxide. Most recently we have found that when the relaxation response is elicited, there is a consistent set of changes in the activity of our genes that is opposite to the genomic alterations of stress. They include changes in oxidative phosphorylation, generation of reactive oxygen species, response to oxidative stress, apoptosis and inflammation.

These genomic changes effectively do away with the widely accepted separation of mind and body formulated in the seventeenth century by René Descartes. The mind can alter and change the activity of genes.

Since over 60% of visits to healthcare professionals are caused or exacerbated by stress, it should not be surprising that regular elicitation of the relaxation response is effective in treating many disorders that include hypertension, anxiety, depression, irritable bowel syndrome, insomnia, the experience of most forms of pain, premenstrual syndrome, infertility, and rheumatoid arthritis.

I had the good fortune to meet Professor Gustav Dobos in 1998 and visit his groundbreaking Clinic for Internal and Integrative Medicine in 2000. We have subsequently maintained an active teaching and research relationship. The Benson-Henry Institute sends guest lecturers to visit the Essen Clinic for Internal and Integrative Medicine. Members of the Essen Clinic have repeatedly come to the Harvard Medical School to be participants in its Continuing Education mind-body courses.

Delighted to write this foreword I enthusiastically look forward to future associations between our respective organizations. I trust they will become models for the world.

Herbert Benson, MD, Director Emeritus
Benson-Henry Institute for Mind Body Medicine at Massachusetts General Hospital
Mind Body Medical Institute Associate Professor of Medicine, Harvard Medical School

Foreword

Human qualities have a range and valence, and those we collectively view as noble are manifest in the authors of this book. In 1998, when we first met, I distinctly recall walking down a long corridor of our office suite towards a most enthusiastic figure. For nearly ten years prior I had been involved in training others to enter the field of mind-body medicine. Although this was always an enjoyable exchange, this experience was to be set apart from any other. Standing squarely at the end of the hallway was Professor Gustav Dobos with a five-member multidisciplinary team so eager and welcoming, the sea change was palpable. This was not to be like other trainings, this was going to be the beginning of something big.

Our training staff included the venerable Dr. Herbert Benson, who is now Director Emeritus of The Benson-Henry Institute for Mind Body Medicine (BHI). In the late 1960s, along with Robert Wallace, Dr. Benson quantified physiologic parameters of transcendental meditation and coined the phrase "relaxation response", to emphasize its buffering influence on the stress response. Although our mind-body perspective includes a range of self-care attitudes and practices, the foundation of our work was and remains methods to elicit this alert, yet restful state of mind and body. And if the kind reader forgives me yet another glimpse into this historic setting, I would be remiss not to mention the inclusion of our then research director, Dr. Greg Fricchione. His time was rarely available then, however, he set aside a sufficient amount to honor the potential of this German group and provided them a masterful review of mind-body medicine and discussion of promising new research directions. Soon thereafter Dr. Fricchione left our institute for directorship of the Carter Center and the Templeton Foundation committee developing research on altruism. Through the ensuing years he has contributed extensively to the fields of neuroimmunology, neuropsychiatry, and to the understanding of heart-brain connections. Now with the recent return of Dr. Fricchione as BHI Director, ongoing collaboration between our two faculties is assured.

Indeed, the student surpasses the master. In the past ten years, under the keen and visionary direction of Dr. Dobos, our faculties have continued to work together through sabbaticals and other educational exchanges bringing forth notable contribution to the science, clinical applications, and educational offerings in the field. In the summer of 2006 the group launched their first mind-body summer training course where I had the added pleasure of joining in their effort to bring this new medical path to light. Due to its great success, the course has become an annual event and ongoing opportunity for our two faculties to collaborate, teach side by side, and make a worthy contribution to a broader net of colleagues. Surely our former trainees have become our esteemed colleagues succeeding to blend both eastern and western mind-body approaches into the traditional pharmacologic and interventional capacities of modern medicine. I marvel at their accomplishment and recall being held spellbound that summer as I toured their 63 bed facility nestled within a modern hospital setting. In this unique setting with its integrated programming and services patients change the complexion of their lives by overcoming long held attitudes and behaviors that have stood between them and their healing.

The discipline of mind-body medicine requires a perspective far afield rudimentary collection of bio-psycho-social components inherent in the biomedical reductionistic examination of parts. Drawing from systems theory, a mind-body approach views the wholeness of human experience as an emerging phenomenon far greater than the sum of parts. Complex interactions among mind, brain, behavior, and body processes are valued and explored. Within this larger landscape, the complexity of health and illness incorporates such influencers as community, family, social and work relationships, mental processes, and behaviors interacting with an internal physical landscape of communications among nerves, organs, tissues, cells, and molecular systems. Understanding illness and health from this more complex model not only offers greater benefit in the treatment of illness, but also opens pathways for the study of human flourishing.

However, this open and complex systems approach requires a multidisciplinary exchange of methodologies, principles, theories, and findings. In the recent years these exchanges have resulted in a quickening of information dependent on translational research to transmit molecular and cellular processes for the benefit of patient care. This book not only represents a collection of findings spanning multiple disciplines but serves as a medium for translating these findings from the laboratory bench into the hands of practitioners for direct care. Within the following pages this multidisciplinary team of dedicated researchers and clinicians legitimizes ancient healing practices while simultaneously advancing the science of a new paradigm.

These scholars and skillful practitioners have pooled their resources to provide the benefit of their longstanding dedication to mind-body medicine and many other healing modalities. Based on the rigor of their own scientific inquiry in concert with those of equal import and influence, each contributor delivers a gift of insight framed within a practical and easily implemented model. The compassionate and precise notification of Dschelaleddin Rumi, "You need more help than you know", is a journey we can engage a bit more confidently thanks to these healers.

"Never doubt that a small group of thoughtful, committed citizens can change the world. Indeed, it is the only thing that ever has" wrote the anthropologist Margaret Mead. So here's to this small group of thoughtful and committed citizens who have made ample contribution to my own life and practice, trusting yours too will be enriched as you share in their collected wisdom.

Margaret Baim, MS, NP, Associate in Medicine, Harvard Medical School
Clinical Director, Center for Training, Benson-Henry Institute for Mind Body Medicine at Massachusetts General Hospital

Danksagung

Mit dem vorliegenden Buch haben wir Neuland betreten. Selbstverständlich sind daher an der Erarbeitung und Umsetzung der in diesem Buch beschriebenen Konzepte eine Vielzahl von Personen beteiligt. Dabei möchten wir zuallererst den Patienten unserer Klinik danken, die sich uns anvertraut haben und die wir begleiten durften auf ihrem Weg in ein neues, achtsameres Leben.

Auch unseren Förderern, Herrn Paul Rothenfußer und Herrn Michael Mahlo (Erich Rothenfußer Stiftung), möchten wir ganz herzlich danken. Die Erich Rothenfußer Stiftung fördert die jährliche Mind/Body Summer School sowie das Vertiefungsseminar in Mind-Body-Medizin.

Zu besonderem Dank sind wir unseren Kolleginnen und Kollegen verpflichtet. Besonders Herr Dr. Nils Altner ist hier zu nennen, der von Beginn an durch seine „achtsame Sprache" maßgeblich das Buch hat wachsen und reifen lassen. Durch seine theoretischen und praktischen Arbeiten vor Ort und durch seine Kontakte zu den Zentren der Mind-Body-Medizin in den Vereinigten Staaten hat er zur Integration von Achtsamkeit in unsere Arbeit beigetragen.

Großer Dank gilt weiterhin Frau Chris von Scheidt, die an vielen Teilen des Buches gearbeitet und seit Gründung unserer Klinik beim Aufbau der Mind-Body-Medizin mitgewirkt hat. Als Leiterin der Tagesklinik am Immanuel-Krankenhaus in Berlin verhilft sie seit Kurzem zusammen mit Chefarzt Prof. Dr. Andreas Michalsen der Mind-Body-Medizin zu einer weiteren Verbreitung.

Neben dem gesamten Team der Klinik für Naturheilkunde gilt unser großer Dank insbesondere dem Team der MBM-Therapeuten an den Kliniken Essen-Mitte, denn sie setzten in ihrer täglichen Arbeit das Konzept der MBM bei mehr als 10 000 Patienten in den vergangenen zehn Jahren um. Sie wirken dankenswerterweise auch in der Lehre mit, sodass junge Ärzte und Praktikanten anderer Studienrichtungen an der Essener Klinik in Mind-Body-Medizin praktisch ausgebildet werden. Namentlich möchten wir hier die Teamkollegen erwähnen, die nicht als Autor im Buch erscheinen, aber durch ihre Arbeit indirekt mitgewirkt haben: Ralf Reißmann, Martin Schniotalle, Ute Dujardin, Tanja Hesse, Andrea Jakob, Conny Ahlgrimm, Jörg Schulz und Sonja Wrubel. Sicher ist jedoch, dass nur in der Zusammenarbeit der MBM-Therapeuten mit den Kollegen aus der Ärzteschaft, der Pflege, der Physiotherapie und der zentralen Therapieplanung die Mind-Body-Medizin so heilsam wirken kann.

Weiterhin danken wir unserer gesamten Forschungsabteilung unter Leitung von PD Dr. Frauke Musial. Sie bringt mit ihrer Arbeit oftmals „Licht ins Dunkel" und stärkt uns den Rücken, sodass unsere Arbeit wissenschaftlich fundiert und in der medizinischen Versorgungslandschaft auch als Kassenleistung anerkannt wird.

Ein extra Dank gilt Frau Silke Lange, die mit ihrem breit gefächerten Wissen in allen Bereichen der Bucherstellung sehr hilfreich war. Auch unserer studentischen Hilfskraft, Frau Sonja Seibt, danken wir für die Durchführung von vielen zeitaufwendigen Literaturrecherchen und Detailarbeiten.

Unser Dank gilt auch Frau Ingrid Puchner und Herrn Dr. Rolf Lenzen vom Elsevier Urban und Fischer Verlag, die uns zum Schreiben dieses Buches ermunterten und über die gesamte Zeit der Erstellung beraten haben. Und – last but not least – gilt unser großer Dank Frau Karen Guckes-Kühl, die durch strukturierendes Geschick und Einfühlungsvermögen als Redakteurin das vorliegende Buch begleitet hat.

In der Arbeit mit Patienten gibt es einen wichtigen Spruch: „*Werde der, der du bist und nicht der, der du sein sollst.*"

In diesem Sinne wünschen wir diesem Buch viele inspirierte Leser.

Essen im Mai 2010
Univ.-Prof. Dr. med. Gustav J. Dobos,
Dr. Anna Paul

Autoren

Altner, Nils

Baim, Margaret

Benson, Herbert

Bosmann, Sigrid

Choi, Kyung-Eun

Conrad, Sabine

Deuse, Ulrich, Dr. med.

Dobos, Gustav, Prof. Dr. med.

Esch, Tobias

Franke, Alexa, Dr., Univ.-Prof.

Franken, Ulla, Dr.

Hoffmann, Barbara, Dr. med.

Hüther, Gerald, Prof. Dr.

Kiesewetter, Edith, Dr. med.

Klahre, Andrea

Lange, Silke

Langhorst, Jost, Dr. med.

Michalsen, Andreas, Prof. Dr. med.

Musial, Frauke, Dr.

Paul, Anna, Dr. rer. med.

Pithan, Christiane

Reese, Frauke

Rosenberger, Christina, Dr.

Saha, Felix Joyonto, Dr. med.

Schedlowski, Manfred, Prof. Dr.

Scheidt von, Christel, Dipl.-Psych.

Abbildungsnachweis

Inhaltsverzeichnis

1 Einleitung

1.1 Die Chancen der Mind-Body-Medizin

Gustav Dobos, Anna Paul

Jeder Mensch – ob gesund oder krank – verfügt über enorme Selbstheilungskräfte und Gesundheitsressourcen. Das vorliegende Buch stellt detailliert dar, wie sich diese Potenziale nutzen lassen und wie Patienten durch eine professionelle Begleitung aktiv in den Prozess ihrer Genesung und Heilung einbezogen werden können.

Unsere konventionelle Schulmedizin beschäftigt sich bisher vor allem damit, Beschwerden durch Medikamente zu verringern, beschädigte Körperteile mittels chirurgischer Eingriffe zu reparieren sowie Erkrankungsrisiken mittels Schutzimpfungen und der Einhaltung hygienischer Standards zu verringern. Ihr Fokus liegt also auf den kranken und krankmachenden Faktoren. In Ergänzung dazu stärkt die Mind-Body-Medizin (MBM) die Fähigkeiten der Patienten zur Selbsthilfe und Selbstheilung, indem sie sie dabei unterstützt, ihre gesunden körperlichen, emotionalen und kognitiven Anteile zu aktivieren und zu entwickeln (Dobos et al., 2006). Dabei versteht sich die Mind-Body-Medizin ausdrücklich *nicht* als Alternative zur konventionell bewährten Medizin. Vielmehr hält sie ergänzende ressourcenorientierte Methoden bereit, die nach den individuellen Bedürfnissen des Patienten vom medizinischen Fachpersonal empfohlen und gemeinsam mit den Patienten erarbeitet werden. Damit werden die diagnostischen und therapeutischen Ansätze und die hygienischen Standards der modernen Schulmedizin um einen partizipativen, die Patienten stärkenden Ansatz ergänzt. In Ermangelung einer adäquaten deutschen Entsprechung hat mit der Einbeziehung der vor allem in Nordamerika entwickelten Erkenntnisse und Praktiken in die europäische Medizin auch der Begriff der „Mind-Body-Medizin"

(MBM) Eingang in unseren Sprachgebrauch gefunden (➤ Kap. 2.1).

Der Fokus der Mind-Body-Medizin

Die Mind-Body-Medizin beruht auf ähnlichen Prinzipien wie die Naturheilkunde, denn beiden geht es darum, Patienten durch Lebensstilmodifikationen zu befähigen, bewusst an ihrer Genesung und ihrem Gesunderhalt mitzuwirken. Der von Max Bircher-Benner (1867–1939) 1938 eingeführte Begriff der „Ordnungstherapie" weist auf das naturheilkundliche Grundprinzip eines geordneten Lebens hin. Dabei bezieht sich diese anzustrebende Ordnung auf den Tagesablauf, auf angemessene Ernährung, Bewegung und Entspannung, aber auch das soziale Eingebundensein, auf Gefühle, Gedanken, Werte und Lebensziele bis hin zu spirituellen Fragen (Melzer et al. 2004). Die Konzepte und Inhalte, die seit seiner erstmaligen Verwendung hinter dem Begriff „Ordnungstherapie" gestanden haben, waren und sind dabei immer auch vom jeweils herrschenden Zeitgeist bestimmt. War das zu Bircher-Benners Zeiten der Begriff der „Ordnung", so finden wir unsere Ziele heute eher in Begriffen wie „Stressbewältigung" und „ressourcenorientierte nachhaltige Lebensstilgestaltung" wieder.

Der Blick der Mind-Body-Medizin konzentriert sich auf das Zusammenspiel von Geist, Psyche, Körper und Verhalten und darauf, wie emotionale, mentale, soziale, spirituelle und Verhaltensfaktoren direkten Einfluss auf die Gesundheit nehmen. Als grundlegend erachtet sie eine Herangehensweise, die persönliche Fähigkeiten wie Selbstbewusstsein und Selbstpflege respektiert und fördert. Daher vermittelt sie Methoden, die diesem Anspruch gerecht werden sollen. Mind-body-medizinische Interventionen können Patienten, die hierfür offen sind, auch hinsichtlich der Deutung und Sinnfindung der durch die Erkrankung evtl. ausgelösten Probleme und Krisen begleiten.

1

Ziele mind-body-medizinischer Interventionen

Praktisch zielen mind-body-medizinische Interventionen auf die Stärkung eines gesundheitsfördernden Lebensstils im Alltag. Damit knüpfen sie an die europäischen und asiatischen Naturheiltraditionen an, in denen gesundheitsfördernde Lebensstilelemente fester Bestandteil der medizinischen Interventionen sind. In der europäischen Naturheilkunde werden sie unter dem Begriff der „Ordnungstherapie" zusammengefasst, während für ähnliche und z.T. identische Interventionen im Kontext der sehr gut empirisch abgesicherten Integrativen Medizin US-amerikanischer Prägung der Begriff der *„Mind/ Body Medicine"* verwendet wird (Paul und Franken, 2006). Bei der Stärkung der Selbstheilungskräfte erweist es sich als sinnvoll, Lebensstilfaktoren wie Ernährung, Entspannung, Stressbewältigung, Bewegung und soziale Kontakte in ihrem Zusammenwirken zu thematisieren (Ornish et al., 2005). In der Praxis geschieht dies hauptsächlich im Gruppensetting in Form mehrwöchiger, meist ambulanter Programme. Das Ziel besteht grundsätzlich darin, Patienten zu nachhaltigen gesundheitsfördernden Lebensstilveränderungen zu motivieren und sie zu befähigen, diese im Alltag umzusetzen.

Im Vordergrund der Angebote, welche die körperlichen und seelischen Selbstheilungskräfte fördern, steht der bewusste **Umgang mit Stress**. Dieses Thema ist von zentraler Bedeutung, da sich hier entscheidet, wie hoch die Belastungen sind, denen sich eine Person im Alltag aussetzt, wie sie diese Anforderungen bewertet und wie sie diese bewältigt. Befinden sich die alltäglichen Anforderungen und Ressourcen im Großen und Ganzen in einem ausgeglichenen Verhältnis, sind optimale Bedingungen für eine Entfaltung der Selbstheilungsfähigkeiten des Organismus geschaffen.

Im klinischen Alltag bilden Behandlungsansätze, die den Lebensstil berücksichtigen, noch die Ausnahme. An der Essener Klinik für Naturheilkunde und Integrative Medizin haben Patienten jedoch seit zehn Jahren die Möglichkeit, in einer stationären und teilstationären Behandlung auch mind-body-medizinische Angebote wahrzunehmen. Neben den Themen Ernährung, Stressbewältigung, soziale Unterstützung und Sinnfindung beinhalten diese auch die Vermittlung von naturheilkundlichen hydro- und phytotherapeutischen Selbsthilfestrategien (Dobos et al., 2006). Dabei hat sich die Arbeit mit Patientengruppen als sehr sinnvoll und als kostengünstig erwiesen. Neben der stationären und teilstationären Umsetzung lassen sich die Interventionen jedoch auch im Einzelkontakt einer niedergelassenen Praxis durchführen.

M E R K E

Die Mind-Body-Medizin nutzt die bestehende Interaktion zwischen Geist und Körper, um die Selbstheilungskräfte des Individuums zu stärken.

- Dabei kommen zum einen Methoden zum Einsatz, die *mentale Veränderungen* anregen und dadurch physiologische Parameter positiv beeinflussen. So induzieren z.B. Visualisierungsübungen, Meditationen oder entsprechende Kognitive Umstrukturierungen mentale Zustände, die mit einem wohlgespannten Muskeltonus und einem regulierten Puls und Blutdruck einhergehen. Zugleich regulieren sie gesundheitsfördernde endokrine und immunologische Parameter.
- Zum anderen nutzen mind-body-medizinische Interventionen Methoden, die *physiologische Zustände* direkt beeinflussen und damit auch auf den Geist wirken. Ausdauertraining oder aktivierende Bewegung haben z.B. deutliche Folgen auf die Stimmung, die Befindlichkeit und die kognitive Leistungsfähigkeit einer Person (Woll und Bös, 2004). Auch die Wahl der Nahrungsmittel oder längeres Fasten wirken auf psychische Parameter (Spencer, 2008; Mishra et al., 2008; Kanazawa und Fukudo, 2006).

Zielgruppe und Wirkweisen

Das vorliegende Buch richtet sich an Angehörige von Gesundheitsberufen, insbesondere an Mediziner, MBM-Therapeuten, Psychologen, Pflegekräfte, Sport- und Physiotherapeuten, Heilpraktiker, Sozialpädagogen, Ökotrophologen und ggf. Seelsorger. In der Essener Klinik für Naturheilkunde und Integrative Medizin arbeiten (s.u.) MBM-Therapeuten, die über eine akademische Ausbildung in einem der folgenden Berufe verfügen: Psychologen, (Sozial-)Pädagogen, Sporttherapeuten und Ökotrophologen. Die hier beschriebenen Konzepte und Interventionen können jedoch für alle Gesundheitsberufe von Interesse sein, die ressourcenorientiert und ganzheitlich arbeiten möchten. Die möglichen

Anwendungsbereiche erstrecken sich von der Prävention über die ambulante und stationäre Therapie bis zu Reha-Angeboten und zur palliativen Versorgung.

Der Einsatz der Mind-Body-Medizin hat sich vor allem bei der Behandlung chronischer Erkrankungen als sehr sinnvoll erwiesen, besonders dann, wenn eine Langzeitbehandlung notwendig wird. Häufig kann die Wirksamkeit einer Behandlung optimiert werden, wenn konventionelle Verfahren und naturheilkundliche Therapie gezielt mit mind-body-medizinischen Methoden kombiniert werden. Bei sachgerechtem Einsatz lassen sich in vielen Fällen auch die Nebenwirkungen konventioneller medikamentöser Therapien mildern, da eine Reduktion der Dosis möglich wird. Durch die Kombination von mind-body-medizinischen Interventionen mit anderen Behandlungsstrategien kann der oftmals vorhandene „Drehtüreffekt" bei Patienten mit chronischen Erkrankungen unterbrochen werden. Denn die Patienten entwickeln so selbst Fähigkeiten, die ihre Genesung fördern, bzw. sie werden langfristig in die Lage versetzt, trotz ihrer Erkrankung eine hohe Lebensqualität zu erlangen. Vor dem Hintergrund der gegenwärtigen Entwicklungen der lebensstilbedingten Erkrankungen, der Demografie und der Versorgungssysteme ist abzusehen, dass dieser zur Selbstfürsorge befähigende Ansatz in Zukunft enorme Bedeutung gewinnen wird.

Nachweisbare Erfolge (meist bestätigt durch Metaanalysen) hat die Mind-Body-Medizin – vor allem in Kombination mit Behandlungsformen der konventionell bewährten Medizin – bei folgenden Beschwerden und chronischen Erkrankungen:

- Chronisch entzündliche Darmerkrankungen (Elsenbruch et al., 2005);
- Bluthochdruck (Linden und Chambers, 1994);
- Rehabilitation bei Herz-Kreislauf-Erkrankungen (Dusseldorp et al., 1999; Linden et al., 1996);
- Onkologische Erkrankungen (Meyer und Mark, 1995);
- Inkontinenz (Weatherall, 1999);
- Vorbereitung vor chirurgischen Eingriffen (Devine, 1992; Johnston, 1993);
- Schlafstörungen (Murtagh und Greenwood, 1995);
- Kopfschmerz (Haddock et al., 1997; Holroyd und Penzien, 1990);
- Chronische Rückenschmerzen (van Tulder et al., 2000);
- Arthritis (Superio-Cabuslay, 1996).

Das Essener Modell der Integrativen Medizin

Die erste Klinik für Innere Medizin mit dem Schwerpunkt Integrative Medizin wurde 1999 als Modellvorhaben des Landes Nordrhein-Westfalen an den Kliniken Essen-Mitte eröffnet. Sie umfasst 63 stationäre Betten, eine Tagesklinik und eine Ambulanz. Gegenwärtig befindet sich eine Abteilung für naturheilkundlich und mind-body-medizinisch unterstützte Senologie im Aufbau. Ziel der Einrichtungen ist die Erforschung, Evaluation und Anwendung naturheilkundlicher und mind-body-medizinischer Behandlungsansätze und deren Integration in die klinische Versorgung. Seit Eröffnung der Einrichtung wurden weit über 10 000 Patienten stationär, teilstationär und ambulant behandelt. Nach 5-jähriger Evaluation durch einen unabhängigen Wissenschaftsbeirat an der Universität Duisburg-Essen konnte im Oktober 2004 der in Deutschland bislang einzige Lehrstuhl für Naturheilkunde mit dem Schwerpunkt Integrative Medizin etabliert werden. Er wird durch die Alfried Krupp von Bohlen und Halbach-Stiftung gefördert. Neben der Patientenversorgung und der wissenschaftlichen Evaluation gehören auch die Durchführung universitärer Lehr- und Weiterbildungsangebote zu den Aufgaben von Klinik und Lehrstuhl. Dazu zählt die jährlich stattfindende *Mind/Body Medicine Summer School* und das darauf aufbauende, ein Jahr umfassende mind-body-medizinische Vertiefungsseminar. Beide haben großen Anklang gefunden. Die Idee für dieses Buch ist aus den zahlreichen Nachfragen der Absolventen dieser Weiterbildungsangebote entstanden.

Klinik und Lehrstuhl stellen in ihrer Kombination und Ausstattung europaweit ein Unikat dar. Sie bieten die ideale und modellhafte Möglichkeit, aktuelle wissenschaftliche Ergebnisse der naturheilkundlichen und mind-body-medizinischen Forschung integrativ in der klinischen Versorgung umzusetzen und sie weiter zu vermitteln. Im Verständnis und in der Praxis des „Essener Modells" fließen in die Behandlung der Patienten je nach Indikation und individuellen Fähigkeiten und Bedürfnissen wissenschaftlich geprüfte Elemente aus Naturheilkunde, konventionell bewährter Medizin und Mind-Body-Medizin ein. Das als „Essener Modell" bezeichnete integrativmedizinische Behandlungskonzept kombiniert demnach Verfahren und Programme aus dem Bereich der Mind-Body-Medizin mit Ansätzen der konventionell bewährten Inneren Medizin sowie mit traditionellen Verfahren aus der europäischen Naturheilkunde und der chinesischen Medizin (➤ Abb. 1.1).

Die Klinik für Innere Medizin mit dem Schwerpunkt Integrative Medizin konnte ihre Arbeit anknüpfen an die Leistungen und Erfahrungen von deutschen Kollegen wie die der Arbeitsgruppe um Dieter Melchart am Zentrum für naturheilkundliche Forschung an der Technischen Universität München sowie an Arbeiten von Malte Bühring am Lehrstuhl für Naturheilkunde des Universitätsklinikums Benjamin Franklin in Berlin.

Im Bereich der Mind-Body-Medizin hat sich der transatlantische Kontakt und fruchtbare Austausch mit dem Benson Henry Institute for Mind Body Medicine an der Harvard Medical School in Boston etabliert. Ebenfalls sehr fruchtbar und inspirierend waren die Arbeiten des von Jon Kabat-Zinn an der University of Massachusetts Medical School in Worcester gegründeten Centers for Mindfulness. Während der mehrjährigen Zusammenarbeit mit den Instituten in Boston und Worcester wurden US-amerikanische mind-body-medizinische Konzepte mit Elementen der naturheilkundlichen Ordnungstherapie deutscher Prägung zu einem Gesamtkonzept zusammengefügt, für den klinischen Alltag im deutschen Krankenhaussetting modifiziert und wissenschaftlich evaluiert. Das vorliegende Buch dokumentiert die Ergebnisse und Hintergründe und es stellt handhabbare Praxiskonzepte zur Verfügung.

LITERATURVERZEICHNIS

Devine EC. Effects of psychoeducational care for adult surgical patients: a meta-analysis of 191 studies. Patient Educ Couns 1992;19:129–42.

Dobos G, Altner N, Lange S, Michalsen A, Musial F, Paul A. Mind/Body Medicine als Bestandteil der Integrativen Medizin. Bundesgesundheitsblatt 2006:11.

Dobos G, Deuse U, Michalsen A. Chronische Erkrankungen integrativ. München: Elsevier, Urban und Fischer; 2006.

Dusseldorp E, van Elderen T, Maes S, Meulman J, Kraaij V. A meta-analysis of psycho-eduational programs for coronary heart disease patients. Health Psychol 1999;18:506–19.

Elsenbruch S, Langhorst J, Popkirowa K, Muller T, Luedtke R, Franken U, Paul A, Spahn G, Michalsen A, Janssen OE, Schedlowski M, Dobos GJ. Effects of mind-body therapy on quality of life and neuroendocrine and cellular immune functions in patients with ulcerative colitis. Psychother Psychosom. 2005;74(5):277–87.

Grossman P, Niemann L, Schmidt S, Wallach H. Mindfullness-based Stress Reduction and Health Benefits. A meta-analysis. J Psychosom Res. 2004;57:35–43.

Haddock CK, Rowan AB, Andrasik F, Wilson PG, Talcott GW, Stein RJ. Home-based behavioral treatments for chronic benign headache: a metaanalysis of controlled trials. Cephalalgia 1997;17:113–8.

Holroyd KA, Penzien DB. Pharmacological versus non-pharmacological prophylaxis of recurrent migraine headache: a meta-analytic review of clinical trials. Pain 1990;42:1–13.

Johnston M, Vogele C. Benefits of psychological preparation for surgery: a meta-analysis. Ann Behav Med 1993; 15:245–56.

Kanazawa M, Fukudo S. Effects of fasting therapy on irritable bowel syndrome. Int J Behav Med. 2006;13(3):214–20.

Linden W, Chambers L. Clinical effectiveness of non-drug treatment for hypertension: a meta-analysis. Ann Behav Med 1994;16:35–5.

Linden W, Stossel C, Maurice J. Psychosocial interventions for patients with coronary artery disease: a meta-analysis. Arch Intern Med 1996;156:745–52.

Melzer J, Melchart D, Saller R: Entwicklung der Ordnungstherapie durch Bircher-Benner in der Naturheilkunde im 20. Jhd. Forsch Komplementärmed 2004; 11: 293–303.

Meyer TJ, Mark MM. Effects of psychosocial interventions with adult cancer patients: a meta-analysis of randomized experiments. Health Psychol 1995;14:101–8.

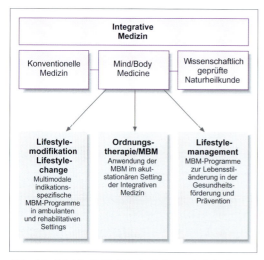

Abb. 1.1 Mind-Body-Medizin als ein Bestandteil der Integrativen Medizin des Essener Modells

Mishra GD, McNaughton SA, O'Connell MA, Prynne CJ, Kuh D. Intake of B vitamins in childhood and adult life in relation to psychological distress among women in a British birth cohort. Public Health Nutr. 2008; 12(2):166–74.

Murtagh DR, Greenwod KM. Identifying effective psychological treatments for insomnia: a meta-analysis. J Consult Clin Psychol 1995;63:79–89.

NIH, National Center for Complementary and Alternative Medicine, http://nccam.nih.gov/health/backgrounds/mindbody.htm, Zugriff 12.1.06.

Ornish D, Weidner G, Fair WR, Marlin R, Pettengill EB, Raisin CJ, et al. Intensive lifestyle changes may affect the progression of prostate cancer. J Urol. 2005 Sep;174(3):1065–9; discussion 1069–70.

Paul A, Franken U. Mind/Body-Medicine, Ordnungstherapie. In: Dobos G, Deuse U, Michalsen A, Hrsg. Chronische Erkrankungen integrativ. Konventionelle und komplementäre Therapie. München: Elsevier, Urban & Fischer; 2006. S. 331–346.

Spencer JP. Flavonoids: modulators of brain function? Br J Nutr. 2008 May;99 E Suppl 1:ES60–77.

Superio-Cabuslay E, Ward MM, Lorig KR. Patient education interventions in osteoarthritis and rheumatoid arthritis: a meta-analytic comparison with nonsteroidal antiin.amm-atory drug treatment. Arthritis Care Res 1996;9:292–301.

van Tulder MW, Ostelo R, Vlaeyen JW, Linton SJ, Morley SJ, Assendelft WJ. Behavioral treatment for chronic low back pain: a systematic review within the framework of the Cochrane Back Review Group. Spine 2000;25:2688–99.

Weatherall M. Biofeedback or pelvic floor muscle exercises for female genuine stress incontinence: a meta-analysis of trials identified in a systematic review. BJU Int 1999;83:1015–16.

Woll A; Bös K. Wirkungen von Gesundheitssport. Bewegungstherapie und Gesundheitssport 2004; 20: 97–106.

2 Grundlagen der Mind-Body-Medizin

2.1 Die Mind-Body-Medizin: historische Entwicklung und Definition
Anna Paul, Nils Altner

„Nicht die Umstände bestimmen des Menschen Glück, sondern seine Fähigkeit zur Bewältigung der Umstände."

Aaron Antonovsky

2.1.1 Das Gedankenmodell der Mind-Body-Medizin

Frühe Wurzeln der Mind-Body-Medizin

Die moderne Mind-Body-Medizin (MBM), so wie sie im Rahmen des Essener Modells praktiziert wird, steht in einer langen Tradition von medizinischen Ansätzen, die das Zusammenwirken von Geist, Körper und Verhalten beachten und Heilungsprozesse unterstützen können. So bezogen bereits Gelehrte der Antike (wie Hippokrates, 460–370 v. Chr.) den Umgang mit den „Gemütsbewegungen" in die Gesundheitspflege mit ein. Schon damals erwartete man eine aktive Mitarbeit der Patienten bei der Gestaltung ihrer Lebensführung. Auch der Gedanke der Stärkung der innerorganismischen Selbstheilungskräfte stellt in der Geschichte der europäischen Naturheilkunde ein zentrales Thema dar. Besonders Max Bircher-Benner (1867–1939), der den Begriff der „Ordnungstherapie" prägte, vertrat diesen Gedanken. Neben naturnaher Kost und Kneipp-Anwendungen hielt er dabei auch psychische Aspekte für entscheidend. Bircher-Benner wollte „Ordnung" in die Lebensführung, d.h. in das Verhalten seiner Patienten bringen und damit ihre Heilung befördern. Für den Seelsorger Pfarrer Sebastian Kneipp

(1821–1897) gehörten die spirituelle und geistige Dimension natürlich zum Genesungsprozess.

Die Trennung von Körper und Geist

Mit der zunehmenden naturwissenschaftlichen Prägung der Schulmedizin ab dem 18. Jahrhundert verschwanden die verhaltensbezogenen und geistigen Faktoren, die zur Ausprägung und Genesung von Erkrankungen beitragen, aus dem Fokus des medizinischen Interesses. Es galt, die durch **äußere Krankheitserreger** verursachten Erkrankungen zu bekämpfen bzw. sie ab dem 20. Jahrhundert durch wirksame Schutzimpfungen zu verhindern. Es wurden operative Methoden entwickelt, um erkrankte Organe zu „reparieren" oder zu ersetzen. Und man fand eine Vielzahl von Medikamenten, mit denen sich krankhafte Prozesse dauerhaft beeinflussen lassen. Fragen nach dem Einfluss der Gedanken, Vorstellungen und Gefühle auf körperliche Symptome und Funktionen spielten in dieser auf äußere Einflussfaktoren orientierten Medizin keine Rolle mehr. Ganz im Sinne der rationalistischen Weltsicht trennte man den Körper vom Geist und behandelte ihn separat. Dabei wurden auch Verhaltensweisen und Lebensstilfaktoren wie Ernährung und Bewegung immer weniger beachtet.

Entwicklung der modernen Mindbody-medizinischen Therapie

In der zweiten Hälfte des 20. Jahrhunderts führte eine Reihe von neuen Erkenntnissen dazu, dass sich die Mind-Body-Medizin (MBM) entwickelte: Man begann, sich intensiv mit dem **Phänomen Stress** und mit stressbedingten chronischen Erkrankungen zu beschäftigen. Man verstand immer mehr über die **Funktionsweise des Immunsystems**, und auch das

Interesse an Methoden der **Selbstregulation** und Selbstfürsorge (z.B. progressive Muskelentspannung, Yoga oder Meditation) nahm zu. Zugleich spielten auch präventive Strategien in der Gesundheitspolitik eine zunehmend größere Rolle. Diese Entwicklung wurde dadurch unterstützt, dass sich die pathogenetisch geprägte Sicht durch die salutogenetische erweiterte (➤ Kap. 2.3.2). Neben der Frage nach der Entstehung und Bekämpfung von Krankheiten gewann damit auch die Suche nach Faktoren, die Gesundheit erhalten und fördern, an Bedeutung.

Als man begann, die vor allem in Nordamerika entwickelten Erkenntnisse und Praktiken in die europäische Medizin einzubeziehen, fand auch der Begriff der „Mind-Body-Medizin" Eingang in unseren Sprachgebrauch (mangels einer adäquaten und noch nicht mit anderer Bedeutung belegten Übersetzung). Mind-body-medizinische Techniken wurden sodann als verhaltens- und lebensstilorientierte Ansätze in die bis dahin vorrangig somatisch orientierte medizinische Forschung und Praxis aufgenommen. Dabei gibt es offensichtliche Nähen zur psychosomatischen Medizin und zur Psychotherapie. Mind-body-medizinische Interventionen fokussieren jedoch weder tiefenpsychologisch konfliktaufdeckend noch suchen sie schwerpunktmäßig psychodynamische Erklärungen für ein als defizitär definiertes Verhalten. Vielmehr zielen sie auf die Entwicklung gesundheitsfördernder Haltungen und Verhaltensweisen. Für die Patienten stehen als Anlass für die Behandlung dabei immer somatische und sehr häufig chronische Erkrankungen im Vordergrund.

Im integrativmedizinischen Essener Modell kommen in diesem Sinne Methoden und Programme zusammen, die zum einen im Kontext der europäischen ordnungstherapeutischen Naturheilkunde stehen (wie von Kneipp und Bircher-Benner initiiert) und andererseits im Kontext der amerikanischen mind-body-medizinischen Forschung entwickelt wurden. Beide Ansätze einer ganzheitlichen Medizin haben das biologistisch partialisierende Medizinverständnis des 18. und 19. Jahrhunderts um die Aspekte von Geist, Psyche und Spiritualität erweitert. Damit kommt es zu einer Reintegration von Geist, Seele und Körper.

Die Basis der Mind-Body-Medizin

Stressforschung und Achtsamkeitsprogramme

Die Ursprünge der amerikanischen Mind-Body-Medizin sind in den verhaltensmedizinischen Testlabors amerikanischer Universitäten zu finden. So untersuchte *Walter Cannon* in den 1920er-Jahren an der Harvard University den Zusammenhang von Stress und neuroendokrinen Vorgängen. Dabei prägte er die Bezeichnung **„Fight or Flight Response",** also die akute Stressreaktion des Körpers in Gefahrensituationen. Auch der Begriff der **„Homöostase",** der Fähigkeit des Körpers, auf Reize zu reagieren, geht auf Walter Cannon zurück (Cannon, 1932; ➤ Kap. 2.3.1). *Hans Selye* entwickelte in den 1930er- bis 50er-Jahren in Montreal eine physiologische Stresstheorie, in der er die „unspezifische Reaktion des Körpers auf jede Form von Anforderung" als „allgemeines Adaptionssyndrom" beschrieb (Selye, 1956). In den 1960er-Jahren erkannte *Richard Lazarus*, dass der Verlauf einer Stressreaktion davon abhängt, wie eine Person eine Anforderung subjektiv bewertet und ob sie der Ansicht ist, dass ihr für die Bewältigung ausreichend eigene Ressourcen zur Verfügung stehen (Lazarus, 1991).

Wegweisend waren auch die Arbeiten des Kardiologen *Herbert Benson*. In den frühen 1970er-Jahren untersuchte er an der Harvard University, wie sich der Bluthochdruck u.a. durch Biofeedback, also durch die Bewusstmachung der Blutdruckveränderung durch technische Hilfsmittel regulieren lässt. Er fand heraus, dass meditative Verfahren wie die – von Maharishi Yogi auf der Basis altindischer Methoden im Westen gelehrte – Transzendentale Meditation mindestens genauso effektiv sind und ohne technische Geräte auskommen. Benson prägte den Begriff der **„Relaxation Response"** als Gegenfunktion zur Fight or Flight Response (Benson, 1976; ➤ Kap. 2.3.1) und beschrieb damit, wie sich im Alltag stressinduzierte Veränderungen des Organismus ausgleichen bzw. abpuffern lassen. Benson, Professor für Medizin, gründete an der Harvard University ein Institute for Mind Body Medicine, das sich der Forschung, Therapie und Lehre auf dem Gebiet der Mind-Body-Medizin widmet.

Ende der 1970er-Jahre begann *Jon Kabat-Zinn* an der University of Massachusetts die Wirkungen von Achtsamkeitsmeditation bei Patienten mit chronischen Erkrankungen zu untersuchen. Ähnlich wie bei Benson legt sein Programm eine möglichst tägliche Durchführung von meditativen Übungen nahe, regt aber darüber hinaus explizit die Kultivierung einer achtsamen Haltung an. Diese ist von einem verstärkten Fokus der Aufmerksamkeit auf den gegenwärtigen Moment und von einer akzeptierenden, nichtreaktiven Gelassenheit geprägt. Kabat-Zinn stellte fest, dass sich bei den Teilnehmern seines achtwöchigen Programms Schmerzzustände dauerhaft besserten (Kabat-Zinn et al., 1986), Depressivität und Angst abnahmen (Kabat-Zinn et al., 1992) und dass die **Fähigkeiten der Stressbewältigung** zunahmen (Ockene et al., 1988). Auch Psoriasispatienten, die zusätzlich zur herkömmlichen Medikamentierung während der Standard-Lichttherapie Achtsamkeitsübungen praktizierten, heilten wesentlich schneller als ohne diese (Kabat-Zinn et al., 1989).

Schließlich etablierte *Dean Ornish* an der University of California in San Francisco ein Programm für Herzkranke, das auf einer Ernährungsumstellung sowie auf Meditation, Yoga, Ausdauertraining und liebevoller Zuwendung zu anderen Menschen und zu sich selbst basiert. Ornish konnte zeigen, dass mit seinem **Lifestyle Program** auch schwere krankhafte Herzveränderungen rückgängig gemacht werden (Ornish, 1990).

Psychoneuro(endokrino)immunologie

Eng mit der Entwicklung der Mind-Body-Medizin verbunden ist auch die Erforschung der Verbindungen zwischen Psyche, Nervensystem, hormonellen Vorgängen und dem Immunsystem, der sich die Psychoneuro(endokrino)immunologie widmet. Mitte der 1970er-Jahre begann *Robert Ader* (University of Rochester) in Kooperation mit *Nicholas Cohen* die Zusammenhänge von Psyche und Bewusstsein systematisch zu untersuchen. Er hatte in Tierexperimenten entdeckt, dass die immunsuppressive Wirkung eines Medikaments, das gleichzeitig mit Saccharin verabreicht wurde, auch durch die weitere Gabe von Saccharin allein erzielt wurde. Diese Erkenntnis über die **Konditionierbarkeit der Im-** **munreaktion** erweckte das Interesse an den Interaktionen von Bewusstsein und Immunsystem und trug zudem zur frühen Plaziboforschung bei (➤ Kap. 2.3.6, Ader und Cohen, 1975).

Salutogenese

Der partizipative und ressourcenorientierte Ansatz der Mind-Body-Medizin wurde wesentlich vom Paradigma der Salutogenese geprägt, das auf den israelischen Medizinsoziologen Aaron Antonovsky (1923–1994) zurückgeht. Er wollte in den 1960er-Jahren verstehen, welche Ressourcen es manchen Menschen ermöglichten, trotz schwieriger, sogar traumatischer Lebensereignisse (wie etwa der Internierung in Konzentrationslagern) die Fähigkeit zu Gesundheit und Gesundung beizubehalten. Er stellte die Frage nach den Ursachen für eine Krankheit und nach der Krankheitsentstehung (Pathogenese) neu: Er versuchte zu verstehen, welche Faktoren Gesunderhaltung und Gesundung (Salutogenese) ermöglichen. Damit hob er sich von der damals vorherrschenden Blickrichtung auf Faktoren ab, die Erkrankungen verursachen und chronifizieren lassen (Antonovsky, 1987). Antonovsky ging dabei von einem **persönlichen Kohärenzsinn** (Sense of Coherence, SOC) aus, der es je nach Ausprägung ermöglicht, Lebensereignisse zu verstehen, zu handhaben und in ein sinnvolles Ganzes einzuordnen (➤ Kap. 2.3.2). Menschen mit einem hohen SOC empfinden demnach Schwierigkeiten eher als Herausforderungen denn als Bürde.

Forschung zu Gesundheitsverhalten, Selbstwirksamkeit und Verhaltensänderung

Mit dem Einsatz mind-body-medizinischer Techniken und Programme werden immer Änderungen in den Haltungen bzw. im Verhalten der Patienten im Sinne einer salutogenen Alltagsgestaltung angestrebt. Da seit den 1950er-Jahren in den Industriestaaten Erkrankungen stetig und in großem Umfang zunehmen, die ganz oder teilweise auf ungesunde Verhaltensweisen zurückzuführen sind (wie Rauchen, Fehlernährung, Bewegungsmangel und dauerhafter psychischer Stress), gewinnen medizinische Interventionen an Bedeutung, die darauf abzielen, den Lebensstil dauerhaft gesundheitsfördernd auszurichten. Ein direktives Vorgehen seitens der Behandler führt dabei jedoch selten zum Erfolg. So ist bekannt, dass eine ärztliche Verordnung von beispielsweise gesunder Ernährung und Bewegung in der Regel kein probates Mittel darstellt, um Patienten zu einer nachhaltigen Lebensstilveränderung zu motivieren. Untersuchungen zu Verhalten, Verhaltensänderung sowie zur Motivation von Verhaltensänderungen haben mittlerweile Erklärungs- und Interventionsmodelle formuliert, die diese Prozesse für Mediziner, Therapeuten und Patienten verstehbar und handhabbar werden lassen. Das Transtheoretische Modell der Verhaltensänderung nach Prochaska und Di Clemente (Prochaska et al., 1992; Lippke et al., 2005) sowie das motivierende Interview nach Miller und Rollnick sind lern- und lehrbare Methoden der effektiven Gestaltung von Verhaltensänderungsprozessen (Miller und Rollnick, 2002; ➤ Kap. 2.3.7). Konstrukte wie die Selbstwirksamkeitserwartung (Schwarzer et al., 2005) und die gesundheitsbezogene Kontrollüberzeugung beschreiben dabei mögliche Wirkfaktoren (➤ Kap. 2.2.3): Danach stellt die Überzeugung, auch in (gesundheitlich) schwierigen Situationen selbst einen erwünschten Verlauf der Entwicklung bewirken zu können, eine wichtige Ressource für Genesung und Gesunderhalt dar. Ein Ziel mind-body-medizinischer Interventionen besteht daher darin, die internale gesundheitsbezogene Kontrollüberzeugung zu stärken. Dies erfolgt, indem es den Patienten ermöglicht wird, Erfahrungen mit selbstkontrollierten Handlungen zu machen, die einen für ihn wahrnehmbaren positiven Effekt auf Wohlbefinden und Gesundheit haben (➤ Kap. 2.2.3).

2.1.2 Definition der Mind-Body-Medizin/das Essener Modell

Die NIH-Definition

Die National Institutes of Health (NIH) in Washington D.C. definieren die Mind-Body-Medizin wie folgt: "Mind/body medicine focuses on the interactions among the brain, mind, body, and behavior, and the powerful ways in which emotional, mental, social, spiritual, and behavioral factors can directly affect health.

It regards as fundamental an approach that respects and enhances each person's capacity for self-knowledge and self-care, and it emphasizes techniques that are grounded in this approach" (National Center for Complementary and Alternative Medicine, 2006).

Als mind-body-medizinische Methoden nennen die NIH Interventionsstrategien wie Entspannungstechniken, Hypnose, Vorstellungsübungen, Meditation, Yoga, Tai-Chi, Qigong, kognitiv-behaviorale Techniken, Gruppenunterstützung und autogenes Training. Zudem beschäftigen sie sich auch mit Spiritualität. Das amerikanische Verständnis der Mind-Body-Medizin beinhaltet also vorrangig Methoden der Stressbewältigung und Entspannung (Dusek und Benson, 2009).

Das Essener Modell

In Ergänzung der Definition der NIH bezieht das mind-body-medizinische Konzept des Essener Modells neben Strategien der Stressbewältigung und Entspannung ganz explizit weitere Lebensstilaspekte ein, die auch in der Tradition der europäischen Naturheilkunde Beachtung finden. Dazu gehören die Ernährung, die Atmung und das Bewegungsverhalten im Alltag sowie naturheilkundlich basierte Strategien zur Selbstregulation und Selbsthilfe (z.B. die Anwendung von Güssen, Wickeln, Auflagen und Kräutern). Damit hat die integrative Mind-Body-Medizin des Essener Modells alle gesundheitsrelevanten Bereiche des Lebensstils zum Gegenstand, die eine Person in ihrem Alltag selbst beeinflussen, ausführen bzw. umsetzen kann (➤ Abb. 2.1). Daneben werden auch zentrale psychologische Aspekte beachtet wie die mit der Lebenshaltung verbundenen persönlichen Gedanken, Wünsche, Hoffnungen, Erwartungen bis hin zu Lebenszielen und der Sinndimension. Außerdem als relevant angesehen und thematisiert werden die sozialen Beziehungen und die berufliche Leistungsfähigkeit einer Person für ihre gesundheitliche Situation.

Mind-Body-Medizin, wie sie im integrativmedizinischen Kontext des Essener Modells verstanden und praktiziert wird, beschäftigt sich also damit, wie psychologische und biologische Prozesse zusammenwirken und wie sie sich unmittelbar auf die Gesundheit auswirken. Damit öffnet sie in Ergänzung

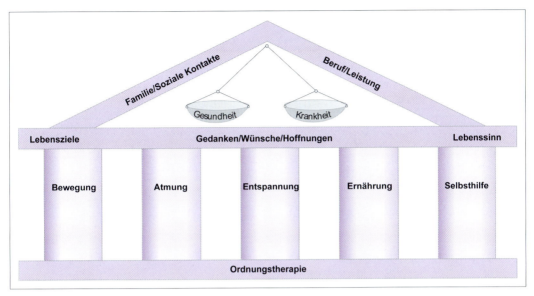

Abb. 2.1 „Tempel der Gesundheit"

der partikularen fachmedizinischen Sichtweisen den Blick auf den ganzen Menschen in seiner Umwelt. Dieser ganzheitliche Ansatz basiert auf einem humanistischen Menschenbild, das jedem Individuum ein großes Maß an inhärenten Gesundheitsressourcen zuschreibt. Mind-body-medizinische Interventionen zielen darauf ab, diese Ressourcen zu aktivieren und zu kultivieren und den Lebensstil auf die jeweiligen Bedürfnisse so anzupassen, dass sie die Gesundheit erhalten und fördern.

2.1.3 Ziele der Mind-Body-Medizin

Lebensstilgestaltung

Neben dem Einfluss der Stressbelastung auf die Gesundheit sind es der kognitiv-emotionale Status sowie die Lebensgestaltung im Hinblick auf das soziale Umfeld, die Ernährung und die Bewegung, die im Rahmen von mind-body-medizinischen Programmen gemeinsam mit den Patienten evaluiert und modifiziert werden. Ziel ist es, den Lebensstil nachhaltig zu optimieren – im Sinne einer größtmöglichen Aktivierung der Selbstheilungskräfte.

Die Hauptzielgruppe besteht aus Patienten mit chronischen oder chronisch wiederkehrenden Erkrankungen. Im Prozess der mind-body-medizini-schen Intervention tritt allerdings der Krankheitsaspekt mehr und mehr in den Hintergrund, da das Hauptaugenmerk der Arbeit darin liegt, salutogene Fähigkeiten zu stärken und zu entwickeln.

Self Care

Darüber hinaus geht es darum, die Fähigkeiten der Patienten zu Selbstwahrnehmung, Selbstfürsorge und Selbstverantwortung in den physiologischen, emotionalen, gedanklichen, sozialen und transpersonalen Dimensionen ihres Menschseins zu entwickeln und zu stärken (➤ Abb. 2.2).

Gemeinsam mit dem Patienten wird eruiert, in welchen dieser Bereiche (z.B. Ernährung, Bewegung, naturheilkundliche Selbsthilfe und Stressbewältigung) gesundheitsfördernde Veränderungen für ihn sinnvoll, wünschenswert und im Alltag umsetzbar sind. Das bedeutet, dass Änderungen im Verhalten und möglicherweise auch in der Haltung immer vom Patienten als sinnvoll und umsetzbar erachtet und in ihren gesundheitlichen Wirkungen verstanden werden. Nicht die Überzeugung des Arztes oder Therapeuten ist dabei der Motor der Veränderung, sondern die Einsicht und der Wunsch des Patienten. Die Befähigung zu einer **nachhaltigen Selbstfürsorge im Alltag** steht dabei immer im Vordergrund der Interventionen.

2

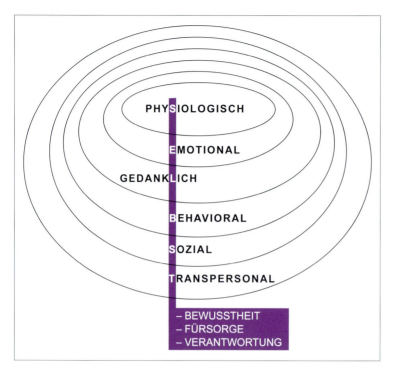

Abb. 2.2 Ebenen der Stärkung des SELBST durch mind-body-medizinische Interventionen (nach N. Altner)

------------------------------ **Praxis** ------------------------------

Die Gruppe als Wirkfaktor

Als sozial unterstützende und kostengünstige Form zur nachhaltigen Lebensstiloptimierung hat sich ein Gruppensetting erwiesen. Es hat sich für die Behandlung von Patienten mit koronarer Herzerkrankung (Ornish et al., 1998; Michalsen et al., 2005), mit psychosomatischen Beschwerden (Hellmann et al., 1990), Schmerzerkrankungen (Grossman et al., 2004) und onkologischen Erkrankungen (Saxe et al., 2001; Spahn et al., 2003) bewährt. Das mind-body-medizinische Programm im Essener Modell wählt dabei, wie andere Programme auch, einen Mehrkomponentenansatz, der je nach den Bedürfnissen und der Motivation der Teilnehmenden gleichzeitig Modifikationen in verschiedenen Lebensstilbereichen anregt. Auch im haus- oder fachärztlichen Setting kann es sehr sinnvoll sein, die im Einzelkontakt häufig auftretenden Fixierungen auf den Arzt aufzulösen und Patienten in sich gegenseitig unterstützenden Gruppen in ihrer Eigenaktivität zu fördern, wenn das ihren Möglichkeiten und Wünschen entspricht (➤ Kap. 4.1 und ➤ Kap. 4.2).

Selbstregulation und Selbstfürsorge im Sinne eines gesundheitsfördernden Lebensstils, wichtige Ziele mind-body-medizinischer Interventionen, lassen sich als Aspekte von **Gesundheitskompetenz** verstehen (Soellner et al., 2009). Dies sind Bildungsziele, die außer in kurativ-therapeutischen Settings auch im Kontext von Prävention und Gesundheitsbildung relevant sind. Positive Erfahrungen damit haben wir sowohl im Rahmen der betrieblichen Gesundheitsförderung sammeln können als auch in der Arbeit mit Kindern und in Schulen (Paul und Bosmann, 2009; Paul und Altner, 2008; Lange und Altner, 2007; Altner, 2009, 2006; Altner und Brunner, 2004).

Innere Haltung

Seit einiger Zeit wird in Fachkreisen diskutiert, ob und inwieweit für die Gestaltung eines nachhaltig gesundheitsfördernden Lebensstils neben Verhaltensaspekten auch die **Lebenseinstellung** eine Rolle spielt (Hüther, 2001; Dörner, 2003). Sowohl in kurativen als auch in präventiven Settings werden zunehmend Gruppeninterventionen eingesetzt, die nicht nur gesundheitsfördernde Verhaltensweisen wie Stressbewältigung, Bewegung und Ernährung vermitteln, sondern auch versuchen, zu einer gesund-

---
Praxis

MBM-Interventionsprogramme im Essener Modell

Die im Essener Modell praktizierte Mind-Body-Medizin verbindet das naturheilkundliche Medizinverständnis mit Aspekten und Methoden (oder Modulen) aus amerikanischen Lebensstilprogrammen wie dem Symptomreduktionsprogramm nach Herbert Benson, dem Lifestyle Program für Herzkranke nach Dean Ornish und der Mindfulness-Based Stress Reduction (MBSR) nach Jon Kabat-Zinn:

- Das **Benson-Programm** setzt seine Schwerpunkte auf die Relaxation Response (➤ Kap. 2.3.6) sowie auf Kognitive Umstrukturierung.
- Das **Lifestyle Program nach Dean Ornish** betont die Aspekte der (Ausdauer-)Bewegung und der adaptierten mediterranen Ernährung und fördert explizit die soziale Unterstützung.
- Das **MBSR-Programm nach Jon Kabat-Zinn** fördert v.a. die Haltung und Praxis der Achtsamkeit.

Außerdem bezieht das MBM-Programm im Essener Modell Selbsthilfeansätze aus der europäischen Naturheilkunde wie Wasseranwendungen, Kräuter und Hausmittel ein und schöpft aus der Traditionellen Chinesischen und Indischen Medizin, indem Selbsthilfestrategien aus Akupressur, Qigong und Yoga vermittelt werden (➤ Abb. 2.3)

Je nach Indikation werden die Module und Methoden individuell auf die Bedürfnisse und Fähigkeiten der Patienten zugeschnitten und zusammengestellt. Dabei beträgt die Verweildauer im stationären Setting in der Regel 14 Tage. Im daran anschließenden teilstationären tagesklinischen Programm nehmen die Patienten an zehn wöchentlich stattfindenden Treffen à sechs Stunden teil und bearbeiten während dieser Zeit täglich zusätzlich ein ca. 45-minütiges Pensum in ihrem Alltag.

heitsförderlichen Grundhaltung zu animieren. Die Patienten werden hierbei angeregt, ihre aktuelle Situation auch im Hinblick auf Themen wie Präsenz, Gemeinschaft, Verantwortung, Lebenssinn und Spiritualität zu befragen (Astin, 1997). Ein Ziel der mind-body-medizinischen Interventionen des Essener Modells ist es, die Patienten entsprechend ihrer Fähigkeiten und Motivation bei der **Entwicklung einer achtsamen Haltung** sich selbst und ihrer Lebenswelt gegenüber zu begleiten (➤ Kap. 2.3.4, Altner, 2004).

2.1.4 Wirkung der Mind-Body-Medizin

Patientenbeispiele zur Wirkungsweise

Verhaltensintervention

Chronische Erkrankungen zeichnen sich oft dadurch aus, dass sie die betroffene Person in ihren sozialen Beziehungen und in ihrer Leistungsfähigkeit einschränken. Dadurch entstehen auf der kognitiven Ebene der Werte und Lebenshaltung unter Umständen Enttäuschungen, die in hohem Maße als leidvoll erlebt werden. Nicht selten führt solches Erleben von Leid dann auf der Ebene der Säulen (➤ Abb. 2.1) zu **dysfunktionalen Verhaltensweisen**, die die Gesundheitsressourcen zusätzlich zur Erkrankung noch weiter belasten: So kann z.B. eine durch häufige Migräne reduzierte Leistungsfähigkeit und eingeschränkte soziale Eingebundenheit depressive Stimmungen auf der einen Seite und berufliches Überengagement auf der anderen Seite fördern. Auf der Ebene der Säulen (➤ Abb. 2.1) bedeutet das, dass bei dieser Person die Bereiche Entspannung, Bewegung und Atmung wenig ausgeprägt sind. Die Person neigt vielleicht dazu, die durch ihre Anfälle „verloren" gegangene Arbeitszeit durch Überengagement an den „guten" Tagen kompensieren zu wollen. Sportliche Aktivitäten, Mußezeiten und Treffen mit Freunden werden dabei reduziert oder sogar ganz aufgegeben. Durch die damit einhergehende eingeschränkte Selbstregulation des Organismus, der sich dann nicht mehr optimal erholen kann und zu Erschöpfung und verstärkten muskulären Verspannungen neigt, ver-

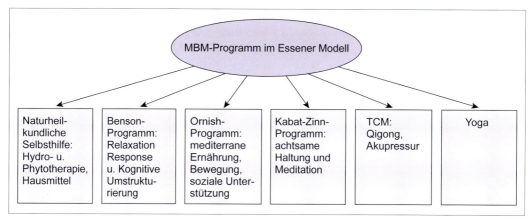

Abb. 2.3 Quellen und Elemente des MBM-Programms im Essener Modell

stärken sich die Migränesymptome. Der entstehende Teufelskreis kann durch Medikamente nur sehr kurzfristig unterbrochen werden, bis die Medikamenteneinnahme selbst zum dysfunktionalen und symptomverstärkenden Verhalten wird. Der Bewegungsmangel und die soziale Isolation fördern die depressive Gestimmtheit noch, was unter Umständen die Rückzugstendenzen weiter unterstützt.

Mit einer integrativmedizinischen Intervention würde ein solcher Negativkreislauf unterbrochen, z.B. während eines stationären Aufenthalts durch eine mehrtägige Heilfastenkur mit Medikamentenreduzierung bzw. -entzug und anschließender mediterraner Vollwerternährung. Eine flankierende Akupunkturbehandlung könnte ergänzt werden durch Senfmehlfußbäder, heiße Nackenrollen und Minzölauflagen auf die Stirn (Rampp, 2006).

Die begleitenden mind-body-medizinischen Interventionen beträfen beispielsweise die Reflexion der Fastenerfahrungen und würden die Bedeutung einer Regelmäßigkeit in Bezug auf Ernährung, Bewegung und Entspannung einschließen (z.B. Walking, Yoga, Qigong und Meditation). Im Einzel- und Gruppenaustausch würden die von der Patientin selbst wahrgenommenen Auswirkungen auf ihre Symptome und Befindlichkeit besprochen und Zusammenhänge zwischen ihren Gedanken, Erwartungen, Handlungen und den Symptomen erhellt. Begleitende Vorträge und Gespräche könnten sich den Themen Ursachen und Umgang mit

Schmerzen, physiologische und psychologische Wirkungen von Bewegung, Entspannung und Ernährung widmen und Fragen nach ihrer selbstverantwortlichen und nachhaltigen Umsetzung im Alltag thematisieren.

Intervention auf zwischenmenschlicher und transpersonaler Ebene

Außer diesen verhaltensorientierten Lebensstilaspekten spielen bei vielen Patienten auch Themen eine Rolle, die über die Person selbst hinausgehen. Diese zwischenmenschlichen und transpersonalen Dimensionen können neben Fragen des sozialen Umfelds z.B. auch ökologische oder spirituelle Aspekte von Gesundheit betreffen.

Umweltmedizinisch-ökologische Themen wie beispielsweise Schadstoffbelastung, Lärm, Licht und Luftqualität im häuslichen oder beruflichen Umfeld können dabei ebenso bedeutsam sein wie philosophisch-spirituelle Fragen nach Werten, Wünschen und dem Lebenssinn. Mind-body-medizinische Interventionen wirken hier, indem sie die Selbstwahrnehmung und -reflexion mittels introspektiver Methoden anregen (z.B. durch Kognitive Umstrukturierung, Achtsamkeitsmeditation und durch achtsam geführte Gespräche). Dadurch entwickeln die Patienten eine bessere Selbstwahrnehmung und Selbstbewusstheit, aus der heraus ihre Fähigkeiten zur Selbstfürsorge und -verantwortung wachsen.

Lebensstiländerungen

So könnte eine Migränepatientin, z.B. indem sie ihren inneren Dialog bewusst wahrnimmt, eine verinnerlichte Instanz identifizieren, die sie zu übermäßigem beruflichem Engagement auf Kosten ihrer Selbstfürsorge antreibt. Dahinter steht vielleicht ein **irrationaler Glaubenssatz** wie „Ich muss immer alle beruflichen Anforderungen zu 100% erfüllen, sonst fühle ich mich wertlos, und mein Leben hat keinen Sinn". Durch **meditative** und **kognitive Methoden** lernt die Patientin dann, diesen Glaubenssatz wahrzunehmen und zu relativieren. Dadurch dass sie sich mit philosophischen und spirituellen Fragen beschäftigt, erkennt sie die biografischen und kulturellen Wurzeln dieser Grundannahme. In der Meditation und im Austausch mit der Gruppe erlebt die Patientin dann möglicherweise glückhafte Erfahrungen von Verbundenheit und Aufgehobensein, die ganz losgelöst von inneren und äußeren Ansprüchen an sie auftreten. Dadurch gestärkt und motiviert intensiviert sie den Kontakt zu Freunden und belebt damit ihre sozialen Kontakte neu. In der Folgezeit nach dem stationären Aufenthalt hat sich ihre Stimmung aufgehellt, sie experimentiert mit Ernährungsumstellung, regelmäßiger Bewegung und Meditation im Alltag und erkundet Möglichkeiten, wie sie den hohen Anspruch an ihre berufliche Leistungsfähigkeit mit Selbstwahrnehmung und Selbstfürsorge verbinden kann. Durch die Teilnahme an der Tagesklinik über zehn Wochen lernt sie, erste feine Signale einer beginnenden Migräneattacke wahrzunehmen, der sie u.a. mit heißen Senfmehlfußbädern und Entspannungsübungen begegnen kann. Die Erfahrung, dass sie erfolgreich auf ihr Befinden Einfluss nehmen und Migräneattacken abwenden kann, fördert die Selbstverantwortung bei der Patientin. Sie bestärkt sie in ihrer Selbstwirksamkeit und befähigt sie zunehmend, ihr Leben bewusst zu gestalten.

MERKE

Mind-Body-Medizin-Therapeuten

Die moderne Mind-Body-Medizin versteht sich dabei ausdrücklich nicht als Alternative zur konventionellen Medizin. Vielmehr hält sie ergänzende Methoden bereit, die nach den individuellen Bedürfnissen des Patienten vom medizinischen Fachpersonal empfohlen und gemeinsam mit den Patienten erarbeitet werden, um diese gezielt darin zu unterstützen, ihre Gesundheitsressourcen zu mobilisieren. Die gemeinsam festgelegten mind-body-medizinischen Interventionen werden im Essener Modell von ärztlichen Kollegen angeordnet und von speziell geschulten Ordnungs- oder Mind-Body-Medizin-Therapeuten (MBM-Therapeuten) durchgeführt. Anknüpfend an den Sprachgebrauch der europäischen Naturheilkunde werden diese als Ordnungstherapeuten bezeichnet, im Amerikanischen als Mind/Body Medicine Instructors. In der Essener Klinik gehören zu dieser Berufsgruppe Ökotrophologen, Ernährungswissenschaftler, Sportpädagogen und -therapeuten, (Sozial- und Gesundheits-)Pädagogen und Psychologen. Aufgrund entsprechender Weiterbildungen sind sie als Generalisten alle in der Lage, Gruppenangebote in den Lebensstilbereichen von Ernährung und Bewegung bis zu Stressbewältigung und Entspannung anzuleiten. Wenn individueller Bedarf nach Beratung oder Krisenintervention besteht, greifen sie als Spezialisten auf ihre berufsspezifischen Kenntnisse und Fähigkeiten zurück.

Wirkevidenz

Anders als in Europa standen in den USA seit den 1980er-Jahren zunehmend öffentliche und private Mittel zur Verfügung, um die Wirkweise von mind-body-medizinischen Interventionen zu erforschen. Als es darum ging, Methoden der amerikanischen Mind-Body-Medizin in das Essener Modell zu integrieren, stand hierzulande die Evidenzbasierung im Vordergrund. Es wurden also lediglich wissenschaftlich evaluierte Interventionen in das neue, integrativmedizinische Methodenspektrum des Essener Modells überführt (> Kap. 2.2.1).

In diesem Zusammenhang muss darauf hingewiesen werden, dass die Kriterien der evidenzbasierten Medizin im Kontext der Medikamentenforschung entwickelt worden sind. Diese Kriterien sind zum Teil nicht mit der Praxis der Mind-Body-Medizin zu vereinbaren. So lässt sich z.B. die Forderung nach randomisierter Zuweisung von Patienten zu einer Interventions- bzw. Kontrollgruppe nur erschwert umsetzen, da unbedingt vorausgesetzt wird, dass die Patienten aktiv an einer mind-body-medizinischen Intervention teilnehmen. Mit dieser Bereitschaft lässt sich ein Patient aber kaum einer Plazebogruppe zuordnen, ohne aufseiten des motivierten und oft unter Leidensdruck stehenden Patienten größere Frustration zu erzeugen. Ähnlich schwierig in der Praxis gestaltet sich die Verblindungsforderung.

2

Die individualisierte, auf jeden Patienten abgestimmte Vorgehensweise in der Mind-Body-Medizin, die partnerschaftliche Einbeziehung der Patienten und die Fokussierung auf salutogene Faktoren legen Studiendesigns wie das der Beobachtungsstudie nahe, da hierbei der Normierungsanspruch wegfällt. Doch noch immer wird die Qualität mind-body-medizinischer Forschung an den Evidenzkriterien für Pharmastudien gemessen. Eine Aufgabe der aktuellen Wissenschaftsentwicklung ist es, hier angemessenere Qualitätskriterien zu entwickeln (Willich, 2006; Howland, 2007).

2.1.5 Perspektiven

Die Bevölkerung für die Verantwortung gegenüber ihrer eigenen Gesundheit zu sensibilisieren und sie zur Gesundhaltung zu befähigen gehört zu den wichtigsten gesundheitspolitischen Zielen der Gegenwart. Dafür ist es notwendig, die interdisziplinäre Zusammenarbeit in Forschung und Praxis zu stärken. Aufbauend auf den Zusammenhängen zwischen Lebensstil und Gesundheit bzw. Krankheit widmet sich die aktuelle Forschung der Interdependenz geistiger und seelischer Phänomene sowie der Gesundheitsentwicklung. Eine der wesentlichen Fragen, die aktuell untersucht werden, beschäftigt sich mit den Gesetzmäßigkeiten von Verhaltensänderungsprozessen und mit den Wegen der Motivation dazu (> Kap. 2.3.7). Entsprechende Erkenntnisse sollten möglichst zeitnah in die Curricula der Aus- und Weiterbildung von medizinischem Fachpersonal integriert werden, denn rein auf Behandlung ausgelegte Interventionen sind vor allem bei chronischen Erkrankungen, die durch Lebensstilfaktoren mit beeinflusst werden, weder Erfolg versprechend noch dauerhaft finanzierbar.

Praxis

Für die Arbeit und das Selbstverständnis des medizinischen Fachpersonals wird es – neben der Rolle als Behandler von (passiven) Patienten – zunehmend wichtig, Patienten zur gesundheitsfördernden Lebensstilgestaltung anzuregen und zu aktivieren. Die Entwicklung von Qualifikationsangeboten zur patientenzentrierten Arbeit gehört zu den derzeitigen Hauptaufgaben der Mind-Body-Medizin in Deutschland.

LITERATURVERZEICHNIS

Ader R, Cohen N. Behaviorally conditioned immunosuppression. Psychosom Med. 1975;37(4):333–40.

Altner N. Achtsam mit Kindern leben. Wie wir uns dir Freude am Lernen erhalten. München: Kösel; 2009.

Altner N. Achtsamkeit und Gesundheit. Auf dem Weg zu einer achtsamen Pädagogik. Immenhausen: Prolog-Verlag; 2006.

Altner N, Brunner R. Qigong in der Schule. Mülheim: Verlag an der Ruhr; 2004.

Altner N. Achtsamkeitspraxis als Weg zu einer integralen Salutogenese. Achtsamkeit und Akzeptanz in der Psychotherapie. Heidenreich J., Hrsg. Tübingen: dgvt-verlag; 2004.

Antonovsky A. Unraveling the mystery of health. How people manage stress and stay well. San Francisco, London: Jossey-Bass Publ.; 1987.

Astin JA, Shapiro S, Eisenberg DM, Forys KL. Mind-Body Medicine: State of the Science, Implications for Practice. JABFP 2003;16,2:131–147.

Astin JA. Stress Reduction through Mindfulness Meditation. Effects on Psychological symtomatology, sense of control and spiritual experience. Psychother Psychosom 1997;66:97–106.

Benson H. The Relaxation Response. New York: Avon Books; 1976.

BHI – Benson-Henry-Institute for Mind-Body Medicine. Zugriff 26.7.09. http://www.massgeneral.org/bhi/research/clinical_findings.aspx.

Cannon WB. The Wisdom of the Body. New York: Norton; 1932.

Carlson LE, Speca M, Faris P, Patel KD. One year pre-post intervention follow-up of psychological, immune, endocrine and blood pressure outcomes of mindfulness-based stress reduction (MBSR) in breast and prostate cancer outpatients. Brain Behav Immun. 2007; 21(8):1038–49. Epub 2007 May 22.

Davidson R, Kabat-Zinn J, Schumacher J, Rosenkranz M, Muller D, Santorelli SF, et al. Alterations in brain and immune function produced by mindfulness meditation. Psychosomatic Medicine 2003;65:564–570.

Dörner K. Der gute Arzt. Lehrbuch der ärztlichen Grundhaltung. Stuttgart: Schattauer; 2003.

Dusek JA, Benson H. Mind-body medicine: a model of the comparative clinical impact of the acute stress and relaxation responses. Minn Med. 2009;92(5):47–50.

Dusek JA, Otu HH, Wohlhueter AL, Bhasin M, Zerbini LF, Joseph MG, Benson H, et al. Genomic counter-stress changes induced by the relaxation response. PLoS One. 2008; 2;3(7):e2576.

Elsenbruch S, Langhorst J, Popkirowa K, Müller T, Luedtke R, Franken U, Paul A, Spahn G, Michalsen A, Janssen OE, Schedlowski M, Dobos G. Effects of mind-body therapy on quality of life and neuroendocrine and cellular immune functions in patients with ulcerative colitis.Psychother Psychosom. 2005;74(5):277–87.

Grossman P, Niemann L, Schmidt S, Walach H. Mindfulness-based stress reduction and health benefits. A meta-analysis. J Psychosom Res. 2004;57(1):35–43.

Hellman CJ, Budd M, Borysenko J, McClelland DC, Benson H. A study of the effectiveness of two group behavioral medicine interventions for patients with psychosomatic complaints. Behav Med. 1990;16(4):165–73.

Howland RH. Limitations of evidence in the practice of evidence-based medicine. J Psychosoc Nurs Ment Health Serv. 2007;45(11):13–6.

Hüther G. Bedienungsanleitung für ein menschliches Gehirn. Göttingen: Vandenhoeck und Ruprecht; 2001.

Kabat-Zinn J, Wheeler E, Light T, Skillings A, Scharf MJ, Cropley TG, et al. Influence of a mindfulness meditation-based stress reduction intervention on rates of skin clearing in patients with moderate to severe psoriasis undergoing phototherapy (UVB) and photochemotherapy (PUVA). Psychosom Med. 1998;60(5):625–32.

Kabat-Zinn J, Lipworth L, Burney R, Sellers W. Four year follow-up of a meditation-based program for the self-regulation of chronic pain: Treatment outcomes and compliance. Clin.J.Pain 1986;2:159–173.

Kabat-Zinn J, Massion AO, Kristeller J, Peterson LG, Fletcher K, Pbert L, Linderking W, Santorelli SF. Effectiveness of a meditation-based stress reduction program in the treatment of anxiety disorders. Am. J Psychiatry 1992;149:936–943.

Khaw K, Wareham N, Bingham S, Welch A, Luben R, et al. Combined impact of health behaviours and mortality in men and women: The EPIC-Norfolk Prospective Population study. PLoS Med 2008;5: e12. doi:10.1371/journal.pmed.0050012.

Lange S, Altner N. Mind/Body Medicine in Prävention und Gesundheitsförderung. Komplementäre und Integrative Medizin 2007;48:26–28.

Lazar SW, Kerr CE, Wasserman RH, Gray JR, Greve DN, Treadway MT et al. Meditation experience is associated with increased cortical thickness. Neuroreport 2005;16(17):1893–7.

Lazarus RS. Emotion and Adaptation. London: Oxford University Press; 1991.

Lippke S, Ziegelmann JP, Mertens F. Compliancesteigerung durch phasenspezifische Intervention. In: Petermann F, Ehlebracht-König I, Hrsg. Motivierung, Krankheitsbewältigung und Compliance. Regensburg: Roderer Verlag; 2005.

Michalsen A, Grossman P, Lehmann N, Knoblauch NT, Paul A, Moebus S, Budde T, Dobos GJ. Psychological and quality-of-life outcomes from a comprehensive stress reduction and lifestyle program in patients with coronary artery disease: results of a randomized trial. Psychother Psychosom. 2005;74(6):344–52.

Miller WR, Rollnick S. Motivational interviewing: Preparing people for change. 2nd Ed. New York: Guilford Press; 2002.

National Center for Complementary and Alternative Medicine. Zugriff 12.1.06. http://nccam.nih.gov/health/backgrounds/mindbody.htm

Ockene J, Sorensen G, Kabat-Zinn J, Ockene IS, Donnelly G. Benefits and costs of lifestyle change to reduce risk of chronic disease. Preventive Medicine 1988;17:224–234.

Ornish D, Scherwitz LW, Billings JH, Brown SE, Gould KL, Merritt TA, et al. Intensive lifestyle changes for reversal of coronary heart disease. JAMA. 1998;280(23):2001–7.

Ornish D, Brown SE, Scherwitz LE, Billings JH, Armstrong WT, Ports TA, et al. Can lifestyle changes reverse coronary heart disease? The Lifestyle Heart Trial. Lancet 1990;336(8708):129–33.

Ornish D, Lin J, Daubenmier J, Weidner G, Epel E, Kemp C, et al. Increased telomerase activity and comprehensive lifestyle changes: a pilot study. The Lancet Oncology 2008; 9(11):1048–1057.

Paul A, Bosmann S. Naturheilkunde für zu Hause: Vegetarisch vollwertig kochen. Band 2. Essen. Fördergemeinschaft der Karl und Veronica Carstens-Stiftung; 2009.

Paul A, Altner N. Gesundheitsmanagement durch integrierte Personal- und Organisationsentwicklung. In: Giesert M, Hrsg. Betriebliche Gesundheitsförderung. Prävention – Pflicht oder Kür? Hamburg: VSA-Verlag; 2008.

Prochaska JO, Di Clemente JO, Velicer WF, Rossi JS. Criticisms and concerns of the transtheoretical model in light of recent research. Br J Addict 1992;87(6):825–8.

Rampp T. Kopfschmerz/Migräne – Komplementärer Teil. In: Dobos G, Deuse U, Michalsen A, Hrsg. Chronische Erkrankungen integrativ. München: Elsevier; 2006. S. 164 ff.

Saxe GA, Hebert JR, Carmody JF, Kabat-Zinn J, Rosenzweig PH, Jarzobski D, et al. Can diet in conjunction with stress reduction affect the rate of increase in prostate specific antigen after biochemical recurrence of prostate cancer? J Urol. 2001;166(6):2202–7.

Selye H. The Stress of life. New York: McGraw-Hill; 1956.

Schwarzer R, Boehmer S, Luszczynska A, Mohamed NE, Knoll N. Dispositional self-efficacy as a personal resource factor in coping after surgery. Personality and Individual Differences 2005;39:807–818.

Soellner R, Huber S, Lenartz N, Rudinger G. Gesundheitskompetenz – ein vielschichtiger Begriff. Zs f Gesundheitspsychologie 2009;17(3):105–113.

Spahn G, Lehmann N, Franken U, Paul A, Langhorst J, Michalsen A, Dobos GJ. Improvement of fatigue and role function of cancer patients after an outpatient integrative mind/body intervention. FACT 2003;52(3):315–327.

Willich SN. Randomisierte kontrollierte Studien: Pragmatische Ansätze erforderlich. Dtsch Arztebl 2006;103(39):A-2524/B-2185/C-2107.

Witek-Janusek L, Albuquerque K, Chroniak KR, Chroniak C, Durazo-Arvizu R, Mathews HL. Effect of mindfulness based stress reduction on immune function, quality of life and coping in women newly diagnosed with early stage breast cancer. Brain Behav Immun. 2008;22(6):969–81. Epub 2008 Mar 21.

Yusuf S, Hawken S, Ounpuu S, Dans T, Avezum A, Lanas F, et al. Effect of potentially modifiable risk factors associated with myocardial infarction in 52 countries (the INTERHEART study). Case-control study. Lancet 2004; 364(9438)912–4.

2.2 Übersicht über die Wirkevidenz

2.2.1 Wissenschaftliche Bewertung der Mind-Body-Medizin

Andreas Michalsen

Allgemeines

Um die Wirksamkeit der Mind-Body-Medizin bewerten zu können, muss man zunächst auf die definitorische Besonderheit dieses Fachgebiets eingehen. Grundsätzlich beschäftigt sich die Mind-Body-Medizin mittels einer eigenen Systematik und Nosologie mit den medizinischen Möglichkeiten, die sich aus der Interaktion zwischen Gehirn, Geist, Körper und gesundheitsbezogenem Verhalten ergeben. Parallel hierzu wird in einer modernen Sichtweise darauf hingewiesen, dass eine dualistische Trennung in Körper und Geist hinfällig ist und ein systemischer Ansatz vorzuziehen ist (➤ Kap. 2.1). Eine solche Betrachtungsweise erweitert den medizinischen Bezugsbereich der Mind-Body-Medizin in großem Maße und macht die Bewertung des wissenschaftlichen Wirksamkeitsnachweises andererseits sehr komplex.

Die Bewertungsgrundlage

Grundsätzlich stellt sich hierbei die Frage, ob die Psychosomatik und -therapie sowie der große Bereich der Verhaltenstherapie und der präventiven Lebensstilmodifikation generell zur Mind-Body-Medizin zu rechnen sind. Ein solcher eklektizistischer Ansatz hätte zur Folge, dass in Europa etablierte Fachbereiche der Medizin wie Ernährungstherapie, Sportmedizin oder Psychotherapie als Teilbereiche der Mind-Body-Medizin aufzufassen wären. Dies widerspräche allerdings der formalen Zuordnung und Autonomie dieser Verfahren in der medizinischen Versorgung sowie der akademischen und wissenschaftlichen Repräsentanz. Im Gegensatz zu den Bedingungen in Europa sind in den USA, wo der Terminus „Mind-Body-Medizin" geprägt worden ist, sowohl Psychotherapie und Psychosomatik als auch die präventive Lebensstilmodifikation kaum in der konventionellen Medizin etabliert. Somit wäre

es vor dem Hintergrund der Gesundheitspolitik sinnvoll, die Mind-Body-Medizin von der generellen gesundheitsbezogenen Lebensstilmodifikation und der psychosomatischen bzw. psychotherapeutischen Therapie abzugrenzen.

Weiterhin ist zu betonen, dass die Mind-Body-Medizin in der therapeutischen Umsetzung zumeist multimodale Programme beinhaltet. Reduzierte man die Mind-Body-Medizin auf einzelne Methoden der Stressbewältigung und Entspannungstechniken, würde dies dem Inhalt und der Herkunft dieser Techniken daher nicht gerecht werden. Noch dazu sind die meisten ihrer Techniken wie Meditation, Yoga oder Tai-Chi in übergeordnete traditionelle medizinische Systeme eingebunden. Davon losgelöst sind sie nur eingeschränkt adäquat zu vermitteln bzw. ist auch für die Patienten eine langfristige Adhärenz erschwert, da ihnen der übergeordnete Kontext nicht zugänglich wird.

Darüber hinaus wird jede erfolgreich vermittelte Entspannungstechnik konsekutiv dazu führen, dass die Patienten ihren Lebensstil auch in anderen gesundheitsrelevanten Bereichen verändern und möglicherweise zu einer anderen Lebenseinstellung gelangen. Dies macht sich die Mind-Body-Medizin gezielt zunutze, um die bekanntlich schlechte Compliance in der konventionellen Verhaltensmedizin und Prävention zu verbessern. Damit sind für die vorliegende aktuelle Bewertung der mind-body-medizinischen Programme die Grenzen bzw. In- und Out-Kriterien der zugrunde liegenden Definition nicht präzise zu ziehen.

In einem pragmatischen Ansatz soll die Wirksamkeit der Mind-Body-Medizin daher in zwei Optionen durchgeführt werden:

1. In einer ersten bewertenden, weiter gefassten Übersicht werden alle spezifischen mind-body-medizinischen Interventionen und auch komplexe Programme zusammengeführt. Die Übersicht integriert damit spezifische Techniken und Entspannungsverfahren der Mind-Body-Medizin und allgemeine Programme zur Verhaltensänderung und strukturierten selbsthilfezentrierten Lebensstilmodifikation, die zudem Entspannungstechniken einsetzen.

2. In einem enger gefassten Bezugsrahmen werden nur die spezifischen therapeutischen Interventionen der Mind-Body-Medizin bewertet und ihre

Evidenz zusammengefasst. Entsprechend der Definition des National Center for Complementary and Alternative Medicine (NCCAM) sind die spezifischen therapeutischen Techniken der Mind-Body-Medizin (➤ Kap. 2.1): Meditation, Yoga, Biofeedback, Tai-Chi und Qigong, Imagination und Visualisation, progressive Muskelentspannung nach Jacobson (PMR), autogenes Training, Hypnose und Gebet. Nicht ausführlich berücksichtigt werden im vorliegenden Artikel Hypnose und Gebet. Für die Hypnose ergeben sich einige günstige Daten in Bezug auf die Behandlung von Suchterkrankungen und Lebensstilmodifikation. Allerdings wird sie für die vorliegende Arbeit nicht weiter diskutiert, da sie sich nur eingeschränkt zur Selbstbehandlung eignet. Ebenfalls nicht eingegangen wird auf das Gebet und auf religiöse Praktiken. Auch diese haben sich in einigen Studien als durchaus wirksam erwiesen, dienen aber primär einem nichtmedizinischen Ziel und sollen daher nicht in einem ausschließlich medizinischen Kontext bewertet werden. Insgesamt ist darauf hinzuweisen, dass man die Evidenz der Mind-Body-Medizin nur preliminär bewerten kann, da sie per definitionem heterogen ist.

Wirksamkeit der Mind-Body-Medizin

In einer Publikation von Astin et al. wurde eine systematische Übersicht durchgeführt, die verschiedenste mind-body-medizinische Interventionen in einem erweiterten und komplexen Kontext zusammenführte (Astin et al., 2003). Die wichtigsten Ergebnisse dieser Arbeit werden im Folgenden zusammengefasst. Astin et al. berücksichtigten sowohl psychosoziale Interventionen als auch Interventionen, die eine strukturierte Lebensstilmodifikation einschließlich mind-body-medizinischer Techniken anwendeten. Darüber hinaus wurden Techniken zur Relaxation Response (➤ Kap. 2.3.1), Kognitive Verhaltenstherapie, Meditation, Imagination, Biofeedback und Hypnose betrachtet. Insbesondere wurde das Augenmerk auf primär psycho-edukative Programme gerichtet wie z.B. das *Rheumatism-Self-Management Program*. Nicht berücksichtigt wurden hingegen eher körperorientierte Therapien wie Yoga und Tai-Chi.

Astin und Mitautoren führten die Daten aus systematischen Übersichten, Metaanalysen und randomisierten kontrollierten Studien (RCTs) zusammen. Die methodologische Qualität der hierbei berücksichtigten Studien wurde insgesamt als gut bewertet.

Eine wesentliche methodologische Problematik gründet jedoch in der Tatsache, dass fast alle Studien zur Mind-Body-Medizin ohne eine Plazebo- oder Scheinkontrollgruppe durchgeführt wurden. Dies führt dazu, dass unspezifische Einflussfaktoren wie Studiensetting, Studienteilnahmeeffekte (Hawthorne-Effekt), Betreuung und Zuwendung wesentlich zum Gesamteffekt beitragen können.

Einschätzungen der einzelnen Indikationsgruppen

Arthrosen und rheumatische Erkrankungen
Die meisten Studien zu Arthrosen und rheumatischen Erkrankungen wurden in den USA durchgeführt und basierten auf einer Kombination von Entspannung, Biofeedback und kognitiven Strategien sowie Patientenedukation. Am bekanntesten wurde das **Arthritis Self-Management Program** (ASM), das eine Kombination aus Edukation, Kognitiver Restrukturierung, Entspannungstechniken und Bewegung umfasst. Auch nach vier Jahren Beobachtungszeit waren bei diesem Programm die Schmerzen in der Verumgruppe signifikant verringert, und die Arztbesuche waren um 40% in der Verumgruppe reduziert. Zu beachten ist allerdings, dass die Symptome eher moderat gelindert wurden: Die statistischen Effektgrößen lagen zwischen 0,17 und 0,35, was eher einem geringen medizinischen Effekt entspricht. Dennoch ergab sich aufgrund der Grundfallzahl eine statistische Signifikanz.

Entsprechende Ergebnisse zeigten sich für die spezifische Diagnose der Fibromyalgie. Die meisten Studien fanden hier eine signifikante, aber in der Effektgröße bescheidene Wirkung von mind-body-medizinischen Programmen.

Chronische Schmerzsyndrome
Schmerzlinderung
Die Evidenz bzgl. der Wirksamkeit von mind-body-medizinischen Verfahren in der Schmerztherapie und bei chronischen Schmerzsyndromen ist nicht schlussfolgerbar. In einer systematischen Übersicht

2

von neun RCTs fanden sich in nur drei Studien eindeutig positive Behandlungseffekte.

Eine günstigere Bewertung erhalten die spezifischen Indikationen **chronischer Rückenschmerz** (Low Back Pain) und **Kopfschmerz**. Für den chronischen unteren Rückenschmerz wurden in einem Cochrane Review 20 randomisierte Studien berücksichtigt, die allerdings nur mäßige methodologische Qualität besaßen. Im Vergleich mit Wartelistenkontrollen oder konventioneller Behandlung hatte die Mind-Body-Medizin Erfolge bei Schmerzen (Effektgröße > 0,6) und konnte den funktionellen Status verbessern. Auch zuletzt publizierte Studien zum Programm der Mindfulness-Based Stress Reduction (MBSR) nach Kabat-Zinn (MBSR, ➤ Kap. 2.1) oder Yoga bei Rückenschmerz ergaben überwiegend deutlich positive Ergebnisse. Entsprechend stellt sich die Situation bei der Behandlung von Kopfschmerz dar.

Für die **Migränetherapie** ergab die systematische Übersicht, dass sich Entspannungstechniken und Biofeedback deutlich günstig auswirken, insbesondere das sog. thermale Biofeedback. Die Kopfschmerzaktivität nahm um mehr als 43% ab, im Vergleich zu 14% Reduktion unter Plazebo oder nicht behandelten Probanden. Auch bei **chronischem Spannungskopfschmerz** konnten die Symptome durch die Mind-Body-Medizin signifikant gelindert werden (Effektgröße 0,5). Hierbei zeigten sich insbesondere die mehr allgemein und mit Kognitiven Techniken arbeitenden Programme zum Stressmanagement als wirksam.

Umgang mit Schmerzen
Für den Bereich der Schmerztherapie ist es ein wichtiges Zielkriterium – abgesehen davon, dass die Schmerzstärke verringert wird, die durch subjektive Skalen erfasst wird –, wie mit Schmerzen umgegangen wird. Hier zeigten zuletzt mehrere Studien, dass die **Schmerztoleranz** durch Achtsamkeitsmeditation ebenso wie durch Yoga vergrößert wird und Schmerzen besser verarbeitet werden – unabhängig davon, ob sie gelindert werden (Kingston et al., 2007).

Mit Erfolg wurden mind-body-medizinische Therapien darüber hinaus in der **Begleitung von chirurgischen Eingriffen** eingesetzt. Sowohl Hypnose als auch begleitende Meditationen führten zu einem verminderten peri- und postoperativen Bedarf an Analgetika und zu einer geringeren postoperativen Komplikationsrate.

Eine Panel-Untersuchung der National Institutes of Health (NIH) fand entsprechend eine starke Evidenz für Entspannungstechniken bei chronischen Schmerzen verschiedenster Ursachen. Im Bereich des Bewegungsapparats hat das American College of Physicians in aktuellen Leitlinien zuletzt Yoga und progressive Muskelentspannung gegen Rückenschmerzen und das Karpaltunnelsyndrom empfohlen (Chou et al., 2007). In einer aktuellen Übersicht zur Wirksamkeit von mind-body-medizinischen Interventionen in der Neurologie wird außerdem auf ihre Erfolge bei chronischen Kopfschmerzen hingewiesen. Besonders sinnvoll sei eine Kombination aus Entspannungstechniken, thermalem Biofeedback bzw. EMG-Biofeedback und Kognitiver Verhaltenstherapie (Wabbeh et al., 2008).

Krebserkrankungen

Die Daten zahlreicher Studien mit allerdings oftmals kleinen Fallzahlen und unterschiedlichen Krebsformen legen nahe, dass verschiedene Techniken der Mind-Body-Medizin die **Lebensqualität**, die **Stimmung** und die **Krankheitsbewältigung** verbessern können. Darüber hinaus lassen sich günstige Effekte auf **Nebenwirkungen** der **Chemotherapie** wie Übelkeit und Erbrechen sowie körperliche Schmerzen erzielen. Hier werden zwar häufig statistisch signifikante Effekte gefunden, die Effekte sind jedoch in Bezug auf ihre Effektgröße als sehr moderat zu bewerten (0,15 bis 0,26).

Kontrovers diskutiert wird weiterhin die Frage, ob durch Mind-Body-Medizin die Überlebenswahrscheinlichkeit von Krebspatienten beeinflusst werden kann. Insbesondere konnte die bekannte Studie von Spiegel et al. eine Lebensverlängerung bei Patienten mit metastasiertem Brustkrebs aufzeigen (Spiegel et al., 1989). Allerdings wurden diese Effekte in vier anderen randomisierten Studien nicht bestätigt. Ob dies an unterschiedlich zusammengesetzten Interventionen liegt oder tatsächlich kein unabhängiger Nutzen vorliegt, kann derzeit nicht beurteilt werden. Zu beachten ist aber, dass bei der Intervention von Spiegel auch ärztlich geführte Hypnose und eine sehr intensive Gruppenunterstützung als ein wesentlicher Therapiebaustein mitgeführt wurde.

Kardiovaskuläre Erkrankungen

Die Gruppe der kardiovaskulären Erkrankungen kann als der am besten untersuchte Indikationsbereich der Mind-Body-Medizin betrachtet werden. Auffallend ist aber auch hier, dass die eingesetzten Interventionen sehr heterogen sind.

Bereits Ende der 80er-Jahre konnte Dean Ornish mithilfe seines strukturierten intensivierten Lebensstilprogramms günstige Effekte bei koronaren Erkrankungen nachweisen. Im später publizierten und sehr bekannt gewordenen *Lifestyle Heart Trial* konnte Ornish dokumentieren, dass durch sein Programm vorbestehende Koronarstenosen signifikant zurückgingen (Ornish et al., 1990a, 1990b, 1998). Neben Elementen der Mind-Body-Medizin wie Yoga, Atemübungen und Kognitive Restrukturierung waren im *Ornish-Programm* (➤ Kap. 2.1) allerdings auch tägliches Walking und eine strenge fettarme Diät wesentliche Bestandteile der Therapie. Insgesamt bleibt somit unklar, ob die Effekte mehr durch die spezifische Mind-Body-Medizin oder mehr durch Ernährungstherapie bzw. Koronarsport erzielt wurden. Für Patienten in einem frühen Stadium von Prostatakrebs konnten ebenfalls gesundheitsstabilisierende Effekte des Programms nachgewiesen werden (Frattaroli et al., 2008).

Auch in nachfolgenden multifaktoriellen Studienprogrammen konnten sehr günstige Effekte auf den Verlauf koronarer Herzerkrankungen festgestellt werden. Die besten Ergebnisse zeigten sich in Studien der Arbeitsgruppe Blumenthal et al., in denen ein Stressmanagementprogramm, dessen Schwerpunkt auf der Kognitiven Verhaltenstherapie lag, mit Entspannungstechniken kombiniert wurde (Ornish et al., 1990a, 1990b, 1998; Blumenthal et al., 1997, 2002). Ebenfalls gute klinische Effekte hatten multifaktorielle Programme aus Indien, deren Schwerpunkt auf Yoga (Hatha-Yoga, Atemübungen, Meditation und Ernährung; Jayasinghe, 2004) lag bzw. die auf Kombinationsprogrammen aus Transzendentaler Meditation und ayurvedischer Lebensstilmodifikation beruhten (Fields et al., 2002).

In verschiedensten Metaanalysen und systematischen Übersichten errechnete sich synoptisch eine etwa 40- bis 50%ige Reduktion kardiovaskulärer Ereignisse durch intensivierte Lebensstilmodifikation und psychosoziale Programme, die auch Techniken der Mind-Body-Medizin beinhalteten. Allerdings ist zu beachten, dass die meisten Studien vor der Ära der intensivierten Statin- und ACE-Hemmer- bzw. Betablockertherapie durchgeführt wurden. Ob die Effektgrößen bei der heutigen Multimedikation immer noch in dieser Größenordnung liegen, ist zu bezweifeln. Dennoch scheint sich abzuzeichnen, dass gerade die intensiven Programme (insbesondere die Transzendentale Meditation und das Ornish-Programm) auch weiterhin zu therapeutischen Effekten führen. Diese Interventionen bedeuten jedoch einen hohen zeitlichen Aufwand für die Patienten.

Bluthochdruck

Metaanalysen zur Wirksamkeit der Mind-Body-Medizin bei Bluthochdruck ergaben bislang inhomogene Resultate. Derzeit stehen zwei positive zwei negativen Metaanalysen gegenüber. Hier scheint ebenfalls eine differenzielle Betrachtung notwendig zu sein. Mit dem Fokus auf einzelne Entspannungsverfahren erweist sich die Transzendentale Meditation als eindeutig wirksam (Rainforth et al., 2007). Darüber hinaus zeigen sich signifikante blutdrucksenkende Effekte durch Techniken mit langsamer Yoga-Atmung (Bhastrika-Pranayama mit sechs Atemzügen pro Minute; Pramanik et al., 2009) sowie für Tai-Chi bzw. Qigong (Yeh et al., 2008, 2009).

Schlafstörungen

Starke Evidenzen weist die Mind-Body-Medizin bei chronischen Schlafstörungen auf. Für verschiedenste Techniken wie Muskelentspannung, Kognitive Verhaltenstherapie, Relaxation Response und Verhaltenstherapie zeigten sich gute Behandlungseffekte. In einer Metaanalyse und einem Konsensus-Panel des NIH wurde die Evidenz für die Indikation Schlafstörung als stark bewertet.

Diskussion

Aus der Übersicht von Astin et al. wird klar, dass mind-body-medizinische Techniken vielversprechend bei den verschiedensten gesundheitsökonomisch relevanten chronischen Erkrankungen sind. Allerdings machen die Daten auch deutlich, dass die Interventionen so heterogen sind, dass die Wirksamkeit von mind-body-medizinischen Programmen und Techniken zur Stressbewältigung nur eingeschränkt bewertet werden kann. Einige Program-

2

me kombinieren Module der Mind-Body-Medizin mit nicht dazugehörenden anderen Verfahren, andere Programme wiederum benennen zwar gleichartige Module wie Meditation, Yoga oder Visualisation, bei der genauen Beschreibung treten dann aber große Unterschiede in der Methode auf. Schließlich differieren Studiendesigns, Beobachtungsdauer und Endpunkte gravierend.

Wirksamkeit einzelner Techniken der Mind-Body-Medizin

In einer pragmatischen Fokussierung soll im Folgenden der Stand der Wirksamkeit einzelner Techniken der Mind-Body-Medizin betrachtet werden.

Einschätzungen der einzelnen Methoden

Meditation

Die Meditation ist die am besten wissenschaftlich untersuchte MBM-Methode. Quantitativ dominieren die Untersuchungen zur Transzendentalen Meditation (TM) sowie zur Achtsamkeits- und Vipassana-Meditation. Die meisten neueren Studien gibt es derzeit zur Achtsamkeitsmeditation im Rahmen des weitverbreiteten Programms der Mindfulness-Based Stress Reduction (MBSR, ➤ Kap. 2.3.4, Kabat-Zinn, 1982, 2005; Kabat-Zinn und Chapman-Waldrop, 1988; Kabat-Zinn et al., 1985, 1992). Ebenfalls relativ häufig wurden Zen- und Yoga-Meditationspraktiken untersucht. Ein 2007 publizierter HTA-Report (Health Technology Assessment) des amerikanischen NIH fasst 813 Studien zur Meditation zusammen (Ospina et al., 2007). Allerdings bewertet er die Studien als methodologisch schwach. Die Kernaussagen dieses HTA-Berichts wurden jedoch vielfach und berechtigt kritisiert. So wurde u.a. Hatha-Yoga oder Tai-Chi unter Meditation subsumiert, und neuere qualitativ hochwertige Studien wurden nicht berücksichtigt.

Betrachtet man lediglich die qualitativ hochwertigen Studien zur Meditation, scheint sich die Transzendentale Meditation günstig bei **kardiovaskulären Erkrankungen** (Intima-Media Abstand (IMA)-Reduktion, weniger kardiovaskuläre Ereignisse) inklusive Bluthochdruck (Blutdrucksenkung) auszuwirken (Rainforth et al., 2007; Walton et al., 2002; Castillo-Richmond et al., 2000). Für die Achtsamkeitsme-

ditation (Morone et al., 2008a, 2008b) und die Loving-Kindness Meditation (eine Empathie und Mitgefühl fokussierende Technik; Carson, 2006) traten in ersten Studien zu **Rückenschmerzen** positive Ergebnisse auf. Kontrovers bleibt die Studienlage zur Achtsamkeitsmeditation bei Fibromyalgie (Lush et al., 2009; Sephton et al., 2007; von Weiss, 2002; Singh et al., 1998; Grossman et al., 2007; Astin et al., 2003b). Die Transzendentale Meditation, die Achtsamkeitsmeditation und andere Meditationsformen erwiesen sich in ersten preliminären Studien als häufig wirksam gegen **Angst und Depression** (Ospina, 2007; Chiesa und Serretti, 2009; Barnhofer et al., 2009; Manzoni et al., 2008; Butler et al., 2008; Toneatto und Nguyen, 2007; Gupta et al., 2006; Krisanaprakornkit et al., 2006). Eine kumulative indikationsübergreifende Metaanalyse zur MBSR berichtet eine relativ homogene Effektstärke von 0,5 für die Intervention, die weitgehend unabhängig von der jeweiligen medizinischen Indikation ist (Grossman et al., 2004).

Im Bereich der **Krebserkrankungen** wurden die meisten Studien zu Brust- und Prostatakrebs durchgeführt. Hierbei scheint die Meditation zum Wohlbefinden und zur sekundären Stressreduktion beizutragen (Matchim und Armer, 2007; Ott et al., 2006; Reavley et al., 2009; Carlson und Bultz, 2008; Kievit-Stijnen et al., 2008; Monti et al., 2008; Witek-Janusek, 2008). Mehrere kleine Studien dokumentierten, dass Meditation die Lebensqualität, das Wohlbefinden, Angst und Depression sowie menopausale Beschwerden während der Hormontherapie verbessert – jeweils im Vergleich zu konventionell behandelten Patienten (Carson et al., 2009; Arias et al., 2006). Studien ergaben weiterhin, dass Achtsamkeitsmeditation zudem das Immunsystem stärkt (Davidson et al., 2003). In einer größeren randomisierten Studie mit 181 Brustkrebspatientinnen stellte sich heraus, dass Meditation und Imagination sowohl Wohlbefinden als auch Lebensqualität in ähnlichem Maße verbesserten, was sich auch noch nach drei Monaten nachweisen ließ. Die Ergebnisse basierten auf dem Vergleich zu einer reinen Standard-Gruppen-Gesprächsrunde (Targ und Levine, 2002). Allerdings bleibt unklar, inwiefern die Gruppenunterstützung den Gesamteffekt solcher Programme beeinflusst. D.h., möglicherweise beruht ein Teil des günstigen Effekts auf der sozialen Komponente der

Gruppenunterstützung, die häufig eine Teilkomponente von Meditationsschulungen ist, aber natürlich nicht spezifisch für diese mind-body-medizinischen Methoden ist.

Generelle Aussagen zur Wirksamkeit von Meditation können in der Zusammenschau der Forschungsergebnisse trotz der wachsenden Zahl an Studiendaten derzeit nur preliminär getroffen werden. Dies lässt erkennen, wie schwierig sich die Evidenzfindung in der Mind-Body-Medizin darstellt, auch wenn bereits eine große Anzahl an Studien vorliegt.

Autogenes Training
Eine Metaanalyse aus dem Jahr 1994, die Studien bis 1992 einbezog, belegte für das autogene Training (AT) eine mit anderen Entspannungsverfahren vergleichbare Wirksamkeit. Dabei zeigten die psychologischen Parameter eine bessere Response als die biologischen (Grawe et al., 1994).

Bezogen auf einzelne Erkrankungen lässt sich herausstellen, dass AT erfolgreich ist bei (leichteren) Angstsyndromen sowie bei psychosomatisch induzierten Erkrankungen. Einen **angst- und stressreduzierenden Effekt** des AT belegt auch eine weitere Übersicht aus dem Jahr 2000 in sieben von acht Studien (Ernst und Kanji, 2000). Außerdem wies eine kleinere Studie mit Brustkrebspatientinnen nach, dass sich durch AT Angst bzw. Depression sowie einige spezifische Immunparameter verbesserten (Wright et al., 2002).

Eine geringe Wirksamkeit liegt bei Asthma vor, wie eine Übersicht aus dem Jahr 2001 ergab (Huntley et al., 2002; Kanji et al., 2006). Bei Körperschmerzen, Kopfschmerz und dem Raynaud Syndrom scheinen Verfahren wie Biofeedback oder die progressive Muskelentspannung wirksamer als AT zu sein (Kanji et al., 2006). AT ist offensichtlich auch bei älteren multimorbiden Patienten machbar und erfolgreich. Für die Wirksamkeit bei Schmerzsyndromen findet sich nur eine geringe Evidenz (Malone et al., 1988).

Progressive Muskelentspannung
Nach den Ergebnissen einer Konsensuskonferenz der Fachgruppe „Entspannungsverfahren" im Berufsverband Deutscher Psychologen, die im Jahr 2004 stattfand, hat sich die progressive Muskelentspannung (PME) bei ca. 30 Indikationen bewährt (Ohm, 2004). Allerdings stehen Wirksamkeitsnachweise weitgehend noch aus.

In zwei Metaanalysen wird der **anxiolytische Effekt** von PMR bestätigt (Manzoni et al., 2008; Eppley et al., 1998). Für **Arthroseschmerzen** konnte die Wirksamkeit in einer Studie dokumentiert werden (Gay et al., 2002), bei anderen Indikationen zeigten sich jedoch keine überzeugenden Effekte: Weder bei Fibromyalgie noch bei Asthma oder funktionellen gastrointestinalen Störungen erwies sich die PMR als erfolgreich. In einigen Studien stellte sich die PMR als **blutdrucksenkend** heraus. Im direkten Vergleich mit Meditation war die PMR dabei allerdings weniger effektiv (Schneider et al., 1995). PMR kann neben Biofeedback mit Erfolg bei **chronischen Kopfschmerzen** eingesetzt werden und scheint sich auch zur **Migräneprophylaxe** zu eignen (Damen et al., 2006; Trautmann et al., 2006). Bei Krebserkrankungen konnte die PMR Ängstlichkeit oder Depression verbessern (Walker et al., 1999). Für Schlafstörungen erwies sie sich als wenig wirksam.

Biofeedback
Die beste Evidenz für die Wirksamkeit des Biofeedback liegt bei **Migräne** vor, wie Übersichten und Metaanalyen ergaben (Andrasik, 2004; Andrasik et al., 2009). Geringere Erfolge hat das Biofeedback bei chronischem Spannungskopfschmerz. Mehrere Studien belegen, dass Biofeedback hilfreich ist bei **chronischen Gesichtsschmerzen, Bruxismus** und **temporomandibulären Syndromen** (Crider et al., 2005). Auch Schlafstörungen lassen sich mit Biofeedback verbessern (Morgenthaler et al., 2006). Als nicht wirksam stellte sich die Methode hingegen bei Rückenschmerzen, Fibromyalgie und Bluthochdruck heraus.

Imagination/Visualisation
Wirksamkeitsnachweise aus kontrollierten Studien stehen für die zahlreichen praktisch etablierten Indikationen noch weitgehend aus.

In preliminären Daten zeigen sich vielversprechende Ergebnisse für die begleitende Therapie von Krebserkrankungen, zur Unterstützung einer Chemotherapie und im Management von postoperativem Schmerz.

Tai-Chi/Qigong

Hier liegen Wirksamkeitsnachweise vor allem für zwei Indikationsbereiche vor:

- **Geriatrische Symptomenkomplexe** wie eingeschränkte Mobilität, Sturzneigung und Osteoporose. Dies belegen jeweils einzelne kontrollierte Studien.
- **Bluthochdruck:** Zwei Metaanalysen unterstreichen den blutdrucksenkenden Effekt von Tai-Chi.

Yoga

Aufgrund des komplexen multifaktoriellen Ansatzes ist es schwierig bzw. nur eingeschränkt sinnvoll, wissenschaftliche Wirksamkeitsnachweise von Yoga vorzunehmen. Wie oben erwähnt, zeigen multimodale Programme, die auf der Yoga-Tradition basieren, beispielsweise beeindruckende Effekte bei Koronarkranken. Sowohl das Ornish-Programm als auch zwei weitere komplexe Lebensstilinterventionsprogramme, die einen günstigen Effekt auf die KHK belegten (Regression von Arteriosklerose, verbesserte Prognose), beinhalten überwiegend Elemente des Yoga.

Für Pranayama und Meditation liegen zahlreiche kleinere Studien vor. Exemplarisch sei hier auf einige Ergebnisse verwiesen:

- Pranayama mit sechs Atemzügen pro Minute (u.a. Bhastrika) senkt den Blutdruck signifikant und verbessert die Hämodynamik sowie die Beschwerden bei Herzinsuffizienz (Pramanik, 2009; Joseph et al., 2005; Bernardi et al., 2001, 2002).
- Kriya- und Hatha-Yoga sind erfolgreich in der Therapie der Migräne (John et al., 2007).
- Hatha-Yoga, insbesondere das Iyengar-Yoga, erwies sich als wirksam in der Therapie von chronischen Rückenschmerzen (Sherman et al., 2005; Williams et al., 2005), von Stresssyndromen (Michalsen et al., 2005), bei Karpaltunnelsyndrom (Michalsen et al., 2005; Garfinkel et al., 1994; 1998) und bei Depression (Butler et al., 2008; Javnbakht et al., 2009; Pilkington et al., 2005; Woolery et al., 2004). Mehrere neuere Studien zeigten günstige Wirkungen von Iyengar-Yoga oder von *Gentle Yoga* auf die Lebensqualität sowie auf die Stimmung und das Wohlbefinden bei Patienten mit Brustkrebs (Moadel et al., 2007; Carson et al., 2007; Rao et al., 2009; Raghavendra et al., 2009; Culos-Reed et al., 2006).

Experimentelle Studien zu Wirkmechanismen

Eine Fülle von Studien zu Meditation und verwandten Techniken beschäftigt sich nicht mit dem klinischen Outcome, sondern mit physiologischen, biochemischen und molekularbiologischen Wirkmechanismen sowie morphologischen Zuordnungen der resultierenden Effekte.

Bereits in den wegweisenden Arbeiten von Benson und Mitarbeitern wurden schwerpunktmäßig physiologische Reaktionen i.S. der Relaxation Response sorgfältig beschrieben. Benson und Mitarbeiter konnten damals zeigen, dass die Relaxation Response zu akuter Blutdrucksenkung führt, die Atemfrequenz verringert, die Konzentration von Stresshormonen senkt und metabolische Prozesse generell normalisiert. Auf Rezeptorebene fanden sich Korrelate zu einer verbesserten Stresstoleranz (Letter, 1976; Benson, 1982, 1997; Benson et al., 1974, 1975, 1982).

Neuere Arbeiten wiesen zuletzt nach, dass sich durch die Relaxation Response die Genexpression bereits nach wenigen Wochen differenziell günstig verändert (Dusek et al., 2008). Hierbei werden die oxidative Phosphorylierung und die Produktion reaktiver Sauerstoffspezies reduziert.

Klinisch weniger bedeutsam erscheinen die zahlreichen Studien der Hirnforschung zu Effekten der Meditation auf EEG-Befunde oder Aktivierungen in funktionellen MRTs und CTs (Shimomura et al., 2008; Holzel et al., 2007; Neumann und Frasch, 2006; Lazar et al., 2000). Letztlich kann hierdurch zwar belegt werden, dass während einer Entspannung durch mind-body-medizinische Intervention zentrale Repräsentationen zu finden sind (also eine morphologische Entsprechung der subjektiven Tiefenentspannung, Empathie, o.a.). Für die klinische Bewertung der medizinisch praktischen Bedeutung erscheint dies jedoch nachrangig.

Ausblick

Die wissenschaftliche Bewertung der Mind-Body-Medizin auf Basis der Evidenzbasierten Medizin erweist sich als komplex und schwierig, da das Fachgebiet heterogen ist und die vorliegenden, überwiegend kleineren Studien häufig methodische Schwächen aufweisen. Allerdings sollte trotz aller (richtigen) Bemühungen um eine Evidenzbasierung nicht vergessen werden, dass die Standards der aus pharmakologischen Studien abgeleiteten modernen Studiendesigns (wie Verblindung von Interventionen und auch Auswahl medizinischer Endpunkte) nicht 1:1 auf die Bedingungen der Mind-Body-Medizin übertragbar sind.

Die bisherige Evidenz unterstreicht dennoch das große Potenzial der Mind-Body-Medizin und insbesondere der Meditation als vielversprechendste Einzelmethode. Weitere Studien sollten an ausgewählten und klinisch relevanten Indikationen durchgeführt werden. Hierbei wäre es besonders wichtig, zwischen Programmen und Techniken sauber zu trennen und dann ausgewählte Programme gegen andere gruppengeführte Interventionen ähnlichen Zeitaufwands zu testen. Weiter sind Dosis-Wirkungs-Studien notwendig, um auch genauer zu erfassen, welcher zeitliche und persönliche Aufwand nötig ist, damit mindbody-medizinische Interventionen maximal wirksam sind. Schließlich sollten auch die subjektiven Komponenten in der Mind-Body-Medizin, etwa die individuelle Passung von Patient und Therapeut, „Resonanz" und Interaktionen sowie ihre spirituelle Dimension (die nicht immer mit der medizinischen konkordant sein muss) in zeitgemäßen Studienansätzen berücksichtigt werden.

Angesichts der dramatisch wachsenden Bedeutung von Stress und ungesunden Lebensstilfaktoren für die Gesundheit moderner Gesellschaften sollte der Mind-Body-Medizin eine adäquate Forschungsförderung zukommen.

LITERATURVERZEICHNIS

Andrasika F, Buse DC, Grazzi L. Behavioral medicine for migraine and medication overuse headache. Curr Pain Headache Rep 2009;13(3):241–8.

Andrasik F. Behavioral treatment of migraine: current status and future directions. Expert Rev Neurother 2004;4(3):403–13.

Arias AJ, Steinberg K, Banga A, Trestman RL. Systematic review of the efficacy of meditation techniques as treatments for medical illness. J Altern Complement Med 2006;12(8): 817–32.

Astin JA, Shapiro SL, Eisenberg DM, Forys KL. Mind-body medicine: state of the science, implications for practice. J Am Board Fam Pract 2003;16(2):131–47.

Astin JA Berman BM, Bausell B, Lee WL, Hochberg M, Forys KL.The efficacy of mindfulness meditation plus Qigong movement therapy in the treatment of fibromyalgia: a randomized controlled trial. J Rheumatol 2003b;30(10):2257–62.

Barnhofer T, Crane C, Hargus E, Amarasinghe M, Winder R, Williams JM. Mindfulness-based cognitive therapy as a treatment for chronic depression: A preliminary study. Behav Res Ther 2009;47(5):366–73.

Benson H, Lehmann JW, Malhotra MS, Goldman RF, Hopkins J, Epstein MD Body temperature changes during the practice of g Tum-mo yoga. Nature 1982;295(5846):234–6.

Benson H, Greenwood MM, Klemchuk H. The relaxation response: psychophysiologic aspects and clinical applications. Int J Psychiatry Med 1975;6(1–2):87–98.

Benson H, Rosner BA, Marzetta BR, Klemchuk HP. Decreased blood pressure in borderline hypertensive subjects who practiced meditation. J Chronic Dis 1974;27(3):163–9.

Benson H. The relaxation response: history, physiological basis and clinical usefulness. Acta Med Scand Suppl 1982;660:231–7.

Benson H. The relaxation response: therapeutic effect. Science 1997;278(5344):1694–5.

Bernardi L, Sleight P, Bandinelli G, Cencetti S, Fattorini L, Wdowczyc-Szulc J, Lagi A. Effect of rosary prayer and yoga mantras on autonomic cardiovascular rhythms: comparative study. Bmj 2001;323(7327):1446–9.

Bernardi L, Porta C, Spicuzza L, Bellwon J, Spadacini G, Frey AW, Yeung LYC et al. Slow breathing increases arterial baroreflex sensitivity in patients with chronic heart failure. Circulation 2002;105(2):143–5.

Blumenthal JA et al. Stress management and exercise training in cardiac patients with myocardial ischemia. Arch Intern Med 1997;157:2213–2223.

Blumenthal JA et al. Usefulness of psychosocial treatment of mental stress-induced myocardial ischemia in men. Am J Cardiol 2002;89(2): 164–8.

Butler LD, Waelde LC, Hastings TA, Chen XH, Symons B, Marshall J, et al. Meditation with yoga, group therapy with hypnosis, and psychoeducation for long-term depressed mood: a randomized pilot trial. J Clin Psychol 2008;64(7):806–20.

Carlson LE, Bultz BD. Mind-body interventions in oncology. Curr Treat Options Oncol 2008;9(2-3):127–34.

Carson JW Carson KM, Porter LS, Keefe FJ, Shaw H, Miller JM. Yoga for women with metastatic breast cancer: results from a pilot study. J Pain Symptom Manage 2007;33(3):331–41.

Carson JW Carson KM, Porter LS, Keefe FJ, Seewaldt VL. Yoga of Awareness program for menopausal symptoms in breast cancer survivors: results from a randomized trial. Support Care Cancer, 2009.

Carson JW. Loving-kindness meditation findings not related to baseline differences. J Holist Nurs 2006;24(1):5–6.

Castillo-Richmond A, Schneider RH, Alexander CN, Cook R, Myers H, Nidich S, et al. Effects of stress reduction on carotid atherosclerosis in hypertensive African Americans. Stroke 2000;31(3):568–73.

Chiesa A, Serretti A, Mindfulness-based stress reduction for stress management in healthy people: a review and meta-analysis. J Altern Complement Med 2009;15(5): 593–600.

Chou R, Qaseem A, Snow V, Casey D, Cross JT, Shekelle P et al., Diagnosis and treatment of low back pain: A joint clinical practice guideline from the American College of Physicians and the American Pain Society. Ann Intern Med, 2007;147:478–91.

Crider A, GlarosAG, Gevirtz RN, Efficacy of biofeedback-based treatment for temporomandibular disorders. Appl Psychophs Biofeedback 2005;30:333–45.

Culos-Reed SN, Carlson LE, Daroux LM, Hately-Aldous S. A pilot study of yoga for breast cancer survivors: physical and psychological benefits. Psychooncology 2006;15(10): 891–7.

Damen L et al. Prophylactic treatment of migraine in children. Part 1. A systematic review of non-pharmacological trials. Cephalalgia 2006;26:373–83.

Davidson RJ, Kabat-Zinn J, Schumacher J, Rosenkranz M, Muller D, Saki F. Santorelli SF, et al. Alterations in brain and immune function produced by mindfulness meditation. Psychosom Med 2003;65(4):564–70.

Dusek JA, Otu HH, Wohlhueter AL, Bhasin M, Zerbini LF, Joseph MG, Benson H, et al. Genomic counter-stress changes induced by the relaxation response. PLoS One 2008;3(7):e2576.

Eppley KR, Abrams AI, Shear J. Differential effects of relaxation techniques on trait anxiety: a meta-analysis. J Clin Psychol 1989;45(6):957–74.

Ernst E, Kanji N. Autogenic training for stress and anxiety: a systematic review. Complement Ther Med 2000;8: 106–10.

Fields JZ, Walton KG, Schneider RH, Nidich S, Pomerantz R, Suchdev P, Castillo-Richmond A, Payne K, Clark ET, Rainforth M. Effect of a multimodality natural medicine program on carotid atherosclerosis in older subjects: a pilot trial of Maharishi Vedic Medicine. Am J Cardiol 2002;89(8):952–8.

Frattaroli J, Weidner G, Dnistrian AM, Kemp C, Daubenmier JJ, Marlin RO, Crutchfield L, Yglecias L, Carroll PR, Ornish D. Clinical events in prostate cancer lifestyle trial: results from two years of follow-up. Urology. 2008 Dec;72(6):1319–23. Epub 2008 Jul 7.

Garfinkel MS et al. Evaluation of a yoga based regimen for treatment of osteoarthritis of the hands. J Rheumatol, 1994;21(12): 2341–3.

Garfinkel MS, Schumacher HR Jr, Husain A, Levy M, Reshetar RA.Yoga-based intervention for carpal tunnel syndrome: a randomized trial. Jama, 1998;280(18):1601–3.

Gay MC, Philippot P, Luminet O. Differential effectiveness of psychological interventions for reducing osteoarthritis pain: a comparison of Erikson [correction of Erickson] hypnosis and Jacobson relaxation. Eur J Pain 2002;6(1):1–16.

Grawe K, Donati E, Bernauer F. Psychotherapie im Wandel. Göttingen: Hoggreve; 1994.

Grossman P, Tiefenthaler-Gilmer U, Raysz A, Kesper U. Mindfulness training as a intervention for fibromyalgia: evidence of postintervention and 3-year follow-up benefits in well-being. Psychother Psychosom 2007;76:226–33.

Grossman P, Niemann L, Schmidt S, Walach H. Mindfulness-based stress reduction and health benefits. A meta-analysis. J Psychosom Res 2004;57(1):35–43.

Gupta N, Khera S, Vempati RP, Sharma R, Bijlani RL. Effect of yoga based lifestyle intervention on state and trait anxiety. Indian J Physiol Pharmacol, 2006;50(1):41–7.

Holzel BK, Ott U, Hempel H, Hackl A, Wolf K, Stark R, Vaitl D. Differential engagement of anterior cingulate and adjacent medial frontal cortex in adept meditators and non-meditators. Neurosci Lett 2007;421(1):16–21.

Huntley A, White AR, Ernst E. Relaxation therapies for asthma: a systematic review. Thorax 2002;57(2): 127–31.

Javnbakht M, Hejazi Kenari R, Ghasemi M. Effects of yoga on depression and anxiety of women. Complement Ther Clin Pract 2009;15(2):102–4.

Jayasinghe SR. Yoga in cardiac health (a review). Eur J Cardiovasc Prev Rehabil 2004;11(5):369–75.

John PJ, Sharma N, Sharma CM, Kankane A. Effectiveness of yoga therapy in the treatment of migraine without aura: a randomized controlled trial. Headache 2007;47(5): 654–61.

Joseph CN, Porta C, Casucci G, Casiraghi N, Maffeis M, Rossi M, Bernardi L. Slow breathing improves arterial baroreflex sensitivity and decreases blood pressure in essential hypertension. Hypertension 2005;46(4):714–8.

Kabat-Zinn J, Chapman-Waldrop W. Compliance with an outpatient stress reduction program: rates and predictors of program completion. J Behav Med 1988;11(4):333–52.

Kabat-Zinn J, Lipworth L, Burney R. The clinical use of mindfulness meditation for the self-regulation of chronic pain. J Behav Med 1985;8(2):163–90.

Kabat-Zinn J. An outpatient program in behavioral medicine for chronic pain patients based on the practice of mindfulness meditation: theoretical considerations and preliminary results. Gen Hosp Psychiatry 1982;4(1): 33–47.

Kabat-Zinn J. Bringing mindfulness to medicine: an interview with Jon Kabat-Zinn, PhD. Interview by Karolyn Gazella. Adv Mind Body Med, 2005. 21(2):22–7.

Kabat-Zinn J. Massion AO, Kristeller J, Peterson LG, Fletcher KE, Pbert L, et al. Effectiveness of a meditation-based stress reduction program in the treatment of anxiety disorders. Am J Psychiatry 1992;149(7):936–43.

Kanji N, White AR, Ernst E. Autogenic training for tension type headaches: a systematic review of controlled trials. Complement Ther Med 2006;14(2):144–50.

Kieviet-Stijnen A, Visser A, Garssen B, Hudig W. Mindfulness-based stress reduction training for oncology patients: patients' appraisal and changes in well-being. Patient Educ Couns, 2008;72(3):436–42.

Kingston J, Chadwick P, Meron D, Skinner TC. A pilot randomized control trial investigating the effect of mindfulness practice on pain tolerance, psychological well-being, and physiological activity. J Psychosom Res 2007;62(3): 297–300.

Krisanaprakornkit T, Sriraj W, Piyavhatkul N, Laopaiboon M. Meditation therapy for anxiety disorders. Cochrane Database Syst Rev 2006;(1): CD004998.

Lazar SW, Bush G, Gollub RL, Fricchione GL, Khalsa G, Benson H.Functional brain mapping of the relaxation response and meditation. Neuroreport 2000;11(7):1581–5.

Letter: Study of meditation and blood pressure. N Engl J Med 1976;294(14):786–7.

Lush E, et al. Mindfulness meditation for symptom reduction in fibromyalgia: psychophysiological correlates. J Clin Psychol Med Settings 2009;16(2):200–7.

Malone MD, Strube MJ, Scogin FR. Meta-analysis of non-medical treatments for chronic pain. Pain 1988;34(3):231–44.

Manzoni GM, Pagnini F, Castelnuovo G, Molinari E. Relaxation training for anxiety: a ten-years systematic review with meta-analysis. BMC Psychiatry 2008;8:41.

Matchim Y, Armer JM. Measuring the psychological impact of mindfulness meditation on health among patients with cancer: a literature review. Oncol Nurs Forum 2007;34(5):1059–66.

Michalsen A, Grossman P, Acil A, Langhorst J, Lüdtke R, Esch T, Stefano GB, Dobos GJ. Rapid stress reduction and anxiolysis among distressed women as a consequence of a three-month intensive yoga program. Med Sci Monit, 2005;11(12):CR555–561.

Moadel AB, Shah C, Wylie-Rosett J, Harris MS, Patel RP, Hall CB, Sparano JA. Randomized controlled trial of yoga among a multiethnic sample of breast cancer patients: effects on quality of life. J Clin Oncol 2007;25(28): 4387–95.

Monti DA, Sufian M, Peterson C. Potential role of mind-body therapies in cancer survivorship. Cancer, 2008;112(11 Suppl): 2607–16.

Morgenthaler T, Kramer M, Alessi C, Friedman L, Boehlecke B, Brown T, Coleman J, et al. Practice parameters for the psychological and behavioral treatment of insomnia: an update. An American academy of sleep report. Sleep 2006;29:1415–19.

Morone NE, Lynch CS, Greco CM, Tindle HA, Weiner DK. "I felt like a new person." the effects of mindfulness meditation on older adults with chronic pain: qualitative narrative analysis of diary entries. J Pain 2008;9(9): 841–8.

Morone NE, Greco CM, Weiner DK. Mindfulness meditation for the treatment of chronic low back pain in older adults: a randomized controlled pilot study. Pain, 2008;134(3):310–9.

Neumann NU, Frasch K. The neurobiological dimension of meditation – results from neuroimaging studies. Psychother Psychosom Med Psychol 2006;56(12):488–92.

Ohm D. Progressive Relaxation: Ergebnisse der Konsensus-konferenz. Entspannungsverfahren 2004;21:83–89.

Ornish D, Brown SE, Scherwitz LW, Billings JH, Armstrong WT, Ports TA, et al. Can lifestyle changes reverse corona-ry heart disease? The Lifestyle Heart Trial. Lancet 1990;336(8708): 129–33.

Ornish D, Scherwitz LW, Billings JH, Brown SE, Gould KL, Merritt TA, et al. Intensive lifestyle changes for reversal of coronary heart disease. JAMA 1998;280(23):2001–7.

Ornish D, et al. Lifestyle changes and heart disease. Lancet 1990;336(8717):741–2.

Ospina MB, Brown SE, Scherwitz LW, Billings JH, Armstrong WT, Ports TA, McLanahan SM, et al. Meditation practices for health: state of the research. Evid Rep Technol Assess (Full Rep) 2007;(155):1–263.

Ott MJ, Norris RL, Bauer-Wu SM. Mindfulness meditation for oncology patients: a discussion and critical review. Integr Cancer Ther 2006;5(2):98–108.

Pilkington K et al. Yoga for depression: the research evidence. J Affect Disord 2005;89(1–3):13–24.

Pramanik T, Sharma HO, Mishra S, Mishra A, Prajapati R, Singh S. Immediate efect of slow pace basthrika pranayama on blood pressure and heart rate. J Altern Complement Med 2009;15:293–5.

Raghavendra RM, Vadiraja HS, Nagarathna R, Nagendra HR, Rekha M, Vanitha N, et al. Effects of a yoga program on cortisol rhythm and mood states in early breast cancer patients undergoing adjuvant radiotherapy: a randomized controlled trial. Integr Cancer Ther 2009;8(1): 37–46.

Rainforth MV, Schneider RH, Nidich SI, Gaylord-King C, Salerno JW, Anderson JW. Stress reduction programs in patients with elevated blood pressure: a systematic review and meta-analysis. Curr Hypertens Rep 2007;9(6): 520–8.

Rao MR, Raghuram N, Nagendra HR, Gopinath KS, Srinath BS, Diwakar RB, Patil S, et al. Anxiolytic effects of a yoga program in early breast cancer patients undergoing conventional treatment: a randomized controlled trial. Complement Ther Med 2009;17(1):1–8.

Reavley N, Pallant JF, Sali A. Evaluation of the effects of a psychosocial intervention on mood, coping, and quality of life in cancer patients. Integr Cancer Ther 2009;8(1):47–55.

Schneider RH, Staggers F, Alexander CN, Sheppard W, Rainforth M, Kondwani K, Smith S, et al. A randomised controlled trial of stress reduction for hypertension in older African Americans. Hypertension 1995;26(5): 820–7.

Sephton SE, Salmon P, Weissbecker I, Ulmer C, Floyd A, Hoover K, et al. Mindfulness meditation alleviates depressive symptoms in women with fibromyalgia: results of a randomized clinical trial. Arthritis Rheum 2007;57(1):77–85.

Sherman KJ, Cherkin DC, Erro J, Miglioretti DL, Deyo RA. Comparing yoga, exercise, and a self-care book for chronic low back pain: a randomized, controlled trial. Ann Intern Med 2005;143(12):849–56.

Shimomura T, Fujiki M, Akiyoshi J, Yoshida T, Tabata M, Kabasawa H, Kobayashi H. Functional brain mapping during recitation of Buddhist scriptures and repetition of the

Namu Amida Butsu: a study in experienced Japanese monks. Turk Neurosurg 2008;18(2):134–41.

Singh BB, Berman BM, Hadhazy VA, Creamer P. A pilot study of cognitive behavioral therapy in fibromyalgia. Altern Ther Health Med 1998;4(2):67–70.

Spiegel D, Bloom JR, Kraemer HC, Gottheil E. Effect of psychosocial treatment on survival of patients with metastatic breast cancer. Lancet 1989;2:888–891.

Targ EF, Levine EG. The efficacy of a mind-body-spirit group for women with breast cancer: a randomized controlled trial. Gen Hosp Psychiatry 2002;24(4):238–48.

Toneatto T, Nguyen L. Does mindfulness meditation improve anxiety and mood symptoms? A review of the controlled research. Can J Psychiatry 2007;52(4):260–6.

Trautmann E, Lackschewitz H, Kroner-Herwig B. Psychological treatment of recurrent headache in children and adolescents – a meta-analysis. Cephalalgia 2006;26(12):1411–26.

von Weiss D. Use of mindfulness meditation for fibromyalgia. Am Fam Physician 2002;65(3):380, 384.

Wabbeh H, Elsas SM, Oken BS. Mind-body interventions: applications in neurology. Neurology 2008;70:2321–8.

Walker LG, Walker MB, Ogston K, Heys SD, Ah-See AK, Miller ID, Hutcheon AW, et al. Psychological, clinical and pathological effects of relaxation training and guided imagery during primary chemotherapy. Br J Cancer 1999;80(1–2):262–8.

Walton KG et al. Psychosocial stress and cardiovascular disease Part 2: effectiveness of the Transcendental Meditation program in treatment and prevention. Behav Med 2002;28(3):106–23.

Williams KA, Petronis J, Smith D, Goodrich D, Wu J, Ravi N, Doyle EJ Jr, et al. Effect of Iyengar yoga therapy for chronic low back pain. Pain 2005;115(1–2):107–17.

Witek-Janusek L, Albuquerque K, Chroniak KR, Chroniak C, Durazo-Arvizu R, Mathews HL. Effect of mindfulness based stress reduction on immune function, quality of life and coping in women newly diagnosed with early stage breast cancer. Brain Behav Immun 2008;22(6):969–81.

Woolery A, Myers H, Sternlieb B, Zeltzer L. A yoga intervention for young adults with elevated symptoms of depression. Altern Ther Health Med 2004;10(2):60–3.

Wright S, CourtneyU, Crowther D. A quantitative and qualitative pilot study of the perceived benefits of autogenic training for a group of people with cancer. Eur J Cancer Care (Engl) 2002;11(2):122–30.

Yeh GY, Wang C, Wayne PM, Phillips RS. Tai chi exercise for patients with cardiovascular conditions and risk factors: A systematic review. J Cardiopulm Rehabil Prev 2009;29(3):152–60.

Yeh GY, Wang C, Wayne PM, Phillips RS. The effect of tai chi exercise on blood pressure: a systematic review. Prev Cardiol 2008;11(2): 82–9.

2.2.2 Forschung zur Mind-Body-Medizin am Beispiel chronisch entzündlicher Darmerkrankungen

Jost Langhorst

Chronisch entzündliche Darmerkrankungen wie Colitis ulcerosa und Morbus Crohn sind gekennzeichnet durch chronisch rezidivierende oder chronisch aktive Entzündungsschübe. Diese können bei Colitis ulcerosa im Dickdarm und bei Morbus Crohn im gesamten Magen-Darm-Trakt lokalisiert sein. Darüber hinaus können sie sich in Form von extraintestinalen Symptomen an weiteren Organen manifestieren (wie z.B. Gelenken, Augen, der Haut oder der Leber). In Deutschland leiden etwa 320 000 Patienten an chronisch entzündlichen Darmerkrankungen (CED).

Dahinter steckt ein multifaktorielles Geschehen: Als pathogenetische Größen allgemein akzeptiert sind inzwischen genetische Faktoren (z.B. NOD2), Faktoren des Immunsystems, die Darmbarriere und mikrobielle Faktoren, aber auch Umweltfaktoren und psychosozialer Stress.

CED gelten als ein ideales Beispiel, um die Mind-Body-Medizin in einen integrativen Ansatz von Therapie und Forschung einzubinden. Im Folgenden werden anhand von drei Schwerpunkten beispielhaft die Forschungsarbeiten im Bereich chronisch entzündlicher Darmerkrankungen am Lehrstuhl für Naturheilkunde der Universität Duisburg-Essen vorgestellt.

Studie zum Einsatz komplementärmedizinischer Verfahren einschließlich der Mind-Body-Medizin bei Patienten mit chronisch entzündlichen Darmerkrankungen

Bei Patienten mit chronisch entzündlichen Darmerkrankungen erfolgte eine für Deutschland repräsentative Erhebung über den Einsatz komplementärmedizinischer Therapieverfahren (CAM), die auch die Mind-Body-Medizin umfasst. Ziel der Studie, die von der Karl und Veronica Carstens-Stiftung und der Deutschen M.Crohn/Colitis ulcerosa Vereinigung e.V. (DCCV) unterstützt wurde, war es in erster Linie, Daten darüber zu gewinnen, wie häufig diese komplementärmedizinischen Verfahren tatsächlich angewendet wurden (Langhorst et al.,

2005). Von großem Interesse waren außerdem die Faktoren und Hintergründe, die bei der Akzeptanz von komplementärmedizinischen Therapieverfahren eine Rolle spielen (Langhorst et al., 2005; Langhorst et al., 2007a).

Ausgangssituation

Die 684 Befragten litten im Durchschnitt seit 15 Jahren an einer chronisch entzündlichen Darmerkrankung. Vom ersten Auftreten der Beschwerden bis zur Diagnosestellung vergingen rund 2 Jahre, das Alter bei Erstdiagnose lag bei 26,5 Jahren. 6% der Patienten gaben an, zum Zeitpunkt der Befragung an einem akuten Krankheitsschub zu leiden, 27% bezeichneten ihr Krankheitsstadium als chronisch aktiv, 56% befanden sich in Remission.

Ergebnisse der Befragung

Einschätzung des eigenen Erkrankungszustands 32% der Patienten schätzten die **körperliche Belastung** durch die Erkrankung als groß oder sehr groß ein, 39% bewerteten sie als indifferent und 29% als gering oder sehr gering. Im Hinblick auf die psychische Belastung durch die chronisch entzündliche Darmerkrankung gaben 38% eine große oder sehr große Belastung an, 31% bewerteten die Belastung als indifferent und 30% stuften sie als gering oder sehr gering ein.

Den Eindruck, dass **Stress** einen negativen Einfluss auf die Erkrankung hat und schon einmal unmittelbar zum Auslösen eines Schubs geführt hat, äußerten mehr als 70% aller Befragten. Über 80% erwarteten, dass eine „bessere Stresstoleranz" den Krankheitsverlauf positiv beeinflussen würde. 43% gaben an, Entspannungsübungen durchzuführen (34% gelegentlich, 6% regelmäßig, 3% täglich). 33% der Befragten hatten aufgrund der Erkrankung schon einmal eine psychosomatische bzw. psychotherapeutische Hilfe in Anspruch genommen.

Motivation für die komplementärmedizinische Therapie

Zufriedenheit mit der aktuellen konventionellen Behandlung Zufrieden mit der aktuellen Behandlung äußerten sich 50% der Patienten, 20% waren unzufrieden. 34% der Befragten litten unter Nebenwirkungen oder Komplikationen der konventionellen medikamentösen Therapie.

Gründe für die Entscheidung zur komplementärmedizinischen Therapie Als häufigster Grund für den Einsatz von komplementärmedizinischen Therapieverfahren wurde „die Suche nach der optimalen Therapie" (80%) genannt. Weitere oft genannte Gründe waren „der Wunsch, ohne Kortison auszukommen" (63%) und **Nebenwirkungen** der konventionellen Therapie" (44%). Deutlich wurde auch der Wunsch nach Stärkung der Eigenaktivität und -verantwortung (42%). Viele bevorzugten zudem einen ganzheitlichen Therapieansatz (35%).

Die Gesamtmenge der eingenommenen Kortisontabletten gehörte zu den stärksten Prädiktoren für den Einsatz von komplementärmedizinischen Verfahren, unabhängig von der Dauer der Erkrankung. Patienten, die eine Gesamtmenge von mehr als 10 g Kortison in Tablettenform verabreicht bekamen, nutzten signifikant häufiger komplementärmedizinische Therapieverfahren. Davon unabhängig war die subjektiv eingeschätzte Krankheitsaktivität. Auch das Alter und das Geschlecht und die Dauer der Erkrankung schienen keinen Einfluss darauf zu haben, ob komplementärmedizinische Verfahren befürwortet werden.

Vorerfahrung und Information der Patienten

- 53% der Befragten über 18 Jahre hatten bereits Erfahrung mit komplementärmedizinischen Verfahren bei ihrer chronischen Darmerkrankung. 4% gaben an, ausschließlich und dauerhaft komplementäre Verfahren gegen ihre Erkrankung einzusetzen und damit ganz auf konventionelle Medikamente zu verzichten. 10% hatten komplementärmedizinische Verfahren bereits im Zusammenhang mit anderen Beschwerden angewendet, bevor sie an M. Crohn oder C. ulcerosa erkrankt waren.
- Nur 48% hielten eine wissenschaftliche Basis der angewendeten komplementärmedizinischen Verfahren für entscheidend. Die Frage „Wenn ein wissenschaftlicher Report erklären würde, dass ihre komplementärmedizinische Therapie nicht wirkt, würden Sie sie dann dennoch einsetzen?" bejahten 26%.

Bedeutung der Ergebnisse

Insgesamt scheint für die einzelnen Module der Mind-Body-Medizin ein großes Interesse seitens der Patienten vorzuliegen, das sich unmittelbar auf die Nutzung von Ressourcen im Gesundheitssystem auswirkt. Dabei zeichnet sich eine Tendenz zu einem intensiveren Einsatz komplementärmedizinischer und naturheilkundlicher Verfahren ab: Obwohl sich nur jeder vierte Studienteilnehmer ausreichend über komplementärmedizinische Verfahren informiert fühlte, gaben nahezu 80% an, in der Zukunft komplementäre und naturheilkundliche Verfahren anwenden zu wollen.

Das weite Spektrum an zur Verfügung stehenden und bereits genutzten komplementärmedizinischen Verfahren einerseits und das große Patienteninteresse andererseits machen den großen Forschungsbedarf in diesem Bereich der Medizin noch einmal besonders deutlich.

Einfluss der Mind-Body-Medizin auf Krankheitsaktivität und Lebensqualität sowie auf neuroendokrine und zelluläre Immunfunktionen von Colitis-ulcerosa-Patienten

Ziel eines zweiten Forschungsschwerpunkts war es, die Effekte der mind-body-medizinischen Therapie bei Patienten mit einer chronisch entzündlichen Darmerkrankung abzubilden. Bei der Untersuchung gab es drei Schwerpunkte:

- Untersuchung der Auswirkung eines mind-body-medizinischen Programms im Hinblick auf die Verbesserung der krankheitsspezifischen Lebensqualität;
- Detaillierte Untersuchung klinischer Krankheitsaspekte und der Krankheitsaktivität;
- Analyse der Veränderungen im Immun- und Hormonsystem (Elsenbruch et al 2005; Langhorst et al., 2007c).

Ausgangssituation und Studiendesign

30 Patienten mit Colitis ulcerosa wurden in zwei Gruppen randomisiert. Die Patienten der Interventionsgruppe nahmen sofort an dem mind-body-medi-

zinischen Programm der Ordnungstherapie teil, während die Patienten der Kontrollgruppe die Therapie erst drei Monate nach Abschluss der ersten Intervention erhielten. Dieses Wartegruppendesign diente als Kontrolle, mit der sich spontane Veränderungen im Krankheitsbild von Therapieeffekten abgrenzen lassen.

Die Patienten in der Therapiegruppe erhielten für zehn Wochen ein 60-stündiges Übungsprogramm der naturheilkundlichen Ordnungstherapie. Das Programm beinhaltete Elemente von naturheilkundlichen Selbsthilfestrategien mit einem Schwerpunkt auf hydro- und phytotherapeutischen Aspekten, Bewegungstherapie und eine Ernährungstherapie auf der Grundlage einer leichten Vollwertkost. Darüber hinaus wurden die Patienten in Stresserkennung und -reduktion bzw. Entspannung und Meditation sowie in speziellen verhaltenstherapeutischen Techniken geschult.

Methoden und Ergebnisse

Auswirkungen auf die krankheitsspezifische Lebensqualität

Die Lebensqualität wurde in der Studie mit zwei international validierten und etablierten Fragebögen untersucht: IBDQ und SF-36.

IBDQ (Inflammatory Bowel Disease Questionnaire)   Dieser Fragebogen wurde speziell für Patienten mit CED entwickelt. Die insgesamt 32 Fragen stammten aus vier Kategorien: Darmfunktion, emotionaler Status, systemische Symptome und soziale Funktion (➤ Abb. 2.4).

Demnach verbesserte sich direkt nach Abschluss der Therapie der IBDQ-Gesamtscore in der Interventionsgruppe. In der Kategorie Darmsymptome erreichten die Veränderungen in der Interventionsgruppe im Vergleich zur Kontrollgruppe Signifikanzniveau, in den Kategorien systemische Symptome und IBDQ-Gesamtscore wiesen sie eine statistische Tendenz auf.

Auch drei Monate nach Abschluss der Therapie zeigte sich der IBDQ-Gesamtscore in der Interventionsgruppe deutlich verbessert. Signifikante Unterschiede in den einzelnen Kategorien zwischen der Interventionsgruppe und der Kontrollgruppe lagen nicht mehr vor.

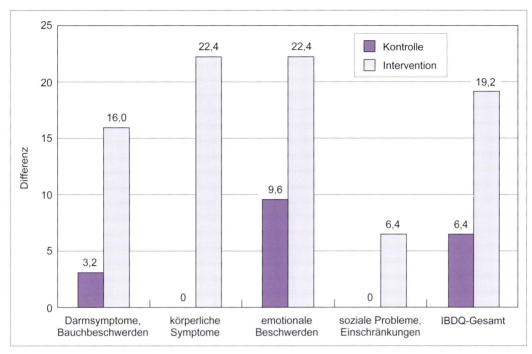

Abb. 2.4 Ergebnisse des Inflammatory Bowel Disease Questionnaire: Veränderungen von Therapiebeginn bis -ende

SF-36 (Medical Outcome Survey(MOS)-Short Form 36 Health Survey) Dieser Fragebogen enthält die Bewertung der Lebensqualität in insgesamt 36 Fragen, die acht Skalen zugeordnet sind (*körperlicher Summenscore:* körperliche Funktionsfähigkeit, körperliche Rollenfunktion, körperliche Schmerzen, allgemeine Gesundheit; *psychischer Summenscore:* Vitalität, soziale Funktionsfähigkeit, emotionale Rollenfunktion, psychisches Wohlbefinden).

Die psychische Summenskala, das psychische Wohlbefinden und die Vitalität stiegen bei der Interventionsgruppe im Vergleich zur Kontrollgruppe signifikant an. Bei der emotionalen und der körperlichen Rollenfunktion erreichten die Unterschiede zwischen den beiden Gruppen eine statistische Tendenz (> Abb. 2.5). Diese Unterschiede lagen auch noch drei Monate nach der Therapie vor.

Die Compliance der Patienten für die naturheilkundliche Ordnungstherapie war exzellent.

Untersuchung der Krankheitsaktivität

Colitis-Aktivitätsindex Die Krankheitsaktivität wurde mit dem klinischen Teil des Colitis-Aktivitätsindex (CAI) nach Rachmilewitz errechnet. Für diese Studie galten systemische Immunsuppressi-

va (z.B. Azathioprin, Infliximap) oder Kortison in Tablettenform mit mehr als 10 mg/d als Ausschlusskriterien, um die psychoneuroimmunologische Untersuchungen möglichst unverfälscht abzubilden. Da aber gerade Patienten mit einer höheren oder chronischen Aktivität der Colitis mit diesen Medikamenten therapiert werden, zeichneten sich die Teilnehmer der Studie überwiegend durch eine geringe oder keine akute Krankheitsaktivität aus.

In die Berechnung des CAI flossen folgende Kriterien ein: Zahl der Stühle pro Woche, Blut im Stuhl, Allgemeinbefinden des Patienten, Bauchschmerzen/ Krämpfe, Fieber durch die Colitis, Symptome der Colitis, die sich nicht am Darm zeigen (z.B. Gelenkschmerzen, Augen oder Hautbeteiligung), die Blutsenkungsgeschwindigkeit und das Hämoglobin im Blutserum. Da diese Kriterien vor allem bei einer stärkeren oder chronischen Krankheitsaktivität ansprechen, zeigte sich der Aktivitätsindex bei vielen Patienten nicht gravierend verändert.

PNM-Elastase Mit sog. Entzündungsmarkern im Stuhl wie der PNM-Elastase kann man schon angehende Entzündungsprozesse nachweisen, bei denen

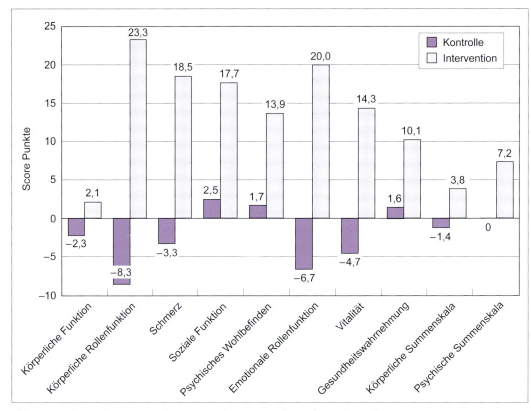

Abb. 2.5 Ergebnisse des SF-36-Fragebogens: Veränderungen von Therapiebeginn bis -ende

der Colitis-Aktivitätsindex noch nicht erhöht ist. Sie werden als potenzielle Marker für das sog. *Mucosal Healing* diskutiert.

In der Interventionsgruppe hatten im Anschluss an die Therapie sechs Patienten weiterhin pathologisch erhöhte Werte, bei fünf Patienten hatten sich die Werte in den Normbereich zurückgebildet, bei keinem Patienten waren die Werte am Ende der Wartezeit aus dem normalen in den pathologischen Bereich erhöht.

Analyse der Veränderungen im Immun- und Hormonsystem

Vor Beginn und nach Abschluss der Therapie wurden verschiedene Untersuchungen im Blut und Urin der Patienten durchgeführt, die Teile der Wechselwirkungen zwischen Psyche, Hormon-, Nerven- und Immunsystem abbilden können. So wurden verschiedene Mediatoren des Immunsystems (TNF-α, IL-6 und IL-10) bestimmt; außerdem analysiert wurden die Immunfunktionen von Lymphozyten-

Subpopulationen wie T-Helferzellen, Suppressor-T-Zellen, natürliche Killerzellen (NK-Zellen), B-Lymphozyten und Monozyten. Es wurden Hormone im Blut und Urin gemessen (Katecholamine Adrenalin, Noradrenalin aus dem Urin, Kortisol, Wachstumshormon und Prolaktin aus dem Serum).

Für die Mediatoren des Immunsystems (TNF-α, IL-6 und IL-10), die Immunfunktionen von Zellen im Blut sowie die Hormone im Blut und Urin zeigte sich keine signifikante Veränderung in den Ergebnissen vor und nach der Therapie sowie im Intergruppenvergleich. Dabei konnten im Rahmen dieser Studie nur „Basalmessungen" im Blut vorgenommen werden, wobei eine sehr große Varianz in den Ergebnissen der einzelnen Teilnehmer vorlagen.

Bedeutung der Ergebnisse

Wichtig ist zu bemerken, dass wir in dieser Studie nur eine relativ kleine Patientengruppe untersuchen konnten und dass sich die teilnehmenden Patienten

im Vorfeld der Studie aktiv um eine Teilnahme bemühen mussten. Diese Faktoren beschränken die
Aussagefähigkeit der Ergebnisse. Dennoch ergeben
sich aus den Ergebnissen und Erfahrungen dieser
Studie interessante Anregungen für die Zukunft:
Deutlich wurde, dass sich Lebensqualität und Stuhl-
parameter bei Patienten in Remission oder mit relativ niedriger Krankheitsaktivität verbesserten. Von
großem Interesse ist es nun, wie Patienten mit hoher
oder chronischer Krankheitsaktivität von einem solchen begleitenden Therapieansatz der naturheilkundlichen Ordnungstherapie profitieren. Die Frage
wäre auch, ob und wie Patienten mit M. Crohn darauf ansprechen.

Akuter Stress bei chronisch entzündlichen Darmerkrankungen

Der dritte Forschungsschwerpunkt umfasste ein
Grundlagenforschungsprojekt zu akutem Stress bei
chronisch entzündlichen Darmerkrankungen. Für
Herz-Kreislauf-Erkrankungen gilt als gesichert, dass
Faktoren des Lebensstils und Stressfolgereaktionen
für mehr als 60% der Gefäßerkrankungen mitver-
antwortlich sind. Im Gegensatz hierzu wurde bei
chronisch entzündlichen Darmerkrankungen die
Rolle psychosozialer Faktoren in der Krankheitsge-
nese und -modulation in den letzten Jahren kontrovers diskutiert (Langhorst et al., 2007b).

Ausgangssituation

Die Hinweise zur Modulation von Krankheitsprozes-
sen bei CED durch psychischen Stress werfen Fragen
zu den an der „Gehirn-Darm-Achse" beteiligten Mechanismen auf, über die Stresseffekte vermittelt werden. Ergebnisse aus dem Forschungsbereich der Psy-
choneuroimmunologie haben für eine Reihe chronisch entzündlicher Erkrankungen belegt, dass die
Einflüsse psychischer Faktoren zumindest zum Teil
auf Verbindungen zwischen dem zentralen Nervensystem (ZNS) und dem Immunsystem basieren und
über neuroendokrine Mechanismen vermittelt werden (Pawlak et al., 1999; Dowdell et al., 1999).
    Während psychoneuroimmunologische Untersu-
chungen bereits zu einer Reihe chronisch entzündlicher Erkrankungen vorliegen, existieren nur wenige

Daten zur Beteiligung der Mechanismen bei chronisch entzündlichen Darmerkrankungen. Experimentelle Studien haben jedoch erste Hinweise auf
abnorme T-Zell-Reaktionen bei CED-Patienten er-
bracht, welche möglicherweise durch eine reduzierte
Produktion antiinflammatorischer Zytokine verursacht werden. Weiterhin gibt es Hinweise, dass psychischer Stress über die neuroendokrin-immunolo-
gische Achse und das autonome Nervensystem
(ANS) den Krankheitsverlauf beeinflussen kann. Somit ist es wahrscheinlich, dass neuroendokrine Faktoren wie beispielsweise Katecholamine, Glukokortikoide oder Hypophysenhormone bei CED das Immunsystem modulieren. Damit würden sie direkt
oder indirekt gastrointestinale Entzündungsprozesse entlang der „Gehirn-Darm-Achse" beeinflussen.
    In der Studie sollte deshalb geprüft werden, ob die
Reaktionen auf akuten psychischen Stress bei Coli-
tis-ulcerosa-Patienten im Vergleich zu Gesunden
verändert sind. Um Unterschiede in den Reaktionen
auf akuten psychischen Stress zwischen Patienten
mit Colitis ulcerosa und Gesunden zu erfassen, sollten je eine Versuchsgruppe mit Colitis-ulcerosa-Pa-
tienten in Remission sowie gesunde Teilnehmer untersucht werden.

Methoden und Ergebnisse

In-vivo-Untersuchung   Je 22 Frauen mit Colitis
ulcerosa in Remission und 24 gesunde Frauen als
Kontrollgruppe wurden dazu aufgefordert, innerhalb von 5 Minuten eine öffentliche Rede vorzube-
reiten und diese direkt im Anschluss vor Publikum
und vor laufender Kamera zu halten. Vor der Information der Teilnehmer, vor Beginn der Rede sowie
10 und 45 Minuten nach dem Ende der Rede wurden
folgende Untersuchungen durchgeführt: Das Maß
an Angst wurde durch einen Fragebogen abgefragt
(STAI-Score), im Blut wurde die Hypothalamus-
Hypophysen-Nebennieren-Achse in Form des adre-
nokortikotropen Hormons (ACTH), das periphere
Stresshormon Adrenalin sowie zirkulierende Lym-
phozytensubpopulationen untersucht.
    Es zeigte sich, dass sich der akute Stress hochsig-
nifikant auf die untersuchten Werte auswirkte, d.h.,
dass die Teilnehmer beider Gruppen durch die Aufgabe unter erheblichem Stress standen. Die neuroendokrinen und immunologischen Reaktionen auf

2

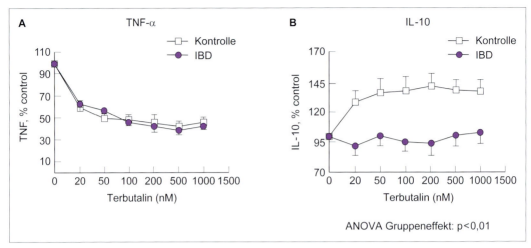

Abb. 2.6 Ergebnisse der In-vitro-Untersuchung: β-adrenerge Regulation von LPS-induzierter Zytokinproduktion bei Patientinnen mit entzündlichen Darmerkrankungen

die akute Stressbelastung durch die öffentlich zu haltende Rede fielen jedoch bei Patienten mit Colitis ulcerosa nicht anders aus als bei Gesunden.

In-vitro-Untersuchung   Den Teilnehmern der Studie wurde außerdem Blut abgenommen, aus dem Blutzellen gewonnen wurden, um sie mit dem Bakterientoxin LPS zu aktivieren. Im weiteren Versuch wurden die Blutzellen dann mit einem akuten Stresshormon, dem β-adrenergen Agonisten Terbutalin oder einem Glukokortikoid-Agonisten (Dexamethasone) stimuliert. Nach der Stimulation wurde die Zytokinproduktion in Form des entzündungsaktivierenden TNF-α und Interleukin-10 (IL-10), das eher entzündungshemmend wirkt, gemessen (➤ Abb. 2.6).

Es zeigte sich, dass in den peripheren Blutzellen von Patientinnen mit Colitis ulcerosa im Vergleich zu den gesunden Frauen eine normale β-adrenerge und Glukokortikoid-TNF-α-Suppression erfolgte. Bei den Colitis-ulcerosa-Patientinnen lag jedoch eine β-adrenerge IL-10-Hochregulation vor. Die Ergebnisse sind spezifisch für Colitis ulcerosa. Reizdarmpatienten zeigten diese Veränderung nicht.

Bedeutung der Ergebnisse

Die Bedeutung von IL-10 für chronisch entzündliche Darmerkrankungen ist in den letzten Jahren intensiv untersucht worden. Sog. „IL-10-Knock-out-Mäuse" entwickelten eine spontane Colitis, die

durch die Gabe von IL-10 verhindert werden konnte (Kühn et al., 1993; Podolsky, 1997). Eine IL-10-Herabregulation führte zur Aktivierung von T-Zellen in einem aktiven Schub (Ebert und Mehta, 2005). Außerdem kann die Gabe von IL-10 den Verlauf einer Colitis positiv beeinflussen (Schreiber et al., 1995; van Deventer et al., 1997).

Vor dem Hintergrund der zentralen Bedeutung von pro- und antiinflammatorischen Zytokinen könnte die beeinträchtigte adrenerge Modulation von IL-10 ein erster Hinweis auf den Einfluss von akutem psychischem Stress bei CED sein.

LITERATURVERZEICHNIS
Dowdell KC, Gienapp IE, Stuckman S, Wardrop RM, Whitacre CC. Neuroendocrine modulation of chronic relapsing experimental autoimmune encephalomyelitis: a critical role for the hypothalamic-pituitary-adrenal axis. Journal of Neuroimmunology 1999;100:243–251.

Ebert, EC, Mehta V. Das KM, Activation antigens on colonic T cells in inflammatory bowel disease: effects of IL-10. Clin. Exp. Immunol. 2005;140:157–165.

Elsenbruch S, Langhorst J, Popkirowa K, Müller T, Luedtke R, Franken U, Paul A, Spahn G, Michalsen A, Janssen OE, Schedlowski M, Dobos GJ. Effects of Mind-Body therapy on Quality-of-Life and Neuroendocrine and Cellular Immune Functions in Patients with Ulcerative Colitis. Psychotherapy and Psychosomatics 2005;74:277–287.

Kühn R, Löhler J, Rennick D, Rajewsky K, Müller W. Interleukin-10-deficient mice develop chronic enterocolitis. Cell 1993; 75:263–274.

Langhorst J, Anthonisen I, Steder-Neukamm U, Lüdtke R, Spahn G, Michalsen A, Dobos GJ. Patterns of Complementary and Alternative Medicine (CAM) Use in Patients with Inflammatory Bowel Disease: Perceived Stress is a Potential Indicator for CAM Use. Complementary Therapies In Medicine 2007a;1:30–37.

Langhorst J, Anthonisen IB, Steder-Neukamm U, Lüdtke R, Spahn G, Michalsen A, Dobos GJ. Amount of systemic steroid medication is a strong predictor for the use of complementary and alternative medicine in German patients with inflammatory bowel disease: Results from a national survey. Inflammatory Bowel Diseases 2005;11:287–295.

Langhorst J, Cobelens P, Kavelaars A, Heijnen CJ, Lucas A, Benson S, Rifaie N, Dobos GJ, Schedlowski M, Elsenbruch S. Stress-Related Peripheral Neuroendocrine-Immune Interactions In Women With Ulcerative Colitis. Psychoneuroendocrinology 2007b;8-10:1086–1096.

Langhorst J, Müller T, Luedtke R, Franken U, Paul A, Spahn G, Michalsen A, Schedlowski M, Dobos GJ, Elsenbruch S. Effects of a Comprehensive Lifestyle Modification Program on Quality-of-Life in Patients with Ulcerative Colitis: A Twelve-Month Follow-Up Study. Scand J Gastroenterol 2007c;6:734–4.

Pawlak CR, Jacobs R, Mikeska E, Ochsmann S, Lombardi MS, Kavelaars A, Heijnen CJ, Schmidt RE, Schedlowski M. Patients with systemic lupus erythematosus differ from healthy control in their immunological response to acute psychological stress. Brain, Behavior, and Immunity 1999;13:287–302.

Podolsky DK. Lessons from genetic models of inflammatory bowel disease. Acta Gastroenterol. Belg. 1997;60:163–165.

Schreiber S, Heinig T, Thiele HG, Raedler A. Immunoregulatory role of interleukin 10 in patients with inflammatory bowel disease. Gastroenterology 1995;108:1434–1444.

van Deventer SJ, Elson CO, Fedorak RN. Multiple doses of intravenous interleukin 10 in steroid-refractory Crohn's disease. Crohn's Disease Study Group. Gastroenterology 1997;113:383–389.

2.2.3 Beobachtungsstudie zu Kontrollüberzeugung und Lebensqualität bei chronisch Kranken

Barbara Hoffmann

Die gesundheitsbezogene Kontrollüberzeugung

Chronische Erkrankungen stellen ein zunehmendes Problem in unserer alternden Gesellschaft dar. Abgesehen davon, dass akute Beschwerden gelindert werden, geht es bei der Behandlung chronisch Kranker vor allem darum, die Patienten zu motivieren, ihren Lebensstil dauerhaft umzustellen – hin zu einer gesundheitsfördernden Lebensweise. Es steht also nicht die Heilung, sondern eine Steigerung der Lebensqualität im Vordergrund. Welche Eigenschaften und Mechanismen allerdings dazu beitragen, ob eine Erkrankung erfolgreich verarbeitet wird und sich die Lebensqualität damit verbessert, ist bis heute in weiten Bereichen ungeklärt.

Eine zentrale Bedeutung für den Therapieerfolg scheint jedoch die **gesundheitsbezogene Kontrollüberzeugung** (KÜ) des Patienten zu haben, die mit dem bisherigen Krankheitserleben des Patienten (Erkrankungsart, -schwere und -dauer) und seinem Bewältigungshandeln in enger Beziehung steht (Lohaus, 1992). Gesundheitsbezogene Kontrollüberzeugungen bilden sich auf der Basis erlebter Kontrollerfahrungen aus:

- Durch eigenes Handeln; d.h., der Patient erlebt, dass er seinen Gesundheitszustand durch eigenes Handeln beeinflussen kann (internale KÜ);
- Durch fremdes Handeln; d.h., der Patient sieht die Handlungskompetenz überwiegend bei anderen (Arzt, anderes medizinisches Personal, Freunde, Familie; sozial-externale KÜ);
- Durch Schicksal; d.h., der Gesundheitszustand wird weitgehend durch nicht kontrollierbare Faktoren bestimmt (fatalistisch-externale KÜ).

Die bisherige Studiensituation

Chronisch Kranke haben im Vergleich zu Gesunden erhöhte sozial-externale Kontrollüberzeugungen, wie Wallston und Wallston an verschiedenen erwachsenen Patientengruppen zeigen konnten (Wallston und Wallston, 1981). Bei einem Vergleich unterschiedlicher chronischer Erkrankungen hatten Patienten mit Erkrankungen, für die relativ gute Kontrollmöglichkeiten existieren (wie z.B. Diabetes mellitus Typ I), eine höhere internale KÜ als Patienten mit Erkrankungen, für die es weniger Möglichkeiten zur Selbststeuerung gibt (Schmitt et al., 1989).

Die aus den eigenen Erfahrungen gebildeten KÜ wirken sich ihrerseits auf das Bewältigungshandeln und die Compliance aus: Bei Patienten nach Kniegelenksoperation scheint die gesundheitsbezogene KÜ ein Prädiktor dafür zu sein, wie rasch die Rekonvaleszenz erfolgt. Eine vermittelnde Rolle spielt dabei die Compliance des Patienten (Windemuth et al., 1991). Nach bisherigen Untersuchungen ist vor allem bei einer hohen Ausprägung der sozial-externalen KÜ mit einer guten Compliance mit ärztlichen Anweisungen zu rechnen, da dem behandelnden

Arzt die Handlungskompetenz zugeschrieben wird. Aber auch eine hohe internale KÜ kann, wenn die Therapiekonzepte von Arzt und Patient übereinstimmen, zu einer guten Compliance führen (Lohaus, 1992). Es wird vermutet, dass bei hoher internaler KÜ den eigenen Bemühungen (z.B. krankengymnastische Übungen) eine wichtige Rolle zugeschrieben wird und diese somit auch verstärkt durchgeführt werden.

Ziele der Beobachtungsstudie

Die Ordnungstherapie ist eine Kombination verschiedener Maßnahmen der klassischen Naturheilkunde, die zu einer gesundheitsfördernden Lebensstiländerung führen sollen (intensivierte Lebensstilmodifikation). Einen maßgeblichen Einfluss auf das Therapiekonzept der Ordnungstherapie im Essener Modell (➤ Kap. 2.1) hatte die an der Harvard Medical School (➤ Kap. 2.1) entwickelte Mind-Body-Medizin, die einen Schwerpunkt auf Entspannungstechniken und den gesundheitsfördernden Umgang mit der chronischen Erkrankung setzt (Kognitive Restrukturierung). Der Patient übernimmt in diesem Therapiekonzept eine aktive Rolle und trägt insbesondere nach der Entlassung durch eine nachhaltige Änderung seines Lebensstils zu dem erwarteten Therapieerfolg bei (Nakao et al., 2001).

Ein Ziel bei der Behandlung chronisch Kranker mit Ordnungstherapie ist es, den Patienten zum Experten seiner eigenen Erkrankung zu machen und ihm Instrumente an die Hand zu geben, diese selbst steuern zu können: Das Bewusstsein für die eigenen Bedürfnisse soll geschärft werden, und Bewältigungsstrategien (wie z.B. Entspannungstechniken, Erkennen und Abbau von Barrieren, die einen gesundheitsförderlichen Lebensstil erschweren) sollen erlernt und vom Patienten selbstständig eingesetzt werden. Dies setzt jedoch voraus, dass der Patient den eigenen Krankheitszustand als durch eigenes Handeln beeinflussbar erlebt. Eine hohe internale Kontrollüberzeugung erscheint daher für den Therapieerfolg förderlich.

Noch nicht geklärt ist, ob und wie die gesundheitsbezogenen Kontrollüberzeugungen durch medizinische Interventionen verändert werden können. Bisher konnte in naturheilkundlich ausgerichteten Kliniken zwar die Lebensqualität gesteigert werden, jedoch die internale Kontrollüberzeugung nicht nachhaltig erhöht werden (Weidenhammer et al., 2002). Deshalb stellt sich die Frage, welchen Einfluss die im Essener Modell (➤ Kap. 2.1) angewendete Ordnungstherapie mit Mind-Body-Medizin auf Kontrollüberzeugungen ausübt. Die hier vorgestellte Studie beschäftigte sich daher mit folgenden Fragen:

- Lassen sich gesundheitsbezogene Kontrollüberzeugungen durch therapeutische Interventionen verändern?
- Welchen Einfluss haben die gesundheitsbezogenen Kontrollüberzeugungen auf die Compliance, den Krankheitsverlauf und den Therapieerfolg (z.B. Steigerung der Lebensqualität, Änderung des Lebensstils)?
- Wirken sich veränderte gesundheitsbezogene Kontrollüberzeugungen auf den Therapieerfolg aus?

Studiendesign

Im Zeitraum von Januar 2001 bis Dezember 2001 wurden 646 überwiegend chronisch kranke multimorbide Patienten mindestens vier Tage stationär behandelt, in der Regel jedoch zwei Wochen. Bei Bedarf wurden die Patienten anschließend in einer tagesklinischen Behandlung für weitere zehn Wochen jeweils einen Tag pro Woche betreut. 557 dieser Patienten nahmen nach ausführlicher Aufklärung und Erteilung einer schriftlichen Einverständniserklärung an der Untersuchung teil.

Alle Patienten erhielten bei Aufnahme, bei Entlassung sowie drei und sechs Monate nach der Entlassung einen Fragebogen mit folgenden Modulen:
- Lebensqualität (SF36; Bullinger und Kirchberger, 1998);
- Angst und Depression (HADS-D; Herrmann et al., 1995);
- Gesundheitsbezogene Kontrollüberzeugung (Hasenbring, 1988);
- Lebenszufriedenheit (Bundes-Gesundheitssurvey; Stolzenberg, 1998);
- Medizinische Inanspruchnahme (Arztbesuche, Krankenhausaufenthalte, Arbeitsunfähigkeitszeiten, Medikamenteneinnahme, stattgehabte Behandlungen);

- Alltagsgewohnheiten (körperliche Aktivität im Alltag, Sport, Entspannungsübungen, Ernährung, Rauchen);
- Soziodemographie (bei Aufnahme).

Über das krankenhausinterne Dokumentationssystem wurden Angaben über Haupt- und Nebendiagnosen (ICD-10) erhoben. Bei der Zuordnung der Patienten in Diagnosegruppen wurde die bei Entlassung gestellte Hauptdiagnose genutzt.

Ergebnisse

Gesundheitszustand

Von den 557 Patienten, die im Jahr 2001 an der Untersuchung teilnahmen, gaben 512 (87,3%) den Fragebogen bei Entlassung, 341 (60,1%) nach drei Monaten und 302 (53,3%) nach sechs Monaten ab.

Ihren allgemeinen Gesundheitszustand bei Aufnahme bezeichneten 83% der Patienten als „schlecht" oder „weniger gut", 17% beschrieben ihn als „gut" oder „sehr gut". Im Mittel fehlten die Berufstätigen in den letzten zwölf Monaten vor dem Krankenhausaufenthalt deutlich häufiger als durchschnittliche Arbeitnehmer (BKK-Bundesverband, 2002; Bundesanstalt für Arbeitsschutz, 2005). Die Patienten gaben an, im Schnitt ca. vier Arztbesuche in den letzten vier Wochen unternommen zu haben, 40% waren in den letzten zwölf Monaten mindestens einmal zur stationären Behandlung im Krankenhaus.

Die Mehrzahl der Hauptdiagnosen (42,2%) entfielen auf chronische Erkrankungen des Bewegungsapparats (Wirbelsäulenerkrankungen, Arthropathien, rheumatische Erkrankungen). Ein weiterer Schwerpunkt waren Schmerzerkrankungen (Migräne, Kopfschmerzen, andere Schmerzen).

Gesundheitsbezogene Kontrollüberzeugung

Generelle Tendenz
- Internale und sozial-externale KÜ waren zu Beginn des stationären Aufenthalts zunächst annähernd gleich stark ausgeprägt (➤ Abb. 2.7). Die fatalistisch-externale KÜ lag deutlich niedriger als die internale und sozial-externale KÜ.
- Unter der stationären Therapie stieg die internale KÜ (bei Entlassung) deutlich an, während die externale KÜ keine eindeutige Veränderung zeigte. In den folgenden drei bis sechs Monaten nach Entlassung sank sie leicht ab, blieb allerdings nach sechs Monaten immer noch deutlich über dem Ausgangswert.

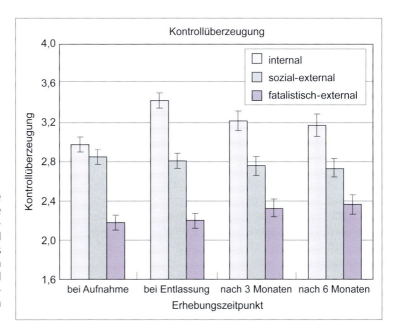

Abb. 2.7 Gesundheitsbezogene KÜ: Internale, sozial-externale und fatalistisch-externale Kontrollüberzeugung bei Aufnahme und Entlassung sowie drei und sechs Monate nach Entlassung. Zahlen in den Säulen geben die Anzahl der Patienten an, die zum jeweiligen Zeitpunkt den Fragebogen ausgefüllt haben

- Die sozial-externalen KÜ nahm im Gegensatz dazu innerhalb der ersten drei Monate nach Entlassung geringfügig ab.
- Das Verhältnis der internalen zur externalen KÜ stieg nachhaltig durch die Therapie an und blieb auch noch nach sechs Monaten deutlich höher als vor dem Krankenhausaufenthalt.
- Nach Entlassung stieg die fatalistisch-externale KÜ an.

KÜ abhängig von Alter und Geschlecht
- Im Geschlechtsvergleich konnte bei Aufnahme zunächst ein Unterschied hinsichtlich der fatalistischen KÜ gezeigt werden. Sie war bei Frauen niedriger als bei Männern.
  Bei Entlassung verstärkten sich die Unterschiede zwischen den Geschlechtern. Zu diesem Zeitpunkt hatten Männer in allen drei Skalen eine höhere KÜ als Frauen. In den Wochen nach der Entlassung kam es zu einem Anstieg der fatalistischen KÜ bei Frauen sowie zu einem leichten Absenken der internalen und externalen KÜ bei beiden Geschlechtern. Nach sechs Monaten wiesen Männer weiterhin in allen Skalen höhere Werte

auf als Frauen, der Geschlechtsunterschied in der fatalistischen KÜ hatte sich jedoch verringert (➤ Abb. 2.8).
- Deutliche Zusammenhänge wies die KÜ mit dem Alter und dem bei Aufnahme selbsteingeschätzten Gesundheitszustand auf. So fielen die Jüngeren (Alter bis 50 Jahre) und die Gesünderen (selbst eingeschätzter Gesundheitszustand bei Aufnahme mindestens „gut") jeweils durch eine höhere internale KÜ und eine niedrigere externale KÜ auf.
  Bei den älteren und sich selbst kränker einschätzenden Patienten erreichte die externale KÜ bei Aufnahme die höchste Ausprägung aller Skalen. Dieses Verhältnis veränderte sich durch Therapie jedoch nachhaltig; noch nach sechs Monaten lag die internale KÜ deutlich über der externalen (➤ Abb. 2.8).
- Beim Vergleich der sieben Diagnosegruppen fällt auf, dass das Verhältnis der internalen KÜ zur externalen KÜ im Verlauf der Behandlung bei allen Diagnosegruppen nachhaltig ansteigt. Dieser Anstieg ist besonders ausgeprägt bei Patienten mit Arthropathien (➤ Abb. 2.9).

Tab. 2.1 Körperliche Aktivität, Entspannungsübungen und Ernährungsgewohnheiten der Patienten bei Aufnahme, nach drei und sechs Monaten

	Bei Aufnahme Mittelwert (95% KI)		Nach 3 Monaten Mittelwert (95% KI)		Nach 6 Monaten Mittelwert (95% KI)	
	Frauen	Männer	Frauen	Männer	Frauen	Männer
Häufigkeit von sportlicher Aktivität pro Woche[1]	3,0 (2,7–3,3)	4,0 (3,3–4,7)	4,5 (4,0–5,0)	5,0 (4,0–6,0)	4,5 (4,1–5,0)	4,6 (3,5–5,6)
Häufigkeit von körperlicher Aktivität im Alltag pro Woche[2]	15,5 (14,9–16,1)	13,8 (12,5–15,1)	15,7 (14,9–16,5)	13,4 (11,6–15,3)	15,6 (14,4–16,8)	13,8 (11,4–16,3)
Anwendung von Entspannungsübungen in % aller Patienten	23,2%	19,4%	54,9%	53,3%	61,8%	42,9%
Verzehrshäufigkeit empfohlener Nahrungsmittel pro Woche	15,4 (15,0–15,8)	13,8 (12,9–14,7)	15,6 (15,1–16,2)	14,5 (13,2–15,9)	16,0 (15,6–16,5)	15,3 (14,2–16,4)
Verzehrshäufigkeit nicht empfohlener Nahrungsmittel pro Woche	5,0 (4,6–5,3)	6,4 (5,7–7,1)	4,7 (4,3–5,1)	5,1 (4,2–6,1)	4,2 (3,8–4,6)	4,8 (3,9–5,7)

[1] Ausdauersportliche Aktivitäten (z.B. mindestens 20 Min. schwimmen, joggen, Rad fahren, walken, zügig spazieren gehen), Ballsportarten (wie Fußball, Handball, Volleyball, Tennis, Squash), Gymnastik/Tanz (z.B. auch Aerobic, Yoga, Qigong, Tai-Chi) und Krafttraining (Fitnessstudio oder Hanteltraining zu Hause).
[2] Treppensteigen, länger als 5 Min. zu Fuß gehen, Arbeiten in Haus und Garten.

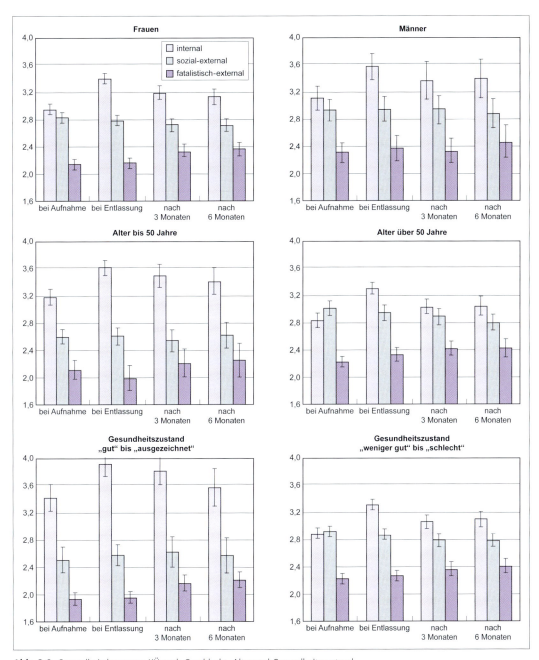

Abb. 2.8 Gesundheitsbezogene KÜ nach Geschlecht, Alter und Gesundheitszustand

Lebensstil

- Die sportliche Aktivität und die regelmäßige Anwendung von Entspannungsübungen nahmen nach dem stationären Aufenthalt deutlich zu und hielten nachhaltig an (➤ Tab. 2.1).

- Keine Veränderung konnte hingegen bei der körperlichen Aktivität im Alltag (zu Fuß gehen, Hausarbeit, Treppensteigen, etc.) erzielt werden.
- Bei den Ernährungsgewohnheiten ließen sich für das gesamte Kollektiv nur geringfügige Veränderungen nachweisen.

2

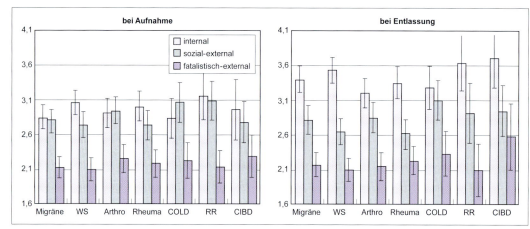

Abb. 2.9 KÜ bei Aufnahme und Entlassung nach Diagnose (WS = Wirbelsäulenerkrankungen, COLD = Chronic Obstructive Lung Disease, RR = Hypertonie, CIBD = Chronic Inflammatory Bowel Disease)

- Eine Subgruppenanalyse nach Geschlecht zeigte jedoch, dass bei Männern, deren Ernährungsgewohnheiten zu Beginn im Vergleich zu den Frauen schlechter waren, eine deutliche und nachhaltige Verbesserung der Ernährungsgewohnheiten eintrat.

Lebensqualität

- Zu Beginn der stationären Therapie waren die einzelnen Skalenwerte des SF36 deutlich niedriger als Vergleichswerte für chronisch Kranke aus der Normstichprobe von 1994 (Bullinger und Kirchberger, 1998). Nach der Therapie kam es in allen Skalen zu einem signifikanten und nachhaltigen Anstieg (➤ Abb. 2.10).
- Sowohl der mittlere körperliche Summenscore als auch der mittlere psychische Summenscore stiegen bei Frauen und Männern nach der Therapie kontinuierlich an und lagen noch sechs Monate danach signifikant über den Ausgangswerten.
- In den einzelnen Diagnosegruppen zeigte sich insbesondere bei den Migräne- und Kopfschmerzpatienten und Patienten mit chronisch obstruktiver Lungenerkrankung eine deutliche und signifikante Erhöhung des körperlichen Summenscores. Der psychische Summenscore stieg zudem bei den Migräne- und Kopfschmerzpatienten und bei den Patienten mit rheumatischen Erkrankungen nachhaltig an.

Lebensqualität und Response

Um eine evtl. Verzerrung der Ergebnisse durch eine vermutete höhere Antwortbereitschaft der Patienten abschätzen zu können, wurden die Lebensqualitätsskalen (SF36, Wert nach drei Monaten – Aufnahmewert) in Abhängigkeit von der Vollständigkeit des Follow-up (Anzahl der ausgefüllten Fragebögen) dargestellt (➤ Abb. 2.11). Es zeigte sich, dass die nach drei Monaten gemessenen Effekte bei den Patienten mit vollständigem Follow-up (vier ausgefüllte Fragebögen) stärker ausgeprägt waren als bei den Patienten, die nur drei Fragebögen ausgefüllt hatten. Der mittlere Anstieg über alle Skalen war bei den Patienten mit vier Fragebögen ca. doppelt so groß wie bei denen mit nur drei Fragebögen.

Diskussion

Lebensqualität

Unsere Ergebnisse zeigen, dass sich die Lebensqualität bei einem maßgeblichen Teil der Patienten bereits nach einem zweiwöchigen stationären Aufenthalt deutlich und nachhaltig erhöht und die Patienten ihre Lebensgewohnheiten auch im Alltag ändern. Die Lebensqualität steigt in allen bei der Studie erfassten Bereichen, insbesondere nimmt sie zu im Bereich der körperlichen Rollenfunktion, der Schmerzen und der emotionalen Rollenfunktion.

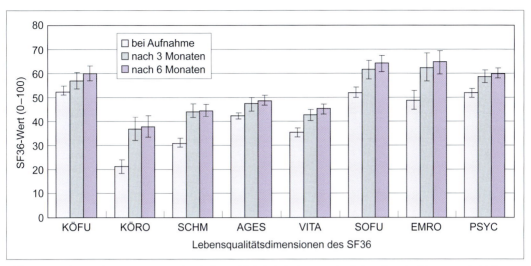

Abb. 2.10 Lebensqualität, gemessen anhand des SF36 bei Aufnahme sowie drei und sechs Monate nach Entlassung (KÖFU = körperliche Funktionsfähigkeit, KÖRO = körperliche Rollenfunktion, SCHM = Schmerzen, AGES = allgemeine Gesundheit, VITA = Vitalität, SOFU = soziale Funktionsfähigkeit, EMRO = emotionale Rollenfunktion, PSYC = psychisches Wohlbefinden)

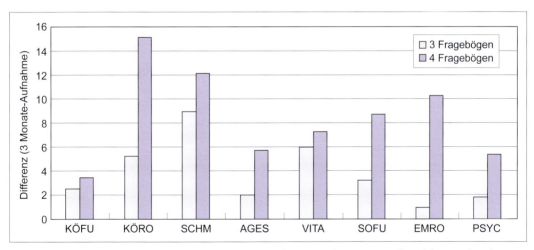

Abb. 2.11 Entwicklung der Lebensqualität nach Anzahl der abgegebenen Fragebögen. Dargestellt wird der Wert der Lebensqualität bei Aufnahme und drei Monate nach Entlassung bei Patienten, die nur drei Fragebögen ausgefüllt haben (Aufnahme, Entlassung und drei Monate) sowie bei Patienten, die vier Fragebögen ausgefüllt haben (Aufnahme, Entlassung, nach drei und sechs Monaten). KÖFU = körperliche Funktionsfähigkeit, KÖRO = körperliche Rollenfunktion, SCHM = Schmerzen, AGES = allgemeine Gesundheit, VITA = Vitalität, SOFU = soziale Funktionsfähigkeit, EMRO = emotionale Rollenfunktion, PSYC = psychisches Wohlbefinden

Diese Ergebnisse stehen im Einklang mit denen anderer Qualitätssicherungsprogramme in naturheilkundlichen Kliniken. So konnte gezeigt werden, dass ein stationäres Setting mit naturheilkundlicher Therapie bei chronisch Kranken die Lebensqualität nicht nur vorübergehend anhebt (Beer et al., 2001; Weidenhammer et al, 2002; Melchart et al., 2001; Ostermann et al., 2002). Die Therapieansätze in diesen Kliniken unterschieden sich jedoch von denen des Essener Modells (➤ Kap. 2.1): Neben einer eher rehabilitativen Ausrichtung fehlt bei diesen Kliniken die Ordnungstherapie, und auch die mind-body-medizinischen Verfahren spielen bei ihnen keine Rolle. Weiterhin erschwert eine zum Teil unterschiedliche Zusammensetzung der Patientenkollektive den direkten Vergleich. So zeichnet sich die

2

Essener Klinik durch einen relativ hohen Anteil an Patienten mit Migräne, Erkrankungen des Bewegungsapparats und chronisch obstruktiven Lungenerkrankungen aus.

Zwar konnten in einem kostenpflichtigen ambulanten Programm, das in erster Linie die Kognitive Restrukturierung anstrebte (Nakao et al., 2001), ebenfalls Effekte im Bereich der körperlichen und psychischen Symptome gezeigt werden. Bei der Studie handelt es sich jedoch um einen alleinigen prä-post Vergleich ohne Follow-up, sodass Haft- bzw. Auswascheffekte des therapeutischen Erfolgs nicht untersucht werden konnten.

Einfluss des Follow-up

Problematisch bei der Betrachtung der zeitlichen Veränderungen sind die Responseraten nach drei und sechs Monaten:

Eine möglicherweise vorliegende überproportional hohe Responserate der erfolgreich behandelten Patienten kann dazu führen, dass die therapeutischen Effekte überschätzt werden. Die Entwicklung der Lebensqualitätsskalen nach drei Monaten (➤ Abb. 2.11) deutet darauf hin, dass bei den Patienten mit unvollständigem Follow-up (drei Monate) die erwünschten Effekte nicht so ausgeprägt waren wie bei den Patienten mit längerem Follow-up (sechs Monate).

Kontrollüberzeugung

In der vorliegenden Studie konnte erstmals gezeigt werden, dass eine therapeutische Intervention mit Naturheilverfahren und Ordnungstherapie die gesundheitsbezogenen Kontrollüberzeugungen beeinflussen kann. Nachhaltig verschieben sich durch die Therapie die zugeschriebenen Handlungskompetenzen von anderen (Ärzte, Freunde, Familie) auf die eigene Person.

Dieser Anstieg konnte in einer vergleichbaren Untersuchung in einem rehabilitativen naturheilkundlichen Setting nicht nachgewiesen werden (Weidenhammer et al., 2002). Möglicherweise ist die Erweiterung der in Essen angewendeten Ordnungstherapie um die gesundheitspädagogische Komponente und die Kognitive Restrukturierung für diese Effekte verantwortlich.

Dass die prästationären Werte der internalen und externalen Kontrollüberzeugungen von verschiedenen Faktoren abhängen (z.B. Alter, Geschlecht, Gesundheitszustand und Hauptdiagnose (➤ Abb. 2.8, ➤ Abb. 2.9), bestätigt bisherige Ergebnisse (Lohaus 1992; Schmitt et al., 1989). Bereits Lohaus und Schmitt et al. konnten zeigen, dass chronisch Kranke sich durch eine im Vergleich zu Gesunden höhere Externalität und niedrigere Internalität auszeichnen.

Indes wäre zu klären, was die Verschiebung der Handlungskompetenz auf die eigene Person für die künftige medizinische Inanspruchnahme seitens der Patienten bedeutet. Chronisch Kranke zeichnen sich durch eine überproportionale Inanspruchnahme (High Utilizer) aus, was aus gesundheitsökonomischer Sicht ein wachsendes Problem darstellt (Baez et al., 1998). Weiterführende Untersuchungen basierend auf Krankenkassendaten (Arbeitsunfähigkeitsdaten, Krankenhausaufenthalte, Medikamentenverbrauch) sollen bei zukünftigen Analysen Aufschluss darüber geben, ob die Veränderungen der Kontrollüberzeugungen die medizinische Inanspruchnahme beeinflusst.

Welche Rolle die fatalistische Externalität spielt, ist noch nicht klar. Bisherige Untersuchungen deuten darauf hin, dass Patienten mit stark ausgeprägter fatalistischer Externalität auf ihre Krankheit resignativ-passiv reagieren (Lohaus, 1992). Andererseits könnte dies auch auf eine positiv-akzeptierende Haltung gegenüber Unveränderlichem (wie z.B. der chronischen Erkrankung) hinweisen. Diese reduziert den Stress, der durch den frustranen Kampf gegen die Erkrankung ausgelöst wird. So zielt beispielsweise das mind-body-medizinische Konzept der Harvard Medical School, das dem Essener Modell zugrunde liegt, darauf ab, dass Patienten Beschwerden wertfrei wahrnehmen und akzeptieren. In unserer Studienpopulation stieg die fatalistische Kontrollüberzeugung relativ geringfügig an.

Psychologische Mediatoren

Die Untersuchung der psychologischen Mediatoren während der stationären Behandlung und in der poststationären Phase sind wichtige Elemente, um das ordnungstherapeutische Therapiekonzept beurteilen zu können. Daneben stellen sie eine Basis für

Vorhersagemodelle dar, mit deren Hilfe man die Therapie besser steuern kann. So wäre es denkbar, Patienten nach ihrer prästationären Beurteilung der gesundheitsbezogenen Kontrollüberzeugungen in verschiedene Therapiegruppen einzuteilen, um den unterschiedlichen therapeutischen Erfordernissen Rechnung zu tragen. Zum Beispiel könnte hierdurch je nach Ausgangslage der Patienten das therapeutische Programm noch gezielter dahingehend ausgerichtet werden, dass die internale Kontrollüberzeugung oder eine positiv-akzeptierende Haltung gestärkt werden. Dies wird v.a. in der Anamnese mit den Patienten exploriert und entsprechend der Ausgangslage in den verschiedenen Verhaltensbereichen mit dem Patienten ein Therapieziel formuliert. Beispielsweise könnte ein Patient mit ausgeprägter externaler Kontrollüberzeugung während seines stationären Aufenthalts überwiegend übende Verfahren kennenlernen, z.B. im Entspannungsbereich die progressive Muskelentspannung und im Ernährungsbereich die mediterrane Vollwertkost in der Lehrküche. In der weiteren Behandlung in der Tagesklinik werden dann diese Optionen in den Alltag integriert und somit die Handlungskompetenz über zehn Wochen mit dem tagesklinischen Programm begleitet und geschult.

Die ordnungstherapeutische Möglichkeit, das Gefühl der eigenen Handlungskompetenz zu beeinflussen, hat darüber hinaus Implikationen für eine Vielzahl präventivmedizinischer Programme, deren Ziel es ist, das Selbstbewusstsein und die eigene Handlungskompetenz als unspezifischen präventiven Faktor zu stärken. Hierunter fallen u.a. Programme zur Beeinflussung des Lebensstils (Ernährung, körperliche Bewegung, Gewichtsreduktion), aber auch weitergehende Programme zur Alkohol- und Drogenabstinenz und Gewaltprävention. Ordnungstherapeutische Elemente wie z.B. Verhalten ändern, planen und durchführen (➤ Kap. 3.2.5) sowie das Training der Achtsamkeit (➤ Kap. 3.2.12) könnten möglicherweise in solchen Programmen das Erreichen dieser Ziele unterstützen.

Aussagefähigkeit

Die Ergebnisse der hier vorliegenden Daten können allerdings insofern nur eingeschränkt interpretiert werden, da eine randomisierte Kontrollgruppe fehl-

te. Aus diesem Grund kann der Einfluss unspezifischer Therapieeffekte nicht von den spezifischen Effekten der Ordnungstherapie getrennt werden. Bei klinischen Fragestellungen, bei denen aufgrund starker persönlicher Präferenzen nicht mit einer Bereitschaft zur Randomisierung bei den Patienten gerechnet werden kann, kann der Erkenntnisgewinn deshalb nur in einem anderen Studienrahmen (wie z.B. der hier durchgeführten Längsschnitt-Beobachtungsstudie) erfolgen. Mit Sensitivitätsanalysen kann, wie hier geschehen, das Ausmaß vermuteter Verzerrungen erfasst werden. Zukünftige Auswertungen, die unterschiedliche Therapieintensitäten mit einbeziehen (stationäre Patienten gegenüber Patienten mit stationärer und anschließender tagesklinischer Behandlung), können möglicherweise durch Analyse der Auswascheffekte weitere Aufschlüsse geben.

LITERATURVERZEICHNIS

Baez K, Aiarzaguena JM, Grandes G, Pedrero E, Aranguren J, Retolaza A. Understanding patient-initiated frequent attendance in primary care: a case-control study. Br J Gen Pract. 1998;48(437):1824–1827.

Beer AM, Ostermann T, Matthiessen PF. Evaluation stationärer Naturheilkunde – Das Blankensteiner Modell Teil I: Patientenklientel und therapeutische Konzepte. Forsch Komplementärmed Klass Naturheilkd 2001;8(1):6–13.

BKK-Bundesverband (Hrsg.) Krankheitsarten Statistik 2000/2001. Essen, 2002.

Bullinger M, Kirchberger I, SF-36-Fragebogen zum Gesundheitszustand, Handanweisung. Göttingen: Hogrefe; 1998.

Hasenbring M. Zur Adaptivität von Kontrollüberzeugungen – Empirische Befunde bei Patienten mit Krebserkrankungen, lumbalem Bandscheibenvorfall und chronischen Schmerzsyndromen. In: Schüffel W, Uexküll Tv (Hrsg): Sich gesund fühlen im Jahre 2000. Berlin: Springer; 1988.

Herrmann C, Buss U, Snaith P. HADS-D Ein Fragebogen zur Erfassung von Angst. Testdokumentation und Handanweisung. Bern: Verlag Hans Huber; 1995.

Hoffmann B, Moebus S, Michalsen A, Paul A, Spahn G, Dobos GJ, Jöckel KH. Gesundheitsbezogene Kontrollüberzeugung und Lebensqualität bei chronisch Kranken nach stationärer Behandlung mit Integrativer Medizin – eine Beobachtungsstudie. Forsch Komplementärmed Klass Naturheilkd 2004;11:159–170.

Lohaus A. Kontrollüberzeugungen zu Gesundheit und Krankheit. Zeitschrift für Klinische Psychologie 1992;21(1):76–87.

Melchart D, Gaisbauer M, Brenke R, Riker U, Liao JZ, Hager S et al. Beobachtungsstudien im Rahmen eines naturheilkundlichen Klinikverbunds. Teil I: Methoden und Übersicht der Ergebnisse in den beteiligten Kliniken. Forsch Komplementärmed 1998;5(1):18–25.

Melchart D, Hager S, Liao JZ, Weidenhammer W. Beobachtungsstudien im Rahmen eines naturheilkundlichen Kliniknikverbunds. Teil III: Zwischenergebnisse der diagnosespezifischen Dokumentation Migräne in der Klinik für traditionelle Chinesische Medizin Kötzting. Forsch Komplementärmed 1998;5(3):132–135.

Melchart D, Linde K, Miller R, Polonius D. Qualitätssicherungsvorhaben «Naturheilverfahren» im Rahmen des Klinik-Verbundes «Münchener Modell». Forsch Komplementärmed 1994;1:128–137.

Melchart D, Weidenhammer W, Linde K. Scientific quality management in a network of clinics using complementary medicine. Comp Ther Med 1996;4:163–168.

Melchart D, Weidenhammer W, Pollok-Müller A, Brand J, Brand R, Saller R. Ergebnisqualität bei der Behandlung chronischer Kopfschmerzpatienten in einer Migräneklinik. Forsch Komplementärmed Klass Naturheilkd 2001;8: 219–227.

Nakao M, Myers P, Fricchione G, Zuttermeister PC, Barsky AJ, Benson H. Somatization and symptom reduction through a behavioral medicine intervention in a mind/body medicine clinic. Behav Med 2001;26(4):169–176.

Ostermann T, Beer AM, Matthiessen PF. Evaluation stationärer Naturheilkunde – das Blankensteiner Modell Teil II: Effektstärken und Gesundheitsstatus der Patienten im zeitlichen Verlauf. Forsch Komplementärmed Klass Naturheilkd 2002;9(5):269–276.

Schmitt GM, Lohaus A, Salewski C. Kontrollüberzeugungen und Patienten-Compliance: Eine empirische Untersuchung am Beispiel von Jugendlichen mit Diabetes mellitus, Asthma bronchiale und Alopecia areata. Psychother Psychosom Med Psychol 1989;39(1):33–40.

Bundesanstalt für Arbeitsschutz: www.baua.de/nn_53930/ de/Informationen-fuer-die-Praxis/Statistiken/Arbeitsunfaehigkeit/pdf/Kosten-2005.pdf

Stolzenberg H. Bundes-Gesundheitssurvey 1998. Berlin: Robert Koch Institut; 2000.

Wallston KA, Wallston BS. Health Locus of control scales. In: H. Lefcourt, editor. Research with the locus of control construct. New York: Academic Press, 1981;1:189–243.

Weidenhammer W, Holzwarth, R, Wunderlich S, Melchart D, Dobos G. Effekte einer stationären Rehabilitationsmaßnahme auf Kontrollüberzeugungen und Verhalten der Patienten im Bereich Gesundheit. Praxis Klinische Verhaltensmedizin und Rehabilitation 2002;59: 235–243.

Windemuth D, Nentwig CG, Georg GK, Hierholzer G. Vorhersage der organischen Rekonvaleszenz durch gesundheitsspezifische Kontrollüberzeugungen nach Kniegelenkoperationen. Zeitschrift für Klinische Psychologie 1991;20(2):128–135.

2.3 Theoretischer Hintergrund der Mind-Body-Medizin

2.3.1 Physiologische Grundlagen der Mind-Body-Medizin: Stress, Entspannung und Autoregulation
Tobias Esch

Grundlagen

Stress ist heute in aller Munde. Dabei ist Stress an sich nicht neu, es hat ihn immer gegeben, er gehört zum Leben dazu. Entscheidend dagegen ist die Frage der Dosis (Dauer, Stärke und Form) und die Frage, wie wir mit Stress umgehen, ihn bewältigen. Stress – d.h. eine meist plötzlich auftretende, bedrohliche oder schlicht herausfordernde Situation, welche uns zwingt zu reagieren – löst in unserem Körper bzw. Geist (inkl. Gehirn) physiologische Anpassungsmechanismen aus, die sog. Stressantwort (*Stress Response*; Stefano et al., 2005).

Solche endogenen oder autoregulativen Reaktionen haben das Ziel, uns in die Lage zu versetzen, auf außergewöhnliche Situationen (Auslöser = Stressoren), wenn irgend möglich, adäquat zu reagieren (Esch, 2002). Es handelt sich hierbei also um eine fraglos sinnvolle biologische Fähigkeit, eine gewissermaßen „gesunde" Überlebensstrategie, die erst das Überleben einzelner Organismen und ganzer Arten (und sogar die biologische Evolution an sich) gefördert und letztlich mit ermöglicht hat (Esch, 2003b). So finden wir Stressreaktionsmechanismen und vergleichbare biologische Strategien schon bei einfachsten Lebewesen (Esch, 2003b). Stress ist somit nicht per se krankhaft. Gefährlich wird es allerdings, wenn er chronisch auftritt, wir uns also von der stressbedingten Weckreaktion *(Arousal)* nicht wieder erholen können.

Dies geschieht, wenn die physiologische Balance nicht wieder hergestellt werden kann oder wenn unsere Stressregulation aus anderen, letztlich jedoch seltenen Gründen generell gestört ist (Esch et al., 2002a; 2002b; 2002c). Und es geschieht auch, wenn Stress – besser: die Stressoren – zu massiv ist, als dass unsere Regulationsmechanismen damit noch auf normalem, gesundem Wege fertig werden könnten.

Stressphysiologie

Die Kampf-oder-Flucht-Reaktion

Die Fähigkeit von Mensch und Tier, auf bedrohliche Situationen mit der Ausschüttung von Stresshormonen und einer sog. Kampf-oder-Flucht-Reaktion, d.h. der genannten Stressantwort, zu reagieren, ist phylogenetisch von entscheidender **Bedeutung für das Überleben einer Spezies**. Obwohl die Stressbelastungen des heutigen Menschen ganz anders aussehen als die des Neandertalers, unterscheidet sich unsere automatisch ablaufende „stressspezifische Software" nicht von der unserer frühen Vorfahren. Aber: Heute sind die Belastungen zum großen Teil psychosozialen Ursprungs, damals waren die Bedrohungen hauptsächlich physischer Natur. Und da Flucht oder Kampf als Bewältigungsstrategien im modernen Alltag in der Regel nicht wirklich infrage kommen, müssen wir alternative Wege der Stressbewältigung entwickeln. Dazu ist es hilfreich, die automatisch und häufig unbewusst ablaufenden Stressreaktionen bewusst wahrzunehmen und mögliche Alternativen der Interpretation und Handlung abzuwägen.

Adrenalin, Noradrenalin und Kortisol

Das heutige Stresskonzept basiert auf den grundlegenden Arbeiten von Hans Selye aus den 1970er-Jahren (Selye, 1973). Danach wird „Stress" als Oberbegriff aufgefasst, der die Auswirkungen psychosozialer und umweltbedingter Faktoren (d.h. psychologische, soziale, biologische, physikalische sowie chemische Einflussgrößen) auf das körperliche und geistig-seelische Wohlbefinden zusammenfasst (Stefano et al., 2005; Jones et al., 2001). Man unterscheidet **Stressoren** (Faktoren) und **Stressreaktionen/-antworten:** Stressoren induzieren Stressreaktionen, die physiologische, verhaltensorientierte und/oder psychologische Anpassungsvorgänge bedingen. Ziel ist es, die Chancen eines Organismus zu erhöhen, eine potenzielle Bedrohung (Stresssituation, Herausforderung) zu bewältigen und letztlich also das Überleben zu sichern (Esch, 2003).

Diese Bedrohung kann ihren Ursprung in der Umwelt haben oder auch den eigenen Gedanken und Vorstellungen entspringen. Ob und in welchem Ausmaß eine Stressreaktion erfolgt, wird mit dadurch beeinflusst, ob die eigenen Bewältigungsressourcen als zureichend oder unzureichend empfunden werden (➤ Kap. 2.3.2).

Im Stresszustand mobilisiert der Organismus alle Ressourcen, um der Bedrohung durch **Kampf oder Flucht** zu begegnen: Er reagiert in potenziell gefährlichen Situationen durch **autonom ablaufende Anpassungsreaktionen,** die dafür sorgen, dass lebenswichtige Funktionen aufrechterhalten werden. Gesteuert wird dies durch fein aufeinander abgestimmte hormonelle Vorgänge – ein komplexes, sich selbst regulierendes System: Sobald eine mögliche Gefahr wahrgenommen wird, wird das vegetative Nervensystem aktiviert, und aus dem Nebennierenmark werden die Katecholamine Noradrenalin und Adrenalin ausgeschüttet. Diese Hormone bewirken eine Engstellung der Blutgefäße in der Haut und im Darm. Zugleich weiten sich die Blutgefäße der Skelettmuskulatur. Damit gelangt sauer- und nährstoffhaltiges Blut in die Muskulatur für den bevorstehenden Einsatz bei Kampf oder Flucht: vor allem der Schultern, Arme und Beine. Zugleich verringern die Verdauungsorgane und auch die Sexualorgane ihre Aktivität. Dieses im Notfall aktivierte sympathikoadrenale System hat noch weitere Veränderungen zur Folge: Die Atem- und Herzfrequenz nehmen zu, der Blutdruck steigt an, und die Pupillen weiten sich. Funktionen des Bewusstseins wie logisches Denken, moralische Entscheidungen, prosoziales Verhalten oder Humor werden zugunsten der Fähigkeiten des Kämpfens, Flüchtens oder Totstellens reduziert. Etwas zeitversetzt wird bei Stress das Glukokortikoid Kortisol freigesetzt und kontrolliert – ebenfalls über einen komplexen Regelkreis, der vom Hypothalamus gesteuert wird: CRH aus dem Hypothalamus gelangt über die hypophysären Portalvenen/den Portalkreislauf lokal in die Hypophyse. Dort wird ACTH gebildet, welches in der Nebennierenrinde dann die Kortisolfreisetzung stimuliert, daher sprechen wir auch von der Hypothalamus-Hypophysen-Nebennierenrinden-Achse. Man kann festhalten, dass Kortisol in der Bilanz einen anabolen Effekt hat.

Stress, Allostase und Krankheit

Die Rolle der Homöostase

Eine Schlüsselfunktion im modernen Stresskonzept (Selye, 1973) besitzen Gleichgewichtszustände: Biologische Organismen sichern ihr Überleben, indem sie

2

als Anpassung auf ständige externe oder interne Stimuli (Stressoren) ein kompliziertes Äquilibrium aufrechterhalten. Um die eigene Existenz zu sichern, ist es notwendig, dass die innere Struktur des Organismus und lebenswichtige Vorgänge nachhaltig gesichert, verteidigt und einsatzbereit gehalten werden – gleich einem Fels in der Brandung, der den Gezeiten (Stressoren) trotzt. Das schließt all jene Vorgänge rund um die Fortpflanzung, die Nahrungsaufnahme und -verdauung (Endokrinium/Hormonsystem und vegetatives Nervensystem), die körperliche Belastbarkeit (Muskulatur und Herz-Kreislauf-Funktionen) sowie die geistige Beweglichkeit und Konzentrationsfähigkeit (zentrales und allgemeines Nervensystem) und schließlich auch die Abwehrbereitschaft (Immunsystem) mit ein. Diese Funktionen und die Ausgangszustände der beteiligten Systeme werden daher ständig – auch und gerade im Stress – überprüft und um einen definierten „Setpoint" (Voreinstellungs- bzw. Optimalniveau im Ausgangszustand) im Gleichgewicht gehalten. Dieses wird auch als „Homöostase" bezeichnet. Diese augenscheinliche „Harmonie", d.h. das „orchestrierte", abgestimmte Zusammenspiel der verschiedenen Systeme, das dafür sorgt, dass die innere Balance aufrechterhalten bleibt, wird fortwährend angegriffen und muss stets verteidigt werden (Esch, 2003; Chrousos und Gold, 1992).

Ein solcherart gesichertes dynamisches Gleichgewicht gewährleistet letztlich biologische Autonomie und Selbstorganisation (nur ein dezidiert abgestimmtes und fein geregeltes Gesamtsystem kann eigenständig und weitgehend fehlerfrei arbeiten, vergleichbar beispielsweise mit einem regelmäßig gewarteten Heizungskessel oder Verbrennungsmotor). Die Aufrechterhaltung der eigenen Struktur und Organisation unter Einbeziehung der Anpassungsfähigkeit auf veränderte Umweltbedingungen ist eine notwendige Voraussetzung für das Überleben (Esch, 2003). Hätte ein Automotor beispielsweise nicht die Möglichkeit, im Abgleich der eigenen inneren und äußeren Temperatur die Kühlung während des Betriebs zuzuschalten und zu regeln, würde er möglicherweise überhitzen und letztlich kaputtgehen. Dabei ist wichtig festzuhalten, dass die Bedingungen, in denen ein Organismus existiert, einem immanenten Wandel unterworfen sind (Esch, 2003): nicht nur der Wechsel von Anspannung und Entspannung, Arbeit und Freizeit, Tag und Nacht, der Jahreszeiten, Temperaturen, sondern auch der inneren Ausgangsbedingungen und Determinanten (z.B. zirkadiane oder monatliche Hormonverschiebungen oder Alterungsprozesse). Der Wandel ist das Normale, und eine flexible Anpassungsfähigkeit ist Voraussetzung für Gesundheit und Überleben (➤ Abb. 2.12).

Hierzu haben alle Lebensformen wirksame Mechanismen entwickelt, um kurzfristige „Erschütterungen" und Beanspruchungen zu meistern – z.B. die protektive physiologische Stressantwort (Kampf- oder-Flucht-Reaktion). Letztlich geht es, wie beschrieben, um die erfolgreiche Bewältigung einer potenziell bedrohlichen Situation, indem physiologische Anpassungsmechanismen aktiviert werden.

Allostase und allostatische Last

Mittlerweile ist das Stresskonzept um den Begriff „Allostase" erweitert worden (McEwen, 1998; Sterling et al., 1988). Allostase meint wörtlich „Erhaltung von Stabilität durch Wandel". Sie beschreibt die Fähigkeit des Organismus, physiologische Parameter kontinuierlich zu verändern, um sich opti-

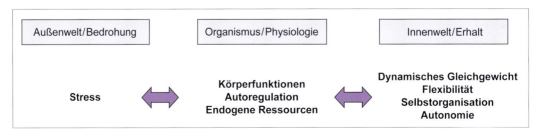

Abb. 2.12 Gestresster Organismus. Dynamisches Gleichgewicht, biologische Flexibilität, Autonomie und Selbstorganisation als Ziel und Instrumentarium physiologischer Anpassungsvorgänge und Ressourcen des Individuums unter Stress

mal (und stabil) in eine sich ständig wandelnde Umwelt einzupassen. Dies impliziert ein dynamisches Gleichgewicht im o.g. Sinn, einen komplexen und „lebendigen" Zustand der Selbstorganisation (Esch, 1999).

Entstanden ist diese konzeptionelle Erweiterung aus einem vertieften Stressverständnis: Heute fassen wir unter „Homöostase" zumeist die lebensnotwendigen Basalfunktionen (s.o.) zusammen, die zwar Schwankungen durch endogene und exogene Ursachen unterworfen sind (vgl. Körpertemperatur beim Gesunden mit im Normalfall geringen Tagesschwankungen, dagegen Fieber als geplante Anhebung des Sollwerts), auf die dann, wie beschrieben, reagiert werden muss. Sie müssen in der Regel in einem engen Korridor im Gleichgewicht gehalten werden (Esch, 2003; Stefano et al., 2005). „Allostase" lässt hingegen eine größere biologische Flexibilität bzw. größere Schwankungen und Ausschläge zu, um auf diese Weise besser auf besondere Beanspruchungen und Herausforderungen (Stressoren) reagieren zu können. Es wird gewissermaßen ein Stück der sonst sorgsam gehüteten biologischen Kontrolle dem Anpassungsvorgang und seiner physiologischen Entsprechung (Stressantwort) geopfert. Ein Beispiel hierfür ist das stärkere Schwanken oder gar dauerhafte Anheben des arteriellen Blutdruckniveaus bei chronischem Stress, d.h. einer fortwährenden „Aufforderung zum Kämpfen oder Fliehen".

Dadurch, dass solche allostatischen Stressantworten wiederholt oder andauernd auf entsprechende Stimuli oder Stressoren aktiviert werden, wird der Organismus beansprucht bzw. erfährt Abnutzungen. Wenn das homöostatische „Finetuning" (Ausgangs- oder Normalzustand, s.o.) zugunsten einer verbesserten Flexibilität und Selbstorganisation vernachlässigt wird, hat dies jedoch Konsequenzen und geht nicht spurlos am „System" vorbei: Diese Beanspruchungen werden auch als „allostatische Last" oder „allostatische Ladung" bezeichnet (McEwen, 1998; Sterling et al., 1988). Dabei handelt es sich gewissermaßen um den Preis, den ein Organismus zu zahlen hat, damit er seine Autonomie und Selbstorganisation im Rahmen eines dynamischen Gleichgewichts (➤ Abb. 2.12) erhalten kann: letztlich der Preis für das Überleben. Allostatische Last – möglicherweise der Boden für

das Entstehen von Krankheiten – entsteht insbesondere bei inadäquatem Stress (chronischem oder zu starkem akutem Stress, d.h. überwältigende Stressoren) und ebenso, wenn das An- oder Abschalten von aktivierten Stressantworten ineffizient funktioniert (Esch, 2003; Esch et al., 2003; Stefano et al., 2005; Esch und Stefano, 2007).

Gesundheit und Krankheit

Im Idealfall werden die aktivierten Stressreaktionen wieder beendet, nachdem ein Stressor eine Stressantwort initiiert hat und autoregulative Anpassungsvorgänge eingeleitet worden sind. Dann ist ein physiologischer Zustand wiederhergestellt (oder bleibt erhalten), Ist- und Sollwerte der autoregulativen Signalkaskaden stimmen wieder überein, die Selbstorganisation ist sichergestellt.

Allerdings scheint sich die Natur nur selten derartig lineare und „folgenlose" Abfolgen zu erlauben: Trifft ein herausfordernder Reiz auf einen Organismus, und wird das Gleichgewicht oder die innere Ordnung bedroht, reagiert der Körper umgehend mit einer allostatischen Stressantwort. Je nach Bedrohungsszenario geht es jetzt in erster Linie um die schnelle Sicherung des Überlebens (evolutionsbiologisch wird damit der Erhalt und die potenzielle Weitergabe der genetischen Information gesichert; Esch, 2003). Erst in zweiter Linie steht der Schutz von Gesundheit. Negative Folgen dieser Strategie, d.h. allostatische Ladung und Krankheit, welche sich später zeigen können, werden dabei in Kauf genommen.

Diese Konsequenzen der Allostase können sich mittel- und langfristig durchaus verheerend auf das zunächst gesicherte Überleben auswirken. Allgemein scheint kurzzeitiger und adäquater Stress die Leistungsbereitschaft und biologische Kompetenz zu erhöhen: Die kardiovaskuläre Leistungsfähigkeit wird verbessert, das Immunsystem stimuliert (d.h. auf eine Infektabwehr, verbesserte Wundheilung und sogar Tumorabwehr vorbereitet), die aufgabenspezifische Wachsamkeit und die neuronale Aktivität werden verstärkt (Stefano et al., 2005). Probleme entstehen dagegen, wenn permanenter und/oder zu hoher – d.h. inadäquater – Stress auftritt. Dann können sich die ursprünglich positiven Eigenschaften von Stress ins Gegenteil umkehren (Esch und Stefano, 2002; Chrousos und Gold, 1992; Esch, 1999;

Esch, Apothekenmagazin 2003; Esch et al., 2002; McEwen 1998; Miller et al., 2002).

Überreaktionszustände und ihre Folgen

Stress stellt einen motivierenden Zwang dar, einen schicksalhaften oder unerwarteten Reiz (unvorhergesehenes Ereignis), der eine flexible Reaktionsweise einfordert: „Ohne Not verändert sich nichts". Doch bereits die Vorstellung eines konkreten psychosozialen Konflikts kann Stressreaktionen hervorrufen, die – neben den emotionalen Komponenten Angst, Erregung etc. – auch schematische physiologische Aktivierungsmuster beinhalten können: Hier verbessern erhöhte zentralnervöse Noradrenalinspiegel als Teil einer aktivierten Stressantwort die Lösungsfindung und sie erleichtern es, unmittelbar relevante von irrelevanten Informationen zu trennen. Solche Effekte im Rahmen kontrollierbarer Stressreaktionen sind von kurzer Dauer. Und sie sind abzugrenzen von unkontrollierbaren Reaktionen, die bei ausbleibender Problemlösung oder einer „Stressorenüberdosierung" (bzw. bei pathologischen Stressbeantwortungsfunktionen) ausgelöst werden können.

Bei unkontrolliertem Stress können Flexibilität, Gedächtnisfunktionen und Lernfähigkeit praktisch zum Erliegen kommen. Und die Wahrscheinlichkeit, dass psychische und somatische Erkrankungen auftreten, ist erhöht (Esch, 2003; Huether et al., 1999). Es muss jedoch betont werden, dass der Organismus zumeist noch über Möglichkeiten verfügt, die geschilderten Mechanismen individuell zu beeinflussen, d.h. der subjektiven „Ohnmacht" etwas entgegenzusetzen.

Dieses Potenzial kann beispielsweise durch verhaltenstherapeutische oder integrativmedizinische Behandlungsansätze (u.a. Stressmanagement) herausgearbeitet und gefördert werden. So kann ein professionelles Stressmanagement helfen, unkontrollierbare in kontrollierbare Stressantworten zu überführen oder – über subjektive Anpassungsvorgänge – die notwendige Beendigung einer überhöhten Stressphysiologie zu initiieren. Gerade der Einsatz von Entspannungstechniken als Teil einer therapeutischen Stressreduktion hat sich in diesem Zusammenhang als besonders effektiv erwiesen (s.u.).

Stressmanagement, Autoregulation und Gesundheit

Stress als subjektives Phänomen

Zwei Hauptkomponenten der autoregulativen Stressantwort sind bisher bekannt geworden und beide sind mit dem Nervensystem und den assoziierten endokrinen Drüsen verbunden: die Hypothalamus-Hypophysen-Nebennierenrinden-Achse und das sympathische Nervensystem bzw. sympathoadrenale medulläre System (Stefano et al., 2005). Diese beiden Systeme mit ihren maßgeblichen Effektoren Kortisol und Adrenalin/Noradrenalin arbeiten normalerweise in minutiös abgestimmten Bereichen, um die notwendige biologische Balance (Homöostase) zu sichern und so die Integrität des Organismus – sogar unter extrem herausfordernden Bedingungen – zu erhalten. Eine sensitive und in Teilen komplexe Physiologie bei gleichzeitig eher schematischen Reaktionsmustern und Signalpfaden bedingt allerdings auch eine Anfälligkeit der Stressaktivität für pathophysiologische Faktoren und Prozesse. Somit ist Stress letztlich ein subjektives und hochindividuelles Phänomen.

Gesundheit als selbstständig anzustrebendes Ziel

Gesundheit fördern heißt demnach:
- Das Subjekt stärken,
- Vorgänge der Selbstorganisation berücksichtigen,
- Flexibilität unterstützen und
- eine übergroße Anhäufung allostatischer Ladung, d.h. inadäquaten Stress, vermeiden.

Das bedeutet auch, den Patienten zu befähigen, Eigenkapazität und Selbstverantwortung wahrzunehmen. Therapeutisch oder präventivmedizinisch können hier die derzeit aufkommenden verhaltensmedizinisch ausgerichteten Stressmanagement-Programme bzw. die Mind-Body-Medizin hilfreich sein. Diesen praktischen Konzepten ist gemeinsam, dass ein hohes Maß an Autonomie bei der Stressbewältigung oder -reduktion erhalten und genutzt werden kann, indem die subjektiven Ressourcen individuell aktiviert werden. Gesundheit, im Sinne des subjektiven Wohlbefindens, ist dabei ein selbstständig anzustrebendes Ziel (Esch, 2008).

Es ist denkbar, Gesundheit als den erfolgreichen Versuch zu verstehen, die momentane innere Struktur des Subjekts in der Auseinandersetzung mit der Umwelt weitgehend zu erhalten, d.h. trotz des Wandels und der ständigen Konfrontation mit Umweltveränderungen, Herausforderungen und Stressoren – und der notwendigen autoregulativen allostatischen Anpassungsschritte (s.o.) – die eigene Struktur und Konsistenz weitgehend „gesund zu halten", letztlich also den Stress erfolgreich zu be-

wältigen. Bei der Erfassung von Gesundheit muss demnach auch das dynamische Wechselspiel zwischen Außenwelt oder einwirkenden Reizen und dem Individuum einbezogen werden. Wichtige Bestandteile dieses theoretischen Modells sind somit auch „Aktivität" und „Selbsterhalt" (z.B. Anpassung, Allostase, Selbstorganisation und Autoregulation, ➤ Abb. 2.13; Esch, 1999, 2003). All dies integriert u.a. die Mind-Body-Medizin.

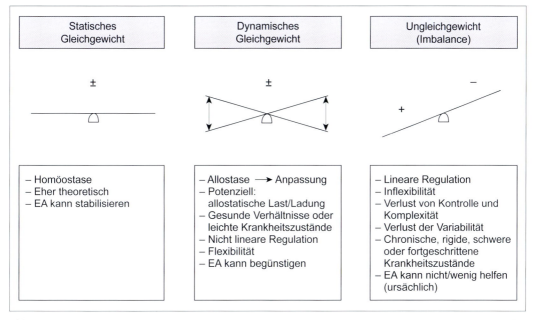

Abb. 2.13 Stressmanagement, Allostase und Autoregulation: Deutet oder perzipiert ein Organismus einen Reiz als bedrohlich, so werden verhaltensorientierte und physiologische Reaktionen (autoregulative Stressreaktionen) initiiert. Ziel ist die Allostase oder Anpassung (adaptive allostatische Stressantwort). Dabei kann **allostatische Last** über die Zeit akkumulieren und eine inadäquate Menge an neuronalen, endokrinen oder immunologischen Stressmediatoren erzeugen. In der Folge können sich unerwünschte Nebenwirkungen von Stressreaktionen in verschiedenen Organsystemen manifestieren und Krankheiten entstehen. Schließlich kann das zunächst gesicherte Überleben gefährdet werden. Die Mind-Body-Medizin vermag hier präventiv oder stützend zu wirken, indem sie die autoregulativen Selbstheilungskräfte anregt.
(Links) Im Zustand eines starren Gleichgewichts sind keine Adaptationen nötig, allostatische Ladung kann nicht entstehen. Techniken, die eine physiologische Entspannungsantwort (EA) auslösen, könnten diesen Zustand ggf. stabilisieren. Hierbei handelt es sich allerdings um ein theoretisches Konstrukt, denn natürliche Prozesse sind i.d.R. nicht statisch.
(Mitte) Im Zustand eines dynamischen Gleichgewichts ist Homöostase möglich (im Sinne eines *Steady State*). Sie wird erreicht, indem allostatische Stressantwort- oder Autoregulationsprozesse aktiviert werden, die schließlich eine dynamische Anpassung bedingen. Das System ist charakterisiert durch einen hohen Flexibilitätsgrad, wie wir es bei Gesunden bzw. leicht Erkrankten sehen. Allerdings führen erfolgreiche Anpassungsleistungen potenziell auch dazu, dass sich allostatische Ladung anhäuft. Entspannungsverfahren können die Bewältigung von akutem Stress oder akuten Erkrankungen begünstigen.
(Rechts) Im Zustand der Imbalance haben lineare bzw. nichtflexible Dynamiken die Überhand gewonnen. Dieser Zustand geht meist einher mit schweren, fortgeschrittenen oder chronischen Krankheiten. Homöostase ist nicht möglich. Allerdings versuchen die Organismen u.U. weiterhin und erfolglos die physiologische Anpassung anzufachen, welches die zusätzliche Gefahr einer massiven Akkumulation von allostatischer Ladung birgt (Teufelskreis). EA-Techniken können lediglich symptomreduzierend wirken oder negative Therapieeffekte adjuvant abmildern

2

Professionelles Stressmanagement

Stressmanagement-Techniken enthalten meist Elemente aus folgenden Bereichen (Esch, 2002, 2008; Stefano et al., 2005):

- Kognitive Verhaltenstherapie;
- Entspannungstherapie;
- Physikalische Therapie (inklusive Bewegungstherapie);
- Soziale Unterstützung;
- Ernährungstherapie;
- Evtl. Spiritualität.

Ähnlich der Ordnungstherapie bzw. den klassischen Naturheilverfahren werden hier Selbstfürsorge, Eigenkapazität und Ressourcenorientierung als wichtige Elemente eines umfassenden therapeutischen Konzepts mit in die Behandlung eingebunden (Esch, 2002). Studien konnten verdeutlichen, dass ein professionelles Stressmanagement positive Effekte im Bereich des Herz-Kreislauf-Systems erzielen kann, beispielsweise indem durchgreifende Lebensstilmodifikationen initiiert werden. Manifeste Pathologien – wie arteriosklerotische Gefäßwandveränderungen – zeigten sich mitunter reversibel (Ornish, 1998). Die verschiedenen Säulen des Stressmanagements sind heute Objekt intensiver Forschung und haben sich z.T. bereits fest in allgemein anerkannten Therapieschemata etabliert, die die unterschiedlichen lebensstilassoziierten Erkrankungen behandeln (Esch et al., 2003, 2007; Esch und Stefano, 2007; Stuart et. al., 1987; Ornish et al., 1998; Patel, 1997; Linden et al., 2001; Castillo-Richmond et al., 2000; van Dixhoorn, 1990; Blumenthal et al., 2005; Michalsen et al., 2005).

Entspannungsverfahren

Ein wesentlicher Bestandteil fast aller Stressreduktionskonzepte sind, wie bereits erwähnt, Entspannungsverfahren. Hiermit sind Techniken gemeint, welche die sog. Entspannungsantwort *(Relaxation Response)*, das ist der physiologische Gegenspieler der Stressantwort, auslösen können (Hoffman et al., 1982; Benson et al., 1975; Stefano et al., 2001; Benson, 1997).

Die Entspannungsantwort

Biologischer Hintergrund ist die Tatsache, dass unser Organismus nicht nur über die oben beschriebene Möglichkeit verfügt, uns im Sinne einer Kampf-oder-Flucht-Reaktion (Stressantwort) auf eine Stresssituation einzustellen. Wir reagieren dann beispielsweise mit beschleunigtem Herzschlag, verbesserter Durchblutung der Muskulatur, Blutdruckanstieg oder einer verminderten Verdauungstätigkeit. Vielmehr besitzen wir aber auch einen vergleichbaren Mechanismus, um eine (möglichst erfolgreiche) Stressantwort wieder zu beenden und das System wieder in die Ausgangssituation zu versetzen – auch damit wir beim nächsten „Angriff" wieder vollständig einsatzbereit sind. Um eine solche Regeneration ebenfalls optimal zu gewährleisten, wird das System kurzzeitig sogar unter die physiologische Ausgangssituation geregelt (z.B. verlangsamter Herzschlag, verlangsamte Atmung, verminderter Hirnmetabolismus). Das ist eine biologisch durchaus „empfindliche" Situation, die nur in einer sicheren Umgebung sinnvoll ist. Diese Vorgänge hat Herbert Benson als Erster wissenschaftlich untersucht und dezidiert beschrieben (Benson et al., 1975); er bezeichnete das Phänomen als Entspannungsantwort. So wird auch auf der physiologischen Ebene deutlich, dass es sich hier um den natürlichen Gegenspieler zur Stressantwort handelt.

Wirksamkeit von Entspannungstechniken

Entspannungstechniken, genauer Entspannungsantworttechniken *(Relaxation Response Techniques)*, sind folglich Stressreduktionstechniken. Diese Techniken (z.B. Meditation, autogenes Training, progressive Muskelentspannung) haben sich heute vor allem bewährt, weil sie sich meist leicht erlernen lassen und gut für den alltäglichen Einsatz von Selbstfürsorgeregimes geeignet sind. Zahlreiche Studien haben darüber hinaus die Wirksamkeit von Entspannungstechniken bei der Behandlung vor allem stressassoziierter Erkrankungen belegt (Stefano et al., 2005; Esch et al., Med Sci Monit., 2003).

Bei den physiologischen Mechanismen der Entspannungsantwort scheinen gerade stress- oder sympathikusreaktivitätsmindernde Aspekte sowie die Aktivierung konstitutiver Signalpfade zur Stressgegensteuerung eine wesentliche Rolle zu spielen (Stefano und Esch, 2005; Esch et al., Med Sci Monit., 2003; Hoffman et al., 1982; Benson et al., 1975; Stefano et al., 2001; Benson, 1997): So konnte gezeigt werden, dass durch Entspannung, d.h. bei Aktivierung der physiologischen Entspannungsantwort, das Herz bzw. das Herz-Kreislauf-System weniger empfindlich auf Sympathikusreize (hier: Noradrenalin) reagiert (Hoffman et al., 1982).

Diese Effekte konnten auf Rezeptorebene mittlerweile u.a. auf die konstitutive Ausschüttung von **Stickstoffmonoxid** (NO) zurückgeführt werden. Diese Signalsubstanz, deren Konzentration im Gewebe während der Entspannungsantwort ansteigt, blockiert z.B. die Noradrenalinwirkung an der Nervenzelle (Stefano und Esch, 2005; Stefano et al., 2006). Es gibt darüber hinaus Hinweise, dass die Entspannungsantwort auf molekularer Ebene nicht nur mit NO, sondern auch mit der Endocannabinoid-Autoregulation und sogar der endogenen Produktion und Freisetzung von Opioiden und Opiaten (endogenes Morphium) verbunden ist (Stefano et al., 2006; Esch et al., 2004, 2006; Salamon et al., 2006). Für alle diese endogenen bzw. autoregulativen Überträgerstoffe konnte mittlerweile aufgezeigt werden, dass sie an der Physiologie der Entspannung beteiligt sind. Interessanterweise bewirken sie u.a. eine Erhöhung der NO-Ausschüttung. Die Bildung von endogenem Morphium, beispielsweise durch eine enzymatische Umwandlung aus den Aminosäuren Tyrosin oder Tyramin bzw. aus Dopamin als seiner Vorstufe, wird u.a. durch Kortisol (also durch erhöhte Stresshormonspiegel) angeregt. Endogenes Morphium führt seinerseits zu einem deutlichen Anstieg der endogenen NO-Freisetzung (Stefano und Esch, 2005). D.h., in der Signalkaskade kommt NO wahrscheinlich nachgeschaltet als Effektor zur Wirkung (Esch et al., 2002; Stefano und Esch, 2005). NO würde in diesem Rahmen einen physiologischen Konvergenzpunkt darstellen, auf welchen verschiedene gesundheitsförderliche Techniken zulaufen. So könnte man, aus dem Blickwinkel der Autoregulation betrachtet, durchaus von der konstitutiven NO-Physiologie als einem molekularen Instrument der Gesundheitsförderung sprechen (Stefano et al., 2001; Esch et al., 2004).

Entspannungstechniken sind insbesondere in der Lage, die Stressreaktivität gegenüber mentalseelischem Stress zu reduzieren (Esch, 2003; Esch et al., 2003). Dieser Stress, den wir uns zumeist selbst machen (ihn uns gewissermaßen „denken") oder in Gedanken größer und bedrohlicher werden lassen (ihn uns immer wieder „vor Augen führen"),

ist medizinisch gesehen besonders gefährlich (Chrousos und Gold, 1992; McEwen, 1998; Stefano et al., 2005). Hier kann das regelmäßige Entspannen – als eine integrale Säule der Mind-Body-Medizin – nicht nur subjektiv „relaxend" (d.h. entlastend), sondern eben auch messbar und auf molekularer Ebene stressabbauend wirken. Entspannungstechniken greifen dabei, wie beschrieben, auf ein messbares Potenzial der endogenen – d.h. autoregulativen – Stressreduktion zurück, nicht zuletzt auch deshalb, weil konstitutives NO als physiologischer Gegenspieler der Stresshormone und damit direkt der Stressantwort wirken kann (Esch et al., 2003, 2004, 2006; Stefano et al., 2001, 2005; Stefano und Esch, 2005; Mantione et al., 2007, 2008; Dusek et al., 2006; Salamon et al., 2006).

Die Initiierung der Stressantwort

Interessant ist dabei, dass die Initiierung der Entspannungsantwort anatomisch-räumlich auf engem Raum stattfindet. Die beschriebenen Vorgänge laufen insbesondere im limbischen System ab, wo unser körpereigenes Motivations- und Belohnungssystem sitzt (Stefano und Esch, 2005; Stefano et al., 2001; Esch et al., 2004). Der **limbische Belohnungs-Motivations-Kreislauf** ist daher ein zentrales Modul aller nachhaltig wirksamen gesundheitsfördernden Programme und präventivmedizinischen Überlegungen – ob bewusst eingeplant oder nicht. Nur wenn Mechanismen einer positiven (appetitiven oder belohnenden) Motivation einbezogen werden, können nachhaltige und tiefgreifende Verhaltensänderungen bewirkt werden. Nur was uns Spaß macht, was uns von innen Wohlgefühl und „Belohnung" schenkt, werden wir wiederholen und als (neue) Verhaltensweise beibehalten wollen. Dieser Zusammenhang gilt gerade auch für gesunde Verhaltensweisen und medizinisch positive oder sinnvolle Lebensstilmodifikationen.

Dabei ist die zentralnervöse **Belohnungs-Motivations-Physiologie** beispielsweise durch Aktivitäten anzustoßen, die uns eben jenes Vergnügen oder Wohlgefallen bereiten (*Pleasure, Wellness;* Esch et al., 2004, 2006; Esch und Stefano, 2004, 2005). Dieses Element ist entscheidend für eine erfolgreiche Verhaltensmedizin und gleichzeitig im Konzept der Mind-Body-Medizin tief verankert. Voraussetzung, dass dies gelingt, ist jedoch, dass eine biologische

Flexibilität gewährleistet ist, d.h. dass die physiologische Autoregulation erfolgreiche Anpassungsvorgänge erlaubt (➤ Abb. 2.12).

Nur wenn wir von Zeit zu Zeit etwas Neues wagen, uns auch zutrauen, dabei ausreichend flexibel sind, um auf neue oder geänderte Bedingungen zu reagieren, werden wir diese erfolgreich bewerkstelligen und dann ein Wohlgefühl daraus entwickeln (Belohnung). Dieser Zusammenhang führt wiederum dazu, dass wir uns Anteile des neu Erlebten – und der dazu hinführenden Verhaltensweisen – mit einer größeren Wahrscheinlichkeit merken (d.h. lernen) und schließlich in unseren alltäglichen Lebensstil integrieren. Flexibilität ist also die Voraussetzung, damit wir nicht am Ende „*immer bekommen, was wir immer bekommen haben, weil wir immer tun, was wir immer getan haben*" (John Goddard).

MERKE

Stressmanagement und Mind-Body-Medizin

Stress ist immanenter Bestandteil des Lebens. Er ist Kennzeichen und Produkt einer fortwährenden Auseinandersetzung zwischen dem Individuum und den Umweltbedingungen, denen es ausgesetzt ist. Stress kann, wenn er wohldosiert ist oder sinnvoll bewältigt wird, neue Lösungsstrategien und eine flexible Problembehandlung ermöglichen. Stress in Maßen ist auch notwendig, um optimal leistungsfähig zu sein. Stress ist zunächst also weder gesund noch krank. Allerdings stellt er potenziell – und per definitionem – eine Bedrohung für das individuelle Wohlbefinden dar. Demnach kann er die Gesundheit, wie sie die WHO versteht, beeinträchtigen (Esch und Stefano, 2007).

Stressmanagement dagegen bedeutet eine Gesundheitsförderung, die das Selbstwirksamkeitsprinzip wesentlich einbezieht. Die Patienten lernen dabei, ihre eigenen Selbstheilungskräfte und Ressourcen zu aktivieren, um damit selbst aktiv zur individuellen Gesundheit bzw. dem Gesunderhalt beizutragen.

Die Mind-Body-Medizin mit den ihr zugehörigen Stressmanagement-Techniken setzt an den physiologischen und autoregulativen Gleichgewichtsprozessen an. Mittels Stärkung der Eigenkompetenzen und Widerstandsressourcen, d.h. also der Fähigkeit zur Selbsthilfe, wird die individuelle Reaktionsbereitschaft gestärkt. Das kann in der Folge helfen, gesundheitsgefährdende äußere oder innere Reize besser in Schach zu halten. Die Mind-Body-Medizin kann so eine sinnvolle und präventiv wirkende Ergänzung etablierter medizinischer Strategien sein (Esch und Stefano, 2010).

LITERATURVERZEICHNIS

Benson H, Alexander S, Feldman CL. Decreased premature ventricular contractions through use of the relaxation response in patients with stable ischaemic heart-disease. Lancet 1975;2:380–382.

Benson H. The relaxation response: Therapeutic Effect. Science 1997;278:169.

Blumenthal JA, Sherwood A, Babyak MA, Watkins LL, Waugh R, Georgiades A, Bacon SL, Hayano J, Coleman RE, Hinderliter A. Effects of exercise and stress management training on markers of cardiovascular risk in patients with ischemic heart disease: A randomized controlled trial. JAMA 2005;293:1626–1634.

Castillo-Richmond A, Schneider RH, Alexander CN, Cook R, Myers H, Nidich S, Haney C, Rainforth M, Salerno J. Effects of stress reduction on carotid atherosclerosis in hypertensive African Americans. Stroke 2000;31:568–573.

Chrousos GP, Gold PW. The concepts of stress and stress system disorders. Overview of physical and behavioral homeostasis. JAMA 1992;267:1244–1252.

Dusek JA, Chang BH, Zaki J, Lazar SW et al. Association between oxygen consumption and nitric oxide production during the relaxation response. Med Sci Monit 2006;12:CR1–10.

Esch T, Duckstein J, Welke J, Braun V. Mind/body techniques for physiological and psychological stress reduction: Stress management via Tai Chi training – a pilot study. Med Sci Monit 2007;13:CR488–497.

Esch T, Guarna M, Bianchi E, Stefano GB. Meditation and limbic processes. Biofeedback 2004;32:22–32.

Esch T, Kim JW, Stefano GB. Neurobiological implications of eating healthy and its association with pleasure. Neuroendocrinol Lett 2006;27:21–33.

Esch T, Michalsen A, Stefano GB. Endocannabinoide als molekulare Instrumente der Gesundheitsförderung. Med Monatsschr Pharm 2006;29 (11):397–403.

Esch T, Stefano GB, Fricchione GL et al. An overview of stress and its impact in immunological diseases. Mod Asp Immunobiol 2002a;2:187–192.

Esch T, Stefano GB, Fricchione GL, Benson H. Stress-related diseases: A potential role for nitric oxide. In: Stefano GB (Hrsg.). Biomedical significance of nitric oxide. New York: Medical Science International; 2003.

Esch T, Stefano GB, Fricchione GL, Benson H. Stress-related diseases: A potential role for nitric oxide. Med Sci Monit 2002d;8:RA 103–118.

Esch T, Stefano GB, Fricchione GL, Benson H. The role of stress in neurodegenerative diseases and mental disorders. Neuroendocrinol Lett 2002b;23:199–208.

Esch T, Stefano GB, Fricchione GL, et al. Stress in cardiovascular diseases. Med Sci Monit 2002c;8:RA93–RA101.

Esch T, Stefano GB, Fricchione GL. The therapeutic use of the relaxation response in stress-related diseases. Med Sci Monit 2003; 9: RA23–34.

Esch T, Stefano GB. A bio-psycho-socio-molecular approach to pain and stress management. Forsch Komplementarmed 2007;14:224–234.

Esch T, Stefano GB. Proinflammation: A common denominator or initiator of different pathophysiological disease processes. Med Sci Monit 2002;8:HY1–9.

Esch T, Stefano GB. The neurobiology of love. Neuroendocrinol Lett 2005;26:175–192.

Esch T, Stefano GB. The neurobiology of pleasure, reward processes, addiction and their health implications. Neuroendocrinol Lett 2004;25:235–251.

Esch T, Stefano GB. The neurobiology of stress management. Neuroendocrinol Lett 2010;31:19–39.

Esch T. Bestimmung von Vorgängen zum aktiven Erhalt der zellulären Autonomie und Organisation mit Hilfe des Schwesterchromatid-Austausch-Verfahrens. Göttingen: Georg-August-Universität; 1999.

Esch T. Die Bedeutung von Stress für das Herz-Kreislauf-System: Stress-assoziierte kardiovaskuläre Erkrankungen und nicht-medikamentöse Therapieverfahren. Apothekenmagazin 2003a;21:8–15.

Esch T. Gesund im Stress: Der Wandel des Stresskonzeptes und seine Bedeutung für Prävention, Gesundheit und Lebensstil. Gesundheitswesen 2002;64:73–81.

Esch T. Mind-Body-Medizin: Stress, Stressmanagement und Gesundheitsförderung. Komplement Integr Med 2008;49:35–39.

Esch T. Stress, Anpassung und Selbstorganisation: Gleichgewichtsprozesse sichern Gesundheit und Überleben. Forsch Komplementarmed 2003b;10:330–341.

Hoffman JW, Benson H, Arns PA, Stainbrook GL, Landsberg GL, Young JB, Gill A. Reduced sympathetic nervous system responsivity associated with the relaxation response. Science 1982;215:190–192.

Huether G, Doering S, Ruger U, Ruther E, Schussler G. The stress-reaction process and the adaptive modification and reorganization of neuronal networks. Psychiatry Res 1999;87:83–95.

Linden W, Lenz JW, Con AH. Individualized stress management for primary hypertension: A randomized trial. Arch Intern Med 2001;161:1071–1080.

Mantione KJ, Cadet P, Zhu W, Kream RM, Sheehan M, Fricchione GL, Goumon Y, Esch T, Stefano GB. Endogenous morphine signaling via nitric oxide regulates the expression of CYP2D6 and COMT: Autocrine/paracrine feedback inhibition. Add Biol 2008;13:118–123.

Mantione KJ, Esch T, Stefano GB. Detection of nitric oxide in exhaled human breath: Exercise and resting determinations. Med Sci Monit 2007;13 (3):MT1–5.

McEwen BS. Protective and damaging effects of stress mediators. N Engl J Med 1998;338:171–179.

Michalsen A, Grossman P, Acil A, Langhorst J, Luedtke R, Esch T, Stefano GB, Dobos GJ. Rapid stress reduction and anxiolysis among distressed women as a consequence of a three-month intensive yoga program. Med Sci Monit 2005;11:CR555–561.

Miller GE, Cohen S, Ritchey AK. Chronic psychological stress and the regulation of pro-inflammatory cytokines: A glucocorticoid-resistance model. Health Psychol 2002;21:531–541.

Ornish D, Scherwitz LW, Billings JH, Brown SE, Gould KL, Merritt TA, Sparler S, Armstrong WT, Ports TA, Kirkeeide RL et al. Intensive lifestyle changes for reversal of coronary heart disease. JAMA 1998;280:2001–2007.

Patel C. Stress management and hypertension. Acta Physiol Scand Suppl 1997;640:155–157.

Salamon E, Esch T, Stefano GB. Pain and relaxation. Int J Mol Med 2006;18:465–470.

Salamon E, Esch T, Stefano GB. Role of amygdala in mediating sexual and emotional behavior via coupled nitric oxide release. Acta Pharmacol Sinica 2005;26:389–395.

Selye H. The Evolution of the Stress Concept. Am Scientist 1973;61:692–699.

Stefano GB, Benson H, Fricchione GL, Esch T (Hrsg.). The Stress Response: Always Good and When It Is Bad. New York: Medical Science International; 2005.

Stefano GB, Benson H, Fricchione GL, et al. The Stress Response: Always Good and When It Is Bad. Warsaw-New York: Medical Science International; 2005.

Stefano GB, Esch T. Integrative medical therapy: Examination of meditation's therapeutic and global medicinal outcomes via nitric oxide. Int J Mol Med 2005;16:621–630.

Stefano GB, Fricchione GL, Esch T. Relaxation: Molecular and physiological significance. Med Sci Monit 2006;12:HY21–31.

Stefano GB, Fricchione GL, Slingsby BT, Benson H. The placebo effect and relaxation response: Neural processes and their coupling to constitutive nitric oxide. Brain Res Brain Res Rev 2001;35:1–19.

Stefano GB, Murga J, Benson H, Zhu W, Bilfinger TV, Magazine HI. Nitric oxide inhibits norepinephrine stimulated contraction of human internal thoracic artery and rat aorta. Pharmacol Res 2001;43:199–203.

Sterling P, Eyer J. Allostasis: A new paradigm to explain arousal pathology. In: Fisher S, Reason J (Hrsg.). Handbook of Life Stress, Cognition and Health. New York: John Wiley and Sons; 1988.

Stuart E, Caudill M, Lesermann J, Dorrington C, Friedman R, Benson H. Non-pharmacologic treatment of hypertension: A multiple-risk-factor approach. J Cardiovas Nurs 1987;1:1–14.

van Dixhoorn J, Duivenvoorden HJ, Pool J, Verhage F. Psychic effects of physical training and relaxation therapy after myocardial infarction. J Psychosom Res 1990;34: 327–337.

2.3.2 Das Modell der Salutogenese

Alexa Franke

Entwicklung des Begriffs

Der Begriff „Salutogenese" wurde von Aaron Antonovsky geprägt, einem amerikanisch-israelischen Medizinsoziologen (1923–1994), der ihn als Gegen-

2

begriff zur „Pathogenese" verstand: Während sich pathogenetische Ansätze primär um die Entstehung von Erkrankungen bemühten, wende sich Salutogenese den Prozessen zu, die Gesundheit erhalten und fördern. Inzwischen hat der Begriff eine Ausweitung auf verschiedene Konzepte erfahren, deren Gemeinsamkeit darin besteht, dass sie auf die Entstehung und Erhaltung von Gesundheit fokussieren. Im Vordergrund der salutogentischen Ansätze steht die Frage, warum bzw. wie Menschen gesund bleiben – und dies auch unter schwierigen Bedingungen und angesichts der Omnipräsenz von Pathogenen.

Im Folgenden wird das „Gründer-Konzept" von Antonovsky vorgestellt; es ist ohne Frage dasjenige, das sowohl hinsichtlich der Theorie als auch in der empirischen Fundierung am weitesten entwickelt ist.

Salutogenese und Pathogenese

Nach Antonovsky besteht der Hauptunterschied zwischen pathogenetischem und salutogenetischem Paradigma darin, dass Ersteres von der Homöostase (s.u., ➤ Kap. 2.3.1) als Normalfall ausgeht (Antonovsky 1987; 1993), Salutogenese hingegen Ungleichgewicht, also die Heterostase, als den Regelfall an nimmt. Er beschreibt diesen Unterschied in der Metapher eines Flusses: *Dieser fließt nicht stetig und gerade, sondern er hat Biegungen und unterschiedliche Fließgeschwindigkeiten, Stromschnellen und Strudel. Flussabwärts weist er Turbulenzen auf, und einige Menschen kämpfen verzweifelt darum, den Kopf über Wasser zu halten. Manche schaffen es, aus eigener Kraft wieder ans Ufer zu kommen, andere aber müssen von Lebensrettungsspezialisten herausgezogen und vor dem Ertrinken gerettet werden.*

Pathogenese, so Antonovsky, beruhe auf der Idee, es könne Menschen geben, die in der überwiegenden Zeit ihres Lebens trockenen Fußes dem Flusslauf folgen und sich nur in Ausnahmefällen die Füße nass machen. Im pathogenetischen Modell wird die Gesundheit als Normalfall angenommen, Krankheit gilt als Abweichung. Menschen befinden sich diesem Modell zufolge in der Regel im Gleichgewicht, und nur bei einer Kombination ungünstiger Zustände oder Ereignisse wird dieser Zustand beeinträchtigt, sodass Krankheiten entstehen. Dann muss Energie

aufgewendet werden, um die Homöostase wiederherzustellen.

Im salutogenetischen Modell hingegen werden Krankheit und Leid – ebenso wie der Tod – als **inhärente Bestandteile menschlicher Existenz** definiert. Grundprinzip des Lebens ist demzufolge die Heterostase, d.h. die ständige Veränderung. Um in der Metapher zu bleiben:

Wir alle sind vom Zeitpunkt der Empfängnis bis zu dem, an dem wir die Kante des Wasserfalls passieren und sterben, in dem Fluss. Der menschliche Organismus ist als System der Entropie, der Tendenz zu Auflösung und Zerfall, ausgeliefert. Um Chaos und Zerfall zu vermeiden, muss daher laufend Energie in das System eingeführt werden. Menschen bleiben nicht von selbst in einem Gleichgewicht, das nur von gelegentlichen Störungen unterbrochen wird, sondern sie sind einer Flut von Stimuli ausgesetzt, die fortdauernd Anpassungsleistungen und aktive Bewältigung erfordern: Wir alle sind über die gesamte Lebensspanne im Fluss und damit beschäftigt, kleine Wasserfälle, Stromschnellen, Angriffe von feindlichen Wasserlebewesen zu bewältigen. Es mag Phasen geben, in denen der Fluss ruhig dahin fließt, in denen das Schwimmen scheinbar keine Energie kostet, in denen wir uns treiben lassen können – dennoch würde auch dort das Einstellen aller Bewegungen zum Untergang führen.

Das HEDE-Kontinuum

Die zweite Grundannahme des salutogenetischen Modells betrifft das Verhältnis von **Gesundheit und Krankheit** zueinander. Sie werden nicht als sich ausschließende Gegensätze betrachtet, sondern als Pole eines multidimensionalen Kontinuums. Auf diesem können Menschen sich mehr in die eine oder die andere Richtung bewegen. Die Endpunkte bezeichnet Antonovsky als **„Health-ease"** und **„Dis-ease"**, daher der Name „HEDE-Kontinuum". Auf dem HEDE-Kontinuum lässt sich für jede Person individuell ihr Status in Bezug auf Gesundheit und Krankheit bestimmen. Als Dimensionen spielen dabei sowohl objektive Parameter (Befund und Prognose) als auch solche des subjektiven Befindens eine Rolle (z.B. Fehlen oder Vorhandensein von Schmerzen). Menschen sind somit nicht gesund *oder* krank, sondern sie befinden sich hinsichtlich diverser für sie relevanter Dimensionen auf einem Punkt des Kontinuums. Krankheit ist nicht Ausfall eines Systems und abgrenzbares, isoliertes Ereignis. Vielmehr wird sie im Sinne einer „Ent-Gesundung" (Dis-ease) als Prozess verstanden, der in die Geschichte des Menschen eingebettet ist.

Das Modell des mehrdimensionalen Kontinuums impliziert auch, dass ein Mensch in gewissem Ausmaß gesund ist, solange er lebt. Selbst wenn er sich auf einer Dimension nahe dem Krankheitspol befindet, kann er auf einer anderen Dimension durchaus gesund sein – und dies bis zum Tod. Tod ist in diesem Modell nicht letztes Versagen der Medizin, sondern Bestandteil des Lebens.

Stressoren und Widerstandsressourcen

Stressoren bzw. Anforderungen, auf die der Organismus keine direkt verfügbaren oder automatischen adaptiven Reaktionen hat, sind aus salutogenetischer Sicht nicht per se riskant. Erfolgreiche Stressbewältigung kann durchaus positive Folgen für den Organismus haben und damit dazu beitragen, dass sich ein Individuum auf dem HEDE-Kontinuum in Richtung „Gesundheitspol" bewegt. Der Charakter des Stressors und die Art der Bewältigung entscheiden darüber, ob Stress zu positiven oder negativen gesundheitlichen Konsequenzen führt.

Als zentrale Faktoren, die entscheiden, ob diese Bewegung zum positiven Pol des Kontinuums gelingt, gelten **„generalisierte Widerstandsressourcen"** (GRR). Diese ermöglichen den konstruktiven Umgang mit Stressoren. Generalisierte Widerstandsressourcen sind sowohl im Individuum als auch in dessen Umfeld und in der Gesellschaft zu finden.

- Als gesellschaftliche Faktoren gelten z.B. intakte Sozialstrukturen und funktionierende gesellschaftliche Netze sowie politische, ökonomische und materielle Sicherheit;
- Aufseiten des Individuums sind es kognitive Ressourcen wie Wissen, Intelligenz und Problemlösefähigkeit, emotionale Ressourcen sowie psychologische Konstrukte wie Selbstvertrauen und Ich-Identität.

Generalisierte Widerstandsressourcen legen fest, inwieweit Menschen in der Lage sind, mit einer Dauerkonfrontation an Stressoren umzugehen – sei es, indem sie sie konstruktiv bewältigen oder indem sie ihnen ausweichen können. Ökonomische Ressourcen zum Beispiel, die es ermöglichen, sich Dienstleistungen zu kaufen, können erheblich zur Stressreduktion beitragen.

Das Kohärenzgefühl

Je mehr generalisierte Widerstandsressourcen einer Person zur Verfügung stehen und je häufiger sie infolgedessen Stressoren nicht wehrlos ausgeliefert ist, desto mehr bildet sich eine Überzeugung heraus, dass das Leben in den individuell relevanten Bereichen sinnvoll, überschaubar und handhabbar ist. Das Ausmaß dieser Überzeugung, das er „Kohärenzgefühl" (Sense of Coherence, SOC) nennt, ist nach Antonovsky der entscheidende Parameter für die Platzierung auf dem HEDE-Kontinuum. Er definiert das Kohärenzgefühl folgendermaßen:

„Das SOC (Kohärenzgefühl) ist eine globale Orientierung, die ausdrückt, in welchem Ausmaß man ein durchdringendes, andauerndes und dennoch dynamisches Gefühl des Vertrauens hat, dass

1. *die Stimuli, die sich im Verlauf des Lebens aus der inneren und äußeren Umgebung ergeben, strukturiert, vorhersehbar und erklärbar sind,*
2. *einem die Ressourcen zur Verfügung stehen, um den Anforderungen, die diese Stimuli stellen, zu begegnen,*
3. *die Anforderungen Herausforderungen sind, die Anstrengung und Engagement lohnen."*

(Antonovsky, 1997, S. 36)

Die drei Teilkomponenten werden als Verstehbarkeit, Handhabbarkeit und Bedeutsamkeit bezeichnet:

- **Verstehbarkeit** ist das Ausmaß, in dem eine Person interne und externe Stimuli als kognitiv schlüssig wahrnimmt, als geordnete, konsistente, strukturierte und klare Information – und nicht als chaotisches, ungeordnetes, willkürliches, zufälliges und unerklärliches Rauschen. Ein hohes Ausmaß an Verstehbarkeit besagt, dass Stimuli in gewissem Maße vorhersehbar sein werden oder dass sie zumindest, sollten sie überraschend auftreten, eingeordnet und erklärt werden können.

- **Handhabbarkeit** kennzeichnet das Maß, in dem eine Person wahrnimmt, dass sie geeignete Ressourcen zur Verfügung hat, um den Stressoren zu begegnen. Die Ressourcen können dabei sowohl unter eigener Kontrolle stehen als auch unter derjenigen von *„legitimierten anderen ...vom Ehepartner, von Freunden, Kollegen, Gott, der Geschichte, vom Parteiführer oder einem Arzt, von jemandem, auf den man zählen kann, jemandem, dem man vertraut"* (Antonovsky, 1997, S. 35). Ein hohes Maß an Handhabbarkeit bewirkt, dass Personen sich durch Ereignisse nicht in die Opferrolle gedrängt oder vom Leben ungerecht behandelt fühlen. Wenn unangenehme Dinge passieren, werden sie mit ihnen umgehen können und nicht endlos trauern oder mit ihrem Schicksal hadern.
- **Bedeutsamkeit** repräsentiert als motivationaler Aspekt das Ausmaß, in dem eine Person das Leben als sinnvoll empfindet und in dem sie erlebt, dass wenigstens einige der vom Leben gestellten Probleme und Anforderungen es wert sind, dass sie sich für sie einsetzt und sich ihnen verpflichtet. Ein hohes Ausmaß an Bedeutsamkeit lässt Aufgaben und Anforderungen mehr als Herausforderung denn als Last und Bürde erleben.

Dynamik des Kohärenzgefühls

Antonovsky bezeichnete das Kohärenzgefühl als eine relativ stabile Einstellung einer Person. Es kann sich dann am besten entwickeln, wenn die Person immer wieder erfährt, dass ihr Leben nicht chaotisch, zufällig und willkürlich ist, sondern dass sie es beeinflussen kann, dass sie ihm gewachsen ist und dass es Sinn hat. Hierbei sind vor allem folgende Erfahrungen wichtig:

Konsistenz   D.h. die Erfahrung, dass Dinge sich wiederholen, dass Abläufe unter vergleichbaren Bedingungen ähnlich sind und dass Dinge, Abläufe und Beziehungen überdauern. Konsistente Lebenserfahrungen sind vor allem wichtig, um die Verstehbarkeitskomponente des Kohärenzgefühls ausbilden zu können.

Partizipation   D.h. die Erfahrung, dass man auf die Welt um sich herum Einfluss nehmen kann, dass man an der Gestaltung von Ergebnissen teilhat. Diese Erfahrung ist vor allem wichtig, um die Bedeutsamkeitskomponente ausbilden zu können.

Belastungsbalance   Sowohl dauerhafte chronische Überlastung als auch dauernde Unterforderung verhindern das Erfahren der eigenen Fähigkeiten. Nur wenn das Verhältnis zwischen Überlastung und Unterforderung als ausgeglichen erlebt wird, kann sich ein starkes Gefühl der Handhabbarkeit ausbilden.

Die Wahrscheinlichkeit, dass sich ein starkes Kohärenzgefühl ausbildet, ist gering, wenn Personen keine Lebensbereiche haben, die ihnen wichtig sind. Ebenso klar ist jedoch, dass jeder Mensch Grenzen ziehen muss, da das Gefühl, mit dem Leben und seinen Anforderungen fertig zu werden, sich nur entwickeln kann, wenn Menschen einige Bereiche als für sie irrelevant ausklammern – egal ob dies die Politik ist, die Kunst oder das Engagement in Bürgerinitiativen, für Altenheime, Asylbewerber oder die bedrohte Tierwelt. Entscheidend ist vielmehr, dass es überhaupt Lebensbereiche gibt, die von subjektiver Bedeutung für die Person sind. Ferner sollten diese die eigenen Gefühle, die unmittelbaren interpersonellen Beziehungen, die wichtigste eigene Tätigkeit und existenzielle Fragen einbeziehen.

Antonovsky ging davon aus, dass sich das Kohärenzgefühl bis etwa um das dreißigste Lebensjahr herum entwickelt hat. Spätere deutliche Veränderungen seien demnach nur möglich, wenn einschneidende Lebensveränderungen zu einer dauerhaften Neuorientierung und zu lang anhaltenden „neuen" Lebenserfahrungen führen.

Diese Stabilitätshypothese scheint jedoch nach bisheriger Datenlage zu pessimistisch zu sein. Zum einen deuten Untersuchungen an unterschiedlichen Alterskohorten darauf hin, dass das Kohärenzgefühl im Laufe des Lebens leicht ansteigt (Callahan und Pincus 1995; Frenz et al., 1993; Hannöver et al. 2004; Sack et al., 1997; Schumann et al., 2003; Udris und Rimann, 2000). Und auch Antonovskys skeptische Einstellung, dass man ab dem 30. Lebensjahr therapeutisch nur noch wenig bewegen könne, scheint sich nicht zu bestätigen: Zwar ergab die Therapieforschung bisher kein einheitliches Bild, die Mehrzahl der Untersuchungen, in denen Veränderungen des Kohärenzgefühls nach Therapie überprüft wurden, zeigte jedoch eher positive Effekte.

Mit der Entwicklung des HEDE-Trainings® (Franke und Witte, 2010) steht ein erstes Instrument zur Verfügung, das direkt auf die Veränderung des Kohärenzgefühls abzielt; die Evaluation wird in den nächsten Jahren zeigen, ob Verfahren, die den Grundannahmen des salutogenetischen Konzepts entsprechend konzipiert sind, die Veränderungseffekte verstärken können.

Der Einfluss des Kohärenzgefühls auf das Coping

Antonovskys Annahme, dass das Kohärenzgefühl der entscheidende Prädiktor dafür ist, dass belastende Situationen erfolgreich bewältigt werden, weniger gesundheitsschädigende Auswirkungen haben und ggf. sogar durch die erfolgreiche Bewältigung gesundheitsförderlich sind, konnte inzwischen eindrücklich empirisch untermauert werden (Eriksson 2007; Franke, 1997). Menschen mit hohem Kohärenzgefühl

- definieren Reize eher als Nicht-Stressoren,
- bewerten als Stressoren definierte Reize eher als positive Herausforderung oder als irrelevant denn als bedrohlich,
- nehmen Stresssituationen eher geordnet und differenziert wahr,
- gehen davon aus, dass ihre Ressourcen ausreichen, um mit der auf sie zukommenden Anforderung fertig zu werden,
- können in Ruhe aus dem großen Repertoire von verfügbaren Strategien, die für sie jeweils geeigneten auswählen und flexibel diejenigen einsetzen, die die Spannung reduzieren,
- können die eingesetzten Strategien selbstkritisch kontinuierlich auf ihre Effektivität hin überprüfen und ggf. modifizieren.

Für Personen mit einem niedrigen Kohärenzgefühl hingegen stellen mehr Reize einen Stressor dar. Diesen erleben sie dann auch häufiger als bedrohlich und seltener als interessante Herausforderung. Die durch den Stressor verursachte Situation können sie weniger differenziert einschätzen, und sie geraten leichter in emotionale Verwirrung.

Angesichts nur weniger Ressourcen stehen ihnen nur wenige spannungsreduzierende Strategien zur Verfügung – und notgedrungen setzen sie diese rigide ein und halten starr an dem einmal eingeschlagenen Lösungsversuch fest (Franke, 2010).

Das Kohärenzgefühl ist Voraussetzung dafür, dass Menschen mit den verschiedensten Anforderungen flexibel umgehen und ihr Repertoire an Widerstandsressourcen optimieren können. In diesem Sinne kann es als globale Stressbewältigungsressource betrachtet werden.

Erweiterung des Modells

Indem er die Bewältigung von Anforderungen infolge von Stress fokussierte, vernachlässigte Antonovsky die Faktoren, die als positive Ressourcen direkt, gleichsam per se, Gesundheit fördern. Zwar erwähnt er in der Diskussion um gelungene Adaptation an die Umwelt auch Phantasie, Liebe und Spiel als förderliche Faktoren (Antonovsky, 1997). Doch werden deren Bedeutung und ihr Zusammenhang mit Gesundheit nicht weiter ausgeführt. Die drei Komponenten des Kohärenzgefühls sind ausschließlich reaktiv formuliert, und zwar insofern als jeweils die individuelle Reaktion auf einen Stressor im Mittelpunkt der Aufmerksamkeit steht.

Die Reaktivität des Konstrukts ergibt sich nicht nur aus den Grundannahmen der Stressforschung, sondern folgt zum Teil auch aus der Annahme der Heterostase: Wenn soziale und menschliche Systeme ständig dem Druck der Entropie und damit der Tendenz zu Unordnung, Auflösung und Zerfall ausgesetzt sind, müssen sie dieser Tendenz dauernd negative Entropie entgegensetzen, um das Chaos zu ordnen. Anders ausgedrückt: Menschen müssen dem beständigen Bombardement mit Stimuli Bewältigungsstrategien entgegensetzen, um handlungsfähig zu bleiben und sich weiterzuentwickeln. Ressourcen, bei Antonovsky nicht ohne Grund als „Widerstandsressourcen" bezeichnet, dienen dazu, die Bewältigung zu optimieren. Persönliche und soziale Ressourcen, die nicht im Zusammenhang mit aktiver Bewältigung stehen, sondern eher im Sinne personimmanenter Bestrebungen positive Entwicklungen ermöglichen, werden in dem Modell nicht berücksichtigt. Dazu gehört zum Beispiel:

- Fähigkeit, ein positives Lebensgefühl und Wohlbefinden herzustellen,
- Zielgerichtetheit,

- Selbstaktualisierungstendenz und
- Motivation zum Lernen und zur Weiterentwicklung.

Damit ist Antonovskys Konzept zwar salutogenetisch, bleibt aber stress- und anforderungsorientiert. Indem sie Anforderungen optimal bewältigen, bewegen Personen sich auf den positiven Pol des HE-DE-Kontinuums zu. Faktoren, die ohne den „Umweg" über gelungene Bewältigung unmittelbar Gesundheit fördern, werden von ihm zwar postuliert, spielen aber in der Konzeptentwicklung keine Rolle.

Nimmt man jedoch den salutogenetischen Gedanken ernst, dass ein Weniger an Stress oder an Risikofaktoren nicht unbedingt Gesundheit zur Folge hat und dass es verschiedene Faktoren sein können, die „weniger Krankheit" oder „mehr Gesundheit" bedeuten, erscheint es nur konsequent, sich gezielt mit Faktoren auseinanderzusetzen, die *direkt* mehr Gesundheit bedeuten können. In der Weiterentwicklung des Konzepts in meiner Arbeitsgruppe gehen wir daher davon aus, dass Stressbewältigung nur ein Teil gelungener aktiver Adaptation ist (Franke et al., 2001; Welbrink und Franke, 2000). Der andere Teil sind gesundheits- und adaptationsfördernde **Kognitionen, Emotionen und Verhaltensweisen**. Diese Faktoren wirken nicht nur als Puffer gegen Stress und Belastung, sondern tragen aktiv zu Gesundheit und Anpassung bei. ➤ Abb. 2.14 verdeutlicht die beiden Wege, auf denen das Kohärenzgefühl zur Förderung der Gesundheit beitragen kann.

Unsere Überlegungen möchte ich in Antonovskys Flussmetapher verdeutlichen: Wir alle sind von unserer Geburt bis zum Tod im Fluss des Lebens. Dieser Fluss zeichnet sich durch schwer zu bewältigende Abschnitte wie Wasserfälle und Stromschnellen aus, und es gibt Gebiete, in denen die gefährlichen Wasserlebewesen lauern. Dort kommt es darauf an, wachsam zu sein und alle verfügbaren Bewältigungsressourcen zu aktivieren, um den schwierigen Situationen gewachsen zu sein. Es tauchen aber auch Abschnitte auf, in denen der Fluss kaum Strömung hat, sondern gemächlich an Wiesen und unter Bäumen entlang plätschert. Hier besteht keine Notwendigkeit, um das eigene Überleben zu kämpfen. Man kann sich auf dem Rücken treiben lassen, die Blu-

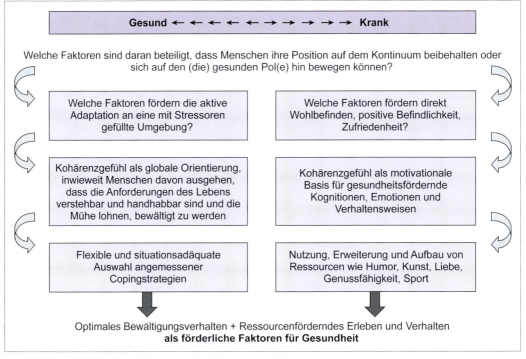

Abb. 2.14 Ressourcenorientierte Erweiterung des Salutogenesemodells

men am Ufer bewundern, einen Baumstamm als Floß benutzen oder sich mit anderen Schwimmern bei Wasserspielen vergnügen. Dies alles dient in jedem Fall der Entspannung und Erholung, reaktiviert also Bewältigungsressourcen und erhöht das Gefühl der Belastungsbalance und damit der Handhabbarkeit. Es macht aber auch einfach Spaß, steigert die Lebensfreude und Lebensqualität und fördert damit die Gesundheit. Von der Quelle bis zur Mündung hat der Fluss einen wechselhaften Verlauf, und es ist wichtig zu erkennen, wann es zu kämpfen gilt und wann Erholen und Genießen im Vordergrund stehen. Denn für die unterschiedlichen Phasen sind unterschiedliche Fähigkeiten notwendig. Für die gelungene Adaptation an die Umwelt scheint in jedem Fall beides ausschlaggebend zu sein.

LITERATURVERZEICHNIS

Antonovsky A. Health, stress and coping. San Francisco: Jossey Bass; 1979.

Antonovsky A. Unraveling the mystery of health. How people manage stress and stay well. San Francisco: Jossey Bass; 1987/1997.

Antonovsky A. Gesundheitsforschung versus Krankheitsforschung. In: Franke A, Broda M, editors. Psychosomatische Gesundheit. Versuch einer Abkehr vom Pathogenese-Konzept. Tübingen: dgvt-Verlag, 1993, 3–14.

Bengel J, Strittmatter R, Willmann H. Was erhält Menschen gesund? Antonovskys Modell der Salutogenese – Diskussionsstand und Stellenwert. Köln: Bundeszentrale für gesundheitliche Aufklärung; 1999.

Broda M, Bürger W, Dinger-Broda A, Massing H. (1996). Die Berus-Studie. Zur Ergebnisevaluation der Therapie psychosomatischer Störungen bei gewerblichen Arbeitnehmern. Eine Katamnesestudie stationärer Verhaltenstherapie bei einer Population von LVA-Versicherten. Berlin: Westkreuz-Verlag.

Callahan LF, Pincus T. The Sense of Coherence Scale in patients with rheumatoid arthritis. Arthritis Care and Research 1995;8:28–35.

Eriksson M, Lindström B. The evidence base of the Salutogenesis: Theory, Evidence and Practice. Abstracts of the 19th IUHPE World Conference on Health Promotion & Health Education, Vancouver, June 10-15, 2007.

Eriksson M. Unravelling the mystery of salutogenesis. Turku: Folkhälsan Research Centre; 2007.

Fooken I, Zinnecker J. Trauma und Resilienz. Chancen und Risiken lebensgeschichtlicher Bewältigung von belasteten Kindheiten. Weinheim: Juventa;2007.

Franke A. Zum Stand der konzeptionellen und empirischen Entwicklung des Salutogenese-Konzepts. In Antonovsky A. Salutogenese. Zur Entmystifizierung der Gesundheit (S. 171–192). Deutsche, erweiterte Ausgabe, herausgegeben von A. Franke. Tübingen: DGVT-Verlag; 1997.

Franke A. Modelle von Gesundheit und Krankheit. 2. Aufl., Bern: Huber; 2010.

Franke A, Mohn K, Sitzler F, Welbrink, Witte M. Alkohol- und Medikamentenabhängigkeit bei Frauen. Risiken und Widerstandsfaktoren. Weinheim: Juventa; 2001.

Franke A, Witte M. Das HEDE-Training®. Manual zur Gesundheitsföderung auf Basis der Salutogenese. Bern: Hube, 2010.

Frenz AW, Carey MP, Jorgensen RS. Psychometric evaluation of Antonovsky`s Sense of Coherence Scale. Psychological Assessment 1993;5:145–153.

Hannöver W, Michael A, Meyer C, Rumpf HJ, Hapke U, John U. Die Sense of Coherence Scale von Antonovsky und das Vorliegen einer psychiatrischen Diagnose. Ergänzungen zu den deutschen Normwerten aus einer bevölkerungsrepräsentativen Stichprobe. Psychotherapie, Psychosomatik, Medizinische Psychologie 2004;54(3-4):179–186.

Langeland E, Riise T, Hanestad BR, Nortvedt MW, Kritoffersen K, Wahl AK. The effect of salutogenic treatment principles on coping with mental health problems. A randomised controlles trial. Patient Education and Counseling 2006;62:212–219.

Lazar A, Sandell R. Grant J. Do psychoanalytic treatments have positive effects on health and health care utilization? Further findings of the Stockholm Outcome of Psychotherapy and Psychoanalysis Project (STOPPP). Psychotherapy Research 2006;16(1):51–66.

Lösel F, Bender D. Von generellen Schutzfaktoren zu differentiellen protektiven Prozessen: Ergebnisse und Probleme der Resilienzforschung. In Opp G, Fingerle M, Freytag A, editors. Was Kinder stärkt. Erziehung zwischen Risiko und Resilienz. München: Reinhardt; 1999. S. 37–58.

Lutz R, Herbst M, Iffland P, Schneider J. Möglichkeiten der Operationalisierung des Kohärenzgefühls von Antonovsky und deren theoretische Implikationen. In Margraf J, Siegrist J, Neumer S, editors. Gesundheits- oder Krankheitstheorie? Saluto- versus pathogenetische Ansätze im Gesundheitswesen. Berlin: Springer; 1998. (S. 171–185).

Maoz B. Historische Entwicklung und Praxis der Salutogenese. In Gunkel S, Kruse G, editors. Salutogenese, Resilienz und Psychotherapie: Was hält gesund? Was bewirkt Heilung? Hannover: Hannoversche Ärzte-Verlags-Union; 2004. (S. 69-89).

Sack M, Künsebeck HW, Lamprecht F. Kohärenzgefühl und psychosomatischer Behandlungserfolg. Psychotherapie, Psychosomatik und Medizinische Psychologie 1997;47:56–67.

Schiepeck G, Noichl F, Tischer D, Honermann H, Elbing E. Stationäre Rehabilitation alkoholabhängiger Patienten: Evaluation eines systemisch-ressourcenorientierten Konzepts. Psychotherapeut 2001;46:243–251.

Schüffel W, Brucks U, Johnen R, Köllner V, Lamprecht F, Schnyder U. Handbuch der Salutogenese. Konzept und Praxis. Wiesbaden: Ullstein & Mosby; 1998.

Schumann A, Hapke U, Meyer C, Rumpf HJ, John U. Measuring Sense of Coherence with only three items: A useful tool for population surveys. British Journal of Health Psychology 2003;8:409–421.

Strumpfer DJW. Salutogenesis: A new paradigm. South African Journal of Psychology 1990;20(4):265–276.

Udris I, Rimann M. Das Kohärenzgefühl: Gesundheitsressource oder Gesundheit selbst? Strukturelle und funktionale Aspekte und ein Validierungsversuch. In Wydler H, Kolip P, Abel T, editors. Salutogenese und Kohärenzgefühl. Grundlagen, Empirie und Praxis eines gesundheitswissenschaftlichen Konzepts Weinheim: Juventa; 2000. (S. 129–148).

Welbrink A, Franke A. Zwischen Genuss und Sucht – das Salutogenesemodell in der Suchtforschung. In Wydler H, Kolip P, Abel T, editors. Salutogenese und Kohärenzgefühl. Grundlagen, Empirie und Praxis eines gesundheitswissenschaftlichen Konzepts Weinheim: Juventa; 2000. (S. 43–55).

Wiesmann U, Rölker S, Ilg H, Hirtz P, Hannich HJ. Zur Stabilität und Modifizierbarkeit des Kohärenzgefühls aktiver älterer Menschen. Zeitschrift für Gerontologie und Geriatrie 2006;39:90–99.

2.3.3 Reaktivierung von Selbstheilungskräften aus neurobiologischer Sicht
Gerald Hüther

Heilung ist immer Selbstheilung

Aus neurobiologischer Perspektive ist jede Erkrankung Ausdruck einer Überforderung der im Organismus angelegten Fähigkeiten, eine aufgetretene Störung seines inneren Gleichgewichts zwischen Anforderungen und Bewältigungsressourcen auszugleichen. Meist werden unter solchen Bedingungen Notfallreaktionen aktiviert (➤ Kap. 2.3.1), die ursprünglich zu Kampf, Flucht oder Starre führten. Wenn diese heute kaum mehr angebrachten Notfallstrategien nicht durch langfristig tragfähige Lösungen ersetzt werden, führen sie zu maladaptiven, zunächst funktionellen und nachfolgend auch strukturellen Veränderungen (➤ Kap. 2.3.1). Vor allem letztere sind später nur schwer wieder auflösbar. Sie werden zum Ausgangspunkt sekundärer Anpassungsprozesse, die ihrerseits stabilisierend auf die primäre maladaptive Veränderung wirken – die Folge sind chronische Erkrankungen. Besteht z.B. eine belastende zwischenmenschliche Situation über längere Zeit, und die betroffenen Personen sind weder in der Lage, ihre Beziehung durch deeskalierende Kommunikation zu normalisieren, noch verfügen sie über gesundheitsfördernde Strategien zur Bewältigung ihrer emotionalen Belastung, dann befinden sie sich in einer dauerhaften Stresssituation. Damit können – je nach Typ – Gereiztheit, Aggressivität oder Niedergeschlagenheit verbunden sein sowie ein erhöhter Muskeltonus (vor allem im Schulter-Nacken-Bereich oder Rücken), eine chronische Überlastung des Herz-Kreislauf-Systems, eine dauerhafte Reduzierung der Immunfunktionen sowie Verdauungs- und Schlafstörungen. Ihre Versuche, diese Belastungen durch maladaptive Strategien wie Frustessen, Rauchen, Trinken, Drogen, Medikamente, Perfektionismus, Überarbeitung, Mediensucht oder sozialen Rückzug zu kompensieren, verstärken zum einen die Belastung des Organismus. Zum anderen etablieren sie neuronale Strukturen, die es nicht nur zunehmend erschweren, das ursprüngliche Problem zu lösen, sondern die ihrerseits zu sich selbst verstärkenden Problemen werden.

Anders als bei einer akuten Erkrankung kann der Organismus hier nur noch in eingeschränktem Umfang auf seine Selbstheilungskräfte zurückgreifen, die er benötigt, um seine innere Balance wiederherzustellen.

Medizinische Interventionen wie etwa die Behandlung eines Magengeschwürs oder das Legen eines Bypasses können dazu beitragen, die funktionellen oder strukturellen Veränderungen zu korrigieren – und setzen damit einen Impuls für heilsame Regenerations- und Reorganisationsprozesse. Sie können auch dazu beitragen, das Ausmaß und die Intensität der maladaptiven Reaktionen einzudämmen. Eine Heilung bewirken sie jedoch nicht. Wie gut und wie schnell eine Person wieder zu gesunden in der Lage ist, hängt deshalb ganz entscheidend davon ab, ob und wie effektiv es ihr gelingt, ihre eigenen Selbstheilungskräfte zu reaktivieren.

In viel stärkerem Ausmaß als bisher angenommen, spielen für die Unterdrückung wie auch für die Reaktivierung von Selbstheilungsprozessen zentralnervöse Regelmechanismen eine Rolle, wie im folgenden Beitrag dargelegt wird.

MERKE

Niemand kann einen anderen Menschen gesund machen. Jede Heilung ist daher immer und grundsätzlich Selbstheilung. Die ärztliche Kunst besteht darin, diesen Prozess der Selbstheilung zu unterstützen.

Die Basis von Selbstheilungsprozessen

Netzwerke

Angst ist das mit Abstand stärkste Gefühl, das die im Hirnstamm angelegten Regulationssysteme für körperliche Reaktionen und damit die Selbstheilungskräfte des Organismus zu stören vermag, indem es neuronale Netzwerke des limbischen Systems, speziell der **Amygdala**, aktiviert. Ob und in welchem Ausmaß ein Patient auf bestimmte Symptome einer Erkrankung mit Angst reagiert, hängt davon ab, wie er diese bewertet. Diese subjektiven Bewertungen hängen wiederum davon ab, welche Erfahrungen der Patient bisher gemacht hat (Hüther, 2004).

Verknüpfung von kognitiven, emotionalen und neuronalen Netzwerken

Der Organismus verankert Erfahrungen in Form gebahnter synaptischer Verschaltungsmuster im **präfrontalen Kortex**. Erfahrungen zeichnen sich gegenüber erlernten Wissensinhalten dadurch aus, dass sie „unter die Haut" gehen: Sie werden gekoppelt mit gleichzeitig aktivierten Netzwerken für emotionale Reaktionen und solchen, die körperliche Prozesse regulieren. Sie werden aus diesem Grund immer gleichzeitig als eine bestimmte Erinnerung oder Vorstellung erlebt, die mit einem bestimmten Gefühl und einer bestimmten Körperreaktion (somatische Marker) verbunden ist.

Innere Einstellung und subjektive Bewertung

Im allgemeinen Sprachgebrauch wird die Summe von Erfahrungen einer Person als „innere Haltung" oder „innere Einstellung" umschrieben. Es handelt sich hierbei um ebenfalls im präfrontalen Kortex verankerte Metarepräsentanzen subjektiv gemachter Erfahrungen. Diese Einstellungen und Haltungen sind entscheidend dafür, wie ein Ereignis subjektiv bewertet wird (im Fall einer Erkrankung: eine wahrgenommene Veränderung auf körperlicher Ebene). Und diese ist ausschlaggebend dafür, ob eine Angst- und Stressreaktion ausgelöst wird oder nicht, ob der Patient die Symptome wahrnimmt oder unterdrückt, ob er einen Arzt aufsucht oder nicht oder ob er eine bestimmte Behandlung annimmt oder ablehnt. Sie entscheidet auch darüber, ob er an seine Gesundung glaubt und sich darum bemüht oder ob er die Erkrankung passiv erduldet oder gar aktiv aufrechterhält.

Ansatzpunkte für therapeutisches Handeln

Diese im präfrontalen Kortex eines Menschen verankerten Haltungen sind schwer veränderbar. Weil sie **an Gefühle und körperliche Reaktionen gekoppelt** sind, bleiben rein **kognitive Interaktionen** (z.B. Aufklärung, Belehrung oder Beschreibungen) meist ohne nachhaltige Wirkungen, wenn die emotionalen Anteile nicht ebenfalls gleichzeitig aktiviert werden. Gleichermaßen bleiben **emotionale Interventionen** (z.B. Zuwendung, Mitgefühl, Fürsorge) meist ebenso wirkungslos, solange die kognitiven Anteile dabei nicht ebenfalls aktiviert werden.

Eine nachhaltig wirksame Veränderung einmal entstandener Haltungen lässt sich daher nur herbeiführen, wenn es gelingt, den betreffenden Patienten einzuladen, eine neue, andere Erfahrung zu machen. Ob ein Arzt in der Lage ist, einen Patienten einzuladen und zu ermutigen, sich solch einer neuen Erfahrung zu stellen, hängt von der Haltung und Einstellung des betreffenden Arztes ab. Sie entscheidet über die Art der therapeutischen Beziehung, die sich zwischen Arzt und Patient herausbildet. Diese therapeutische Beziehung ist ausschlaggebend dafür, ob die vom Arzt eingeleiteten therapeutischen Interventionen dazu führen, dass die Selbstheilungskräfte des Patienten reaktiviert werden oder nicht.

Ideal wäre eine Intervention demnach, wenn sie die pathogen veränderten Funktionen und Strukturen behandelnd korrigierte. Zugleich sollte sie den Patienten emotional und kognitiv so ansprechen, dass er Informationen über geeignete Strategien und Verhaltensweisen aufnehmen und überdenken kann, die seine Selbstheilungskräfte langfristig unterstützen und stärken. Erhält der Patient zudem noch die Möglichkeit, die neuen Strategien in einem angstfreien und ermutigenden Umfeld selbstbestimmt zu erleben, zu erlernen und im Alltag zu etablieren, sind ideale Bedingungen gegeben, damit sich die Selbstheilungskräfte entfalten können.

Was Gedanken und Vorstellungen bewirken

Frühe Phasen der Hirnentwicklung

Das Denken wird in unserem Kulturkreis noch immer als die wichtigste Funktion des menschlichen Gehirns betrachtet. Descartes *„cogito, ergo sum"* (ich denke, also bin ich) ist Ausdruck und Ausgangs-punkt dieser Vorstellung. Interessanterweise wird diese Überzeugung in den letzten Jahren durch neu-ere Erkenntnisse der Hirnforschung immer stärker infrage gestellt.

Wie die Neurobiologen inzwischen zeigen konn-ten, strukturiert sich unser Gehirn primär anhand der Signalmuster, die in den frühen Phasen der Hirnentwicklung vom Körper zum Gehirn weiter-geleitet werden. Es sind also eigene **Körpererfah-rungen**, die steuern, wie synaptische Verschal-tungsmuster in den älteren, tiefer liegenden Berei-chen des Gehirns organisiert werden. Und die pri-märe Aufgabe dieser sich früh herausformenden Hirnbereiche ist es, die im Körper ablaufenden Pro-zesse zu integrieren, zu koordinieren und zu har-monisieren. Dazu gehört auch, motorische Leistun-gen bei Bewegungen und später auch beim Spre-chen zu steuern. Erst nach der Geburt wird es zur wichtigsten Aufgabe des sich entwickelnden kindli-chen Gehirns, **Beziehungen zur äußeren Welt** (in erster Linie zu den primären Bezugspersonen) zu gestalten (Storch et al., 2006).

Die Phase des symbolischen Denkens

Das Denken spielt während dieser frühen Phasen der Hirnentwicklung noch keine Rolle. Das Gehirn wird – wie beschrieben – noch ausschließlich durch eigene, am eigenen Körper und in der unmittelba-ren Beziehung zu den Objekten und Personen in seiner Außenwelt gemachte Erfahrungen struktu-riert. Erst mit dem **Spracherwerb** und der sich par-allel dazu herausbildenden Fähigkeit zum symboli-schen Denken gewinnen nun auch die eigenen Ge-danken, Vorstellungen und Überzeugungen eine zunehmend stärkere, strukturierende Kraft, die neuronale Verschaltungsmuster weiter ausreifen lässt. Diese Verschaltungsmuster bilden sich in den jeweiligen, sich am langsamsten entwickelnden und komplexesten Bereichen des Kortex, vor allem im präfrontalen Kortex. Aber auch diese eigenen Ge-danken, Vorstellungen und Überzeugungen sind kein Selbstzweck, sondern dienen einer nun für den Rest des Lebens fortwährend und immer wieder neu zu bewältigenden Aufgabe: der Stabilisierung all dessen, was die betreffende Person als ihr zuge-hörig betrachtet, was in ihren Augen und aufgrund der bisher gemachten Erfahrungen als wichtig be-

trachtet wird, um ihre Identität aufrechtzuerhalten (Hüther, 2004).

Zugang zu den tiefer liegenden Hirnbereichen

Und erst jetzt wird deutlich, was Descartes Erkennt-nis „ich denke, also bin ich" wirklich bedeutet: Wenn ich aufhöre zu denken, löst sich automatisch all das auf, was ich bisher mittels meiner Denkan-strengungen unternommen habe, um meine eigene Identität zu stabilisieren.

Die allein durch das Denken aufrechterhaltene Vorstellung vom eigenen „Ich" verschwindet. Was übrig bleibt, sind all jene **Anteile der eigenen Iden-tität**, die nicht auf dem eigenen Denken basieren: die im Verlauf der bisherigen Entwicklung mit dem eigenen Körper und in der unmittelbaren Bezie-hung zu anderen Menschen und der äußeren Welt gemachten Erfahrungen. Es ist ein befreiendes Ge-fühl, wenn es einem gelingt, sich bzw. sein authenti-sches Selbst wiederzufinden, nachdem man die ich-bezogenen Gedanken und Vorstellungen losgelas-sen hat. Die Schulung solch transpersonaler Fähig-keiten ist ein Ziel der Persönlichkeitsentwicklung, wie sie in vielen spirituellen Traditionen angestrebt wird. Doch nur wenige Menschen in unserem Kul-turkreis kennen dieses Gefühl. Die meisten haben Angst davor, sich in diesem Prozess des Loslassens zu verlieren.

Reaktivierung von Selbstheilungskräften

Medizinische Interventionen müssen, wenn sie nachhaltig wirksam sein sollen, darauf abzielen, die Selbstheilungskräfte des betreffenden Patienten zu unterstützen bzw. zu reaktivieren (Antonovsky, 1987; Dörner, 2003).

Das Ziel: Anknüpfen an eigene, positive Erfahrungen

Aus neurobiologischer Sicht geht es dabei in erster Linie darum, diese im präfrontalen Kortex veranker-ten Vorstellungen, Einstellungen und Haltungen zu verändern, die lebensgeschichtlich später herausge-bildet wurden als die für die Regulation körperlicher Prozesse verantwortlichen Verschaltungen in den tiefer liegenden, älteren Bereichen des Gehirns (Storch et al., 2006). So drückt z.B. ein kleines Kind seine Gefühle und Gedanken direkt und oft mit dem ganzen Körper aus, wenn es sich bedrängt fühlt. Je älter es wird, umso mehr lernt es seinen inneren Zustand vor anderen zu verbergen. Damit geht aber auch einher, dass es die eigenen Gefühle und Bedürfnisse selbst nur sehr undifferenziert wahrnimmt. Statt das Verhalten an den eigenen organismischen Bedürfnissen zu orientieren, fungieren nun zunehmend die von außen vermittelten Werte und Normen als Richtungsgeber für das Verhalten. Nicht selten führt dies jedoch zur Etablierung eines Lebensstils, der wichtigen Bedürfnissen und Fähigkeiten des Organismus zuwiderläuft.

Aus diesem Grund ist die Reaktivierung bisher unterdrückter Selbstheilungskräfte bei einem Patienten immer dann möglich, wenn es dem betreffenden Patienten gelingt, etwas wiederzufinden, was er verloren hat oder wieder an etwas anzuknüpfen, was unterbrochen oder getrennt war. Konkret heißt das, dem Patienten muss Gelegenheit geboten werden, die im Lauf seines bisherigen Lebens gemachten Erfahrungen von Unverbundenheit, Unvereinbarkeit, Unverständnis und Hilflosigkeit durch positive Erfahrungen zu überlagern. Die neuen Erfahrungen sollten an ursprüngliche, vorgeburtliche oder in der frühen Kindheit gewonnene Erfahrungen von **Kohärenz**, Verbundenheit und eigener Gestaltungsfähigkeit anknüpfen, damit diese Qualitäten für eine gesundheitsfördernde und freudvolle Lebensgestaltung nutzbar werden können.

Mind-body-medizinische Interventionen

Dabei wird individuell anhand der lebensgeschichtlichen Erfahrungen und der daraus bei einem Patienten herausgeformten Haltungen abzuleiten und zu entscheiden sein, wie sich der betreffende Patient für welche therapeutischen Hilfestellungen am besten ermutigen lässt.

So können z.B. die im Transtheoretischen Modell (TTM) identifizierten Phasen der Veränderungsbereitschaft Orientierung dafür geben, in welchem Lebensstilbereich eine Person über Interessen, Neigungen und Vorerfahrungen verfügt, an die sich therapeutisch anknüpfen lässt. Dabei kann gezielt auf ressourcenorientierte Vermittlungsstrategien wie

die motivierende Gesprächsführung zurückgegriffen werden (➤ Kap. 2.3.7).

Zum Spektrum therapeutischer Verfahren, die sich hierfür eignen, weil sie emotionale, kognitive und Verhaltens- bzw. Trainingsaspekte berücksichtigen, und deren Effizienz inzwischen auch durch entsprechende Untersuchungen nachgewiesen ist, zählen:

- Relaxationstechniken (Benson 1976; Dusek et al., 2006);
- Verfahren zur Stärkung der Selbstregulation (Kabat-Zinn et al., 1986; Miller, 2002);
- Meditative achtsamkeitsfördernde Techniken (Kabat-Zinn et al., 1992; Astin, 1997; Davidson et al., 2003);
- Verfahren zur Veränderung von Haltungen und Einstellungen aus dem Bereich des Lifestyle-Change-Managements (Ockene et al., 1988; Ornish et al., 1998; Michalsen et al., 2005).

Diese Verfahren sprechen die Patienten in ihren gesunden und gesundheitsfördernden Fähigkeiten an, legen Wert auf einen wertschätzenden Umgang und zielen bewusst auf eine Verankerung der erlernten Haltungen und Strategien im Alltag. Damit schaffen sie aus neurobiologischer Sicht die Voraussetzungen, um bisherige dysfunktionale Gewohnheiten durch funktionale zu überlagern.

Umsetzungsprobleme

Nicht ohne Grund steht die Reaktivierung der Selbstheilungskräfte des Patienten bisher nicht im Zentrum der medizinischen Ausbildung und der medizinisch-therapeutischen Praxis. Innerhalb des gegenwärtigen medizinischen Versorgungssystems der westlichen Industriestaaten stößt dieser Ansatz auf erhebliche Umsetzungsprobleme, wie nachfolgend skizziert wird (Sobel, 2000):

Um die Selbstheilungskräfte eines Patienten zu reaktivieren, bedarf es einer eingehenden Kenntnis der Lebensgeschichte des Patienten. Der behandelnde Arzt oder Therapeut braucht ausreichend Zeit, um herauszufinden, welche Erfahrungen der Patient gemacht hat und welche Haltungen und inneren Einstellungen aufgrund dieser Erfahrungen entstanden sind. Dazu bedarf es einer persönlichen Beziehung, die von gegenseitigem Vertrauen geprägt ist.

2

Um eine solche Beziehung aufzubauen, müsste der Therapeut seinem Patienten in einer offenen, nicht durch diagnostische Befunde oder materielle Interessen geprägten, wertschätzenden und zugewandten Haltung begegnen. Nur so kann es gelingen, den Patienten zu ermutigen, eine neue Erfahrung zu machen. Aufseiten des Patienten müssten gegenwärtig noch weit verbreitete falsche Erwartungshaltungen ebenso wie negative Vorurteile abgebaut werden. Und aufseiten der Ärzte wären fragwürdige Selbstbilder, vorschnelle Urteile und Bewertungen und ein Mangel an Einfühlungsvermögen in die Situation des Patienten zu überwinden.

Kostendruck, Zeitmangel und der Zwang zu diagnostischer Klassifikation und juristischer Absicherung, aber auch eine unzureichende Kenntnis salutogenetischer Prinzipien sind entscheidende Faktoren, die eine Fokussierung ärztlichen Handelns auf die Reaktivierung der Selbstheilungskräfte gegenwärtig noch ganz entscheidend verhindern.

Dennoch besteht Hoffnung, dass sich diese Situation in absehbarer Zeit ändert. Zum einen gibt es eine ganze Reihe medizinisch-therapeutischer Disziplinen – und hierzu zählt die Mind-Body-Medizin ebenso wie die naturheilkundlich orientierte Medizin –, die bereits sehr stark auf die Reaktivierung der Selbstheilungskräfte ausgerichtet sind. Zum anderen wird der zunehmende Kostendruck im Gesundheitswesen zwangsläufig dazu führen, dass in Zukunft verstärkt nach bisher unzureichend beachteten Potenzialen gesucht werden muss, um vor allem bei medizinischen Langzeitbehandlungen die Kosten zu reduzieren.

LITERATURVERZEICHNIS

Antonovsky A. Unraveling the mystery of health. How people manage stress and stay well. San Francisco, London: Jossey-Bass Publ.; 1987.

Astin J. Stress reduction through mindfulness meditation. Effects on psychological symtomatology, sense of control and spiritual experience. Psychotherapy 1997;66:97–106.

Benson H. The relaxation response. New York: Avon Books; 1976.

Davidson RJ, Kabat-Zinn J, Schumacher J, Rosenkranz M, Muller D, Santorelli SF, Urbanowski F, Harrington A, Bonus K, Sheridan JF. Alterations in brain and immune function produced by mindfulness meditation, Psychosom Med. 2003 Jul-Aug;65(4):564–70.

Dörner K. Der gute Arzt. Lehrbuch der ärztlichen Grundhaltung. Stuttgart: Schattauer; 2003.

Dusek JA, Chang BH, Zaki J, Lazar SW, Deykin A, Stefano GB, Wohlhueter A, Hibberd P, Benson H. Association between oxygen consumption and nitric oxide production during the relaxation response. Med Sci Monit 2006; 12: CR1–10.

Hüther G. Die Macht der inneren Bilder. Göttingen: Vandenhoeck und Ruprecht; 2004.

Kabat-Zinn J, Massion AO, Kristeller J, et al. Effectiveness of a meditation-based stress reduction program in the treatment of anxiety disorders. American Journal of Psychiatry 1992;149:936–943.

Kabat-Zinn J, Lipworth L, Burney R, Sellers W. Four year follow up of a meditation–based stress reduction programm in the treatment of anxiety disorders. Psychiatry 1986;49:936–943.

Michalsen A, Grossmann P, Lehman N, Knoblauch NTM, Pau A, Moebus S, Budde Th, Dobos JG. Psychological and quality of life outcomes from a comprehensive stress reduction and lifestyle program in patients with coronary artery disease results of a randomized trial. Psychotherapy 2005; 74: 344–352.

Miller WR, Motivational interviewing, Preparing people of change. 2nd edn. New York: Guffford Press; 2002.

Ockene JK, Sorensen G, Kabat-Zinn J, Ockene IS, Donnelly G. Benefits and costs of lifestyle-change to reduce risk of chronic disease. Prev Med. 1988 Mar;17(2):224–34.

Ornish D, Scherwitz LW, Billings JH, Brown SE, Gould KL, Merritt TA, Sparler S, Armstrong WT, Ports TA, Kirkeeide RL, Hogeboom C, Brand RJ. Intensive lifestyle changes for reversal of coronary heart disease, JAMA. 1998 Dec 16;280(23):2001–7.

Sobel DS. Mind matters, money matters: the cost-effectiveness of mind-body-medicine. JAMA 2000;298:1705.

Storch M, Cantieni B, Hüther G, Tschacher W. Embodiment – Die Wechselwirkung von Körper und Psyche verstehen und nutzen. Bern: Huber Verlag; 2006. S. 73–98.

2.3.4 Achtsamkeit

Nils Altner

„Geboren werden, aufwachsen, sterben, krank sein: scheinbar ganz einfache und ständig geschehende Dinge. Die Menschen haben aber in Bezug auf sie vielschichtige und veränderliche Haltungen entwickelt, die nicht nur ihren Sinn verändern, sondern mitunter auch die Folgen, die sie zeitigen können."

Michel Foucault

Im Folgenden soll die Bedeutung einer Haltung der Achtsamkeit für mind-body-medizinische Interventionen erhellt werden. Dabei liegt der Fokus zum einen darauf, eine achtsame Haltung beim Patienten im Sinne eines therapeutischen Agens zu fördern.

Zum anderen geht es um die Entwicklung von Achtsamkeit aufseiten der Behandler und Therapeuten als Wirkfaktor der therapeutischen Kunst.

Achtsamkeitsschulung als therapeutische Intervention

Seit Ende der 70er-Jahre gehören achtsamkeitsfördernde Methoden zum Behandlungsspektrum mind-body-medizinischer Interventionen, und ihre Anwendung erfreut sich zunehmender Beliebtheit. Den kulturellen Hintergrund dafür bietet das wachsende Interesse westlicher Mediziner und Therapeuten für Methoden der meditativen Selbstschulung, die im Kontext buddhistischer und taoistischer Traditionen entwickelt und tradiert worden sind.

Offensichtlich hat die Grundannahme der buddhistischen Philosophie, dass Leben Leid sei und dass es Wege gebe, Leiden zu verringern und zu überwinden, Relevanz für die therapeutische Arbeit. Ebenso von Bedeutung ist das Ziel taoistischer Adepten, möglichst lange bei möglichst guter Gesundheit zu leben.

Vor allem in der Arbeit mit Patienten, die unter chronischen Erkrankungen leiden, haben sich Achtsamkeitsschulungen bewährt und etabliert, denn sie stellen einen Weg dar, der die Fähigkeiten schult, besser mit dem Leid umzugehen, das mit lang anhaltender Krankheit einhergeht. Zugleich scheinen Achtsamkeitsschulungen als therapiebegleitende Maßnahmen dazu beitragen zu können, die Selbstheilungskräfte der Patienten nachhaltig zu stärken.

Achtsamkeitsfördernde Elemente finden sich mittlerweile in diversen Interventionsprogrammen, die zum Teil indikationsspezifisch ausgerichtet sind. Dazu zählen vor allem:

- die indikationenübergreifend ausgerichtete Mindfulness-Based Stress Reduction von Kabat-Zinn (Kabat-Zinn, 1994);
- die Mindfulness-Based Cognitive Therapy von Segal, Williams und Teasdale, die sich vor allem an remittiert depressive Patienten wendet (Segal et al., 2002);
- das MB-Eat Program von Kristeller für Patienten mit Essstörungen (Kristeller und Hallet, 1999) sowie

- das von Marlatt und Kollegen zusammengestellte Programm für Alkohol- und Drogenabhängige (Boewen et al., 2006).[1]

Im Verlauf dieser acht- bis zehnwöchigen Programme werden die Patienten an Meditationsformen bzw. an körperzentrierte Aufmerksamkeits- und Bewegungsübungen wie den Body Scan, bei dem die Aufmerksamkeit für 20–45 Minuten detailliert durch den Körper geführt wird, oder einfache Yoga-Sequenzen sowie Qigong- oder Tai-Chi-Übungen herangeführt. Dabei wird ihnen nahegelegt, eine tägliche Übungspraxis in diesen Methoden aufzubauen. Indem diese Übungen in den Alltag einbezogen werden, treten dann zum Teil tiefgreifende Veränderungen auf. So spüren sich die Patienten zunehmend deutlicher und können dadurch sowohl besser ihre Belastungsgrenzen respektieren als auch ihre Bedürfnisse wahrnehmen.

Ein Beispiel: Robert K., ein in der Essener Klinik behandelter arbeitsunfähiger 48-jähriger Zimmermann, litt unter starken chronischen Schmerzen in der Lumbalregion. Er hatte über Jahre sein Körperempfinden so weit reduziert, dass er mittlerweile jeden Schritt und jedes Bücken so unphysiologisch ausführte, dass sein unterer Rücken deutlich mehr belastet wurde, als notwendig und sinnvoll gewesen wäre. Er war sich dessen natürlich nicht bewusst. Seine innere Wahrnehmung war so eingeschränkt, dass er kaum mehr Zugang zu den Signalen seines Körpers hatte. Zugleich hatte sich sein Bewegungsrepertoire auf einige wenige stereotype Muster reduziert. Damit standen ihm weder ein inneres Sensorium noch alternative Bewegungsvarianten zur Verfügung. Seine Schmerzen hatten sich im vergangenen halben Jahr drastisch und dauerhaft verstärkt. Der zweiwöchige stationäre Aufenthalt und die anschließende Teilnahme an dem zehnwöchigen achtsamkeitsbasierten Tagesklinikprogramm halfen ihm, die Wahrnehmung für sich selbst wiederzubeleben und

---

[1] Andere Programme legen weniger Wert auf die formale Praxis der Meditation, sondern schulen achtsamkeitsfördernde Elemente im Sinne kognitiver Skills. Dazu gehören z.B. die von Linehan entwickelte dialektisch-behaviorale Therapie für Patienten mit Borderline-Störungen (Linehan, 1996); die Acceptance and Commitment Therapy von Hayes und Kollegen (Hayes et al., 1993) sowie die Methode der Introvision von Wagner (Wagner, 2007).

2

weiter auszubauen. So entwickelte er durch die regelmäßige Durchführung des Body Scans ein lebendiges Empfinden für die schmerzende Lumbalregion. Die Qigong-Übungen legten ihm alternative Haltungs- und Bewegungsmuster nahe, die ihn aus seiner Schonhaltung herausführten, Muskelverspannungen lockerten und die Beweglichkeit förderten. In den Gruppengesprächen mit dem Kursleiter und den anderen Teilnehmern entwickelte er eine Haltung, die seine Erkrankung weniger vehement zurückwies. Er konnte ein gewisses Maß an Akzeptanz für seine Situation entwickeln. Dadurch nahm seine Verbitterung ab und er nahm eine weniger „harte" Haltung sich selbst und seiner Situation gegenüber ein. Berichte anderer Teilnehmer von frühen Missbrauchserfahrungen berührten ihn offensichtlich und brachten ihn möglicherweise in Kontakt mit eigenen ähnlichen Erfahrungen, ohne dass er darüber sprach.

Therapeutische Ziele

Selbstwahrnehmung und Akzeptanz

Mit der Intention, heilsame und heilende Persönlichkeitseigenschaften anzusprechen und entwickeln zu helfen, stehen die achtsamkeitsfördernden Programme ganz in der Tradition der humanistischen Psychologie und Pädagogik (Dauber, 2009) sowie der Positiven Psychologie (Auhagen, 2004).

Die Haltung der Achtsamkeit regt dazu an, alles, was in das Feld der Aufmerksamkeit tritt, akzeptierend anzunehmen und sein zu lassen. Einerseits gehören dazu angenehme und freudvolle Wahrnehmungen, die unter Umständen durch die wachsende Beachtung im Alltag einen größeren Stellenwert im Erleben erhalten. Andererseits geht es auch darum, körperliche Missempfindungen sowie internalisierte Selbstabwertungen, Ängste, Befürchtungen und aggressive Impulse wahrzunehmen, zu akzeptieren und sein zu lassen. Unliebsame Wahrnehmungen und Wertungen werden also nicht wie in herkömmlichen kognitiv-verhaltenstherapeutischen Ansätzen in erster Linie disqualifiziert und ersetzt. Vielmehr wird der Versuch unternommen, sie auf metakognitiver Ebene erst einmal als Bestandteile der Realität zu akzeptieren, um sie dann gegebenenfalls auf ihre Angemessenheit hin zu prüfen. Die wachsende Fä-

higkeit zur intentionalen Lenkung, Ausrichtung und Fokussierung der Aufmerksamkeit bringt zudem die eigenen Belastungsgrenzen und Bedürfnisse stärker ins Bewusstsein.

Im Kontext der Achtsamkeitsschulungen wird die grundsätzlich akzeptierende Haltung in erster Linie durch die Qualität der von den Kursleitern ausgehenden Interaktionen verkörpert: Immer wieder laden die Kursleiter die Patienten – im Gruppenprozess und auch in der Einzelarbeit – ein, ihre bewusst gewordenen Wahrnehmungen zu beschreiben. Die Art und Weise, wie die Kursleiter anschließend darauf eingehen, erwächst aus einer achtsamen Haltung und wirkt dadurch modellhaft über den gesamten Zeitraum der Intervention. Im Fall des Essener Programms umfasst die Intervention zwei Wochen stationäre und anschließend zehn Wochen teilstationäre Begleitung. In dieser Zeit sind die Patienten eingeladen zu explorieren, wie es ist und wirkt, wenn sie sich selbst gegenüber eine zunehmend achtsame Haltung einnehmen und auch ihre zwischenmenschlichen Beziehungen achtungsvoll gestalten. Die Erfahrungen mit diesem Ansatz zeigen, dass diese Qualitäten für viele weit über den Zeitraum der Intervention hinaus wirksam bleiben (➤ Kap. 2.2.3).

Änderung des Lebensstils

Auf der Verhaltensebene wird angeregt, selbstfürsorgliche Verhaltensweisen in den Alltag zu integrieren. Außerdem werden die Patienten angeleitet, einen für sie passenden gesundheitsfördernden Lebensstil zu etablieren. Das in Essen unterrichtete Programm umfasst z.B. folgende Aspekte:

- Vermittlung und Schulung gesundheitsfördernder, achtsamer Bewegung (Yoga, Qigong, Walken; ➤ Kap. 3.2.9);
- Mediterrane Vollwerternährung (➤ Kap. 3.2.8);
- Spannungsregulation durch Meditation, Body Scan, Atemmeditation, Minis, Yoga, Qigong (➤ Kap. 3.2.7);
- Kognitive Strategien wie die Aufdeckung von ablehnenden Gedanken oder überzogenen Annahmen (➤ Kap. 3.2.11);
- Kommunikationstraining (➤ Kap. 3.2.12);
- Naturheilkundliche Selbstanwendungen (Wasser- und Kräuteranwendungen, Akupressur und Selbstmassagen; ➤ Kap. 3.2.10).

Dabei erhalten die Patienten in all diesen Bereichen des Lebensstils vertiefte Einblicke in verschiedene Methoden und Techniken, um nach Abschluss des Programms wählen zu können, welche sie davon als für sich heilsam und praktikabel beibehalten möchten.

Wirkungen achtsamkeitsbasierter Interventionen

Im Verlauf achtsamkeitsbasierter Programme werden die Beschwerden häufig gelindert. Zum Teil treten sie auch ganz in den Hintergrund des Erlebens. Positive Ergebnisse von achtsamkeitsfördernden Programmen sind metaanalytisch bei folgenden Krankheiten nachgewiesen (Grossmann et al., 2004):
- Chronisch psychische Störungen wie Depression, Angst und Panik;
- Chronische Schmerzen;
- Krebs;
- Koronare Herzerkrankung.

Dabei nahmen die Beschwerden zum Teil über mehrere Jahre deutlich ab, und das Wohlbefinden sowie die Lebensqualität der Patienten stiegen.

Gesundheitsfördernde Wirkungen von Achtsamkeitsprogrammen konnten zudem bei der Raucherentwöhnung sowie der Psoriasistherapie gezeigt werden, wenn sie komplementär zu gängigen Therapieformen unterrichtet wurden: So reduzierten Raucher, die an solchen Programmen teilnahmen, ihren Nikotinkonsum stärker und dauerhafter als Vergleichsgruppen (Altner et al., 2004). Psoriasispatienten, bei denen eine herkömmliche Lichttherapie von Achtsamkeitsschulung begleitet wurde, gesundeten deutlich schneller als ohne dieses Angebot (Kabat-Zinn et al., 1998). Die Ausübung von Achtsamkeitsmethoden wie z.B. Meditation wird mittlerweile von einigen Autoren als mind-body-medizinische Praktik angesehen, die sowohl in der wissenschaftlichen Community als auch in der Bevölkerung große Beachtung und Akzeptanz erfährt (Fortney und Taylor, 2010).

Erfolge des Essener Modells

Untersuchungsergebnisse der Essener Klinik deuten darauf hin, dass sich die Lebensqualität von Patien-

ten besonders verbesserte, wenn konventionell etablierte Behandlungsformen mit Achtsamkeitsprogrammen und mit Angeboten zur Lebensstiländerung kombiniert wurden. Dies konnte bei folgenden Krankheiten festgestellt werden:
- Chronische Herzerkrankungen (Michalsen et al., 2005);
- Chronische Entzündungen des Darms (Elsenbruch et al., 2005);
- Krebs (Spahn et al., 2003).

Wirkzusammenhänge der Achtsamkeitspraxis

In den letzten Jahren sind eine Reihe von Studien über die Wirkzusammenhänge von achtsamkeitsbasierten Interventionen veröffentlicht worden. Die dabei gewonnenen Erkenntnisse deuten darauf hin, dass eine strukturierte, z.B. durch ein mehrwöchiges Programm vertiefte und im Alltag verankerte Praxis von Achtsamkeit zu einer generellen Stressreduktion führen kann (Stefano et al., 2005). In einer von Davidson und Kollegen 2003 durchgeführten Untersuchung konnte zudem festgestellt werden, dass sich nach einem achtwöchigen Achtsamkeitskurs die mit der emotionalen Gestimmtheit assoziierte Gehirnaktivität von der rechten zur linken präfrontalen Region der Hirnrinde verschiebt. Je stärker diese Verschiebung ausfiel, desto stärker verbesserte sich die Gesamtstimmung und desto intensiver fiel die Immunreaktion auf eine Grippeschutzimpfung hin aus.

Durch Achtsamkeitsmeditation verändern sich nicht nur Hirnaktivitäten, sondern mittel- und langfristig auch Hirnstrukturen. Dies ergab eine morphologische Untersuchung des Kortex mit bildgebenden Magnetresonanzverfahren. Dabei wurden die Hirnstrukturen von Langzeitmeditierenden mit denen einer Kontrollgruppe ohne Meditationspraxis verglichen. In der Gruppe der Meditierenden waren die Strukturen im somatosensorischen und auditorischen Kortex durchweg stärker ausgeprägt. Stärker ausgeprägt waren auch die Strukturen der rechten anterioren Insula, die für die Aufrechterhaltung der Aufmerksamkeit für innerorganismische Empfindungen und Vorgänge inklusive des Atems und der inneren Organe zuständig sind. Das heißt, dort existierten dichtere und mehr neuronale Netzwerkstrukturen. Je länger die untersuchte Person schon meditierte, desto deutlicher fielen diese strukturellen Unterschiede aus.

Ebenfalls voluminöser ausgebildet waren die Brodmann-Areale 9 und 10 (rechter mittlerer und superiorer Frontalsulcus). Sie sind, so ist aus anderen Studien bekannt, Strukturen, die bei der Wahrnehmung und Integration von Gefühlen und Kognitionen beteiligt sind. Dieser Bereich war interessanterweise in der Gruppe der Nichtmeditierenden im Alter zwischen 40 und 50 Jahren deutlich dünner als bei den jüngeren im Alter zwischen 20 und 30 Jahren. Dies deutet auf eine altersbedingte Schrumpfung hin. Diese Altersunterschiede traten jedoch in der Gruppe der Meditierenden nicht auf (Lazar et al., 2005).

Der Hirnforscher und Psychiater Dan Siegel, der den Stand der Neurowissenschaften zum Phänomen Achtsamkeit umfassend dargestellt hat, fasst die Bedeutung der vermutlich mit diesen Hirnrealen verbundenen inneren Wahrnehmung, Integration und Resonanz so zusammen (Siegel, 2007): *„Einstimmung im Innern entsteht, indem wir das primäre „Wer" unterhalb des sekundären Geplappers unseres geschäftigen Geistes spüren. Es ist diese innere Einstimmung auf unser primäres Selbst, welches das kraftvolle Gefühl erzeugt, zu Hause anzukommen ... Jenes Selbst willkommen zu heißen, ist das Feiern des Lebens, zu dem uns die Achtsamkeit einlädt."*

Wirkung von Achtsamkeit auf das Verhalten

Die Erkenntnisse zur Wirkung von Achtsamkeit auf somatischer, emotionaler und kognitiver Ebene lassen sich durch Studienergebnisse auf der Verhaltensebene ergänzen:

- So zeigte eine Untersuchung mit Eltern von autistischen und entwicklungsverzögerten Kindern, die lernten, achtsames Gewahrsein zu praktizieren, dass diese zugewandter, gelassener und zufriedener wurden. Dadurch lernten auch ihre schwierigen Kinder, freundlicher mit ihren Geschwistern umzugehen (Singh et al., 2007).
- Zwei Untersuchungen mit Ehepaaren zeigen, dass die Praxis von achtsamem Gewahrsein Liebespartner dabei unterstützt, konstruktiv und liebevoll miteinander zu sprechen und umzugehen.

Die so geschulten Frauen und Männer konnten besser mit Beziehungsstress umgehen und regten sich deutlich weniger übereinander auf. Sie konnten Ärger und andere Gefühle besser regulieren und konstruktiver in Worte fassen und waren glücklicher mit ihren Beziehungen als vor der Achtsamkeitsschulung (Barnes et al., 2007; Wachs und Cordova, 2007).

- Psychotherapeuten in Ausbildung, die regelmäßig Meditation praktizierten, erzielten signifikant bessere Therapieerfolge als ihre nichtmeditierenden Kollegen (Grepmaier et al., 2007).
- Untersuchungen zu Meditationsangeboten für Pflegepersonal zeigten, dass Meditation sowohl die Fähigkeiten der Selbstfürsorge als auch die fürsorgliche Interaktion mit den Patienten fördert (Raingruber und Robinson, 2007).
- Psychiatrisches Personal, das mit selbstverletzenden Patienten mit Borderline-Symptomatik arbeitete, profitierte durch eine Ausbildung in dialektisch-behavioraler Therapie nach Linehan. Die Stress-Coping-Skills verbesserten sich u.a. im direkten Patientenkontakt. Dabei wurde der Aspekt der Achtsamkeit als besonders hilfreich erlebt (Perseius et al., 2007).

Ausblick

Diese Erkenntnisse deuten darauf hin, dass die Praxis von Achtsamkeit den Organismus befähigt, adäquater auf äußere und innere Ereignisse zu reagieren. Damit kann die Achtsamkeitspraxis nach der Definition der NIH als eine mind-body-medizinische Intervention par excellence gelten, da sie direkten Einfluss nimmt auf die „Interaktionen von Gehirn, Geist, Körper und Verhalten sowie auf die direkten Auswirkungen emotionaler, mentaler, sozialer, spiritueller und verhaltensbezogener Faktoren auf die Gesundheit". Ganz im Sinne dieser von den National Institutes of Health (NIH) in Washington D.C. gegebenen Definition von Mind-Body-Medizin kann die Praxis der Achtsamkeit nachhaltig zur Entwicklung von Selbsterkenntnis und Selbstfürsorge beitragen und das sowohl bei Patienten als auch bei Behandlern und Therapeuten. Dabei geht es um das Bewusstwerden des „Zusammenwirkens von Gehirn, Geist, Körper und Verhalten" und um die „Gesundheitspotenziale von emotionalen, mentalen, sozialen, spirituellen und behavioralen Faktoren". Die Fähigkeiten zu Selbstfürsorge und Selbstverantwortung wachsen in gleichem Maße, wie Menschen sich der gesundheitlichen Bedeutung der kleinen und großen Lebensstilentscheidungen im Alltag bewusst werden.

So ist z.B. in therapeutischen und psychosozialen Berufen aufseiten der Behandler und Therapeuten häufig ein besonders hohes emotionales Engagement ausgeprägt, das bis zum Burnout führen kann. Gerade in Zeiten der zunehmenden Ökonomisierung und Präkarisierung sollten wir daher nicht mehr darauf verzichten, eine selbstfürsorgliche Haltung zu kultivieren. Bei der Suche nach einer Balance von Verausgabung und Erholung im therapeutischen Alltag erweist sich die Praxis der Achtsamkeit als ein auch für viele Mediziner und Therapeuten gangbarer Weg.

Praxis

Achtsame Haltung

Als Bestandteil der therapeutischen Kunst kann eine achtsame Haltung die Behandler dabei unterstützen, ihre Patienten auch als Individuen wahrzunehmen, die über standardisierte Behandlungsverfahren hinaus in ihrer Einmaligkeit erkannt, wertgeschätzt und begleitet werden möchten (Grepmaier et al., 2007). Hierbei bleibt in noch ausstehenden Untersuchungen zu prüfen, welche Achtsamkeitsmethoden für welche Patienten unter welchen Bedingungen am passendsten und wirksamsten vermittelt werden können (Dimidjian und Linehan, 2003).

Zugleich sollten wir uns bewusst sein, dass wir in der Arbeit mit unseren Patienten sehr häufig vor allem auch dadurch wirksam sind, *wie* wir uns verhalten und die gemeinsame Beziehung gestalten und nicht nur dadurch, *was* wir tun (Dörner, 2001). So beschreiben die Autoren der Mindfulness-Based Cognitive Therapy sehr anschaulich, wie ihre Intervention erst wirksame Behandlungseffekte zeigen konnte, nachdem sie die Haltung der Achtsamkeit, die sie ihren Patienten nahebringen wollen, bewusst selbst praktizierten. Erst aus der sich damit eröff-

nenden Innenkenntnis der von ihnen unterrichteten Methode heraus konnten sie sie authentisch vermitteln. Und es konnte ihnen eine Haltung erwachsen, die von großem Respekt für die Patienten geprägt war und von dem Vertrauen in die im Patienten vorhandenen Ressourcen für die eigene Genesung (Segal und Teasdale, 2002).

LITERATURVERZEICHNIS

Altner NM, Richarz B; Reichardt H, Dobos G. Stressbewältigung durch Achtsamkeit als Unterstützung bei der Reduzierung des Tabakkonsums bei Krankenhauspersonal. In: Heidenreich T., Michalak J, editors. Achtsamkeit und Akzeptanz in der Psychotherapie. Tübingen: dgvt-verlag; 2004.

Auhagen AE. Positive Psychologie. Weinheim: Belz; 2004.

Barnes S, Brown KW, Krusemark E, Campbell WK, Rogge RD. The role of mindfulness in romantic relationship satisfaction and responses to relationship stress. J Marital Fam Ther 2007;33(4):482–500.

Dauber H. Grundlagen Humanistischer Pädagogik. Bad Heilbrunn: Verlag Julius Klinkhardt; 2009.

Davidson RJ, Kabat-Zinn J, Schuhmacher J, Rosenkranz M, Muller D, Santorelli SF, Urbanowski F, Harrington A, Bonus K, Sheridan JF. Alterations in Brain and Immune Function Produced by Mindfulness Meditation. Psychosomatic Medicine 2003(65):564–570.

Dimidjian S, Linehan M. Defining an Agenda for future research on the clinical application of mindfulness practice. Clin Psychol Sci Prac 2003;10:S.168.

Dörner K. Der gute Arzt. Lehrbuch der ärztlichen Grundhaltung. Stuttgart: Schattauer; 2001.

Elsenbruch S, Langhorst J, Popkirowa K, Müller T, Luedtke R, Franken U, Paul A, Spahn G, Michalsen A, Janssen OE, Schedlowski M, Dobos GJ. Effects of mind-body therapy on quality of life and neuroendocrine and cellular immune functions in patients with ulcerative colitis. Psychother Psychosom 2005;74(5):277–87.

Fortney L, Taylor M. Meditation in medical practice: A review of the evidence and practice. Prim Care 2010;37(1),81–90.

Foucault M. Le souci de la vérité (Nachruf auf Phillippe Ariès). Dt. Übers. v. Marianne Karbe: Ariès oder die Sorge um die Wahrheit. In: Von der Freundschaft als Lebensweise. Frankfurt a.M.: Suhrkamp; 1984. S. 38.

Grepmair L, Mitterlehner F et al. Promotion of mindfulness in psychotherapists in training: preliminary study. Eur Psychiatry 2007;22(8):485–9.

Grossman P, Niemann L, Schmidt S, Walach H. Mindfulness-based stress reduction and health benefits. A meta-analysis. J Psychosom Res. 2004 Jul;57(1):35–43.

Hayes SC, McCurry SM, Afari M, Wilson KG. Acceptance and Commitment Therapy: A manual for the treatment of emotional avoidance. Reno: Context Press; 1993.

Kabat-Zinn J, Wheeler E, Light T, Skillings A, Scharf MJ, Cropley TG, Hosmer D, Bernhard JD. Influence of a mindfulness meditation-based stress reduction intervention on rates of skin clearing in patients with moderate to severe psoriasis undergoing phototherapy (UVB) and photochemotherapy (PUVA). Psychosom Med 1998; 60(5):625–32.

Kristeller JL, Hallett CB. An exploratory study of a meditation-based intervention for binge eating disorder. J Health Psyc 1999;4(3), 357–363.

Lazar SW, Kerr CE, Wassermann RH, Gray JR, Greve DN, Treadway MT, McGarvey M, Quinn BT, Dusek JA, Benson H, Rauch SL, Moore CI, Fischl B. Meditation experience is associated with increased cortical thickness. Neuroreport 2005;16(17):1893–7.

Linehan MM. Dialektisch-Behaviorale Therapie der Borderline-Persönlichkeitsstörung. München: CIP-Medien; 1996.

Michalsen A, Grossman P, Lehmann N, Knoblauch NT, Paul A, Moebus S, Budde T, Dobos GJ. Psychological and quality-of-life outcomes from a comprehensive stress reduction and lifestyle program in patients with coronary artery disease: results of a randomized trial. Psychother Psychosom 2005;74(6):344–52.

NIH, National Center for Complementary and Alternative Medicine: http://nccam.nih.gov/health/backgrounds/mindbody.htm, Zugriff 12.1.06.

Perseius KI, Kaver K, Ekdahl S, Asberg M, Samuelson M. Stress and burnout in psychiatric professionals when starting to use dialectical behavioural therapy in the work with young self-harming women showing borderline personality symptoms. J Psychiatr Ment Health Nurs 2007;14(7):635–43.

Raingruber B, Robinson C. The effectiveness of Tai Chi, yoga, meditation, and Reiki healing sessions in promoting health and enhancing problem solving abilities of registered nurses. Issues Ment Health Nurs 2007;28(10):1141–55.

Segal ZWM, Teasdale J. Mindfulness-Based Cognitive Therapy for Depression. New York: Guilford Press; 2002.

Siegel D. Das achtsame Gehirn. Freiamt: Arbor; 2007; S. 404.

Singh NN, Lancioni GE, Winton AS, Singh J, Curtis WJ, Wahler RG, McAleavey KM. Mindful parenting decreases aggression and increases social behavior in children with developmental disabilities. Behav Modif 2007;31(6):749–71.

Spahn G, Lehmann N, Franken U, Paul A, Langhorst J, Michalsen A, Dobos GJ. Improvement of fatigue and role function of cancer patients after an outpatient integrative mind/body intervention. Journal of Advanced Nursing 2003;52(3):315–327.

Stefano GB, Esch T. Integrative medical therapy: examination of meditation's therapeutic and global medicinal outcomes via nitric oxide (review). Int J Mol Med 2005:16(4):621–30.

Wachs K, Cordova JV. Mindful relating: exploring mindfulness and emotion repertoires in intimate relationships. 2007; Behav Modif 2007;31(6): 464–81.

Wagner A. Gelassenheit durch Auflösung innerer Konflikte. Mentale Selbstregulation und Introvision. Stuttgart: Kohlhammer; 2007.

2.3.5 Emotionen

Kyung-Eun Choi, Frauke Musial

Was sind eigentlich Emotionen? Die Frage ist nur auf den ersten Blick einfach zu beantworten. Selbstverständlich wissen wir, wann wir glücklich, traurig oder ärgerlich sind. Bei dem konkreten Versuch, den Zustand genauer in Worte zu fassen, den eine bestimmte Emotion in uns auslöst, stellen wir jedoch fest, dass dies mitunter gar nicht so einfach ist. Der Volksmund bringt das oft bildreich auf den Punkt: Es kann uns vor Angst das „Herz bis zum Halse schlagen" oder es kann uns jemand das „Herz brechen", und in einem alten Adventslied aus dem Jahr 1653 heißt es: „Fröhlich soll, mein Herze springen …" (von Paul Gerhardt). Die Beispiele aus dem Volksmund machen deutlich, dass mit einer Emotion offensichtlich auch ein gewisses Maß an körperlicher Erregung einhergeht. Dass Emotionen und körperliches Befinden eng miteinander gekoppelt sind, bedeutet aber auch, dass sie eine wichtige Rolle bei der Entstehung von Krankheiten einnehmen können. Dieses Kapitel versucht, den Begriff der Emotionen zu beschreiben und herauszuarbeiten, warum Emotionen so wichtig für Krankheit und Gesundheit sein können.

Die Bedeutung von Emotionen für den Gesundheitszustand

Zahlreiche Untersuchungen konnten bereits nachweisen, dass negative Emotionen wie z.B. Ängste in Form von Stress einen schädlichen Einfluss auf den Gesundheitszustand nehmen können. Seit einigen Jahren wendet sich die Gesundheitsforschung nun der Frage zu, wie neben negativen Emotionen auch positive im Sinne einer präventiven Maßnahme die Gesundheit des Menschen fördern können.

Gerade in der naturheilkundlichen Ordnungstherapie sowie der Mind-Body-Medizin kommt den Emotionen eine große Bedeutung zu. Denn diese Therapieansätze beschäftigen sich insbesondere mit der Interaktion zwischen Geist, Körper und Verhalten. So werden Patienten im Rahmen einer mind-body-medizinischen Therapie nicht nur darauf hingewiesen, wie wichtig eine ausgewogene Ernährung und ein angemessenes Bewegungsprogramm sind. Vielmehr wird ihnen auch erklärt, warum es sich lohnt, sich mit den körperlichen Symptomen und

Funktionen einer Krankheit zu beschäftigen. Außerdem werden sie vor allem auch dahingehend instruiert, sich psychologische Kompetenzen anzueignen. Dazu gehören Krankheitsbewältigung, Stressmanagement, Spannungsregulation, Entspannungsfähigkeit, soziale Unterstützung und Kognitive Umstrukturierung. Solch ein Ansatz ist sinnvoll, da emotionale, kognitive, soziale und andere verhaltensrelevante Faktoren eng mit Gesundheit verknüpft sind. Diese Faktoren können sich somit maßgeblich auf den Verlauf einer Krankheit auswirken. Und für jeden dieser genannten Punkte spielen Emotionen eine Schlüsselrolle.

Emotionsausdruck

In aller Regel bemerken wir Wut, Trauer oder Fröhlichkeit nicht nur bei uns selbst, sondern auch bei unseren Mitmenschen. Diese Fähigkeit ist für einen sozial lebenden Primaten wie den Menschen von großer Bedeutung. Da sich Menschen überwiegend in einer sozialen Umwelt bewegen, ist es für den Einzelnen hilfreich zu wissen, ob das Gegenüber freundlich oder feindselig gesinnt ist. Eines der elementarsten Signale hierbei ist der Gesichtsausdruck. Die Stellungen von Mundwinkeln, Augenlidern und Augenbrauen vermitteln uns eindrücklich verschiedene Emotionen. Bereits simple Strichzeichnungen reichen oft aus, um eine bestimmte Stimmung darzustellen. So erfreuen sich die in den 70er-Jahren entwickelten, einfach gestalteten „Smileys" großer Beliebtheit und werden bis heute gerne eingesetzt.

Die menschlichen Grundemotionen

Welch große Relevanz der Gesichtsausdruck für Emotionen besitzt, hat bereits Charles Darwin in seinem Werk „Der Ausdruck der Gemüthsbewegungen bei dem Menschen und den Thieren" aus dem Jahre 1872 beschrieben. Des Weiteren konnten die bahnbrechenden, kulturvergleichenden Arbeiten von Ekman und Friesen belegen, dass Menschen unabhängig von Zivilisation, Hautfarbe oder Sprache in der Lage sind, bestimmte Gefühlsausdrücke in Gesichtern von anderen Menschen richtig zuzuordnen (Ekman und Friesen, 1971). Diese sog. Grundemotionen, die allen Menschen gemeinsam sind, sind Freude, Ärger, Trauer, Furcht, Ekel, Überraschung und

Zufriedenheit. (Eine Uneinigkeit gab es nur bei der Frage, ob „Beschämung" auch eine Grundemotion darstellt.) Unsere Gefühle und die Art, wie wir sie nonverbal kommunizieren, sind also Dinge, die Menschen über alle ethnischen Unterschiede hinweg einen sollten. Doch Emotionen werden nicht nur über den Gesichtsausdruck vermittelt, sondern auch über Körperhaltungen, Gesten oder komplexe Handlungsabläufe.

Innerartliche Kommunikation

Selbst Darwin sah schon im Emotionsausdruck eine wichtige Form der innerartlichen Kommunikation. Denn mit klaren Zeichen für z.B. Aggression (und Stärke) sollte zum einen das Risiko von Missverständnissen innerhalb der Art möglichst gering gehalten werden, und zum anderen sollten sich unnötige Kämpfe vermeiden lassen.

> **MERKE**
> Eine Emotion ist zunächst immer auch mit einem Emotionsausdruck verbunden.

Emotion, Reaktion und physiologische Erregung

Wie und warum entsteht nun eine Emotion? Emotionen treten häufig in Situationen auf, die uns Handlungen abverlangen. Selbst wenn wir eine Zeit lang traurig „in der Ecke sitzen", ist dieses Verhalten letztendlich eine Reaktion und kann als Rückzug von sozialer Interaktion verstanden werden.

Das Auftauchen eines Gefahrensignals ist eine typische Situation, an der man erklären kann, wie und wodurch Emotionen entstehen. Solch ein Signal kann ein plötzlicher lauter Knall sein, aber auch ein wütender Kollege oder Chef, der ins Zimmer stürmt. Älteren Theorien zufolge steht bei der Bildung von Emotionen an erster Stelle, dass das äußere Signal („Gefahr") wahrgenommen wird. In der Folge entwickelt sich eine spezielle Emotion („Angst oder Furcht"), und letztendlich werden die dazu passenden physiologischen Reaktionen (Herzrasen oder feuchte Hände) hervorgerufen. Im Fall von Angst und Furcht nennt man dies die Kampf-oder-Flucht-Reaktion (➤ Kap. 2.3.1). Die physiologische Aktivierung ist hierbei als Vorbereitung einer körperlichen Anstrengung (Kampf oder Flucht) zu sehen.

Erklärungsmodelle der Emotionsentstehung

Diese intuitive Interpretation der Emotionsentstehung ist aber nicht ganz zutreffend und entspricht vielmehr unserer retrospektiven Interpretation der ablaufenden psychophysiologischen Vorgänge. Diese sukzessive Form der Reaktion, bei der zunächst einmal der Stimulus identifiziert wird und dann erst in einem zweiten Schritt die psychophysiologische Reaktion in Gang kommt, könnte für die Gefahr, die ein ärgerlicher Chef mit sich bringt, gerade noch ausreichend sein. Für die Konfrontation mit einem Säbelzahntiger, für die diese Reaktion einmal gedacht war, wäre sie allerdings bei Weitem nicht schnell genug! Denn in einer akuten Gefahrensituation muss schnell reagiert werden und um auf die genaue Identifikation der Gefahr zu warten, bis die komplexe psychophysiologschen Regelkreisläufe gestartet werden, bleibt im Notfall zu wenig Zeit. Könnte es demnach sein, dass die physiologische Reaktion *vor* der Interpretation des Stimulus als Gefahr stattfindet?

Mit diesem Problem beschäftigten sich bereits viele Wissenschaftler. Zur Emotionsentstehung gibt es daher eine Reihe von Erklärungsmodellen, die versuchen, den genauen Zusammenhang zwischen physiologischer Aktivierung und der Emotion zu beschreiben. Die wichtigsten frühen Theorien waren die *James-Lange-Theorie*, die besagt, dass Gefühle Begleiterscheinungen körperlicher Vorgänge seien, und die *Cannon-Bard-Theorie*, die der interessierte Leser in vielen Psychologiebüchern finden wird (Breedlove et al., 2007). Genauer dargestellt werden soll an dieser Stelle *Schachters Kognitive Theorie* (Schachter et al., 1962): Er geht davon aus, dass zwei wesentliche Einflussgrößen bestimmen, wie eine Gefahr wahrgenommen wird:

- durch die Reizeigenschaften (z.B. Lautstärke des Tigerbrüllens) und
- den Kontext (z.B. freie Wildbahn = Gefahr).

Der **physikalische Reiz** allein führt zu einem passenden, autonomen Erregungsmuster (z.B. Herzrasen). Es ist dann allerdings der Kontext, der die spezielle Emotion, in diesem Falle Angst, bestimmt. Besonders wichtig ist, dass diese beiden Reaktionen schnell und parallel ablaufen. Maßgeblich für die

Emotionsentwicklung ist also die **Interpretation des Kontexts**. Das Ausmaß der autonomen Reaktion bestimmt lediglich die Intensität der erfahrenen Reaktion. Die erlebte Reaktion wird gespeichert und beeinflusst zukünftige Interpretationen von Reizen und die dazugehörige, autonome Erregung.

Am Beispiel des ärgerlichen Chefs bedeutet das konkret: Ein ärgerlicher Chef kann einen bedrohlichen Reiz darstellen, der Gefahr signalisiert und eine autonome Erregung hervorruft. Hat man tatsächlich einen Fehler begangen, bestätigt der Kontext die Gefahr, und die zukünftige Konfrontation mit dem ärgerlichen Chef wird eine noch stärkere autonome Erregung hervorrufen. Bestätigt sich der gefahrvolle Kontext aber nicht, weil der Vorgesetzte sich z.B. über den Fehler eines anderen Kollegen ärgert, reagiert man bei der nächsten Begegnung mit dem ärgerlichen Chef gelassener. Dann ist die mit der Situation verbundene, physiologische Reaktion eher abgeschwächt. Individuelle Erfahrungen und die erlebten körperlichen Reaktionen bilden somit ein Set, aus dem die Interpretation neuer Situationen konstruiert wird.

Natürlich spielen gerade in sozialen Zusammenhängen auch die kognitiven Einstellungen des Individuums eine Rolle. Diese Zusammenhänge zwischen den individuellen Erfahrungen, kognitiven Einstellungen und Interpretationen einerseits und emotionalem Befinden andererseits sind umfassend in den Arbeiten von Lazarus beschrieben worden (Lazarus, 1991). Ihm ging es als Therapeut vor allem um die Beziehung zwischen Therapeut und Patient. Doch er zeigte ganz generell auf, wie sich verschiedene Lebensbereiche und Erfahrungsprozesse wechselseitig bedingen können.

Das Ausmaß der physiologischen Erregung

Zusammenfassend bedeutet dies also, dass zu einer Emotion auch immer eine physiologische Erregung gehört. Die Intensität der erfahrenen Emotion hängt vom Ausmaß der physiologischen Erregung ab. Dieser Zusammenhang schlägt sich auch in der Alltagssprache nieder. So kann sich Besorgnis zu Furcht und schließlich zu Panik steigern, während sich Fröhlichkeit über Freude zur Ekstase entwickeln kann (Breedlove et al., 2007). Dabei ist das psychophysiologische Erregungsmuster nicht zwingend spezifisch für die erfahrene Emotion: Große

Freude kann z.B. ein ähnliches psychophysiologisches Erregungsmuster wie Furcht aufweisen. Für die Interpretation, welche Emotion nun tatsächlich vorliegt, sind entweder Informationen über den spezifischen Emotionsausdruck oder das subjektive Empfinden erforderlich (siehe auch Birbaumer und Schmidt, 2006).

Negative Emotionen und Stresshormone

Für die Entstehung und Aufrechterhaltung von Emotionen, die psychophysiologische Wirkungen zur Folge haben, sind Stresshormone essenziell. Hier spielen zwei Hormongruppen eine Rolle:

- Die **Katecholamine** haben eine Bedeutung für die Emotionen Aggression, Angst und Furcht, die durch eine Kampf-oder-Flucht-Reaktion begleitet werden (Henry et al., 1986, 1992).
- Die Ausschüttung des Stresshormons **Kortisol** spielt eine wichtige Rolle für die Emotionen Trauer, Depression und Hilflosigkeit, die mit einer passiven Rückzugsreaktion einhergehen.

Beide Reaktionen beschreiben sog. Stressreaktionen, die mit negativen Emotionen in Verbindung gebracht werden. Das Modell von Henry kann sicherlich heute an einigen Punkten detaillierter beschrieben werden, es hat jedoch nichts von seiner prinzipiellen Gültigkeit verloren. So beschreibt z.B. Richard Davidson ausführlich den Zusammenhang zwischen Depression und dem dazugehörigen psychophysiologischen Reaktionsmuster (Davidson et al., 2002).

Emotionen werden häufig unter dem Blickwinkel von negativen Emotionen und Stress diskutiert, da bei vielen chronischen Patienten auch eine Veränderung in der Psyche wie auch im Stressempfinden zu finden ist. Geht es den Patienten in ihrer Haupterkrankung besser, so bessern sich in der Regel auch ihre Begleitsymptome. Diese Zusammenhänge sind sicher hochrelevant für unser Verständnis von Krankheit. Schließlich könnte auch die Beseitigung der Begleitsymptome zu einer Verbesserung der Hauptsymptomatik führen.

Positive Emotionen

Krankheiten bilden sich auf unsere Emotionen ab. Aber wahrscheinlich handelt es sich nicht um einen einseitigen Zusammenhang. Emotionen können sich auch auf unsere Gesundheit auswirken. Lange Zeit wurde hier der Fokus auf negative Emotionen und Stress gelegt. Aber positive Emotionen nehmen wahrscheinlich ebenso starken Einfluss auf unser körperliches Befinden. Interessanterweise gibt es vergleichsweise wenig Forschung zu positiven Emotionen. Dabei sollten doch gerade positive Emotionen, denen ein wichtiger Beitrag zu Gesundheit zugeschrieben wird, auch im Mittelpunkt des Interesses stehen.

Viele Jahrzehnte lang wurde vor allem das mesolimbische Dopaminsystem, welches als neurobiologisches Korrelat für „Belohnung" (bzw. nach der Lernpsychologie für „positive Verstärkung") gilt, als das Substrat für positive Emotion untersucht. Da es sowohl bei der Drogensucht als auch bei natürlich motiviertem Verhalten wie z.B. der Futtersuche oder dem Sexualverhalten eine Rolle spielt, bezeichnet man es auch als „Lustsystem". Doch was steckt eigentlich physiologisch hinter positiven Emotionen?

Die Rolle des mesolimbischen Belohnungssystems bei der Entstehung positiver Emotionen

Das Lustsystem ist im Wesentlichen dopaminerg und hat Anteile in den Gehirnstrukturen des ventralen tegmentalen Areals (VTA) und des Striatums (Ncl. accumbens). Dabei erhält der Ncl. accumbens Input vom präfrontalen Kortex und vom limbischen System (z.B. von der Amygdala, vom Hippocampus und vom Septum; Schandry, 2006). Diejenigen Neuronen, die vom ventralen Tegmentum zum Nucleus accumbens ziehen, sind am häufigsten an der natürlichen Belohnung und an der Aktivität süchtig machender Drogen beteiligt. Die natürliche Funktion des mesolimbischen Belohnungssystems ist wahrscheinlich mit explorativem Neugierverhalten und allgemeiner Verhaltensaktivierung verknüpft. Sie führt zur **Verstärkung** all jener **Verhaltensweisen**, die seine Reizung ausgelöst haben. Damit ist dieses System an physiologischen, mit Befriedigung verknüpften Verhaltensweisen beteiligt, die dem Überleben des Individuums und der Art dienen. Und es entspricht dem neuronalen Korrelat von Belohnung. Dieser Zusammenhang erklärt auch, warum es bei bestimmten Drogen zur Abhängigkeit kommt. Denn sie erzeugen im Individuum positive Emotionen. Alle Abhängigkeit erzeugenden Drogen aktivieren nämlich künstlich den neurobiologischen Funktionsmechanismus des mesolimbischen Systems. Dies geschieht, indem sie wie natürliche Stimuli eine Freisetzung von Dopamin in den Nucleus accumbens bewirken (Schandry, 2006).

Dennoch ist die Interpretation des mesolimbischen Dopaminsystems als „Lustsystem" wahrscheinlich nicht richtig. Dieses System entspricht eher einem generellen Verhaltensantrieb, jedoch höchstwahrscheinlich nicht dem eigentlichen Lustempfinden. Dieses wird durch das endogene Opiatsystem vermittelt. Einfach ausgedrückt: Das mesolimbische Dopaminsystem vermittelt eher das „Wollen", während das endogene Opiatsystem eher das „Mögen" vermittelt. (Das endogene Opiatsystem ist hierbei sehr komplex. Durch die Ausschüttung von endogenen Opiaten durch den Hirnstamm können bestimmte Handlungen und Reaktionen verstärkt werden. Tatsächlich sind diese körpereigenen Stoffe sogar in der Lage, Schmerzen zu lindern. Daher wird ihre Rolle z.B. auch bei der Mediation von analgetischen Plazeboeffekten diskutiert.) Insgesamt hat der etwas artifizielle und experimentelle Zugang, die Reaktion auf Drogen als Modell für positive Emotion zu nehmen, nur eingeschränkt zur Aufklärung der neurobiologischen Grundlagen positiver Emotionen beigetragen.

Das Bindungsmodell

Erfolgreicher in der Aufklärung der neurobiologischen Grundlagen positiver Emotionen ist dagegen ein Ansatz, der natürlich motiviertes Verhalten untersucht. Dieses kann nämlich als positiv sowohl für das Individuum als auch für die Art interpretiert werden.

Jaak Panksepp, einer der innovativsten Vertreter einer modernen Neurobiologie der Emotionen, betont besonders die Bedeutung **sozialer Emotionen** wie Liebe und Bindung bzw. Neugier und Spiel (Panksepp, 1998). So verbringen z.B. Primaten bis zu 70% der Zeit, die nach Schlaf und Futtersuche bleibt, mit sozialer Fellpflege (Grooming). Dieses Verhalten festigt die sozialen Bindungen und führt zu einer erhöhten Ausschüttung bestimmter körpereigener Opioidpeptide (β-Endorphin). Dieses Erklärungsmodell würde dem Ansatz entsprechen, dass der eigentliche Belohnungsaspekt positiver Emotionen tatsächlich über das **endogene Opiatsystem** vermittelt wird.

Bindung zwischen Mutter und Kind

Eine ganz besondere Rolle bei der **Vermittlung von Bindung** spielen die zwei Hypophysenhinterlappenhormone Oxytozin und Vasopressin. Letzteres wird auch als antidiuretisches Hormon (ADH) bezeichnet:

- **Oxytozin** unterstützt beim Stillen die Nahrungsaufnahme des Säuglings, indem es die glatte Muskulatur der Brustdrüse kontrahiert: Es vermittelt zunächst den sog. Milchejektionsreflex. Die Stimulation der Brustwarze durch das Saugen des Kindes wird zum paraventrikulären Kern des Hypothalamus (PVN) übertragen. Das regt die Freisetzung von Oxytozin aus dem Hypophysenhinterlappen in den Blutkreislauf an. In der Folge kontrahiert sich die glatte Muskulatur des Brustgewebes, welche Milch in die Brust pumpt. Dieser **Reflex** der Mutter ist leicht an verschiedene kindliche Verhaltenssignale z.B. Weinen zu **konditionieren**.
- **ADH** (Vasopressin) hemmt primär die Wasserausscheidung der Niere (und erhöht den Blutdruck).

Beide Hormone haben im Verlauf der Entwicklungsgeschichte über ihre Hauptfunktion hinaus auch globalere Funktionen im Zusammenhang mit Bindungsverhalten übernommen (Panskeep, 1998).

Bindung zwischen erwachsenen Partnern

Aber nicht nur bei der Beziehung zwischen Mutter und Kind kommen diese Hormone zum Einsatz. Auch bei der Bindung zwischen erwachsenen Partnern spielen sie eine Rolle. So wird Vasopressin bei Männern vor allem während der Phase der sexuellen Erregung ausgeschüttet. Mit der Ejakulation und dem männlichen Orgasmus kommt es darüber hinaus zu einem Anstieg von Oxytozin. Und auch bei dem weiblichen Höhepunkt wird vermehrt Oxytozin ausgeschüttet. Deshalb wird es auch als **Bindungshormon** bezeichnet.

Aussagen durch die Verteilung der Hormonrezeptoren

Im Gehirn von sehr jungen Ratten finden sich Oxytozinrezeptoren vor allem im Zingulum, im vorderen Thalamus, sowie in der dorsalen hippokampalen/subikulären Region. Diese Gehirnareale kontrollieren kindliche Emotionen wie Trennungsstress oder primäre soziale Bindungen. Bei erwachsenen Ratten findet sich eine erhöhte Rezeptordichte im ventromedialen Thalamus und Subikulum. Diese Gebiete vermitteln sexuelle Empfänglichkeit und Gedächtnisprozesse im Zusammenhang mit soziosexuellen Interaktionen. Die Entwicklung der Verteilung der Rezeptoren unterstützt die Annahme, dass **Oxytozin** zunächst für die **Mutter-Kind-Bindung** eine wichtige Rolle spielt, dann aber beim erwachsenen Tier auch eine Funktion im Sexualverhalten und in der **Paarbindung** übernommen hat.

Die Rolle von Körperkontakt bei der Bildung positiver Emotionen

Ein besonderer Aspekt der sozialen Bindung ist der Körperkontakt. Wird z.B. ein neugeborenes Küken behutsam in einer menschlichen Hand gehalten, zeigt es eine Behaglichkeitsreaktion, indem es still wird und die Augen schließt. Dieser Effekt wird durch eine Opiatrezeptorblockade mit Naltrexon abgeschwächt und durch die Gabe von einer geringen Dosis eines Opioids verstärkt.

Eine ganz besondere Rolle bei der Entwicklung von Säugern spielt offensichtlich auch das *„Rough and Tumble Play"*. Hierbei handelt es sich um Raufspiele, die man gut bei allen jungen Säugern, aber auch erwachsenen Tieren oder Menschen beobachten kann. Das Herumtollen junger Hunde ebenso wie das Fangenspielen von Fohlen kann hierunter gefasst werden. Tierexperimentelle Untersuchungen an Ratten zeigen, dass das *Rough and Tumble Play* die Dichte von sog. NMDA-Rezeptoren (N-Methyl-D-Aspartat-Rezeptoren, neuronales Korrelat von Lernen und Gedächtnis) erhöht: im Hippokampus, im somatosensorischen Kortex und in der Area parafasciculata. Diese Befunde sind ein deutlicher Hinweis auf **spielindizierte, neuronale Plastizität**. Vor dem Hintergrund dieser Befunde ist der Schluss, dass Spielen nicht nur Spaß macht, sondern sich wahrscheinlich auch günstig auf Intelligenzleistungen auswirkt, gerechtfertigt. In diesem Zusammenhang sei auf die Arbeiten von Panksepp zum „Lachen" (den „Chirps") bei Ratten im Rahmen des sozialen Spielverhaltens hingewiesen. Dabei handelt es sich um Lautäußerungen, die insbesondere beim sozialen Spiel der Tiere auftreten und die als Pendant für menschliches Lachen interpretiert werden. Tatsächlich legen Ergebnisse sonografischer Analysen nahe, dass einige der „Chirps" intensiver und somit eventuell „vergnügter" sind als andere. Ihre Intensität könnte demnach ähnlich dem menschlichen Lachen – je nach Intensität der erlebten Emotion – variieren. Interessanterweise umgeben sich Ratten gerne mit Artgenossen, die häufig „Chirps" von sich geben. Darüber hinaus scheinen Ratten, die gekitzelt werden, dies regelrecht zu genießen und sozial an einen kitzelnden Experimentalleiter gebunden zu werden. Panksepp argumentiert, dass die „Chirps" in Ratten durch neurochemische dopaminabhängige Belohnungskreisläufe provoziert werden könnten. „Chirps" bei Ratten bzw. Lachen bei Menschen könnten somit auf Verhaltensebene ein Maß für die Analyse natürlicher Belohnungskreisläufe im Gehirn darstellen. (Panksepp und Burgdorf, 2003; Panksepp, 2005).

> **MERKE**
> **Positive Emotionen und die physiologischen Reaktionen**
>
> Neuropeptide spielen eine wichtige Rolle bei der Vermittlung positiver Emotionen (Panksepp, 1998):
> Endogene Opiate wie z.B. β-Endorphine wirken ähnlich (abgeschwächt) wie Heroin im Gehirn und beeinflussen (lindern) vor allem negative Gefühle, insbesondere die sozialer Isolation und Einsamkeit. Darüber hinaus gibt es Hinweise dafür, dass Opioide gleichzeitig positive Emotionen auslösen können. So erhöht Morphin z.B. die Häufigkeit des Rough and Tumble Play bei Ratten.
> Aus Tierexperimenten ist bekannt, dass sowohl Endorphin- als auch Oxytozinnetzwerke im Gehirn aktiv sind bei angenehmen, prosozialen Aktivitäten wie z.B. Grooming, Spiel und Sex. Darüber hinaus ist Oxytozin in der Lage, die Sensitivität der Opiatnetzwerke zu erhöhen: Der Hippokampus, als zentrale Struktur für Lernen und Gedächtnis, verfügt über eine sehr hohe Dichte an Oxytozinrezeptoren. Es wird postuliert, dass die Aktivierung dieser Netzwerke bei Kindern das Sicherheits- und Bindungsgefühl stärkt und bei Erwachsenen in Pflege- und sexuellem Verhalten sowie den damit verbundenen positiven Emotionen involviert ist.

Emotion, Krankheit und Gesundheit

Welche Rolle spielen nun Emotionen für Krankheit und Gesundheit? Die beste Antwort darauf gibt bereits die Arbeit von Henry aus den 80er-Jahren

2

des letzten Jahrhunderts (Henry et al., 1986). Er definierte die an der Kampf-oder-Flucht-Reaktion bzw. Depressions-Hilflosigkeitsreaktion orientierten Stressachsen und unterschied in seinem Modell drei verschiedene Typen von Stressoren. Das Modell vermutet einen Zusammenhang zwischen den Grundemotionen Ärger, Angst und Depression und dem endokrinen System. Dabei wird je nach Situation ein spezifisches endokrines Stressreaktionsmuster entwickelt:

- **Furcht** führt zu einer verstärkten Ausschüttung von Adrenalin (Vorbereitung zur Flucht) und in der Folge zu leichtem Anstieg von Blutdruck und Herzfrequenz;
- **Ärger** bewirkt einen Noradrenalin- und Testosteronanstieg (Vorbereitung zum Kampf), woraufhin Blutdruck sowie Herzfrequenz deutlich ansteigen;
- **Depression** bedingt eine vermehrte Ausschüttung von Kortisol und Testosteron (Kontrollverlust, Unterordnung), und die Herzfrequenz nimmt deutlich ab.

Der entscheidende Punkt in diesem Modell ist, dass mit einer Emotion auf physiologischer Ebene ein spezifischer und messbarer Zustand assoziiert ist. Welches Muster tatsächlich in einer konkreten Belastungssituation auftritt, ist allerdings von den Situationen und auch von der individuellen Reaktionsdisposition abhängig. Wie bereits im Abschnitt zu den Erklärungsmodellen der Emotionsentstehung erläutert wurde, sind z.B. auch individuelle Erfahrungen für die Disposition zu bestimmten Reaktionen wichtig.

Später ergänzte Henry sein Modell um die positiven Gegenpole. Dabei ging es ihm auch um die Frage, was uns vor den Auswirkungen der Stressreaktion schützt. So bildeten in dem neueren Modell nach Henry den Gegenpol zu Aggression, Kampf oder Flucht und Widerstand die Begriffe „Entspannung", „Meditation" und „Schlaf". Als Gegenpol zu Depression, Hilflosigkeit und Verlust setzte er die Begriffe „gehobene Stimmung", „Bindung" und „Grooming". Dieses Modell postuliert, dass ein Ausbau positiver Werte die Ausprägung negativer Gegenpole verringern kann. Ein Ausbau an positiven Emotionen kann demnach in der Regel auch einen Krankheitszustand verbessern. Auch neuere Befunde bestätigen eine neuromodulatorische und wahrschein-

lich neuroprotektive Wirkung von z.B. Meditation auf das Gehirn (Davidson et al., 2003; Davidson und Lutz, 2007). Die regelmäßige Praxis der Meditation führt demnach wahrscheinlich zu physiologisch messbaren Veränderungen in Parametern, die mit Gesundheit assoziiert sind.

Positive Emotionen als Therapieansatz

Wie in diesem Kapitel dargelegt, spielen Emotionen bei der Vermittlung von Krankheit und Gesundheit eine große Rolle. In den letzten Jahren wird dabei nicht nur negativen Emotionen und ihrem Zusammenhang mit Stress Aufmerksamkeit gewidmet. Vielmehr findet auch die Bedeutung positiver Emotionen für die Erhaltung von Gesundheit zunehmend Beachtung. Interessanterweise bieten gerade integrativmedizinische Versorgungsansätze Settings, in denen Techniken wie Meditation oder Yoga als Praktiken, die Entspannung vermitteln, eine wichtige Rolle zukommt. Entscheidend sind hier darüber hinaus auch die persönliche Zuwendung sowie die Beachtung und Achtung des Individuums. Ein integrativmedizinischer Ansatz behandelt somit nicht nur primär die körperlichen Symptome, sondern bietet durch ihre Ganzheitlichkeit auch Ansatzpunkte für Selbstheilungskräfte. Es ist für den Patienten essenziell herauszufinden, dass er durch aktive Veränderung von Dingen, die er nicht direkt mit seiner Krankheit in Verbindung bringt, tatsächlich selbst den Verlauf seiner Erkrankung beeinflussen kann. Als Beispiel sind hier Elemente der naturheilkundlichen Ordnungstherapie sowie der Mind-Body-Medizin zu nennen, die auf Entspannung, Aufmerksamkeit und positive Emotionen abzielen.

LITERATURVERZEICHNIS

Birbaumer N, Schmidt RF. Biologische Psychologie, IV Funktionen des Nervensystems und Verhalten; Emotionen, 26. 6. Aufl. Heidelberg: Springer-Verlag; 2006. S. 689–726.

Breedlove SM, Rosenzweig MR, Watson NV. Biological Psychology: An Introduction to Behavioral, Cognitive, and Clinical Neuroscience. 5th ed. Sunderland, Massachusetts: Sinauer Associates, Inc.; 2007.

Darwin C. Der Ausdruck der Gemüthsbewegungen bei dem Menschen und den Thieren. Aus dem Englischen übersetzt von J. Victor Carus. Stuttgart: E. Schweizerbart'sche Verlagshandlung; 1872.

Davidson R, Pizzagalli D, Nitschke JB, Putnam K. Depression: Perspectives from affective Neuroscience. Annu Rev Psychol 2002;53:545–74.

Davidson R, Kabat-Zinn J, Schumacher J, Rosenkranz M, Muller D, Santorelli SF, Urbanowski F, Harrington A, Bonus K, Sheridan JF. Alterations in Brain and Immune Function Produced by Mindfulness Meditation. Psychosomatic Medicine 2003;65:564–570.

Davidson R, Lutz A. Buddha's Brain: Neuroplasticity and Meditation. IEEE Signal Processind Magazine 2007;176:171–175.

Ekman P, Friesen WV. Constants across cultures in face and emotion. Journal Of Personality And Social Psychology 1971;17:124–129.

Henry JP, Haviland MG, Cummings MA, Anderson DL, Nelson JC, MacMurray JP, McGhee WH, Hubbard RW. Shared neuroendocrine patterns of post-traumatic stress disorder and alexithymia. Psychosomatic Medicine, 1992;54(4):407–415.

Henry JP, Stephens PM, Ely DL. Psychosocial Hypertension and the Defence and Defeat Reactions. Journal of Hypertension 1986;4:687–697.

Lazarus RS. Emotion and Adaptation. London: Oxford University Press; 1991.

Panksepp J. Affective Neuroscience: The foundations of human and animal emotions. New York: Oxford University Press, Inc.; 1998.

Panksepp J, Burgdorf J. Laughing rats and the evolutionary antecedents of human joy? Physiology & Behavior 2003;79:533–547.

Panksepp J. http://www.youtube.com/watch?v=myuceywaOUs&mode=related&;search=

Panksepp J. Beyond a joke: from animal laughter to human joy? Science 2005;308(5718):62–63.

Schachter S, Stanley, Singer J. Cognitive, social and physiological determinants of emotional state. Psych. Review 1962;69:379–407.

Schandry R. Biologische Psychologie. 2. Aufl. Weinheim: Beltz Verlag; 2006.

2.3.6 Funktioneller Zusammenhang zwischen Stress, Immunsystem und Erkrankungen

Christina Rosenberger und Manfred Schedlowski

Einleitung

Psychosomatische Erklärungsansätze gehen schon lange davon aus, dass stressreiche Lebenserfahrungen und der psychische Status einer Person Entstehung und Verlauf von Erkrankungen beeinflussen können. Dennoch mangelte es lange an empirischen Beweisen. In den letzten zwei Jahrzehnten erbrachten nun psychoneuroimmunologische Forschungsarbeiten neue Erkenntnisse, die den Einfluss von Stress auf das Immunsystem grundlegend doku-

mentieren. Biochemische und neuroanatomische Mechanismen von Stresseffekten ließen sich in immer detaillierteren Einzelheiten darstellen, sodass ihre Bedeutung für den Krankheitsprozess verständlich wurde. So konnten die experimentellen Befunde zeigen, dass das Immunsystem, ähnlich wie unser Hormonsystem oder Herz-Kreislauf-Funktionen, sensitiv auf Verhaltenseinflüsse reagiert. Wir wissen heute, dass sowohl akuter als auch chronischer Stress beispielsweise die Zirkulation von immunkompetenten Zellen im Körper nachhaltig verändern kann. Ebenso werden nicht nur die funktionelle Kapazität dieser Zellen beeinflusst, sondern auch eine Reihe von Immunbotenstoffen, die Zytokine, welche die Immunabwehr gegen Bakterien und Viren, entartete Zellen oder entzündliche Prozesse steuern. Die Bedeutung dieser Befunde ist einzigartig, veränderten sie doch die lange Jahre herrschende Ansicht, dass das Immunsystem im Körper autonom gesteuert wird und nur durch eindringende Pathogene wie Viren oder Bakterien aktiviert werden kann.

Gibt es also tatsächlich Zusammenhänge zwischen unserem Verhalten, beispielsweise in stressreichen Situationen, und der Reaktion unseres Immunsystems? Welchen Einfluss können Verhalten und auch Kognitionen wie Einstellungen, Erwartungen, Glaube oder Emotionen auf körperliche Symptome und Funktionen nehmen? Denn entsteht Stress nicht eigentlich im Kopf durch unsere Bewertung der Situation, in der wir uns gerade befinden? All diese Fragen bilden den Kern der Mind-Body-Medizin. Doch um die mind-body-medizinischen Interventionstechniken erfolgreich einsetzen zu können, müssen wir genauer verstehen lernen, wie Stress, das Immunsystem und die Entstehung und der Verlauf von Erkrankungen funktionell zusammenhängen.

Psychosozialer Stress, neuroendokrine Funktionen und die Immunantwort

Wirkungen von psychosozialem Stress auf das Immunsystem

Als Reaktion auf belastende Umstände werden im Gehirn eine Reihe von adaptiven Antworten im neuroendokrinen System angestoßen. Sie haben verhaltensrelevante, kardiovaskuläre, metabolische und immunologische Veränderungen zur Folge.

Grundsätzlich kann das Gehirn, unser stresswahrnehmendes Organ, über einen neuralen efferenten und über einen humoralen efferenten Weg mit dem peripheren Immunsystem kommunizieren:

- Die Grundlage für den **efferenten neuralen Weg** bildet die Innervation primärer (Thymus, Knochenmark) und sekundärer (Milz, Lymphknoten) lymphatischer Organe. So ist beispielsweise die Milz stark von noradrenergen Nervenbahnen innerviert. Und es ist gut dokumentiert, dass Signale über das sympathoadrenerge System von der Synapse zur immunkompetenten Zielzelle vermittelt werden (➤ Kap. 2.3.1). Hierbei werden der Neurotransmitter Noradrenalin freigesetzt und zudem adrenerge Rezeptoren auf den unterschiedlichen Leukozytensubpopulationen exprimiert. Durch diese neuroendokrinen Signale kann sowohl die Migration und Zirkulation der Immunzellen als auch ihre Funktion beeinflusst werden.
- Der **humorale Weg der Kommunikation** zwischen Gehirn und Immunsystem erfolgt über das Blut, über das die freigesetzten Neurotransmitter, Hormone und Neuropeptide die immunkompetenten Zellen mittels spezifischer Rezeptoren erreichen: Eine Rolle spielen hier Hypophysenhormone (z.B. das Prolaktin und das Wachstumshormon), Neuropeptide (z.B. das Corticotropin Releasing Hormone (CRH) oder das adrenocorticotrope Hormon (ACTH)) und endogene Opioide. Sie werden während psychosozialer und körperlicher Belastungen freigesetzt und können so die zelluläre und humorale Immunantwort steuern. In welche Richtung die immunkompetenten Zellen beeinflusst werden, ob die neuralen und humoralen Kommunikationswege aktiviert oder supprimiert werden, hängt von einer Vielzahl von Faktoren ab. Wie dies abläuft, ist bisher noch nicht in allen Einzelheiten verstanden. So kann eine einmalige kurzfristige Erhöhung eines neuroendokrinen Botenstoffs sich anders auf die Funktion der immunkompetenten Zellen auswirken als ein langfristiger Anstieg. Auch die Effekte auf die verschiedenen Leukozytensubpopulationen können unterschiedlich ausfallen. So aktiviert beispielsweise ein kurzfristiger Anstieg von Adrenalin und Noradrenalin die natürlichen Killerzellen, während T-Lymphozyten gar nicht beeinflusst oder sogar in ihrer Funktion supprimiert werden. Ebenso scheint der aktuelle Aktivierungsgrad der peripheren Immunzellen die jeweilige Wirkung der neuroendokrinen Botenstoffe zu modulieren. Sie kann beispielsweise bei Patienten mit chronisch entzündlichen Autoimmunerkrankungen ganz anders ausfallen als bei Probanden mit einem intakten Immunsystem (Malarkey und Mills, 2007; Kelley et al., 2007; Blalock und Smith, 2007).

Im Gegensatz zu den immunaktivierenden Effekten nach einer kurzfristigen, vorübergehenden Erhöhung der Katecholamine Adrenalin und Noradrenalin scheint eine längerfristige, auch geringfügig vermehrte Ausschüttung der Katecholamine Immunfunktionen eher zu unterdrücken.

Immunsuppression

Das Konzept der Immunsuppression nach anhaltendem psychologischem Stress wurde trotz der Komplexität der neuroendokrinen Immuninteraktion mittlerweile durch eine große Anzahl Studien demonstriert. Dabei scheinen insbesondere zwei neuroendokrine Verbindungswege die Immunsuppression zu vermitteln:

- Demnach scheint zum einen eine **chronisch erhöhte sympathoadrenerge Aktivität**, bei der Katecholamine wie Adrenalin und Noradrenalin ausgeschüttet werden, diese suppressiven Effekte zu vermitteln (➤ Kap. 2.3.1).
- Zum anderen scheint hier die **Aktivität der Hypothalamus-Hypophysen-Nebennieren-Achse** eine Rolle zu spielen, wodurch Glukokortikoide freigesetzt werden, die immunsupprimierend wirken. Sie hat zur Folge, dass die zellulären und humoralen Immunantworten nach chronischem psychischem Stress eingeschränkt werden (Glaser und Kiecolt-Glaser, 2005).

Über diese beiden Hauptkommunikationswege hinaus interagieren auch Neuropeptide des sensorischen Nervensystems wie die Substanz P mit dem Immunsystem und können als Bindeglied zwischen Stress und entzündlichen Prozessen eine Rolle spielen.

Normale und pathologische Immunantwort

Obwohl in den letzten zwei Jahrzehnten eine Fülle von Details über die Veränderungen der Immunantwort während und nach stressreichen Ereignissen zusammengetragen wurden, wird weiterhin intensiv darüber diskutiert, wie sich die Immunantwort bei gesunden Personen von pathologischen Reaktionen unterscheidet. Bei gesunden Individuen werden Veränderungen der Immunantwort als Reaktion auf Stress (Umweltreize) generell als evolutionärer, adaptiver Prozess bewertet (Kemeney und Schedlowski, 2007). Ein gesundes Immunsystem ist auch ohne Weiteres in der Lage, lang anhaltende Belastungen durch psychischen Stress zu kompensieren. Allerdings weisen experimentelle Daten deutlich darauf hin, dass das Krankheitsrisiko aufgrund der inhibitorischen Effekte (s.o.) von chronischen, psychischen Belastungen auf das Immunsystem erhöht sein kann. Vermittelt wird diese erhöhte Krankheitsanfälligkeit durch hyper- oder hypoaktive Reaktionen des neuroendokrinen Systems, insbesondere der Hypothalamus-Hypophysen-Nebennieren-Achse (HPA-Achse) und des sympathischen Nervensystems auf Stress.

Diese neuroendokrinen Reaktionen können somit den Beginn von Erkrankungen wie beispielsweise Virusinfektionen oder chronische, entzündliche Autoimmunerkrankungen begünstigen und deren Verlauf negativ beeinflussen.

Stress und chronisch-entzündliche Autoimmunerkrankungen

Die Ätiologie chronisch entzündlicher Autoimmunkrankheiten wie rheumatische Arthritis, entzündliche Darmerkrankungen (CED) oder systemischer Lupus erythematoides (SLE) ist bis heute nicht im Detail verstanden. Aus der klinischen Praxis weiß man aber, dass bei diesen Autoimmunerkrankungen insbesondere belastende psychische Lebenserfahrungen damit zusammenhängen, ob die Symptome ausbrechen oder sich verschlechtern. Bei Patienten mit chronisch-entzündlichen Erkrankungen scheint jedoch die Kommunikation auf dem efferenten Weg vom zentralen Nervensystem zum peripheren Immunsystem gestört zu sein (s.u., Straub et al.,

2005; Pawlak et al., 1999). So zeigen psychoneuroimmunologische Befunde, dass sich Patienten mit rheumatoider Arthritis oder SLE von Gesunden in folgenden Punkten unterscheiden:

- in der Anzahl und der Zusammensetzung der im Blut zirkulierenden Leukozytensubpopulationen,
- in der Aktivität der immunkompetenten Zellen sowie
- in der Zytokinfreisetzung als Antwort auf akuten Stress.

Diese gestörte neuroendokrino-immunologische Interaktion basiert zum einen auf einer erhöhten Freisetzung der Stresshormone der HPA-Achse sowie des sympathischen Nervensystems und einer gestörten Regulation der Hormonrezeptoren, die in bzw. auf den Immunzellen exprimiert werden. Zudem scheint, insbesondere während eines chronisch-entzündlichen Prozesses, die Ansprechbarkeit der Hormonrezeptoren in und auf den immunkompetenten Zellen beeinträchtigt zu sein. Dies behindert intrazelluläre Signalkaskaden und beeinflusst damit die Genexpression in den Immunzellen. Bei rheumatoider Arthritis beobachtet man beispielsweise eine unverhältnismäßige Kortisolfreisetzung und einen erhöhten sympathischen Tonus im Ruhezustand und zugleich eine inadäquate Antwort auf Stress. Parallel dazu scheint es zu einem funktionellen Rückzug sympathischer Nervenfasern aus den Gelenkkapseln, einer verminderten Expression von β-Adrenozeptoren respektive einer vermehrten Expression von α-Adrenozeptoren zu kommen. Weiterhin kann dies eine gestörte intrazelluläre Signalkaskade der Adrenozeptoren in den Leukozyten zur Folge haben (Straub et al., 2005).

Stress und Infektionskrankheiten

Die Effekte von Stress auf infektiöse Erkrankungen wurden bis heute an einer Vielzahl von unterschiedlichen Paradigmen untersucht. In Humanexperimenten befassen sich die Untersuchungen in der Regel mit dem Verlauf von Immunreaktionen nach Impfungen gegen virale Erreger oder sie konzentrieren sich auf die Reaktivität latenter Viren.

So wurden gesunden Probanden unter kontrollierten Bedingungen beispielsweise Erkältungsviren appliziert und anschließend objektivierbare Parameter des Infektionsverlaufs (wie die Viruslast im peripheren Blut sowie die körperliche und subjektive Krankheitssymptomatik) analysiert. Zusammengefasst zeigen die Befunde dieser Untersuchungen, dass ein höheres Maß an chronischen Stressbelastungen (vorher durch Fragebögen validiert) eine größere Anfälligkeit für einen viralen Infekt darstellt. Das zeigte sich deutlich in der Menge neutralisierender Antikörpertiter und in den dokumentierten objektiv und subjektiv geäußerten Erkältungssymptomen der Probanden (Cohen et al., 1991, 1997, 2005). In diesen Untersuchungen wurde auch dokumentiert, dass ein größeres bzw. besser funktionierendes soziales Netzwerk einer Person, das als Maß dafür gesehen wird, wie gut eine Person in den Familien-, Freundes- und/oder Kollegenkreis eingebettet ist, und das sich durch einschlägige psychologische Skalen dokumentieren lässt, die Empfänglichkeit für Virusinfektionen signifikant vermindert. Das ist ein weiteres eindeutiges Zeichen dafür, dass psychische Faktoren die Immunantwort auf Virusinfektionen steuern können.

Stress und Tumorerkrankungen

Ätiologie und Verlauf von Krebserkrankungen

- Inwiefern psychische Faktoren die Ätiologie und den Verlauf von Krebserkrankungen beeinflussen und inwieweit das Immunsystem onkologischer Patienten durch Verhaltensinterventionen positiv beeinflusst werden kann, wurde in der Vergangenheit kontrovers diskutiert. Die Befundlage aus bisher publizierten Studien reflektiert diese Kontroverse insoweit, als dass etwa die Hälfte der Untersuchungen einen positiven Effekt solcher Verhaltensinterventionen auf immunologische Funktionen respektive die Überlebenszeit der Patienten berichtet. Die andere Hälfte kann jedoch keine oder nur sehr geringe Effekte dokumentieren (Miller und Cohen, 2001). Diese Befunde mögen auch darin begründet sein, dass viele Tumoren und karzinogene Prozesse (wie die Metastasierung von Tumoren) nicht oder nur über kurze Phasen durch das Immunsystem kontrolliert werden. Neuere tierexperimentelle Erkenntnisse zeigen, dass die Tumorentstehung und Metastasierung maßgeblich direkt durch die bei Stress ausgeschütteten Hormone Adrenalin und Noradrenalin sowie durch die entsprechenden Adrenozeptoren auf den Tumorzellen gesteuert werden scheinen. An diesen Vorgängen waren allerdings keine immunkompetenten Zellen beteiligt (Thaker et al., 2006).

- Einen Zusammenhang zwischen Stress und dem Beginn einer Tumorerkrankung deuten auch kürzlich erschienene Studien an (Antoni et al., 2006). Im Gesamtkontext betrachtet ist die Beziehung zwischen stressigen Erfahrungen und der Ätiologie von Krebs allerdings eher schwach (Reiche et al., 2004). Wenn so eine Beziehung existieren würde, wäre sie sehr wahrscheinlich nur dann nachweisbar, wenn eine Verbindung mit bekannten Risikofaktoren (wie Genetik, Geschlecht, Lage des Tumors, Alter und Gesundheitsverhalten wie Rauchen) mit berücksichtigt würde.

- Eine weitere interessante Hypothese unterstreicht die Rolle stressbedingter Veränderungen in hormonellen und zirkadianen Rhythmen als wesentlichen Faktor bei der Entstehung und Entwicklung von Tumoren (Sephton und Spiegel, 2003). So können stressreiche Lebenserfahrungen, Depression und andere psychiatrische Erkrankungen die zirkadiane Rhythmik der HPA-Achse stören. Auch gibt es Hinweise auf eine abnormale zirkadiane Rhythmik bei Personen mit hohem Risiko für Brustkrebs: Beispielsweise lässt sich durch einen abgeflachten zirkadianen Kortisolrhythmus bis zu sieben Jahre nach der Erhebung eine frühe Mortalität vorhersagen. Diese HPA-Veränderungen waren nur zu einem geringen Grad mit Schlafmangel oder frühem psychosozialen Stress assoziiert. Die genaue Bedeutung dieser Befunde ist noch unklar; allerdings weisen diese Daten auf die Bedeutung der HPA-Achse auf die Entstehung und Entwicklung von Tumoren hin.

Immunreaktion im Tumorgewebe

Neuere Forschungsarbeiten befassen sich mit dem Zusammenhang zwischen Stress und Immunfunktionen von Krebspatienten, insbesondere der Immunreaktion im Tumorgewebe.

- So wurde dokumentiert, dass Stress mit niedrigerer Aktivität der natürlichen Killerzellen (NK) im Tumorgewebe von Patienten mit Ovarialkarzinom assoziiert ist, während ein hohes Maß an sozialer Unterstützung mit einer höheren NK-Aktivität in Verbindung gebracht wird (Ludgendorf et al., 2005).

• Andere Studien untersuchten den Effekt von Stress an gesunden Probanden auf immunologische Funktionen, die für die Entstehung von Tumoren und das Tumorwachstum essenziell sind. Sie konnten beispielsweise zeigen, dass akuter Stress die Antwort von Leukozyten auf Faktoren verändert, die Apoptose induzieren – einen Prozess, der eine wichtige Rolle bei der Entstehung maligner Zellen spielt (Antoni et al., 2006).

Bedeutung der Ergebnisse

Insgesamt deutet vieles darauf hin, dass Stress und psychosoziale Faktoren den Verlauf von Krebserkrankungen beeinflussen. Eine wichtige zukünftige Forschungsrichtung stellt die experimentelle Erforschung stressinduzierter Effekte auf molekularer Ebene dar. Sie muss in die vorherrschenden Paradigmen integriert werden, um die Signalwege von psychosozialem Stress zu molekularen Geschehnissen zu analysieren. Nur auf diesem Wege werden sich die tatsächlichen Auswirkungen von psychosozialen Belastungen auf die Tumorentstehung und Metastasierung klären lassen.

Ausblick

Die größte Herausforderung für zukünftige Forschungstätigkeiten wird es sein, die hierarchischen, zeitlichen und räumlichen Kommunikationsmuster auf psychosozialen Stress bei unterschiedlichen Erkrankungen zu klären: Es gilt herauszufinden, wie das Zusammenspiel aussieht zwischen dem stresswahrnehmenden System, unserem Gehirn, dem neuroendokrinen System, das die Stresssignale zum peripheren Immunsystem weiterleitet, und letztendlich den Organen und den Zellen des Immunsystems. Sowohl die Wirkung von akutem als auch chronischem Stress müsste hierbei beleuchtet werden. Man wird detailliert verstehen lernen müssen, wie, wo und wann die Kommunikation zwischen dem Gehirn und dem peripheren Immunsystem bei den verschiedenen immunassoziierten Erkrankungen gestört ist. Dabei wird es auch darauf ankom-

men, die basalen psychologischen Mechanismen zu identifizieren, die mit relevanten Hirnstrukturen und den biochemischen Signalkaskaden assoziiert sind und über neuroendokrine Bahnen Immunreaktionen in der Peripherie nachhaltig beeinflussen können. Nur auf Grundlage solcher Erkenntnisse lassen sich gezielte, nichtpharmakologische Interventionsprogramme entwickeln und einsetzen. Bislang wissen wir noch zu wenig über die Steuerungsrolle des Gehirns im Kontext dieser neuroimmunologischen Antworten auf psychosoziale Belastungen.

—————————— **Praxis** ——————————

Die Heilkraft der Bewegung

Auch wenn der Zusammenhang zwischen Stress und Immunsystem bei Erkrankungen noch nicht im Detail verstanden ist, so können im Ansatz schon gezielte Verhaltensinterventionsprogramme gestaltet werden, mit denen sich auf das biochemische Netzwerk im Körper konkret Einfluss nehmen lässt. So wurde beispielsweise in den letzten Jahren detailliert dokumentiert, dass Sport und Bewegung grundsätzlich über die induzierte Zytokinantwort entzündungshemmend wirken (Pedersen und Fischer, 2007). Insbesondere antiinflammatorische Zytokine wie Interleukin-10 oder Interleukin-6 werden durch sportliche Aktivitäten vermehrt im Körper freigesetzt. Diese neuen Erkenntnisse haben dazu geführt, dass Sport und Bewegung bei einer Vielzahl von Erkrankungen unter dem Überbegriff „die Heilkraft der Bewegung" als nichtpharmakologische Behandlungsmethode eingesetzt werden.

Darüber hinaus wissen wir aus unterschiedlichen Grundlagenstudien der Plazebo- und Konditionierungsforschung, dass auch Immunfunktionen beim Menschen klassisch konditioniert werden können. Bei Verhaltensinterventionsprogrammen könnten Erwartungseffekte und Konditionierungsprozesse gezielt als additive oder supportive Therapie zur pharmakologischen Intervention eingesetzt werden. Ziel dieser Maßnahmen ist es, Medikamente und damit unerwünschte Nebenwirkungen einzusparen und parallel den therapeutischen Effekt zu maximieren (Enck et al., 2008).

LITERATURVERZEICHNIS

Antoni MH, Lutgendorf SK, Cole SW, Dhabahar FS, Sephton SE, Mcdonald PG, Stefanek M, Sook AK. The influence of bio-behavioral factors on tumor biology: pathways and mechanisms. Nat Rev Cancer 2006;6:204–8.

Blalock JE, Smith EM. Conceptual development of the immune system as a sixth sense. Brain Behav Immun. 2007;21:23–33.

Cohen S. Keynote presentation at the eight international congress of behavioural medicine: the Pittsburgh common cold studies: psychosocial predictors of susceptibility to respiratory infectious illness. Int. J. Behav. Med. 2005;12:123–131.

Cohen S, Doyle WJ, Skoner DP, Rabin BS, Gwaltney JM Jr. Social ties and susceptibility to the common cold. JAMA. 1997;277:1940–4.

Cohen S, Tyrrell DA, Smith AP. Psychological stress and susceptibility to the common cold. N Engl J Med. 1991;325:606–12.

Enck P, Benedetti F, Schedlowski M. New insights into the placebo und nocebo responses. Neuron. 2008;59:195–206.

Glaser R, Kiecolt-Glaser JK. Stress-induced immune dysfunction: implications for health. Nat. Rev. Immunol. 2005;5:243–251.

Kelley KW, Weigent DA, Kooijman R. Protein hormones and immunity. Brain Behav. Immun. 2007;21:384–392.

Kemeny ME, Schedlowski M. Understanding the interaction between psychosocial stress and immune-related diseases: a stepwise progression. Brain Behav. Immun. 2007; 21:1009–18.

Ludgendorf SK, Sood AD, Anderson B, McGinn S, Maiseri H, Dao M, Sorosky JI, De Geest K, Ritchie J, Lubaroff DM. Social support, psychological distress, and natural killer cell activity in ovarian cancer. J. Clin. Oncol. 2005;23:7105–7113.

Malarkey WB, Mills PJ. Endocrinology: the active partner in PNI research. Brain Behav. Immun. 2007;21:161–168.

Miller GE, Cohen S. Psychological interventions and the immune system: a meta-analytic review and critique. Health Psychol. 2001;20:47–63.

Pawlak CR, Jacobs R, Mikeska E, Ochsmann S, Lombard MS, Kavelaars A, Heijnen CJ, Schmidt RE, Schedlowski M. Patients with systemic lupus erythematosus differ from healthy controls in their immunological response to acute psychological stress. Brain Behav. Immun. 1999;13:287–302.

Pedersen BK, Fischer CP. Beneficial health effects of exercise – the role of IL-6 as a myokine. Trends Pharmacol Sci. 2007;28:152–6.

Reiche EMV, Nunes SOV, Morimoto HK. Stress, depression, the immune system, and cancer. Lancet Oncol. 2004;5:617–625.

Sephton S, Spiegel D. Circadian disruption in cancer: a neuroendocrine-immune pathway from stress to disease? Brain Behav. Immun. 2003;17:321–328.

Straub RH, Dhabhar FS, Bijlsma JW, Cutolo M. How psychological stress via hormones and nerve fibers may exacerbate rheumatoid arthritis. Arthritis Rheum. 2005;52;16–26.

Thaker PH, Han LY, Kamat AA, Arevalo JM, Takahashi R, Lu C, Jennings NB, Armaiz-Pena G, Bankson JA, Ravoori M, Merritt WM, Lin YG, Mangala LS, Kim TJ, Coleman RL, Landen CN, Li Y, Felix E, Sanguino AM, Newman RA, Lloyd M, Gershenson DM, Kundra V, Lopez-Berestein G, Lutgendorf SK, Cole SW, Sood AK. Chronic stress promotes tumor growth and angiogenesis in a mouse model of ovarian carcinoma. Nat Med 2006;12:939–44.

2.3.7 Gesundheitsverhaltensänderung: eigenverantwortliche Lebensstilgestaltung

Silke Lange, Anna Paul

„Gesagt ist noch nicht gehört.
Gehört ist noch nicht verstanden.
Verstanden ist noch nicht einverstanden.
Einverstanden ist noch nicht angewandt.
Angewandt ist noch nicht beibehalten."

Konrad Lorenz

Viele Maßnahmen und Elemente der Mind-Body-Medizin basieren auf einer aktiven Haltung des Patienten. So können beispielsweise Yoga, Entspannung, Stressbewältigung oder gesunde Ernährung ihre gesundheitsfördernden Eigenschaften in der Regel nur dann entwickeln, wenn sie regelmäßig und vor allem auch über einen längeren Zeitraum hinweg praktiziert werden. Dies setzt oft voraus, dass die Patienten ihren bisherigen Lebensstil ändern, indem sie z.B. statt passiver Entspannung vor dem Fernseher eine aktive Entspannungsalternative ausüben, beispielsweise in Form von progressiver Muskelentspannung.

Die Praxis zeigt allerdings immer wieder, dass eine ärztliche oder therapeutische Empfehlung meist kein probates Mittel darstellt, um Patienten zu einer nachhaltigen Lebensstilveränderung zu motivieren. Wissen und Ratschläge allein reichen anscheinend für eine Verhaltensänderung oft nicht aus. Und selbst eine ausreichende Motivation, die eine Grundvoraussetzung für eine Verhaltensänderung ist, garantiert noch nicht, dass es Menschen gelingt, das, was sie sich vorgenommen haben, in die Tat umzusetzen.

Um den Prozess der Verhaltensänderung besser zu verstehen und für die Beratung nutzbar zu machen, sind eine Reihe psychologischer Modelle entwickelt worden. In diesem Kapitel wird eine Auswahl von Modellen vorgestellt, die sich sowohl in der Forschung als auch der Praxis bewährt haben. Sie eignen sich nicht nur für die Planung und Durchführung von größer angelegten Interventionen. Vielmehr lassen sich aus ihnen heraus auch klare Anleitungen für die Praxis der individuellen Gesundheitsberatung ableiten.

Dabei ist allerdings zu beachten, dass das gesundheitsbewusste Verhalten einer Person wechselseitig von zahlreichen internen und externen Einflüssen bestimmt wird, die sich aus der Interaktion des Einzelnen mit seiner Umgebung ergeben. Will man Gesundheitsverhalten bei Patienten steuern, sollte man sich der zahlreichen gesellschaftlichen, wirtschaftlichen, zwischenmenschlichen und psychologischen Faktoren, die diesen Prozess beeinflussen, bewusst sein und damit auch der Begrenztheit jeglicher Modellvorstellungen.

Modelle des Gesundheitsverhaltens und der Gesundheitsverhaltensänderung

Die gesundheitspsychologische Forschung liefert einige Hinweise dafür, welche Faktoren bei gesundheitsbezogenen Verhaltensänderungen eine Rolle spielen können. Man unterscheidet in diesem Zusammenhang zwei Arten psychologischer Erklärungstheorien, die im Folgenden näher erläutert werden:

- Kontinuumtheorien;
- Stufen- bzw. Prozessmodelle.

Diese Erklärungstheorien weisen verschiedene Gemeinsamkeiten auf, unterscheiden sich jedoch in ihrem Grundverständnis der Prozesse, die zu einer Gesundheitsverhaltensänderung führen.

Gesundheitsverhaltensänderung als Kontinuum

In den Kontinuumtheorien (oft auch statische Modelle genannt) wird Verhalten auf der Grundlage von Prädiktorvariablen vorhergesagt, deren Beziehung zueinander und zum Zielverhalten in Form von Kausalzusammenhängen spezifiziert werden. So erhöhen z.B. hohe Selbstwirksamkeitserwartungen und ein positiver sozialer Einfluss auf das Zielver-

halten die Wahrscheinlichkeit, dass ein bestimmtes Verhalten ausgeübt wird. Häufig untersuchte Modelle aus dieser Richtung sind:

Das „Health Belief Model"   Dieses Modell wurde in den 50er-Jahren von einer Gruppe Sozialpsychologen in den USA entwickelt, die die Teilnahme amerikanischer Bürger an medizinischen Präventionsmaßnahmen zu erklären suchten. Der Kerngedanke des Modells ist, dass das Gesundheitsverhalten zum einen von der subjektiv wahrgenommenen Bedrohung einer Krankheit (diese setzt sich zusammen aus der wahrgenommenen Krankheitsanfälligkeit und dem Schweregrad der möglichen Krankheit sowie den Konsequenzen davon) beeinflusst wird. Zum anderen hängt es davon ab, wie die Vor- und Nachteile einer bestimmten gesundheitsfördernden Verhaltensweise eingeschätzt werden und wie an die Effektivität dieser Handlung geglaubt wird (Rosenstock, 1974).

Die Theorie des geplanten Verhaltens   Diese Theorie basiert auf der Annahme, dass Verhalten vor allem durch die Absicht zu handeln (Handlungsintention) bestimmt wird. Die Intention wiederum wird durch folgende drei Determinanten beeinflusst:

- Einstellung gegenüber dem Verhalten: Einschätzungen bezüglich der Konsequenzen, die ein bestimmtes Verhalten zur Folge haben kann, und die Wertung dieser Konsequenzen;
- Soziale Norm: wahrgenommene Ansprüche der sozialen Umwelt;
- Wahrgenommene Verhaltenskontrolle: Einschätzung der für das Zielverhalten nötigen Fähigkeiten (Ajzen, 1988, 1991).

Die „Protection Motivation Theory"   Nach diesem von C. Rogers entwickelten Modell hat eine Person nur dann die Absicht, ein gesundes Verhalten auszuführen, wenn sie den Schweregrad einer Gesundheitsbedrohung wahrnimmt, sich von dieser Bedrohung verletzbar fühlt und ausreichend überzeugt ist, dass mit einer bestimmten Handlung die Bedrohung verringert wird. Außerdem muss sie sich kompetent genug fühlen, dieses gesundheitsfördernde Verhalten auszuführen. Sind diese Voraussetzungen erfüllt, bildet die Person eine positive Intention. Ob die Intention in Verhalten umgewandelt wird, hängt dann z.B. auch davon ab, ob äußere Barrieren oder die Einstellung von Bezugspersonen die Handlung verhindern (Rogers, 1975).

Auch wenn die verschiedenen Modelle unterschiedliche Ursprünge haben und sich unterschiedlicher Terminologien bedienen, so gehen sie in der Regel von sehr ähnlichen Konstrukten aus. Sie berücksichtigen beispielsweise Faktoren wie:

- Persönliche Einstellungen;
- Erwartungen an Handlungsergebnisse: antizipierte Ergebnisse oder Konsequenzen eines ausgeführten Verhaltens;
- Sozialer Einfluss: wahrgenommene Ansprüche und Unterstützung der sozialen Umwelt, soziale Normen und Vorbildverhalten wichtiger anderer Personen;
- Selbstwirksamkeitserwartungen: subjektive Gewissheit, zukünftige Anforderungssituationen aufgrund eigner Kompetenz bewältigen zu können;
- Subjektiv wahrgenommene Bedrohung durch Folgen des aktuellen Verhaltens.

Von diesen Faktoren wird angenommen, dass sie direkt oder vermittelt über andere Variablen Einfluss auf das Verhalten haben. Um eine Verhaltensänderung anzustreben, müsste eine Person dementsprechend z.B. folgende Überzeugungen teilen:

1. Eine Nichtänderung meines jetzigen Verhaltens stellt eine ernsthafte Gesundheitsbedrohung für mich dar.
2. Eine Verhaltensänderung schmälert dieses Risiko (positive Erwartung an ein Handlungsergebnis).
3. Ich bin dazu in der Lage, diese Veränderung erfolgreich auszuführen (hohe Selbstwirksamkeitserwartung).
4. Mir wichtige Menschen finden es gut, wenn ich mein jetziges Verhalten ändere, und werden mich dabei unterstützen.

Andere Faktoren wie z.B. demographische Faktoren, grundlegende Einstellungen, soziale Normen, Belohnungen und wahrgenommene Barrieren spielen in diese Erwartungen mit hinein und können diese entweder verstärken oder mindern.

Die Kontinuumtheorien gelten allgemein als empirisch gut bestätigt (Conne und Norman, 1995). Dennoch hat die Kritik hieran in den letzten Jahren zugenommen (Sniehotta und Schwarzer, 2003). Sie richtete sich u.a. dagegen, dass der Prozess der Verhaltensänderung und die Art der an diesem Prozess beteiligten Einflüsse, nicht hinreichend beschrieben werden und sich deshalb nur schwer erfolgreiche Interventionsstrategien ableiten lassen. Die Kontinuummodelle erklären die Determinanten, die zu der Bildung einer Verhaltensabsicht führen, deutlich besser als den Zusammenhang zwischen Verhaltensabsicht und Verhalten. Gerade Letzterer ist für die Praxis von größerer Bedeutung.

Gesundheitsverhaltensänderung als Prozess

In den letzten 20 Jahren haben sich die Gesundheitsverhaltensmodelle deshalb von den eher statischen Kontinuumtheorien zu den komplexeren, systemisch prozessorientierten Stufenmodellen entwickelt (Schwarzer et al., 2002). Darin werden vor allem die zeitlichen und kausalen Prozesse dargestellt, die die Motivation und das Handeln beschreiben, erklären oder beeinflussen.

Die theoretische Basis dieser Modelle ist die Annahme, dass Menschen sich in unterschiedlichen Motivationsstufen bezüglich einer Verhaltensänderung befinden. Für jede dieser Stufen werden unterschiedliche psychische Prozesse angenommen, welche auf jeweils phasentypische Weise von verschiedenen sozialkognitiven Faktoren beeinflusst werden. Dementsprechend profitieren Menschen in einem Veränderungsprozess auch von unterschiedlichen Formen der Unterstützung, um in die nächste Stufe zu wechseln. In einem frühen Stadium der Verhaltensänderung ist es z.B. sehr sinnvoll, **Informationen über Vor- und Nachteile** einer bestimmten Verhaltensweise zu vermitteln. Die gleiche Vorgehensweise ist jedoch zu einem späteren Zeitpunkt weniger effektiv. Die Betreffenden profitieren dann z.B. eher von gezielten Handlungsanweisungen und Hilfen zum **Umgang mit Widerständen und Barrieren**.

Auch welche Art Information zu welchem Zeitpunkt sinnvoll ist, lässt sich anhand stadienbasierter Theorien besser eingrenzen. So konnte z.B. in einer umfangreichen Analyse von 217 Interventionsstudien zu Ernährungsmodifikation gezeigt werden, dass die Vermittlung von sehr gezielten Informationen (z.B. über den Fettgehalt bestimmter Lebensmittel) nur zur Verhaltensänderung führt, wenn sie an bereits hoch motivierte, veränderungsbereite Personen gerichtet ist (Contento et al., 1995).

Theorie der Stufenprozesse

Die dynamischen Modelle unterscheiden sich vor allem in der Zahl der angenommenen Stufen einer Verhaltensänderung sowie in der Charakterisierung bzw. Operationalisierung dieser Phasen. In allen Modellen ist sowohl Fortschritt als auch Rückschritt innerhalb der Stufen möglich. Ohne näher darauf einzugehen und der Vollständigkeit halber soll hier kurz erwähnt werden, welche Stadienmodelle gegenwärtig besonders diskutiert und erforscht werden: das „Health Action Process Approach Model" (Schwarzer, 1996), das Rubikon-Modell (Gollwitzer, 1996), das MoVo-Modell (Göhner, 2007) und das Transtheoretische Modell (Prochaska und Di Clemente, 1985). Insgesamt bieten phasenbezogene Modelle für größer angelegte Interventionen den Vorteil, dass die Programme individueller abgestimmt werden können. Außerdem können Erfolge anhand der Übergänge zu verhaltensnäheren Stufen evaluiert werden und nicht nur danach, ob das Zielverhalten erfolgte.

Motivation und Volition

Die einfachste Unterteilung des Verhaltensänderungsprozesses ist diejenige in zwei Stadien bzw. Phasen, nämlich in Motivation und Volition:

- In der **Motivationsphase** geht es um die Bildung einer Intention, das heißt Patienten zu motivieren, dass sie etwas ändern wollen. Diese Phase endet, wenn eine Person die Absicht hat, ihr Verhalten zu ändern.
- Die **Volitionsphase** beschreibt hingegen die gewollte Umsetzung dieser Intention in ein konkretes Verhalten.

Da im Alltag oft unreflektiert davon ausgegangen wird, dass eine Verhaltensänderung nur eine Frage der Motivation ist (d.h., wenn der Patient nur genügend davon überzeugt ist, dass Yoga ein effizienter Weg ist, Stress zu bewältigen, dann wird er dies schon regelmäßig ausführen), ist die Unterscheidung dieser zwei Phasen sehr wichtig für die Praxis der Verhaltensänderung.

Motivationale Faktoren

Die bereits genannten Kontinuumtheorien lassen sich sehr gut heranziehen, um die in der Motivationsphase wirksamen Faktoren zu beschreiben. Wenn man die Faktoren versteht, die Personen zu einem bestimmten Verhalten veranlassen, kann man diese zumindest theoretisch beeinflussen: So kann man Personen, die sich gerne gesünder verhalten wollen, darin bestärken. Oder: Personen, die diesen Wunsch noch nicht hegen, aber von gesünderem Verhalten profitieren würden, kann man zu diesem Verhalten motivieren. Faktoren, an denen man ansetzt, wären dementsprechend:

- Risikowahrnehmung bzgl. der eigenen Vulnerabilität und des Schweregrads einer Erkrankung;
- Ausprägung von positiven Erwartungen an ein Handlungsergebnis;
- Steigerung der Selbstwirksamkeit, das neue Verhalten auch tatsächlich ausführen zu können.

M E R K E
Selbstwirksamkeit

Den Selbstwirksamkeitserwartungen kommt eine besonders wichtige Rolle dabei zu, ob ein gesundheitsrelevantes Verhalten aufgenommen oder aufrechterhalten wird. Deshalb wird hier kurz skizziert, wie sie entstehen und was sie beeinflusst:

Selbstwirksamkeit wird subjektiv wahrgenommen. Sie ist abhängig vom jeweiligen Thema – Bewegung, Ernährung oder Rauchen – und für jede Verhaltensweise von ganz spezifischen Situationen: Die Selbstwirksamkeit eines Menschen in Bezug auf eine Ernährungsumstellung ist oftmals gering, wenn der Partner diese Umstellung nicht mit unterstützt und man selbst z.B. aus Zeitgründen die Mahlzeiten nicht zubereiten kann. Die gleiche Person kann aber eine hohe Selbstwirksamkeit hinsichtlich einer Änderung des Bewegungsverhaltens haben.

Selbstwirksamkeit wird durch vier grundlegende Erfahrungen entwickelt:

- **Persönliche Erfahrung, eigene Handlungserfolge:** Ein Erfolg bei der Bewältigung einer schwierigen Situation stärkt den Glauben an die eigenen Fähigkeiten – man traut sich auch in Zukunft solche Situationen zu. Misserfolge können hingegen dazu führen, dass man an den eigenen Fähigkeiten zweifelt, sodass man in Zukunft vergleichbare Situationen eher meidet.
- **Beobachten von Ereignissen bzw. Personen (Modelle):** Dabei ist es entscheidend, sich mit dem Modell identifizieren und vergleichen zu können. Bewältigen Menschen, die ähnliche Fähigkeiten haben wie man

selbst, eine Aufgabe, traut man sie sich selbst auch eher zu.

- **Verbale Rückmeldung anderer Personen:** Ärzte und Therapeuten sind wichtige Rückmelder; indem sie den Fokus auf das bereits Erreichte legen (anstatt auf das, was bisher nicht geschafft wurde), lässt sich die Selbstwirksamkeit aufseiten des Patienten erhöhen.
- **Physiologischer Zustand:** Die Empfindung einer wohltuenden Entspannung im Zusammenhang mit Atemmeditation kann z.B. als positives Signal für die eigene Entspannungsfähigkeit interpretiert werden; und es lässt sich die Selbstwirksamkeit diesbezüglich steigern.

Methoden, um den Aufbau von Selbstwirksamkeit zu unterstützen:

- Individuelle Formulierung herausfordernder, aber realisierbarer Ziele;
- Unterteilung des komplexen Zielverhaltens in realisierbare Komponenten. Analyse, welche Fähigkeiten für die Bewältigung bestimmter Komponenten gefördert werden müssen;
- Planung einer sinnvollen Abfolge der Teilschritte bis zum Endziel: vom Einfachen zum Schwierigen;
- Berücksichtigung auch kurzfristiger positiver Effekte einer Verhaltensänderung bei der Formulierung von Zielsetzungen;
- Aufzeigen und Bewusstmachung von Fortschritten, die eine Person macht; Zuschreiben der Fortschritte den eigenen Fähigkeiten der Person;
- Darstellung von Rückfällen als eine Gelegenheit, die Einflussfaktoren zu analysieren und zu kontrollieren;
- Bewusstmachung von kritischen Situationen, in denen die Selbstwirksamkeit tief ist;
- Üben des gewünschten Verhaltens in diesen kritischen Situationen (praktisch, mental usw.).
- Verbale Verstärkung und Unterstützung, vor allem am Anfang eines Änderungsprozesses.

Wie eingangs erwähnt, ist jedoch oft zu beobachten, dass es vielen Menschen schwer fällt, das, was sie sich vorgenommen haben, in die Tat umzusetzen – auch dann, wenn sie hoch motiviert sind. Eine ausreichende Motivation ist dementsprechend zwar eine Grundvoraussetzung für eine Verhaltensänderung, aber keine Garantie dafür. Dieses Phänomen ist unter dem Begriff „Intentions-Verhaltens-Lücke" in die Forschungsliteratur eingegangen (Sheeran, 2002).

Volitionale Faktoren, die im Folgenden näher erläutert werden, dienen dazu, diese Intentions-Verhaltens-Lücke zu überbrücken.

Volitionale Faktoren

Das menschliche Verhaltensrepertoire beinhaltet zahlreiche angeborene oder erlernte Handlungsoptionen. Dennoch neigen Personen in ähnlichen Situationen immer wieder dazu, ähnlich zu handeln (z.B. sich nach Feierabend erst mal vor den Fernseher zu setzen). Gewohnte Verhaltensreaktionen werden meist unreflektiert ausgeführt.

Volition beinhaltet hingegen die willentliche Veränderung dieser spontanen Verhaltensreaktionen, d.h. die spontanen Reaktionen zu unterdrücken und einer wünschenswerteren Handlungsoption den Vorzug zu geben (z.B. nach der Arbeit ins Sportstudio zu fahren, anstatt sich wie bisher vor den Fernseher zu setzen). Dafür ist es notwendig, dass die handelnde Person die Absicht hat, gewohnte Verhaltenstendenzen zu verändern – auch wenn das neue Verhalten oft zu Beginn als unbequem empfunden wird.

Die konkrete Handlungsplanung

Um das eigene Verhalten in eine neue Richtung verändern zu können, benötigt man klare und vor allem erreichbare Ziele. Außerdem braucht man ausreichende selbstregulative Kompetenzen, die konkretes Handeln ermöglichen, auch wenn innere oder äußere Hindernisse auftreten (z.B. um die eigene Aufmerksamkeit auf die Aufgabe zu fokussieren, während man Ablenkungen ignoriert, Versuchungen widersteht und unangenehme Emotionen reguliert). Eine Methode, die sich als sehr hilfreich erwiesen hat, um neue Gewohnheiten zu entwickeln und zu festigen, sind konkrete Handlungsplanungen, sog. **Implementierungsintentionen** (Gollwitzer, 1999). Dabei legt eine Person konkret fest, wann, wo und wie sie die beabsichtigte Handlung durchführen möchte.

Beispielsweise könnte eine Implementierungsintention für mehr Bewegung lauten: „Montagabend gehe ich um 18.00 Uhr direkt nach der Arbeit eine Stunde im Park walken". Indem eine beabsichtigte Handlung formuliert wird und ihre situativen Ausführungsbedingungen spezifiziert werden, wird die Initiierung der Handlung unterstützt. Im Idealfall sollen automatische Reizhandlungsverknüpfungen gebildet werden, die sich, wenn sie oft genug geübt werden, zu Gewohnheiten entwickeln.

Aber auch sorgfältig gefasste Implementierungsintentionen können durch bestimmte Umstände zum Scheitern gebracht werden. So können spontane Ereignisse wie z.B. schlechtes Wetter die intendierte Handlung (z.B. das Walken nach der Arbeit) verhindern oder erschweren. Aus diesem Grund ist es wichtig, bereits im Vorfeld kritische innere und äußere Schwierigkeiten und Hindernisse zu antizipieren und geeignete Gegenstrategien zu bedenken. Ziel ist es, mit diesen Umständen so umzugehen, dass sie nicht zum Verhaltensabbruch führen. In einer solchen Situation ist es nötig, die intendierte Handlung gegenüber der konkurrierenden Handlungsoption (z.B. direkt nach Hause fahren und auf dem Sofa entspannen) „abzuschirmen". Zu den Strategien, die dann von Bedeutung sein können, gehören z.B. (➤ Kap. 3.2.5):

Aufmerksamkeitskontrolle   Ausblenden von Informationen, die konkurrierende Absichten fördern könnten (z.B. nicht noch vorher in die Fernsehzeitung schauen, wenn man weiß, dass man sich durch Fernsehen gerne vom geplanten Sportprogramm abbringen lässt);

Stimmungsmanagement   Mit eigenen Stimmungen so umgehen, dass sie das beabsichtigte Verhalten nicht beeinträchtigen (z.B. nach der Arbeit direkt Sport machen, weil man weiß, dass man sich, wenn man einmal zu Hause ist, nicht mehr motivieren kann);

Kognitive Umstrukturierung   Bewusstsein dafür schaffen, dass die Gedanken einen wesentlichen Einfluss auf die Gefühle haben und umgekehrt (so löst z.B. der Regen nicht den Ärger aus, sondern die Bewertung des Regens in der aktuellen Situation). Ziel ist es, die Situation im Dienste der aktuellen Einstellung neu zu bewerten (z.B. den Regen nicht als Ärgernis, sondern als willkommenes Naturereignis betrachten).

Nachmotivation   Sich noch einmal bewusst die positiven gesundheitlichen Ziele vor Augen führen, die durch das Verhalten erreicht werden sollen.

Je mehr ein neues Verhalten dann zur festen Gewohnheit wird, desto mehr können solche Prozesse der Abschirmung dann in den Hintergrund treten.

━━━━━━━━━━━━ **Praxis** ━━━━━━━━━━━━

Qualität der Patient-Arzt-Beziehung

Ein wichtiger Faktor im Rahmen des Veränderungsprozesses, der bisher nur indirekt gestreift wurde, ist die Qualität der Patient-Arzt- bzw. Patient-Therapeut-Beziehung. Gerade bei langfristigen und präventiven Gesundheitsplänen taucht oftmals das Problem der schwindenden Adhärenz, d.h. der Übereinstimmung zwischen ärztlicher/therapeutischer Empfehlung und Patientenverhalten, auf. Eine gute Patient-Arzt- bzw. Patient-Therapeut-Beziehung, die von gegenseitigem Respekt geprägt ist, spielt hier eine entscheidende Rolle. Es sollte ein beiderseitiges Einverständnis über die Ziele einer Verhaltensänderung und die dazu notwendigen Schritte bestehen.

Das Transtheoretische Modell

Das von Jim Prochaska und Carlo Di Clemente in den 80er-Jahren entwickelte Transtheoretische Modell (Prochaska und Di Clemente, 1985) ist das bekannteste und am weitesten verbreitete Modell, das den Prozess **von der Motivation zur Volition** beschreibt. Ursprünglich für den Kontext von Suchtmittelmissbrauch und Abhängigkeit zugeschnitten hat sich das Transtheoretische Modell mittlerweile als „State of the Art" in der Interventionsplanung in vielen weiteren gesundheitsrelevanten Verhaltensbereichen etabliert. Es bildet auch die theoretische und methodische Grundlage, auf der das Konzept der in der Essener Klinik für Naturheilkunde und Integrative Medizin praktizierten Lebensstiländerung beruht.

Das Modell ist gleichermaßen anwendbar für Menschen, die eine Verhaltensänderung selbst initiieren und für jene, die dies infolge einer Intervention tun. Es bietet einen theoriegeleiteten Rahmen, dessen Validität, Handhabbarkeit und Wirksamkeit evaluiert worden sind bei:

- Veränderungen des Rauchverhaltens (Etter et al., 1997; Ulbricht et al., 2004; Velicer und Prochaska, 1999);
- Entspannung (Ströbl et al., 2003);
- Bereitschaft zur Organspende (Keller et al., 2004);

- Bewegungsförderung (Martin-Diener und Thüring, 2004);
- Essverhalten (Keller et al., 2001; Howarth, 1999).

Das Modell integriert verschiedene Theorien und Prinzipien der Verhaltensänderung – daher auch die Bezeichnung „transtheoretisch". Es macht deutlich, dass Verhaltensänderung nicht als dichotome Größe aufzufassen ist, sondern als Prozess mit fünf verschiedenen Stadien: Präkontemplation (Absichtslosigkeit), Kontemplation (Absichtsbildung), Preparation (Vorbereitung), Aktion (Handlung), Aufrechterhaltung/Rückfall (➤ Abb. 2.15).

Die Definition dieser Stadien oder Stufen integriert intentionale und verhaltensbezogene Aspekte. Personen in den einzelnen Stadien unterscheiden sich durch die Ausprägung der wahrgenommenen Vor- und Nachteile sowie durch die Selbstwirksamkeitserwartungen bezüglich einer Verhaltensänderung.

- In der Phase der **Präkontemplation**/Absichtslosigkeit wird (noch) keine Verhaltensänderung erwogen. Die Personen sind sich der ungesunden Verhaltensweisen nicht bewusst oder nicht von Vorteilen anderer Verhaltensweisen überzeugt.
- Im Stadium der **Kontemplation/Absichtsbildung** setzen sich die Betroffenen bewusst mit ihrem Risikoverhalten auseinander. Es wird erwogen, das Verhalten innerhalb der nächsten sechs Monate zu ändern. Oft stehen die Vor- und Nachteile einer Verhaltensänderung jedoch noch in einer ausgewogenen Balance, sodass kein konkreter Entschluss zu einer Handlung getroffen wird.
- Während der **Preparation/Vorbereitungsphase** werden konkrete Pläne gemacht, das Verhalten innerhalb des nächsten Monats zu ändern, und es wurden bereits erste Schritte in Richtung einer Verhaltensänderung unternommen. In dieser Phase werden die Betroffenen am ehesten durch konkrete Angebote (wie z.B. Bewegungsprogramme, Anzeigen von Fitnessstudios) angesprochen.

- Im Stadium der **Aktion** wird das neue Verhalten ausgeführt. Die Selbstwirksamkeitserwartung ist hoch, und der soziale Einfluss ist nun besonders wichtig, da dies die aktivste Phase im Prozess der Verhaltensänderung ist und das größte Risiko für einen eventuellen Rückfall birgt.
- Die Phase der **Aufrechterhaltung** ist erreicht, wenn die neuen Verhaltensweisen seit mindestens sechs Monaten umgesetzt wurden. Der **Rückfall** zum früheren Verhalten ist ein integraler Bestandteil des Veränderungsprozesses und kann in jeder Stufe vorkommen – insbesondere jedoch in der Aktions- und Aufrechterhaltungsstufe.

In der Originalarbeit von Prochaska und Di Clemente wurden zunächst fünf Stufen der Verhaltensänderung identifiziert (Prochaska und Di Clemente, 1982). Spätere Arbeiten beschreiben eine sechste Stufe (Stabilisierung), die aus theoretischen Überlegungen hinzugenommen wurde und sich bislang nur im Bereich der Raucherentwöhnung bestätigt hat (Prochaska et al., 1996; Grimley et al., 1994). Personen, die sich in dieser Stufe befinden, haben ihr Problemverhalten gänzlich aufgegeben.

Die genannten Stufen der Verhaltensänderung repräsentieren das zentrale organisierende Konstrukt des Modells und beschreiben, *wann* ein Veränderungsprozess fortschreitet. Ein weiteres Kernkonstrukt sind die sog. „Veränderungsstrategien". Diese befassen sich damit, *wie* eine Verhaltensänderung stattfindet. Es wird dabei unterschieden in kognitiv-affektive (d.h. auf subjektive Bewertungsprozesse und das emotionale Erleben bezogene) und verhaltensbezogene Veränderungsstrategien, die sich in beobachtbarem Verhalten manifestieren.

Die fünf **kognitiv-affektiven Strategien** sind:

- **Steigerung des Problembewusstseins** (z.B. durch Lesen von Informationsbroschüren);
- **Gewahrwerden der Konsequenzen** des eigenen Problemverhaltens bzw. des geänderten Verhal-

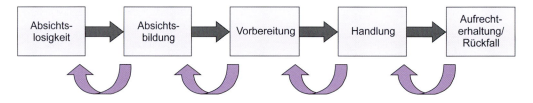

Abb. 2.15 Die Stufen der Veränderung im Transtheoretischen Modell

tens: Das zeigt sich z.B., indem man Besorgnis über Folgen des eigenen Risikoverhaltens ausdrückt;

- **Neubewertung des eigenen Verhaltens** im Kontext der sozialen Umwelt, indem man wahrnimmt, in welcher Weise das eigene Risikoverhalten die persönliche Umwelt betrifft;
- **Neubewertung der eigenen Person,** indem man bewusst wahrnimmt und einschätzt, welche Konsequenzen das eigene Risikoverhalten bzw. das eigene Zielverhalten für sich hat;
- **Wahrnehmung förderlicher Umweltbedingungen,** die eine Verhaltensänderung erleichtern.

Als **verhaltensorientierte Strategien** werden genannt (Prochaska et al., 1997):

- **Gegenkonditionierung:** Ungünstige Verhaltensweisen werden durch günstige ersetzt (z.B. spazieren gehen statt Schokolade essen);
- Nutzung von **sozialer Unterstützung,** die eine Verhaltensänderung erleichtert (z.B. Verabreden zum gemeinsamen Walken);
- **Selbstverstärkung,** indem man gezielt Selbstbelohnungsstrategien einsetzt, um das Zielverhalten zu erreichen (z.B. Kinobesuch nach erfolgreichem Veränderungsschritt);
- **Selbstverpflichtung** zur Verhaltensänderung, indem man z.B. andere über den Vorsatz zur Verhaltensänderung informiert;
- **Kontrolle der eigenen Umwelt,** um die Verhaltensänderung zu erleichtern (z.B. Joggingschuhe direkt mit zur Arbeit nehmen).

Untersuchungen haben gezeigt, dass die kognitiv-affektiven Veränderungsstrategien in den meisten Fällen vor allem in den ersten drei Phasen eingesetzt werden, während die verhaltensbezogenen Strategien in den späteren Phasen des Verhaltensänderungsprozesses angewendet werden.

Folgerungen für die Gesundheitsberatung

Aus dem Wissen um die Stufen der Verhaltensänderung und den jeweiligen stufenspezifischen Veränderungsstrategien können phasenabhängige Schwerpunkte für eine Gesundheitsberatung abgeleitet werden:

- Während der **Phase der Absichtslosigkeit** besteht das Beratungsziel darin, Problembewusstsein aufseiten des Patienten zu wecken. Dabei ist

es wichtig, dass der oftmals uninformierte, verleugnende, rationalisierende, resignierte oder reaktante Patient die Gesundheitsgefährdung, die von seinem Verhalten ausgeht, nicht nur rational anerkennt, sondern auch sich selbst als gefährdet erlebt. Dies kann dadurch erreicht werden, dass der Arzt/Gesundheitsberater an den jeweiligen Wissensstand des Patienten anknüpft und versucht, fehlende Informationen in einer angemessenen, verständlichen Sprache sachlich zu vermitteln. Moralisierende Argumentationen oder zu starke Furchtappelle sind hier kontraproduktiv, da sie die Gefahr von Widerstand oder abwehrenden Reaktionen erhöhen. Stattdessen sollte der Berater versuchen, einen emotionalen Bezug zu den Informationen herzustellen, indem er den Blick des Patienten auf bereits spürbare Folgen des gesundheitsschädigenden Verhaltens und mögliche Konsequenzen einer Verhaltensänderung lenkt. Es ist sinnvoll, dem Patienten Informationen zu dem Bereich anzubieten, zu dem ihn eine Verhaltensänderung am ehesten interessiert. Um Reaktanz zu vermeiden, sollte von Anfang an die persönliche Wahlfreiheit und Eigenverantwortung des Patienten betont werden.

- Das Ziel der Beratung im **Stadium der Absichtsbildung** ist es, den Wunsch nach Änderung zu wecken und zu unterstützen. Patienten auf dieser Stufe befinden sich in einem als unangenehm erlebten Zustand der Ambivalenz. Einerseits ist ihnen die Problematik ihres Verhaltens bewusst, andererseits sehen sie in Verbindung mit der möglichen Verhaltensänderung eine Vielzahl von Schwierigkeiten und Verlusten. Es geht also darum, dem Patienten dabei Hilfestellung zu leisten, die Ambivalenz progressiv aufzulösen. Einsicht und Problembewusstsein allein reichen noch nicht aus, um eine Verhaltensänderung konkret zu initiieren. Der Patient muss auf die Frage nach dem „Wozu" einer Verhaltensänderung eine bzw. mehrere attraktive Antworten finden. Hierbei kann der Berater ihn unterstützen, indem er ihn zu einer systematischen Auseinandersetzung mit den persönlich relevanten Vor- und Nachteilen einer Verhaltensänderung anregt.
- In der **Stufe der Vorbereitung** geht es darum, den Patienten in seiner Handlungsabsicht zu bestärken. Er benötigt Informationen über effektive

―――――――――――― **Praxis** ――――――――――――

Empfehlungen für die Patientenberatung

Die wichtigsten Aspekte, die bei der Beratung der Patienten im Hinblick auf Gesundheitsverhaltensänderung berücksichtigt werden sollten, sind:

- Diagnostik der aktuellen Veränderungsbereitschaft: Will der Patient etwas ändern? Vergegenwärtigung der Gesundheitsziele des Patienten;
- Realistische Zielsetzung für eine Änderung des aktuellen Verhaltens; dabei gilt es auch, die vorhandenen Interessen und Vorlieben zu berücksichtigen: Was und in welchem Umfang will und kann der Patient in seinem Umfeld und in seiner konkreten Lebenssituation realisieren? Geht es um den Aufbau einer starken Motivation zur Verhaltensänderung oder um den Erwerb von Fähigkeiten, die bei der konkreten Realisierung von Verhaltenszielen helfen?
- Ökonomischer Einsatz von Beratungsressourcen;
- Stufenbezogener Einsatz differenzieller Beratungsstrategien (siehe Text).

―――――――――――――――――――――――――――――――

Strategien der Verhaltensänderung und Unterstützung dabei, konkrete Ziele zu bilden und die nächsten Schritte zu planen, die zu diesem Ziel führen. Es gilt beispielsweise Optionen aufzuzeigen (z.B. welche Bewegungsmöglichkeiten es gibt) und bei Bedarf auf konkrete regionale Angebote aufmerksam zu machen.

- In der **Stufe der Handlung** ist es wichtig, den Patienten dabei zu unterstützen, wie er das Zielverhalten in den Alltag integriert. Bezogen auf die internen Ressourcen besteht die Aufgabe des Beraters insbesondere darin, die Aufmerksamkeit des Patienten auf erste Erfolge zu lenken und subjektiv relevante Verstärker (Selbstverstärkung und Belohnung durch andere) zu explorieren. Außerdem gilt es, ihn bei der Wahrnehmung zu stärken, welche Beziehungen ihm förderlich sind. Um zu vermeiden, dass er in das alte Problemverhalten zurückfällt, ist es wichtig, dessen Auslöser zu identifizieren und entsprechende Gegenmaßnahmen zu entwickeln.

- Wird das Zielverhalten von dem Patienten bereits über einen längeren Zeitraum (> 6 Monate) erfolgreich praktiziert, beziehen sich die Beratungsinterventionen primär auf dessen „Automatisierung", indem bereits erreichte und subjektiv wahrnehmbare Vorteile des neuen Verhaltens in den Fokus gestellt werden. Dabei ist es wichtig, die Patienten darauf hinzuweisen, sich immer wieder vor Augen zu halten, welchen Nutzen sie aus dem geänderten Verhalten ziehen können und was bislang am meisten geholfen hat.

Die **Zeiträume**, die Personen in den einzelnen Stufen verbringen, können **individuell** stark variieren. Damit ein Problemverhalten erfolgreich verändert wird, ist es jedoch essenziell, dass alle Stadien durchlaufen werden und dass die in diesen Stufen relevanten Verhaltensprozesse umgesetzt werden. Anderenfalls erhöht sich das Risiko für Rückfälle in ungünstige Verhaltensgewohnheiten deutlich (Prochaska et al., 1992).

Rückfälle sind ein häufiges Phänomen im Rahmen eines Veränderungsprozesses. Der letztendliche Erfolg einer Verhaltensänderung muss davon jedoch nicht immer beeinträchtigt werden. Vor dem Hintergrund des Stadienmodells bedeutet der Rückfall auf eine frühere Stufe auch die Möglichkeit, Misserfolgserfahrungen konstruktiv zu verarbeiten, und damit ein Fortschreiten innerhalb des Stufengefüges (Di Clemente et al., 1991).

―――――――――――― **Praxis** ――――――――――――

Unterstützung bei der Verhaltensänderung

Was bedeuten die dargestellten modelltheoretischen Überlegungen für die Praxis der Verhaltensänderung? Wie kann man Patienten anhand dieser Modelle zur aktiven Mitarbeit in der Therapie motivieren und sie beim Aufbau eines gesundheitsförderlichen Lebensstils unterstützen? Alle Modelle der Verhaltensänderung gehen mehr oder weniger davon aus, dass Menschen einen rationalen Prozess der Informationsverarbeitung durchlaufen, bevor sie eine Entscheidung treffen. In der Realität verhalten sich Menschen allerdings nicht immer so bewusst rational, sondern lassen sich von Gefühlen, Gewohnheiten, spontanen Eingebungen und sozialen Einflüssen leiten. Deshalb kann auch keine Theorie das Verhalten vollständig erklären, sondern nur aufzeigen, welche Faktoren eine Verhaltensentscheidung beeinflussen und wie dieser Prozess ablaufen kann.

Das Wissen um die Phasen einer Verhaltensänderung und die unterschiedlichen Bedürfnisse der Patienten in diesen Phasen ist für die Praxis dennoch sehr hilfreich. Es eröffnet die Möglichkeit, die Gesundheitsberatung individuell auf den Prozess abzustimmen. So können in jedem Stadium passende Veränderungsstrategien eingesetzt werden, um der Motivationslage zu entsprechen (z.B. im Stadium der Absichtsbildung den Patienten zunächst mit Informationen über den Nutzen einer alternativen Verhaltensweise zu versorgen oder bereits motivierte Patienten dabei zu unterstützen, ihre Absichten zu unterstützen und Barrieren zu identifizieren und zu reduzieren). Auf diese Art und Weise lassen sich Beratungsressourcen ökonomischer einsetzen, als wenn sie nach dem Gießkannenprinzip verteilt würden.

Eine wesentliche Erkenntnis dieser Modellüberlegungen ist auch die, dass Patienten im Zustand kompletter Absichtslosigkeit mit konkreten Angeboten völlig überfordert sind und ihr Verhalten zu diesem Zeitpunkt höchstwahrscheinlich nicht ändern können und werden. Der Versuch, den Patienten zu überreden, führt hier genau zum Gegenteil dessen, was Arzt oder Therapeut bezwecken: Er erhöht den Widerstand, sich überhaupt mit dem Thema zu befassen. Dies zu akzeptieren kann zu einer Entlastung für den Arzt oder Therapeuten und auch für den Patienten führen; und auch eine realistische Erwartungshaltung kann sich entwickeln.

LITERATURVERZEICHNIS

Ajzen I. The Theory of planned behavior. Organizational Behavior Human Descision Processes 1991;50:179–211.

Ajzen I. Attitudes, personality and behavior. Milton Keys: Open University Press; 1988.

Bandura A. Social Foundations of thought and action: a social cognitive theory. New York: Prentice Hall; 1986.

Conne M, Norman P. Predicting health behavior: research and practice with social cognition models. Buckingham: Open university press; 1995.

Contento IR, Basch GI, Bronner YL, Lytle LA, Maloney SK, White SL, Olson CM, Schwandener SS. The effectiveness of nutrition education and implications for nutrition education policy, programs, and research. A review of research. Journal of Nutrion Education 1995;27:277–423.

De Vries H, Dijkstra M, Kuhlman P. Self-efficacy: The third factor besides attitude and subjective norm as a predictor of behavioral intentions. Health Education Research 1988;3:273–282.

Di Clemente CC, Prochaska JO, Fairhurst SK, Velicer WF, Velasquez MM, Rossi JS. The process of smoking cessation: an analysis of precontemplation, contemplation, and preparation stages of change. Journal of Consulting and Clinical Psychology 1991;59:295–304.

Etter JF, Pernege TV, Ronchi A. Distributions of smokers by stage: international comparison and association with smoking prevalence. Preventive Medicine Jul-Aug 1997;26(4), 580–585.

Göhner W, Fuchs R. Änderung des Gesundheitverhaltens. Göttingen: Hogrefe; 2007.

Gollwitzer PM. Das Rubikonmodell der Handlungsphasen. In: Kuhl J, Heckhausen H, editors. Motivation, Volition und Handlung. Enzyklopädie der Psychologie, Serie IV: Motivation und Emotion. Göttingen: Hogrefe; 1996. 531–582.

Gollwitzer PM. Implemantation intentions – strong effects of simple plans. American Psychologist 1999;5(7): 493–503.

Grimley DM, Prochaska JO, Velicer WF, Blais LM, Di Clemente CC. The transtheoretical model of change. In: Brinthaupt TM, Lipka RP, editors. Changing the self: Philosophies, techniques and experiences. SUNY series, studying the self. Albany: State University of New York Press; 1994: 201–227.

Howarth CC: Applying the transtheoretical model to eating behaviour change: challenges and oppurtunities. Nutrition Research Reviews 1999;12:281–317.

Keller S, Bölting K, Kaluza G, Schulz K-H, Ewers H, Robbins ML, Basler HD. Bedingungen für die Bereitschaft zur Organspende. Zeitschrift für Gesundheitspsychologie 2004;12(2):75–84.

Keller S, Kaluza G, Basler H-D. Motivierung zur Verhaltensänderung. Psychomed 2001;13:101–111.

Marshall SJ, Biddle SJH. The transtheoretical model of behaviour change: a meta-ananlysis of application to physical activity and exercise. Annals of Behavioral Medicine 2001;23:229-246.

Martin-Diener E, Thüring N. Überprüfung der Stadienspezifität der Processes of Change bei Besuchern eines internetbasierten Expertensystems zur Bewegungsförderung. Zeitschrift für Gesundheitspsychologie 2004;12(2):48–55.

Prochaska JO, Di Clemente CC. Transtheoretical therapy: Toward a more integrative model of therapy. Psychotherapy: Theory, Research and Practice 1982;19:267–288.

Prochaska JO, Redding C, Evers K. The transtheoretical model of behavior change. In Glanz K, Lewis FM, Rimer MB, editors. Health Behavior and Health Education: Theory, Research and Practice. San Francisco: Jossey-Bass; 1996.

Prochaska JO, Di Clemente JO. Stages and processes of self change of smoking: Toward an integrative model of change. Journal of consulting and Clinical Psychology 1985;51:390–395.

Prochaska JO, Di Clemente JO, Nordcross JC. In search of how people change: Applications to addictive behaviors. American Psychologist 1992;47:1102–114.

Prochaska JO, Redding CA, Evers KE. The Transtheoretical Model and Stages of Change. In: Glanz K, Lewis FM, Rimer BK, editors. Health behavior and health education: Theory, Research and Practice. San Fransisco: Jossey-Bass; 1997. 60–84.

Prochaska JO, Di Clemente JO, Velicer WF, Rossi JS. Criticisms and concerns of the transtheoretical model in light of recent research. British Journal of addiction 1992;87(6):825-8,833–835.

Rogers RW. A protection motivation theory of fear appeals and attitude change. Journal of Psychology 1975;91:93–114.

Rosen C. Is the sequencing of change processes by stage consistent across health problems? A meta-analysis. Health psychology 2000;19(6):593–604.

Rosenstock IM. Historical Origins of the health belief model. Health Education Monographs 1974;2:1–8.

Schwarzer R. Psychologie des Gesundheitsverhaltens. Göttingen: Hogrefe, 1996.

Schwarzer R, Jerusalem M, Weber H. Gesundheitspsychologie von A bis Z. Göttingen: Hogrefe; 2002.

Sheeran P. Intention-behavior relations: A conceptual and empirical reciew. European Review of Social Psychology 2002;12:1–36.

Sniehotta FF, Schwarzer R. Modellierung der Gesundheitsverhaltensänderung. In: Jerusalem M, Weber H, editors. Psychologische Gesundheitsförderung. Diagnostik und Prävention, Göttingen: Hogrefe; 2003. 677–694.

Ströbl V, Reusch A, Ellgring H. Differentielle Motivation zur Duchführung von Entspannungsübungen – Indikation für differentielle Angebote? Praxis klinischer Verhaltensmedizin und Rehabilitation 2003,64:377–381.

Ulbricht S, Meyer C, Schumann A, Rumpf H-J, Hapke U, John U. Die Prozesse der Verhaltensänderung im Kontext des Lebensalters am Beispiel des Tabakrauchens. Zeitschrift für Gesundheitspsychologie 2004;12(2):39–47.

Velicer WF, Prochaska JO: An expert system intervention for smoking cessation. Patient Education and counseling 1999;36:119–129.

3 Mind-Body-Medizin in der Praxis

3.1 Mind-Body-Medizin nach dem Essener Modell für die Klinik und Praxis

Anna Paul

3.1.1 Das Essener Behandlungskonzept

Das „Essener Modell" steht für den integrativmedizinischen Behandlungsansatz der Klinik für Naturheilkunde und Integrative Medizin der Kliniken Essen-Mitte und dem angeschlossenen Alfried Krupp von Bohlen und Halbach-Stiftungslehrstuhl für Naturheilkunde an der Universität Duisburg-Essen. Das Behandlungskonzept wird seit 1999 unter der Leitung von Prof. Dr. Gustav Dobos und Dr. Anna Paul praktiziert, beforscht, unterrichtet und weiterentwickelt. Es orientiert sich an den Indikationen, Bedürfnissen und Fähigkeiten des Patienten.

Integrativmedizinische Versorgung nach dem Essener Modell heißt im Einzelnen, dass in der Behandlung sowohl modernste Diagnostik, konventionelle Medikamentierung und Physiotherapie wie auch klassisch naturheilkundliche Behandlungsformen eine Rolle spielen (z.B. die Kneipp-Hydrotherapie inklusive Wickel und Auflagen, Schröpfkopfmassagen, Blutegeltherapie, Ernährungstherapie, Heilfasten, Atemtherapie und die Anwendung von Hyperthermie und Saunagängen). Aus dem Repertoire der mind-body-medizinischen Methoden werden Spannungsregulation wie progressive Muskelentspannung, Hatha Yoga, Qigong und verschiedene Formen der Visualisierung und Meditation unterrichtet. In Patientenseminaren durchgeführt werden zudem Kenntnisse zur gesundheitsfördernden Lebensstilgestaltung in den Bereichen Ernährung, Bewegung, Kognitionen und Umgang mit Stress und Schmerzen.

Umsetzung in der Essener Klinik

In der Regel beträgt die stationäre Verweildauer in der 63-Betten-Abteilung zwei Wochen. Ein Teil der Patienten führt nach dem stationären Aufenthalt eine zehnwöchige, teilstationäre tagesklinische Anschlussbehandlung von zehn Mal sechs Stunden pro Woche fort. Außerdem werden Patienten mit Krebserkrankungen an der naturheilkundlich-onkologischen Tagesklinik der Kliniken Essen-Mitte mit auf ihre Bedürfnisse zugeschnittenen Angeboten begleitet. Seit 2010 gibt es ein integrativonkologisches Behandlungszentrum für Brustkrebspatientinnen, das naturheilkundliche und mind-body-medizinische Therapien von Beginn an in das senologische Versorgungsangebot mit einbezieht.

Einbettung in das therapeutische Angebot

Die Ziele der Behandlungen im stationären Bereich liegen in der bestmöglichen Akutversorgung und der Reaktivierung der Selbstregulation sowie der Selbstheilung. Ebenso im Vordergrund steht, gemeinsam mit den Patienten Elemente zu erarbeiten, die ihnen dabei helfen sollen, einen gesundheitsfördernden Lebensstil in den Alltag zu integrieren. Hier liegt der Schwerpunkt der teilstationären Betreuung. Um die Selbstregulation anzuregen und die Selbstheilung zu fördern, wird das kurative Potenzial naturheilkundlicher Anwendungen nach dem Reizreaktionsprinzip genutzt, z.B. Wärme- oder Kältereize, therapeutisches Fasten, Neuraltherapie oder Akupunktur.

Die in diesem Buch dargestellten mind-body-medizinischen Therapiemodule des Essener Modells (➤ Kap. 3.2.4 bis ➤ Kap. 3.2.13) sollen die Therapieentscheidungen sowohl für die Arbeit in **Kliniken** wie auch im Kontext der **niedergelassenen Praxis** inspirieren. Denkbar ist dabei sowohl die Arbeit mit Patientengruppen als auch eine individuelle Betreuung:

- Im **Einzelsetting** wird dabei aufgrund der geringeren Therapiedichte mit jedem Patient individuell zunächst meist ein Lebensstilbereich ausgewählt, in dem Modifizierungen angestrebt werden (z.B. die Ernährung). Erst nach der Umsetzung dieser Modifikationen werden gegebenenfalls weitere Lebensstilbereiche bearbeitet werden können.
- In einem **stationären** und **teilstationären Kliniksetting,** in dem neben der Ernährung auch Angebote in Bereichen wie Bewegung, Entspannung, naturheilkundliche Selbsthilfe und kognitive Strukturen vorhanden sind, lassen sich auch mehrere Bereiche parallel und ergänzend bearbeiten.

Die Einbettung der mind-body-medizinischen Interventionen in das diagnosespezifische integrativmedizinische Behandlungsprogramm versteht sich dabei als komplementär zur herkömmlichen Behandlung. Ziel der mind-body-medizinischen Interventionen ist es hier vor allem, die Motivation und Fähigkeit zur Eigenverantwortung und Selbstfürsorge der Patienten zu fördern, damit sie von der *Behandlung* zur *Handlung* gelangen. Anhand des folgenden Fallbeispiels soll exemplarisch das therapeutisch integrativmedizinische Vorgehen in der Essener Klinik skizziert werden:

3.1.2 Kasuistik – eine Patientin der Essener Klinik stellt sich vor

Die gelernte Buchhändlerin Marie M. (39) war als Sozialarbeiterin in einem Altenheim beschäftigt. Sie arbeitete gerne dort, obwohl sie die Arbeit auch als sehr belastend erlebte. Im Herbst des vergangenen Jahres zog sie sich einen Kreuzbandanriss am linken Knie zu. Zu Beginn dieses Jahres traten zunächst vorübergehende, wechselnde Rücken-, Magen- und Halsschmerzen auf. Im Juni verstärkte sich dieser Zustand zu einem Dauerschmerzsyndrom des ganzen Körpers. Dazu kamen ein thorakales Druckgefühl, Schlafbeschwerden, eine Kreislaufdysregulation mit morgendlichen Hypotonien, Erschöpfung und eine zunehmend depressive Verstimmung. Die Beschwerden wurden so massiv, dass die Hausärztin Marie M. arbeitsunfähig schrieb. Als sich nach drei Wochen zu Hause keine Besserung einstellte, emp-

fahl die Hausärztin ihrer Patientin einen zweiwöchigen Aufenthalt auf der Akutstation für Innere Medizin der Kliniken Essen-Mitte, die auf Naturheilkunde und Integrative Medizin spezialisiert ist.

Aufnahme der Patientin

Am Tag der Aufnahme führt an der Essener Klinik je ein Mitarbeiter aus der Berufsgruppe der Pflege, der Ärzte und der mind-body-medizinischen Therapie – die in Essen von nichtärztlichem Personal durchgeführt wird – ein Aufnahmegespräch mit jedem neuen Patienten. Diese drei Gespräche haben folgende Schwerpunkte:

- Fragen zum Pflegebedarf bzw. zur Selbstständigkeit;
- Ärztliche Diagnostik;
- Fragen zum Lebensstil sowie zu Motivation und Zielen für Verhaltensänderungen.

Anschließend wird in einer interdisziplinären Teambesprechung eine individuelle Behandlungsstrategie für den betreffenden Patienten festgelegt. Die körperliche Untersuchung ist dabei ein Teil der ärztlichen Aufnahme.

Das Ergebnis der **körperlichen Untersuchung** durch die betreuende Ärztin ergab bei Marie M. neben einer Gonalgie links bei Zustand nach Kreuzbandanriss eine diskret diffuse Druckschmerzhaftigkeit im Abdomen, 16 von 18 positiven *Tender Points* und myalgische Druckschmerzen sowie starke Muskelverspannungen im Bereich der HWS. Die weitere schulmedizinische Diagnostik ergab unauffällige Laborparameter für den Rheumafaktor und ANA, für Natrium, Kalium, Kalzium, Harnstoff, Kreatinin, Bilirubin, AP, LDH, Leberwerte, CK, Harnsäure, Amylase, für den LDL-HDL-Quotienten sowie für Triglyzeride, Blutsenkungsgeschwindigkeit, Blutbild, Differenzialblutbild, Gerinnungswerte und Blutzucker. Auch das EKG war unauffällig. Serologisch lag demnach kein Anzeichen für eine entzündliche Erkrankung aus dem rheumatoiden Formenkreis vor, sodass bei dem beschriebenen Beschwerdebild am ehesten von einer Fibromyalgie bzw. einem myofaszialen Schmerzsyndrom auszugehen war.

Im **pflegerischen Aufnahmegespräch** fragte die Krankenschwester Marie M., ob sie Unterstützung benötige, um den Alltag zu bewältigen. Auch Allergien und Unverträglichkeiten wurden erfragt. Der

Befund war unauffällig. Es wurde kein spezifischer Pflegebedarf festgestellt und Maries Bewusstseinszustand als wach und orientiert eingeschätzt.

Das **dritte Aufnahmegespräch** bestritt eine MBM-Therapeutin, die zu einem Team von zwölf Ernährungsberatern, Sporttherapeuten, (Sozial-)Pädagogen und Psychologen gehört. Im Vordergrund standen hier Fragen zum Ziel des Klinikaufenthalts und zur Gestaltung des häuslichen Alltags vom Zeitpunkt des morgendlichen Aufstehens über die Zusammensetzung und Häufigkeit der Mahlzeiten und der Trinkmenge bis hin zur Abendgestaltung. Auch der Zeitpunkt des Zubettgehens und die Qualität des Schlafs wurden erfragt und notiert. Weiterhin besprochen wurden die Themen Bewegung, Atmung, Rauchen, Alkoholkonsum, Hobbys, Stressbewältigung und Entspannung. Marie wurde gebeten, über ihre berufliche, familiäre, soziale und finanzielle Situation Auskunft zu geben. Sie wurde ermuntert, ihre Stärken und Schwächen zu beschreiben, einschneidende Erlebnisse und ihren Umgang damit zu schildern und mitzuteilen, ob Glaube oder Spiritualität wichtig für sie sei. Auch Fragen nach dem Sinn des Lebens und nach dem Tod wurden dabei angesprochen. Dabei sollten Einblicke in ihr subjektives Krankheitsverständnis gewonnen werden und erfragt werden, welche Zusammenhänge sie zwischen ihrer Erkrankung und ihrem Lebensstil sehe. (Zu Struktur und Ablauf eines solchen Aufnahmegesprächs ➤ Kap. 3.2.3.)

In diesem Gespräch erhielt Marie M. die Möglichkeit, sich strukturiert ihrer Belastungen, Bewältigungsstrategien und Gesundheitsressourcen bewusst zu werden. Für jeden der angesprochenen Bereiche fragte die MBM-Therapeutin nach Maries Zufriedenheit und nach Änderungsabsichten. Damit wurde der Auftrag für die folgenden Interventionen deutlich sowie Maries Motivation, eventuelle Lebensstilveränderungen in ihrer Alltagsgestaltung umzusetzen. Marie M. schilderte ihre Situation nach dem Tod des Partners als von tiefer Trauer und Hilflosigkeit erfüllt. Nach der sechsmonatigen intensiven Pflege fühlte sie sich physisch und emotional ausgelaugt. Obwohl sie früher gut entspannen konnte, war sie in der Zeit vor der Klinikaufnahme kaum in der Lage, zur Ruhe zu kommen, was sie sich jedoch sehr wünschte. Kurz nach dem Begräbnis, so berichtete sie, hatte sie einige Tage in einem Kloster verbracht. Die Ruhe dort hatte ihr gut getan und Energie verliehen.

Sie berichtete mit sichtlichem Unbehagen, dass sie nach dem Tod ihres wesentlich älteren Partners aus dem Haus, das sie gemeinsam bewohnt hatten, würde ausziehen müssen. Den drohenden Auseinandersetzungen mit seiner geschiedenen Ehefrau um das Erbe sah sie mit Schrecken entgegen. Marie beschrieb, wie sie immer für die Menschen um sie da gewesen sei und wie verwirrt viele jetzt seien, sie nun selbst so hilfsbedürftig zu sehen.

Als Stärke nannte sie ihre Fähigkeit, um Hilfe bitten zu können. Sie spürte zur damaligen Zeit kaum Appetit und war sich bewusst, dass sie mit einem Liter Wasser und zwei Tassen Kaffee am Tag zu wenig trank. Trotz der Trauer war sie ausreichend in Bewegung, da sie mit dem Rad täglich zum Friedhof fuhr. Sie hatte den Eindruck, viel Schlaf nachholen zu müssen, wachte aber nachts häufig auf und verfiel dann ins Grübeln.

Als Ziele für den Klinikaufenthalt gab sie die Verringerung ihrer Schmerzen an, die Überwindung der Erschöpfung und das Abschalten des inneren Gedankenkarussells, das sie nicht zur Ruhe kommen ließ und viel Kraft kostete.

Marie M. war von den drei Aufnahmegesprächen von jeweils 45 Minuten positiv überrascht. Besonders berührte sie die Empathie, mit der ihr die Mitarbeiter begegneten. Dieser persönliche und unterstützende Kontakt half ihr, schon am ersten Tag von ihrer tiefen Trauer über den Tod ihres Partners zu sprechen, der erst vor wenigen Wochen an Leberkrebs verstorben war und den sie durch seine Krankheit hin gepflegt und begleitet hatte. In ihrer Schilderung dieses ersten Tages in der Klinik beschrieb Marie M., dass sie von Beginn an das deutliche Gefühl hatte, in der Klinik gut aufgehoben zu sein.

Erstellung des Therapieplans

Für Marie M. wurde ein multimodales Therapiekonzept mit einem mind-body-medizinischen Schwerpunkt gewählt. Als Therapieziel wurde vor allem die Schmerzreduktion definiert, zugleich sollte die Regulationsfähigkeit wiederhergestellt werden. Eine begleitende naturheilkundliche Medikamentierung sollte dies unterstützen. In Übereinstimmung mit den Zielen und Fähigkeiten der Patientin sollten ihr insbesondere Entspannungsverfahren zur Spannungsregulation und Stressreduktion vermittelt werden. Weiter umfasste ihre Therapie eine Ernährungsberatung hinsichtlich mediterraner Vollwertkost, Bewegungsverfahren mit Übungen, welche die Atmung und das Aufrichten verbessern sollten, sowie Qigong. Marie M. konnte dabei an früher gemachte Erfahrungen aus einem Qigong-Kurs anknüpfen und berichtete von der Wiederentdeckung eines deutlichen Empfindens für ihren ganzen Körper. Anknüpfend an ihre positiven Erfahrungen mit der Stillezeit im Kloster war sie sehr motiviert und offen dafür, Entspannungs- und Achtsamkeitsmethoden einzuüben. Die Visualisierung eines für sie heilsamen Ortes der Ruhe und Kraft genoss sie sehr. Sie beschrieb, dass sie dabei ganz im Moment sein konnte und keine belastenden Gedanken kämen. Ergänzt wurde die Behandlung um die Hydrotherapie nach Kneipp mit vegetativ umstimmenden Brustwickeln, Güssen und Saunabehandlungen sowie um Schröpfkopfmassagen im Bereich der verspannten HWS. Diese Interventionen hatten das Ziel, die somatische Entspannung zu fördern, welche auch mit einer Beruhigung emotionaler und kognitiver Prozesse einhergeht. Dies wurde medikamentös unterstützt mit 900 mg Johanniskraut sowie Zincum valerianicum (20 Tr. zur Nacht bei Insomnie) und Korodin® (2-mal 10 Tr.) bei Hypotonie.

Therapieerfolge

Marie M. konnte vom stationären Aufenthalt sehr profitieren; bei ihrer Entlassung hatten sich ihre Beschwerden deutlich verbessert. Damit sich ihr erreichter Zustand stabilisierte und die Elemente der Selbstfürsorge im Alltag etabliert werden konnten, empfahl ihr die behandelnde Ärztin die Fortführung der erlernten naturheilkundlichen Selbsthilfestrategien und die Teilnahme an der tagesklinischen Weiterbehandlung.

Nach Beendigung des zehnwöchigen Tagesklinikprogramms hatte Marie M. Elemente aus dem Qigong und die Visualisierung eines Ortes der Ruhe und Kraft in ihren Alltag integriert. Sie achtete noch bewusster auf eine mediterrane Vollwerternährung und nahm die Bewegungen ihres Körpers beim Gehen und beim Fahrradfahren bewusst und oft als freudvoll wahr. Die Kniebeschwerden reduzierten

sich über die Wochen noch weiter und waren zum Ende der Behandlungszeit fast vollständig abgeklungen. In der Gruppe der Patienten, mit der sie die zehn Wochen Tagesklinik verbrachte, konnte sie über ihre Trauer sprechen und erhielt empathische Unterstützung. Für die Klärung ihrer Erbschaftsansprüche nahm sie eine juristische Beratung in Anspruch. Die Reflexion ihrer selbstschädigenden Gedanken und die zugleich immer wieder praktizierte achtsame Haltung sich selbst und anderen gegenüber ermöglichten es ihr, Abstand von Selbstvorwürfen und Schuldzuweisungen zu nehmen und kreisende Grübeleien zu unterbinden. Sie nahm nach der stationären Behandlung ihre Berufstätigkeit wieder auf. Nach Abschluss des Tagesklinikprogramms war sie wieder voll arbeitsfähig und nahezu beschwerdefrei.

Anhand dieses Beispiels wird deutlich, wie mind-body-medizinische Interventionen, die in den Modulen im weiteren Verlauf des dritten Kapitels vorgestellt werden, auf die individuellen Bedürfnisse einer Patientin abgestimmt wurden und wie sie diese nutzen konnte.

3.1.3 Didaktische und methodische Grundlagen der mind-body-medizinischen Interventionen

Konstruktivistische, patientenzentrierte Grundhaltung

Das mind-body-medizinische Programm des Essener Modells orientiert sich in ihrer Grundhaltung in erster Linie an einer konstruktivistischen Didaktik. Das heißt, es wird davon ausgegangen, dass der Mensch im Prozess der Wahrnehmung keine objektive Wirklichkeit abbildet, sondern eher eine relative und subjektive Realität konstruiert. Diese Annahme führt dazu, jede Intervention so zu gestalten, dass die Patienten die vermittelten Informationen, Werte und Verhaltensweisen in ihr subjektives Bezugssystem integrieren können. Dies ist nur durch eine patientenzentrierte Haltung der Therapeuten zu erreichen, aus der die zu vermittelnden Inhalte der Interventionen den aktuellen Fähigkeiten und Bedürfnissen der Patienten angepasst werden.

Salutogenetische Grundhaltung

Im Sinne des salutogenetischen Ansatzes (➤ Kap. 2.3.2) ist das Ziel aller Interventionen, die Gesundheitsressourcen der Patienten zu stärken. Salutogenetisch orientierte Interventionen basieren auf der Grundannahme, dass alles, was zur Stärkung des Kohärenzgefühls beiträgt, damit auch die Gesundheitsressourcen fördert. Bei der Planung und Durchführung von Interventionen sind dabei folgende Grundbedürfnisse zu beachten:

- Bedürfnis nach Verstehbarkeit von Informationen und Zusammenhängen;
- Bedürfnis nach Sinnhaftigkeit von Entscheidungen und Handlungen;
- Bedürfnis nach Handhabbarkeit von praktischen Empfehlungen.

Bei Patienten mit chronischen oder terminalen Erkrankungen, bei denen eine Genesung im eigentlichen Sinne nicht mehr möglich ist, fokussiert die mind-body-medizinische Therapie auf die Faktoren, die weiterhin Einfluss auf die Autoregulation und auf die Verbesserung der Lebensqualität nehmen. So kann eine mind-body-medizinische Begleitung hier z.B. die Qualität von Schlaf und Erholung verbessern, Nebenwirkungen anderer Behandlungsformen reduzieren, Schmerzintensitäten verbessern sowie den Umgang mit Schmerzen so beeinflussen, dass neben dem Schmerz auch Wohlbefinden empfunden werden kann.

Empowerment-Ansatz

Neben einer konstruktivistischen, patientenzentrierten und salutogenetischen Grundhaltung stellt die Überzeugung von der Lern- und Entwicklungsfähigkeit des Menschen bis ins hohe Alter eine weitere didaktische Grundannahme dar. Diese vor allem in der humanistischen Psychologie und Pädagogik formulierte Aussage führt folgerichtig zu Interventionsansätzen, welche die Patienten in ihren Entwicklungsfähigkeiten und -bedürfnissen ansprechen und im Sinne des Empowerment-Ansatzes zu Selbstreflexion und Veränderung einladen und herausfordern (Dauber, 2007). Unter Empowerment wird dabei die Befähigung zu selbstbestimmtem Handeln verstanden, durch die Menschen eine größere Kontrolle über jene Entscheidungen und Handlungen gewinnen, die ihre Gesundheit beeinflussen. In diesem Sinne kann Krankheit z.B. zum Anlass genommen werden, sich der eigenen Erwartungen an das Leben bewusst zu werden. So kann eine sehr auf Leistung und Einkommen orientierte Person, wenn sie sich mit der eigenen Verletzlichkeit und Endlichkeit auseinandersetzt, zu mehr Selbstfürsorge, sozialem Miteinander und Freude am Erreichten finden und damit insgesamt an Lebensqualität gewinnen.

Patientenorientiertes Vorgehen

Im Kontext des Medizinbetriebs sieht sich eine solche auf Eigenaktivität und Selbsterkenntnis gerichtete therapeutische Intention jedoch nicht selten mit **Erwartungshaltungen** seitens der Patienten konfrontiert, die darauf eingestellt sind, die eigene Verantwortung an die Experten und das Versorgungssystem abzugeben. Hier hat es sich einerseits als sinnvoll erwiesen, deutlich zu artikulieren, dass sich mind-body-medizinische Angebote an Patienten richten, die bereit zu einer aktiven Mitarbeit sind und die Interesse daran haben, die Art und Weise, wie sie ihr Leben im Alltag gestalten, zu reflektieren und zu modifizieren. Zum anderen setzt diese Form der medizinischen Begleitung aufseiten der Therapeuten das Interesse und die Fähigkeit voraus, die eigenen therapeutischen Angebote so zu formulieren, zu dosieren und zu gestalten, dass sie den aktuellen Bedürfnissen und Fähigkeiten der **individuellen Patientenpersönlichkeiten** entsprechen. So sind manche Patienten z.B. durch das Erlernen einer Entspannungstechnik und der Einbeziehung von Bewegung in ihren Alltag adäquat versorgt, während andere vielleicht durch die Beschäftigung mit ihren emotionalen und kognitiven Strukturen zu heilsamen Einsichten, reduzierten Beschwerden und größerer Lebenszufriedenheit gelangen.

Haltung der Achtsamkeit

Herauszufinden, wer wann von welcher Intervention am meisten profitieren kann, setzt ein hohes Maß an Einfühlungsvermögen voraus. Grundlage ist auch ein breites und variabel gestaltbares Spektrum an Interventionsmöglichkeiten. Das vorliegende Buch und insbesondere die folgenden Kapitel möchten zur

Erweiterung des therapeutischen Repertoires beitragen. Zur Ausübung der „therapeutischen Kunst" gehört es dabei auch, die eigenen Erwartungen sowie das eigene Handeln reflektieren und gestalten zu können. Die professionellen Voraussetzungen für die Praxis der Mind-Body-Medizin bilden damit Reflexionsfähigkeit, Einfühlungsvermögen, das Interesse an Menschen und ihrer Entwicklung sowie die Bereitschaft, die Kommunikation mit und die Beziehungen zu den Patienten wertschätzend zu gestalten. Der Begriff der achtsamen Haltung fasst dies zusammen (➤ Kap. 2.3.4).

Multimodale und kommunikationsorientierte Umsetzung

Zu beachten bleibt, dass das Ergebnis des therapeutischen Prozesses individuell und nicht komplett vorhersagbar ist. Insofern sind die in den nachfolgenden Kapiteln für jede Moduleinheit formulierten Lernziele als Lernmöglichkeiten zu verstehen. Sie können erreicht werden, wenn sie für die Patienten relevant, verstehbar und umsetzbar sind. Um diesen Angebotsraum zu öffnen, ist die Methodik multimodal und kommunikationsorientiert gestaltet. Zudem integriert sie die subjektive Erfahrungswelt der Patienten. Dabei spielt die **Beziehungsgestaltung** aus folgenden Gründen eine zentrale Rolle:

- Menschen, die ihre Gesundheitsressourcen stärken wollen, können dies nur mittels einer guten Beziehung zu sich erreichen (Selbstwahrnehmung, Selbstfürsorge).
- Beziehungsgestaltung vonseiten der MBM-Therapeuten hat für die Patienten Modellfunktion sowohl für die Beziehungsgestaltung zu anderen (soziales Netz) wie auch zur eigenen Person. Sie kann die Empathiefähigkeit für sich und andere fördern und wird damit Teil der Methodik.
- Im Gruppensetting kann die Beziehung der Patienten untereinander im Sinne einer gesundheitsförderlichen „sozialen Unterstützung" genutzt werden.
- Die Kommunikation untereinander dient der kollektiven Konstruktion von Werten und Wirklichkeit. Die Gruppe wird dann zum Lernfeld für eine gelingende, achtsame soziale Kommunikation und Interaktion.

Zusammensetzung der Patientengruppen

Eine der Hauptwurzeln des Essener Modells, auf die in der Arbeit mit Patienten explizit Bezug genommen wird, stellt das Transtheoretische Modell der Verhaltensänderung (TTM) nach Prochaska und Di Clemente dar (➤ Kap. 2.3.7). Die Inhalte und die Art der Vermittlung der mind-body-medizinischen Interventionsangebote orientieren sich an den im Transtheoretischen Modell postulierten Stufen der Motivation einer Verhaltensänderung. In einem Gruppensetting ist es deshalb sinnvoll, Patienten zusammenzufassen, die bezüglich des behandelten Lebensstilbereichs in etwa gleich informiert und ähnlich motiviert sind. Bei der Empfehlung und Zuordnung lebensstilspezifischer Interventionen, z.B. einer 60-minütigen Einheit zur progressiven Muskelentspannung, sollte deshalb auf Erkenntnisse aus dem Anamnesegespräch zurückgegriffen werden, in dem die individuelle Veränderungsmotivation für die verschiedenen Lebensstilbereiche erfragt wurde.

Beispiel Essener Tagesklinik
So befinden sich die Teilnehmer an dem zehnwöchigen Tagesklinkprogramm der Essener Klinik aufgrund ihrer Erfahrungen während des stationären Aufenthalts in wenigstens einem Lebensstilbereich in der Phase der Vorbereitung oder der Handlung. Auf Empfehlung des Stationsarztes haben sie bei ihrem Haus- oder Facharzt nach ihrer Entlassung eine Einweisung in die teilstationäre Tagesklinik erwirkt, weil sie aktiv nach Möglichkeiten suchen, die bereits gelernten mind-body-medizinischen Selbsthilfestrategien in ihrem Alltag zu etablieren. Damit sind sie motiviert, die in den Interventionsmodulen vermittelten Inhalte, von deren Wirksamkeit sie sich in der Klinik überzeugen konnten, zu vertiefen und deren Umsetzung zu verstetigen. Sehr häufig geht damit auch die Motivation einher, bisher noch unbekannte Angebote auszuprobieren.

So vertiefte Marie M. während der Tagesklinik ihre Ernährungspraxis gemäß den Empfehlungen der mediterranen Vollwerternährung, sie übte sich im Qigong und lernte Einfluss auf ihre kognitiven Vorgänge zu nehmen – im Sinne einer größeren Akzeptanz, Achtsamkeit und Gelassenheit.

3.2 Interventionsmodule: Arbeiten mit den Basismodulen und den Modulen der Lebensstilbereiche

Anna Paul, Nils Altner

Nachfolgend werden die modular aufgebauten Interventionen vorgestellt, wie sie im stationären und teilstationär-tagesklinischen Betrieb der Essener Klinik umgesetzt werden. Dabei handelt es sich bis auf das Anamnesegespräch um **Gruppeninterventionen**. Alle diese Angebote sind jedoch auch für das **Einzelsetting** adaptierbar, wobei dann jedoch der zusätzliche therapeutische Effekt der Gruppe verloren geht. Die ersten vier Module (Anamnese, Einführung in das Konzept, Verhaltensänderung planen sowie Stress und Spannungsregulation) sind als übergeordnete Themen zu verstehen, deren Durchführung die Basis für die nachfolgende Arbeit an den einzelnen Lebensstilbereichen legt.

Anamnese   Im Anamnesegespräch (➤ Kap. 3.2.3) erfolgt eine umfassende Eingangsdiagnostik bezüglich der vorhandenen Lebensstilgestaltung, der kognitiven Fähigkeiten, der Einsicht in Zusammenhänge zwischen Lebensstil und Erkrankung bzw. Genesung sowie bezüglich der Veränderungsmotivation. Abschließend wird gemeinsam mit dem Patienten der Handlungsauftrag formuliert.

Basismodul: Einführung in das Konzept   Die Einführung in das mind-body-medizinische Interventionskonzept (➤ Kap. 3.2.4) dient dazu, den Patienten die ganzheitliche Therapie vorzustellen, der sie zu einem selbstverantwortlichen Lebensstil befähigen soll. Diese Einführung lässt sich am besten als interaktiver Gruppenvortrag vermitteln.

Basismodul: Verhaltensänderungen planen   Dieses Modul (➤ Kap. 3.2.5) spricht die Eigendynamik von Verhaltensänderungsprozessen an und lädt die Patienten ein, ihre eigene Motivation für Veränderungen immer wieder zu reflektieren. Bewährt hat sich hier ebenfalls die Form eines interaktiven Gruppenvortrags.

Das Modul unterstützt die Patienten dabei, konkrete Schritte ihrer Verhaltensänderung zu planen und umzusetzen. Im Anschluss an eine Ressourcenexploration, die bereits erfolgreich umgesetzte Verhaltensänderungen zu Bewusstsein bringt, werden erfahrungsbezogen die grundlegenden Annahmen und Stufen des Transtheoretischen Modells erläutert (vgl. ➤ Kap. 2.3.7 und ➤ Kap. 3.2.5). Um eine möglichst große Eigenständigkeit und Eigenverantwortung zu gewährleisten, werden zu den einzelnen Stufen des Modells sukzessive Hilfestellungen gegeben und Strategien für die Umsetzung vermittelt. Somit ist eine Basis geschaffen, auf der die Patienten mit großer Eigenständigkeit die weiteren Schritte gehen können und auf die sie auch für jede zukünftige Verhaltensänderung zurückgreifen können.

Basismodul: Stress und Spannungsregulation   In diesem Modul (➤ Kap. 3.2.6) wird die Bedeutung von Stress und Stressbewältigung für die Gesundheit verdeutlicht, und es werden Strategien der Spannungsregulation erarbeitet. Dabei wird herausgestellt, dass viele der Alltagsgewohnheiten und -entscheidungen bezüglich Ernährung und Bewegung, aber auch Wertvorstellungen, Gedanken, Gefühle und innere Monologe Einfluss auf Stresszustände und die Spannungsregulation nehmen. Zu diesem grundlegenden Modul werden auch schon Themen der Kommunikation und der sozialen Unterstützung sowie der Umgang mit Emotionen angesprochen. Das Modul wird optimalerweise mittels interaktiver Vorträge und Gruppengespräche vermittelt.

Lebensstilbereiche   Die möglichen Interventionen zu den einzelnen Lebensstilbereichen werden in den nachfolgenden Interventionsmodulen zu den Themen „Entspannung", „Ernährung", „Bewegung", „naturheilkundliche Selbsthilfestrategien", „kognitive Strukturen" „achtsame Kommunikation" sowie „Emotionen, soziale Strukturen und Spiritualität" vorgestellt und geübt.

Es ist zu empfehlen, den Therapieplan des Patienten, der zunächst aufgrund des Anamnesegesprächs erstellt wurde, nach Durchlaufen der Basismodule (Einführung in das Konzept, Stress und Spannungsregulation sowie Verhaltensänderung) nochmals zusammen mit dem Patienten zu besprechen und eventuell anzupassen, da sich aufgrund des erweiterten Informationsstandes aufseiten des Patienten u.U. weitere Änderungsabsichten entwickelt haben.

MERKE

Es sei noch einmal ausdrücklich darauf hingewiesen, dass die hier vorgestellten mind-body-medizinischen Interventionen keine medizinische oder psychotherapeutische Behandlung ersetzen können. In der Essener Klinik ergänzen sie die anderen integrativmedizinischen Behandlungsformen bei akuten internistischen Erkrankungen, die häufig eine chronische Komponente aufweisen. Dabei ist sicherzustellen, dass durch die mind-body-medizinischen Interventionen kein Schaden entsteht. Patienten mit psychischen Störungen und psychiatrischen Erkrankungen sind an Fachkollegen zu überweisen. Dazu zählen auch suchterkrankte und depressive Patienten.

3.2.1 Der Aufbau der Interventionsmodule

Die Interventionsmodule der nachfolgenden Kapitel (➤ Kap. 3.2.4 bis ➤ Kap. 3.2.13) sind alle nach dem gleichen Schema aufgebaut, um Ihnen die praktische Umsetzung zu erleichtern. Hier eine Übersicht, was Sie in den einzelnen Kapiteln erwarten können:

Allgemeines

Hier stehen Inhalte für den MBM-Therapeuten als allgemeine Einführung in das Thema. Die dazugehörenden Literaturhinweise finden Sie am Ende des Kapitels zur Vertiefung in das Thema.

Für die Praxis

In diesem Abschnitt geht es um den Umgang mit den Interventionsmodulen: Mitunter sind pro Interventionsmodul mehrere Einzelmodule vorhanden. Diese können z.B. im Rahmen eines mind-body-medizinischen Programms über einen Zeitraum von zehn Wochen auf die verschiedenen Treffen verteilt sein (vgl. Tagesklinikprogramm, ➤ Kap. 3.2.2). Für die Umsetzung im stationären Bereich können die Themenmodule angepasst auf den Gesamttherapieplan verordnet werden. Im Einzelsetting kann in Abstimmung mit dem Patienten ein Themenmodul, z.B. PME, ausgewählt werden, um seine Relevanz und Alltagstauglichkeit zu überprüfen und bei Bedarf dann weitere Themenmodule zu bearbeiten.

Ziele des Moduls

Sie geben einen Überblick über Lernziele des Interventionsmoduls.

Thema

Hier folgen die Inhalte, wie sie den Patienten vermittelt werden sollen. Dabei ist es wichtig, sich vor Augen zu halten, dass diese Inhalte die Alltagskompetenz der Patienten fördern sollen und keine Ausbildung zum „Fachpatienten", z.B. im Bereich Ernährungstherapie, darstellen. Die Themen sollen so dargeboten werden, dass die kohärenzfördernden Elemente „Handhabbarkeit", „Verstehbarkeit" und „Sinnhaftigkeit" erfüllt werden.

Methode/Vorgehensweise

Beispielhaft interaktiver Vortrag; mögliche Impulsfragen, die Sie stellen können; wie Sie in der Gruppe das Thema aufbereiten können.

Hier finden Sie auch Übungsanleitungen, z.B. Ausführung zu Zwerchfellatmung oder Minis.

MERKE

Methodik – Begriffsklärung

In den Modulbeschreibungen finden sich Begriffe zum methodischen Vorgehen, die wie folgt definiert sind:
- **Interaktiver Vortrag:** durch Folien oder Powerpoint-Präsentationen strukturierter Vortrag, bei dem durch Nachfragen seitens der MBM-Therapeuten immer wieder Bezüge zu Erfahrungen der Patienten hergestellt werden. Patienten in den Phasen der Absichtslosigkeit, der Absichtsbildung und der Vorbereitung können durch neue, für sie relevante Informationen in ihrer Motivationsentwicklung gestärkt werden. Patienten in den Phasen der Handlung und Aufrechterhaltung werden dadurch in ihrem neuen Verhalten bestätigt.
- **Personenzentrierte Gesprächsformen** betonen die Aspekte der Relevanz und Sinnhaftigkeit von Informationen und Erfahrungen für die eigene Person und Gesundheit und stärken dadurch Handlungsabsichten bzw. gesundheitsfördernde Verhaltensweisen.
  - **Moderierte Gruppenabfrage:** Die Patienten werden gebeten, eigene Beiträge zu einem Thema zu formulieren. Diese werden meist auf Moderationskarten oder Flipchart gesammelt, strukturiert und zum jeweiligen Thema in Bezug gesetzt.
  - **Moderierte Gruppendiskussion/interaktiver Dialog:** Die Patienten werden eingeladen, sich mündlich zu einem Thema zu äußern. Der MBM-Therapeut achtet dabei auf Beibehaltung des

thematischen Fokus sowie auf eine wertschätzende Haltung zu allen Beiträgen. Im Sinne einer achtsamen Gesprächsführung lenkt er durch Nachfragen die Aufmerksamkeit auf tatsächliche Erfahrungen und ihre Bedeutung für die Person. Dadurch können bloße Meinungen in den Hintergrund treten, und das Erleben der Wirklichkeit gewinnt an Beachtung und Relevanz.

• **Techniken und Übungen:** konkrete Handlungsanweisungen, die gemeinsam umgesetzt werden. Die dabei entstehenden Erfahrungen und Fragen werden anschließend ausgetauscht bzw. beantwortet. Zudem werden Handlungsaufträge für zu Hause gegeben sowie Umsetzungsbarrieren und der Umgang damit reflektiert. Beim nachfolgenden Treffen kommt es zum Austausch der im Alltag gesammelten Erfahrungen. Es wird wieder gemeinsam geübt, und weitere Aufträge für zu Hause folgen etc. Zum Ende der Intervention erarbeitet jeder Patient aufgrund der gesammelten Erkenntnisse eigene Ziele und Umsetzungshilfen für den Alltag (➤ Abb. 3.1).

3.2.2 Zusammenstellung der Interventionsmodule zu mind-body-medizinischen Programmen

Mind-body-medizinische Interventionen lassen sich in Form einzelner Methoden wie z.B. einer Entspannungsübung, einer Ernährungsberatung oder einer Bewegungsform vermitteln. Noch wirksamer sind sie jedoch, wenn sie als mehrwöchige multimodale Gruppenprogramme angeboten werden (➤ Kap. 2.2.1). Unter Umständen kann es hier auch sinnvoll sein, im Sinne einer regionalen Vernetzung mit in Deutschland agierenden Anbietern z.B. des Ornish-Programms oder der Stressbewältigung durch Achtsamkeit (MBSR) nach Kabat-Zinn zurückzugreifen (➤ Kap. 2.1, Adressen siehe Anhang). In diesem Zusammenhang sei auch auf das speziell für die Betreuung von Herzpatienten erstellte Programm der Essener Klinik (Paul, 2010) verwiesen sowie auf die Summer School und das Vertiefungsseminar in Mind-Body-Medizin des Lehrstuhls für Naturheilkunde in Essen (vgl. Anhang).

Exemplarisch folgen bis Kap. 3.2.13 die Interventionsmodule, wie sie im Rahmen der zehnwöchigen tagesklinischen Betreuung in der Essener Klinik vermittelt werden (➤ Tab. 3.1).

• Nach diesem Modell der Tagesklinik (➤ Tab. 3.1) beginnt jedes der zehn Treffen mit 20 bis 30 Min. **aktivierender Bewegung** (➤ Kap. 3.3.9). Elemente aus dem Hatha Yoga, dem Qigong, Tai-Chi oder andere achtsame und freudvolle Bewegungen, welche die Aspekte der Selbstwahrnehmung und der -regulation betonen, können diesen Ablauf erweitern. Yoga, Qigong oder

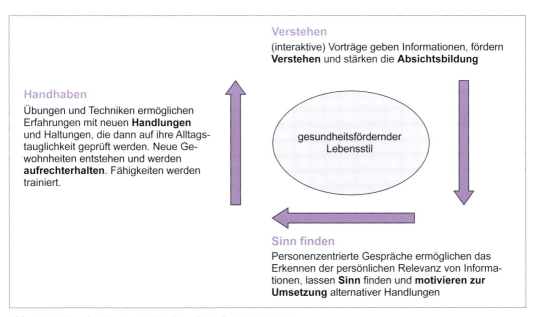

Abb. 3.1 Ziele und Methoden mind-body-medizinischer Interventionen

Tab. 3.1 Ablauf des zehnwöchigen mind-body-medizinischen Tagesklinikprogramms

	1. Treffen	2. Treffen	3. Treffen	4. Treffen	5. Treffen	6. Treffen	7. Treffen	8. Treffen	9. Treffen	10. Treffen
30 Min.	Bewegung (➤ Kap. 3.2.9, Modul 2)									
30 Min.	Gruppenvisite (➤ Kap. 3.2.10, Modul 1–5)									
30 Min.	Einführung ins	Wochenrückblick/Übungserfahrungen								
90 Min.	Mind-Body-Programm (➤ Kap. 3.2.4, ➤ Kap. 3.2.5, ➤ Kap. 3.2.6, Modul 1)	Umgang mit Stress (➤ Kap. 3.2.6, Modul 2, ➤ Kap. 3.2.7, Modul 1)	Zeit der Achtsamkeit (➤ Kap. 3.2.7, Modul 3)	Wahrnehmungs- und Bewertungsgewohnheiten (➤ Kap. 3.2.11, Modul 1)	Änderung der Wahrnehmungs- und Bewertungsgewohnheiten (➤ Kap. 3.2.11, Modul 2)	Lehrküche (➤ Kap. 3.2.8, Module 1, 3)	Kommunikation nach außen (➤ Kap. 3.2.12)	Kommunikation nach innen, Emotionen (➤ Kap. 3.2.13, Modul 2)	Soziale Strukturen (➤ Kap. 3.2.13, Modul 1)	Rückblick und Ausblick
45 Min.			Optional Yoga/Qigong	Naturheilkundliche Selbststilfestrategien (➤ Kap. 3.2.10, Modul 1–5)	Hydrotherapie/Praxis		Bewegung (➤ Kap. 3.2.9, Modul 1)	Walkingtraining	Naturheilkundliche Selbststilfestrategien (➤ Kap. 3.2.10, Modul 1–5)	
60 Min.	Mediterranes vollwertiges Mittagessen und Pause									
60 Min.	Entspannungstraining durch PME, Tuna, Atemmeditation, Body Scan (➤ Kap. 3.2.7 Modul 2, Modul 1 Übungen, Modul 3 Übungen)									

Tai-Chi können auch vertieft integriert werden, wenn entsprechende Qualifikationen vorhanden sind.

- In der **Gruppenvisite** haben die Patienten die Möglichkeit, dem betreuenden Arzt den Fortgang ihrer Entwicklung zu schildern sowie akute Beschwerden und den Umgang damit zu besprechen. Hier ist Gelegenheit, individuell auf naturheilkundliche Selbsthilfestrategien hinzuweisen, den Entwicklungsverlauf zu dokumentieren und bei Bedarf eine Krankschreibung für den Tag auszustellen (➤ Kap. 3.2.10).
- Der **Wochenrückblick** wird typischerweise durchgeführt, um die zu Hause im Alltag gewonnenen Übungserfahrungen zu reflektieren. In den einzelnen Modulen hat es sich als sehr sinnvoll erwiesen, konkrete Aufgaben für die Umsetzung zu Hause zu geben. Ein Beispiel für wöchentliche Übungsaufgaben findet sich im Anhang. So erhalten die Patienten z.B. für die Übung von Entspannungs- und Bewegungsmethoden zu Hause Anleitungen auf CD. Ideal sind dabei CDs mit der Stimme des vertrauten Therapeuten. Es kann jedoch auch auf Material der Krankenkassen oder von kommerziellen Anbietern zurückgegriffen werden. Ziel des Wochenrückblicks ist es, positive Erfahrungen mit der Integration der Übungen in den Alltag und dem Finden neuer Gewohnheiten zu bestätigen und kreative Vorgehensweisen auszutauschen. Häufig kann man hier noch einmal Bezug zum Thema „auftretende Beschwerden" nehmen: Sie werden weniger oft und intensiv auftauchen, wenn regelmäßige Spannungsregulation möglich ist. Beschwerden werden auch als weniger beeinträchtigend und leidvoll erlebt, wenn eine Haltung von Akzeptanz und Gelassenheit kultiviert werden kann. Zur Unterstützung dieser Reflexion lassen sich Checklisten und strukturierte Tagebuchbögen (➤ Anhang) verwenden. Diese Art von Rückblick könnte man in der allgemeinärztlichen Praxis natürlich auch an den Anfang eines Moduls stellen, wenn man mit der gleichen Gruppe von Patienten regelmäßig arbeitet. Das letzte Treffen gilt dem Rückblick und dem Ausblick. Dabei werden die ursprünglichen Zielvorstellungen mit dem Erreichten verglichen, der gemeinsame Weg wird wertschätzend reflektiert und das weitere Vorgehen skizziert. Es kann z.B.

sehr sinnvoll sein, auf externe Unterstützungsangebote hinzuweisen.

LITERATURVERZEICHNIS
Dauber H. Grundlagen Humanistischer Pädagogik. Göttingen: Klinkhardt; 2007.
Paul A. Lebensstilveränderungen bei Herzkrankheiten. Eine Interventionsstudie. Essen: KVC-Verlag, Karl und Veronica Carstens-Stiftung; 2010.

3.2.3 Anamnese

Anna Paul, Christel von Scheidt

Eine umfassende anamnestische Informationssammlung und die Vermittlung von Informationen über die Mind-Body-Medizin bilden zum einen die Grundlage für Orientierung und Sicherheit aufseiten des Patienten. Zum anderen stellen sie die Basis dar, um eine förderliche Beziehung im Sinne eines aktiven und selbstverantwortlichen Therapieprozesses gestalten zu können.

Das Anamnesegespräch findet als Einzelgespräch mit dem Patienten statt (**teilstrukturiertes Interview**). Es ist günstig, einen eigenen Termin unabhängig vom ärztlichen krankheitsorientierten Gespräch zu vereinbaren, da die Exploration von Ressourcen, Entwicklungspotenzialen in den verschiedenen Lebensstilbereichen und nachhaltiger Veränderungsbereitschaft einen anderen Blickwinkel und damit eine andere Atmosphäre fordert.

Wenn ein Teil der Themen im üblichen ärztlichen Anamnesegespräch angesprochen wird, ist es hilfreich, darauf hinzuweisen, dass diese nun mit Blick auf die eigenen Fähigkeiten und Ressourcen des Patienten neu beleuchtet werden.

Ziel ist es, die veränderbaren Lebensstilbereiche zu identifizieren und festzustellen, welche Überzeugung der Patient von sich hat, um die Veränderung auch bei ungünstigen Umständen durchzuführen. Auch geht es darum, herauszufinden, welche Ressourcen zur Verfügung stehen, um einen der Krankheitsbewältigung förderlichen Lebensstil und eine „gesunde" Lebenseinstellung zu entwickeln.

Bei der Anamnese können auch validierte Fragebögen zum Einsatz kommen, wenn es in bestimmten Bereichen näheren Abklärungsbedarf gibt, z.B.:

- Für die Klärung der Motivation zur Teilnahme an einem mind-body-medizinischen Programm bei Schmerzpatienten: Freiburger Fragebogen, Stadien der Bewältigung chronischer Schmerzen FF-STABS (Maurischat et al., 2006);
- Um die grundsätzliche Notwenigkeit für mind-body-medizinische Interventionen zu eruieren: mit der Leipziger Kurzskala (SOC-L9, Singer und Brähler, 2007) das Kohärenzgefühl erheben.

Für die Anamnese wird ca. 1 Std. benötigt. Falls diese Zeit nicht zur Verfügung steht, kann man den Patienten auch Fragebögen zur Vorbereitung für den nächsten Gesprächstermin mitgeben (Paul, 2008).

Thema 1: Informationen zum Anamnesegespräch

Die Mind-Body-Medizin bietet Unterstützung, einen Lebensstil zu entwickeln, der es ermöglicht, einen positiven Einfluss auf die persönlich Gesundheit und das Wohlbefinden zu nehmen.

Methode/Vorgehensweise

Hier sollten Sie erläutern, dass Sie im Laufe dieses Moduls den Lebensalltag des Patienten kennenlernen möchten, um gemeinsam einen individuellen Therapieplan entwickeln zu können. Der Patient soll dabei jeweils selbst entscheiden, was er berichtet und was er lieber für sich behalten will. Für den Therapieplan kann jedoch nur das berücksichtigt werden, worüber gesprochen wurde.

Um die Eigenverantwortung des Patienten zu unterstützen, sollte an dieser Stelle und auch im weiteren Verlauf explizit das Verstehen und Nachvollziehen erfragt sowie die Möglichkeit für Nachfragen gegeben werden.

Thema 2: Anamnesegespräch

Ziel des Anamnesegesprächs ist es, in den Lebensstilbereichen die jeweiligen Ressourcen, Entwicklungspotenziale und Veränderungsmotivation festzustellen. Inhalt des Anamnesegesprächs sind die folgenden Themen:

Zugang zum Therapieangebot

Der Zugangsmodus für das Therapieangebot kann Hinweise auf die allgemeine Therapiemotivation geben. So dürfte bei eigener Recherche und Entscheidung für das Angebot eine höhere Motivation gege-

ben sein als beispielsweise bei einer Empfehlung des behandelnden Arztes: „Gehen Sie mal dorthin, das wird Ihnen gut tun."

Hier sollten Sie in Erfahrung bringen, ob und von wem dem Patienten Ihr Angebot empfohlen wurde und welche Informationen er über das Angebot hat.

Allgemeine Motivation

Das subjektive Ziel gibt zusätzliche Hinweise auf die Motivation zur Lebensstilveränderung und die allgemeine Selbstwirksamkeitserwartung. Ist es eher passiv formuliert („Ich möchte meine Schmerzen los werden"), kann dies beispielsweise darauf hindeuten, dass der Person Informationen hinsichtlich der eigenen Einflussmöglichkeit fehlen, oder darauf, dass sie sich eher in der Absichtslosigkeit befindet.

Ein aktiv formuliertes Ziel („Ich möchte lernen, was ich selber tun kann, damit es mir besser geht." – „Ich möchte lernen, wie ich mich besser entspannen kann.") lässt eine Motivation und Selbstwirksamkeitserwartung bezüglich einer Verhaltensänderung vermuten.

Des Weiteren gibt das primäre Ziel einen ersten Hinweis auf einen Schwerpunkt für die Therapieplanung.

Fragen, die Sie hier stellen sollten, sind:

- Was soll sich durch unsere Zusammenarbeit verändern?
- Was müsste sich am Ende unserer Zusammenarbeit verändert haben, sodass Sie sagen können: „Das hat sich gelohnt!"?

Tagesrhythmus

Der Tagesablauf gibt erste Hinweise auf Ressourcen wie Selbstfürsorgefähigkeit sowie auf Stressoren und Stressverarbeitungsmuster.

Die entscheidenden Fragen zum Tagesrhythmus lauten:

- Wie gestalten Sie Ihren Tag?
- Wann stehen Sie auf, wann gehen Sie zu Bett?
- Was bestimmt Ihren Tagesablauf (Arbeit, Familie …)?
- Wann haben Sie Zeit für Pausen?
- Sind Sie mit Ihrem Tagesablauf zufrieden? Wenn nein, was würden Sie gerne verändern?

Lebensstilbereich Ernährung

Dazu gehören folgende Fragen:

- Beschreiben Sie mir bitte ein typisches
  - Frühstück,
  - Mittagessen und
  - Abendbrot.

Dabei ist auch von Interesse, wann, wo und mit wem er seine Mahlzeiten einnimmt. Im Einzelnen sollte dann noch exploriert werden:

- Wie häufig essen Sie in der Regel Obst und Gemüse? (Bioware?)
- Wie häufig kommen in der Woche Fleisch oder Wurst auf Ihren Speiseplan?
- Wie häufig essen Sie Fisch?
- Wie viel trinken Sie am Tag?
- Was trinken Sie?
- Wie häufig trinken Sie Kaffee?
- Wie häufig trinken Sie Alkohol?
- Haben Sie in den letzten fünf Jahren eine Diät gemacht oder gefastet?
- Wenn ja, welche war erfolgreich, sodass Sie Ihr Gewicht mindestens ein Jahr halten konnten?
- Sind Sie mit Ihrem Essverhalten zufrieden?
- Wenn nein, was würden Sie gerne verändern?

Lebensstilbereich Bewegung

Folgende Aspekte sollten Sie hier abfragen:

- Was machen Sie an Bewegung?
  - Wie oft pro Woche?
  - Wie lange?
- Wenn keine regelmäßige Bewegung praktiziert wird: Was haben Sie früher gerne gemacht?
- Welche Alltagsbewegung praktizieren Sie (z.B. Treppensteigen statt Aufzug, Wege zu Fuß)?
- Sind Sie mit Ihrem Bewegungsverhalten zufrieden?
- Wenn nein, was würden Sie gerne verändern?

Lebensstilbereich Entspannung

Folgendes sollten Sie erfragen:

- Wobei können Sie gut entspannen?
- Wie sorgen Sie für Entspannung in Ihrem Alltag?
- Kennen Sie Entspannungsübungen?
  - Wenn ja:
    - Welche?
    - Üben Sie regelmäßig?
    - Wie oft?
  - Wenn nein: Wo liegen die Schwierigkeiten?

- Sind Sie mit Ihrer Entspannungspraxis zufrieden?
- Wenn nein, was würden Sie gerne verändern?

Lebensstilbereich Atmung

In Erfahrung bringen sollten Sie insbesondere folgende Aspekte:

- Nehmen Sie Ihre Atmung im Alltag bewusst wahr?
- Verändert sich Ihre Atmung, wenn Sie in Stress geraten?
- Kennen Sie Atemübungen, die Sie in Stresssituationen einsetzen können?
- Haben Sie Probleme mit der Atmung?
- Rauchen Sie?
  - Wenn ja:
    - Wie lange?
    - Wie viele Zigaretten am Tag?
- Sind Sie häufig mit Rauchern zusammen (Passivrauchen)?
- Sind Sie mit diesem Lebensstilbereich zufrieden?
- Wenn nein, was würden Sie gerne verändern?

Lebensstilbereich Schlaf

Zu den wichtigsten Fragen zählen:

- Wie lange schlafen Sie gewöhnlich?
- Können Sie gut einschlafen bzw. durchschlafen?
- Wenn nein, was hält Sie vom Einschlafen ab?
- Wie fühlen Sie sich am Morgen beim Aufwachen?
- Sind Sie mit Ihren Schlafgewohnheiten zufrieden?
- Wenn nein, was würden Sie gerne verändern?

Lebensstilbereich Freizeitgestaltung

Dazu gehören folgende Fragen:

- Was tun Sie in Ihrer arbeitsfreien Zeit?
- Haben Sie ein Hobby?
  - Wie viel Zeit widmen Sie Ihrem Hobby?
- Woran haben Sie Interesse?
- Lernen Sie gerne Neues (kennen)?
- Haben Sie in den letzten fünf Jahren eine neue Sprache oder ein neues Musikinstrument gelernt?
- Wie viel Zeit verbringen Sie vor dem Fernseher, privat am Computer?
  - Was schauen Sie bevorzugt?
- Sind Sie mit Ihrer Freizeitgestaltung grundsätzlich zufrieden?
- Wenn nein, was würden Sie gerne verändern?

Arbeit und Leistung
Folgende Fragen sind hier relevant:
- Sind Sie berufstätig?
  – Wenn ja:
    – Worin besteht Ihre Arbeit, ggf. Berufsausbildung(en)?
    – Macht Ihnen Ihre Arbeit Freude?
    – Gibt es Elemente in Ihrer Arbeit, die ihnen gut tun?
    – Gibt es Belastendes in Ihrer Arbeit?
- Wie sind Ihre Zukunftsperspektiven?
- Sind Sie mit Ihrer Arbeit zufrieden?
- Wenn nein, was würden Sie gerne verändern?

Finanzielle Situation
Geeignete Fragen:
- Wie sieht Ihre finanzielle Situation aus?
- Haben Sie finanzielle Sorgen?

Soziales Netz
Dieses gilt es detailliert zu erfragen:
- Wie leben Sie?
  – Wenn allein:
    – Wie ist das Allein-Leben für Sie?
  – Wenn mit (Ehe-)Partner:
    – Wie lange besteht die Beziehung?
    – Was schätzen Sie an Ihrem Partner?
    – Was ist schwierig im Zusammenleben?
  – Wenn mit Kind(ern):
    – Wie alt?
    – Was macht Freude im Miteinander?
    – Was ist schwierig?
  – Wenn in anderer Lebensform (z.B. WG):
    – Was ist wohltuend/unterstützend?
    – Was ist schwierig?
  – Familienkontakte:
    – Wie ist der Kontakt zu den Eltern?
    – Wie ist der Kontakt zu anderen Familienmitgliedern?
  – Freundeskreis:
    – Zu wem haben Sie sonst noch regelmäßigen Kontakt?
    – Wie viele gute Freunde haben Sie?
  – Unterstützung:
    – An wen wenden Sie sich, wenn Sie Hilfe oder Unterstützung brauchen?
    – Ist das Geben und Nehmen in Ihrem sozialen Netz ausgewogen?
    – Fühlen Sie sich in Ihrem sozialen Netz gut aufgehoben und unterstützt?
- Sind Sie mit Ihrem sozialen Netz zufrieden?
- Wenn nein, was würden Sie gerne verändern?

Selbstbild und allgemeine Selbstwirksamkeitserwartung
Folgende Fragen können Sie stellen:
- Worin sehen Sie Ihre Stärken?
  – Was können Sie gut?
  – Worauf sind Sie stolz?
- Was empfinden Sie bei sich eher als Schwäche?
- Womit bringen Sie sich selbst unter Stress?
- Nehmen Sie Ihre Belastungsgrenzen wahr?
  – Können Sie „Nein" sagen, wenn Ihnen etwas zu viel wird?
- Wenn Sie sich etwas vorgenommen haben, wie gut gelingt Ihnen die Umsetzung auch bei widrigen Umständen?
- Sind Sie mit sich selbst zufrieden?
- Wenn nein, was würden Sie gerne verändern?

Stress und Stresscoping
Folgende Fragen sind hier wichtig:
- Wodurch fühlen Sie sich belastet, überlastet – wann geraten Sie in Stress?
- Wie fühlen Sie sich in solchen Situationen?
  – Wie reagiert Ihr Körper? Wie nehmen Sie Ihre Atmung wahr?
  – Welche Gedanken tauchen auf?
  – Welche Gefühle sind mit Stresssituationen verbunden?
- Wie gehen Sie mit stressauslösenden Situationen um? Welche Strategien haben Sie zur Verfügung? Sehen Sie diese eher als Herausforderung?
- Wie sorgen Sie für Ausgleich?
- Sind Sie mit Ihren Fähigkeiten der Stressverarbeitung zufrieden?
- Wenn nein, was würden Sie gerne verändern?

Selbsterfahrung/Psychotherapie
Erfahrungen mit Psychotherapie oder Selbsterfahrungsgruppen können Hinweise auf die Bereitschaft geben, sich mit sich selbst auseinanderzusetzen, und sagen etwas über die Gruppenfähigkeit aus.
Aufschluss geben diese Fragen:
- Haben Sie Erfahrung mit Selbsterfahrungsgruppen oder Psychotherapie?

– Wenn ja:
  – Was war der Grund für die Therapie?
  – Konnten Sie davon profitieren?
- Wenn nein: Können Sie sich vorstellen, ein solches Angebot zu nutzen?

Spiritualität
Geeignete Fragen:
- Was gibt Ihnen Sinn im Leben?
- Hat Glaube für Sie eine Bedeutung?
- Wenn ja, was gibt er Ihnen?
- Sind Sie in diesem Bereich zufrieden?
- Wenn nein, was würden Sie gerne verändern?

Lebensstil und Symptome
Hier geht es darum, zu erkennen, ob eine Einsicht in den Zusammenhang zwischen Lebensstil und Symptomen besteht.
Folgende Frage ist relevant:
- Sehen Sie in irgendeiner Form einen Zusammenhang zwischen Ihrem Lebensstil – in der Art, wie Sie Ihren Lebensalltag gestalten und dem Auftreten von Symptomen?

Veränderungsmotivation
Im Modul „Verhaltensänderung" wird umfassend auf den Veränderungsprozess und seine Motivationsstufen eingegangen (➤ Kap. 3.2.5). An dieser Stelle geht es vor allem darum, die generelle Motivation zu einer Verhaltensänderung zu beleuchten und erste Schritte einzuleiten, die den Prozess der Eigenverantwortlichkeit unterstützen.

Sie können dazu unterstützend erläutern, dass es zwei Möglichkeiten gibt, mit einer Veränderung zu beginnen:
- Bereich, in dem Ihnen eine Veränderung besonders dringlich erscheint;
- Bereich, in dem Ihnen eine Veränderung am leichtesten gelingen wird.

Thema 3: Abschluss und weiteres Vorgehen
Abschließend ist es sinnvoll, die weiteren Schritte im mind-body-medizinischen Programm zu erläutern:
- In Abhängigkeit vom Setting (Einzel- oder Gruppenangebot) sollten die nächsten Termine vereinbart werden.
- Inhaltlich ist es sinnvoll, mit folgenden Basismodulen zu beginnen:

– Einführung in das Konzept (➤ Kap. 3.2.4);
– Verhaltensänderung (➤ Kap. 3.2.5);
– Stress und Spannungsregulation (➤ Kap. 3.2.6).

Dadurch stehen dem Patienten umfassende Informationen zur Verfügung, die eine gemeinsame und selbstverantwortliche Therapieplanung ermöglichen.

LITERATURVERZEICHNIS
Maurichat C, Härter M, Bengel J. FF-STABS. Göttingen; Hogrefe; 2006.
Paul A, Michalsen A. Natürlich herzgesund: Ein Ratgeber für Menschen mit koronarer Herzkrankheit. Essen: KVC-Verlag; 2008.
Singer S, Brähler E. Die "Sense of Coherence Scale". Testhandbuch zur deutschen Version, Göttingen: Vandenhoeck und Ruprecht; 2007.

3.2.4 Basismodul: Einführung in das Konzept
Anna Paul, Christel von Scheidt

Die Mind-Body-Medizin – als komplementärer Bestandteil einer naturheilkundlich basierten Integrativen Medizin mit einem biopsychosozialen Behandlungskonzept – ist den meisten Patienten fremd. Damit dies nicht zu einer Verunsicherung führt und eine produktive Zusammenarbeit möglich ist, beginnt die Behandlung mit einer umfassenden Einführung in das Konzept der Mind-Body-Medizin, wie es sich in der Essener Praxis bewährt hat (➤ Kap. 3.1).

Ziele
- Information über die integrativmedizinische Behandlung und den Stellenwert der Mind-Body-Medizin;
- Perspektivenwechsel bei den Patienten vom „Behandelt-werden" zum „Handeln";

Überblick über die Inhalte der verschiedenen mind-body-medizinischen Interventionen. Das Modul eignet sich gut als Gruppenveranstaltung. Zeitaufwand: ca. 45 Min.

Thema 1: Einführung
Ziel ist es zunächst, dass der Gruppenleiter die Motivationslage jedes einzelnen Patienten erfährt und

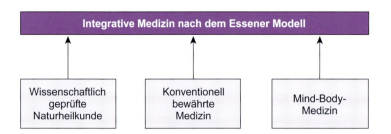

Abb. 3.2 Mind-Body-Medizin als Bestandteil der Integrativen Medizin des Essener Modells

eine kurze Einführung in den integrativmedizinischen Behandlungsansatz gegeben wird.

Methode/Vorgehensweise
Hier bieten sich Fragen an **(moderierte Gruppenabfrage)**, wodurch die Patienten von der Einrichtung erfahren (falls Kliniksetting) haben bzw. auf welchem Weg sie in die Einrichtung gekommen sind, was sie bereits von dem Behandlungskonzept wissen und mit welchen Erwartungen sie sich in die Behandlung begeben. Die jeweiligen Antworten können im Verlauf der Informationsveranstaltung entsprechend aufgegriffen und integriert werden.

An dieser Stelle sollte auch das Konzept der Integrativen Medizin erläutert werden (➤ Abb. 3.2): so viel konventionelle Medizin mit Behandlung und Diagnostik wie nötig, so viel naturheilkundliche Behandlung wie möglich, um die Selbstregulationsfähigkeit des Körpers zu stärken, und begleitend Mind-Body-Medizin, um den nachhaltigen Gesundungsprozess im Alltag zu fördern.

Gesundheit und Krankheit sind zwei Pole eines Kontinuums (➤ Kap. 2.3.2). Je nachdem, wie wir leben und was auf uns einwirkt, bewegen wir uns ständig zwischen diesen Polen hin und her. Unser Befinden kann sich somit täglich oder gar stündlich verändern. Wir sind also nicht entweder krank oder gesund, sondern es geht vielmehr um ein Mehr oder Weniger von Gesundheit und Krankheit.

Faktoren, die auf diesen Prozess einwirken (➤ Abb. 3.3):
- **Erbfaktoren:** Jeder Mensch trägt Erbanlagen in sich, welche die Wahrscheinlichkeit für das Entstehen einer Krankheit erhöhen;
- **Lokale Faktoren:** Dabei handelt es sich beispielsweise um Arbeitsbedingungen, welche die Gesundheit beeinträchtigen können und objektiv nicht zu verändern sind (z.B. Schichtarbeit oder sitzende Tätigkeit);
- **Akute Stressereignisse:** Jedem Menschen widerfahren im Alltag belastende Ereignisse, die nicht vorhersehbar sind;
- **Lebensweise:** Unsere Lebensweise beeinflusst in erheblichem Maße unsere Gesundheit – aktive Bewegung, aktive Entspannung, Ernährungsweise, Tagesrhythmus. Die Lebensweise ist der Fak-

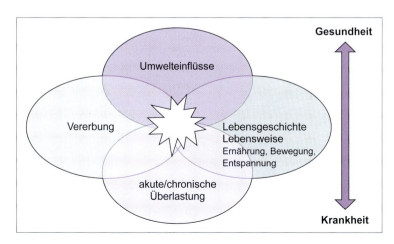

Abb. 3.3 Gründe für das Entstehen von Krankheit und Gesundheit

tor, den wir selbst aktiv gestalten können, mit dem wir Einfluss darauf nehmen können, wo wir uns auf dem Kontinuum von Gesundheit und Krankheit befinden.

Methode/Vorgehensweise

Durch einen **interaktiven Vortrag** sollen die Patienten verstehen, dass sie selbst einen Einfluss auf die Balance von Gesundheit und Krankheit haben. Mögliche Fragen lauten: „Was glauben Sie, was Ihre Krankheit verursacht hat?" oder „Bemerken Sie Zusammenhänge zwischen Ihrer Gestaltung des Alltags oder Stresserleben und den Symptomen Ihrer Krankheit?".

Thema 2: Reizregulationsfähigkeit

Das Reizregulationsprinzip ist eine Ressource des menschlichen Organismus, um den Zustand der Homöostase wiederherzustellen (➤ Kap. 2.3.1): Unser Organismus verfügt über eine beeindruckende Fähigkeit, Störeinflüssen von außen (z.B. Kälte, Stress) zu begegnen und diese auszugleichen.

Methode/Vorgehensweise

In einem **interaktiven Vortrag** wird das Reizreaktionsprinzip vorgestellt. Das Prinzip könnten Sie anhand von einigen Beispielen erläutern (➤ Abb. 3.4):
- **Kältereiz:** Wenn wir frieren, fangen wir an zu zittern, wobei die Muskeln durch ihre Aktivität Wärme produzieren.
- **Wärmereiz:** Wenn es uns zu warm wird, produziert der Körper Schweiß. Durch die Verdunstung dieser Feuchtigkeit wird der Körper gekühlt.

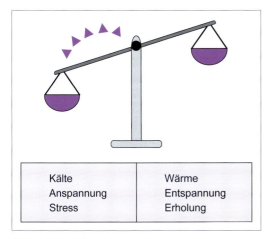

Abb. 3.4 Das Reizreaktionsprinzip

- **Anspannung:** Unser Körper besitzt die Fähigkeit, nach einer Anspannung durch Stress oder besondere Anforderungen in einen Zustand der Entspannung zu kommen.
- **Regulationsstarre:** Werden jedoch die Reize zu intensiv oder dauern sie zu lange an, ist unser Organismus überfordert und kann in eine Regulationsschwäche geraten, aus der er nur schwer wieder herauskommen kann. Er benötigt Unterstützung, um die Regulationsfähigkeit wiederzuerlangen.

Thema 3: klassische Naturheilkunde

Hier geht es darum, die fünf Säulen der klassischen Naturheilkunde kurz vorzustellen:
- **Ernährungstherapie:** Die Ernährung hat einen Einfluss auf alle Prozesse unseres Organismus. So beeinflusst die Zusammensetzung der Nahrung den Stoffwechsel, das Herz-Kreislauf-System und auch das Immunsystem. Zur Ernährungstherapie gehört auch das Heilfasten. Diagnosespezifisch werden Ernährungsempfehlungen gegeben.
- **Bewegungstherapie:** In der Bewegungstherapie wird eine auf die Diagnose abgestimmte Behandlung mit physikalischer Therapie, Manualtherapie, Ergometertraining und ähnlichen Verfahren durchgeführt.
- **Hydrotherapie:** Gemeint ist die Behandlung mit kaltem und warmem Wasser. Am bekanntesten sind die Kneipp-Güsse. Neben den Güssen wird auch mit Wickeln gearbeitet. Das Prinzip der Hydrotherapie liegt darin, beispielsweise durch einen Kältereiz eine vermehrte Aktivierung des Körpers zu erreichen, dem später eine Muskelentspannung folgt.
- **Phytotherapie:** Der Begriff „Phytotherapie" umfasst die Behandlung mit Heilpflanzen. Das sind sowohl Medikamente als auch Heilpflanzentees, die aus der ganzen Pflanze oder auch aus Teilen (Blätter, Wurzeln) von Pflanzen hergestellt werden.
- **Ordnungstherapie:** Dies ist der historische Begriff für alle Maßnahmen in der naturheilkundlichen Behandlung, die den Menschen darin unterstützen, seine Lebensweise in der Art zu verändern, dass er seine Selbstregulationsfähigkeit fördert bzw. wiedererlangt. Das heißt, es geht darum, wie er sich eine Lebensweise aneignen

3

kann, in der gesundheitsförderliche Ernährung, Bewegung und Entspannung sowie naturheilkundliche Selbsthilfestrategien integriert sind. Die Mind-Body-Medizin wird im ordnungstherapeutischen Setting der Integrativen Medizin durchgeführt, da es für die mind-body-medizinischen Interventionen wissenschaftliche Belege zur Wirksamkeit gibt. Ziel ist ein gesundheitsförderlicher Lebensstil. Ausgangspunkt sind die Fähigkeiten und Möglichkeiten der Patienten.

Methode/Vorgehensweise
Z.B. **interaktiver Vortrag**; bei der Erläuterung sollten Sie darauf hinweisen, dass z.B. Ernährungs- und Bewegungstherapie individuell und diagnosespezifisch kurativ als Behandlung durchgeführt werden. Diese Behandlungsansätze werden zusätzlich auch in der Mind-Body-Medizin in den Lebensstilbereichen Ernährung und Bewegung als Alltagsstrategien mit den Patienten erarbeitet, da eine nachhaltige Wirkung nur durch Mitwirken des Patienten möglich ist.

Thema 4: gesundheitsförderlicher Lebensstil
Ziel ist es hier, anhand des **„Tempels der Gesundheit"** zu erläutern, wie ein gesundheitsförderlicher Lebensstil aussieht (➤ Kap. 2.1, ➤ Abb. 2.1). Dabei werden die Inhalte der mind-body-medizinischen Interventionen vorgestellt.
- Die Säulen des Tempels repräsentieren die Lebensstilaspekte, die direkt den Körper betreffen und in unserem Verhalten Ausdruck finden.
- Das Flachdach – die Zwischendecke steht für das, was uns in Gedanken und Gefühlen beschäftigt: Einstellungen, Wünsche, Gefühle und Hoffnungen sowie Lebensziele und das, was Sinn gibt im Leben.
- Das Spitzdach repräsentiert unser soziales Umfeld: die Menschen, mit denen wir Kontakt haben, unsere Beziehungen und das Arbeitsleben.
- Die Mind-Body-Medizin dient dabei der Unterstützung, um den persönlichen Tempel der Gesundheit so zu gestalten, dass die Waage von Gesundheit und Krankheit positiv beeinflusst wird.

Methode/Vorgehensweise
Z.B. **interaktiver Vortrag**; hier könnten Sie auch die **Lebensstilaspekte** noch näher erläutern:

- Die Säule **„Bewegung"** ist dann stabil, wenn Sie beispielsweise regelmäßig Ausdauerbewegung betreiben – also z.B. walken, Rad fahren, Inlineskaten oder schwimmen. Gesundheitsförderlich ist eine moderate Bewegungseinheit von durchschnittlich ca. 20–30 Min. täglich.
- Unsere **Atmung** verändert sich in Abhängigkeit davon, was wir gerade tun oder wie unsere momentane Stimmung ist. Hier könnten Sie fragen: „Wie atmen Sie, wenn Sie unter Anspannung stehen?" Den Atem bewusst wahrzunehmen gibt uns Auskunft über unsere momentane Befindlichkeit. Ein tiefer Atemzug bewirkt, dass wir uns aus einer starken Anspannung lösen, und verschafft uns eine „Verschnaufpause". Somit kann er Stressreaktionen direkt entgegenwirken.
- Mit der Säule **„Entspannung"** ist die aktive Entspannung im Sinne einer Entspannungstechnik gemeint. Unser Alltag entspricht oft nicht den Bedürfnissen nach Ruhe, Pause oder Entspannung. Die meisten Menschen nehmen dieses Bedürfnis im Laufe des Tages nicht einmal mehr wahr. Sie spüren oft erst abends, wie erschöpft sie sind. Sie haben ihren Biorhythmus verlassen. Um zu vermeiden, dass unser Organismus in eine dauernde Überlastung kommt, ist es notwendig, für eine aktive Entspannung zu sorgen – und das bestenfalls täglich für ca. 20–45 Min.
- Auch die **Ernährung** hat einen Einfluss auf die Gesundheit. Vor allem die sog. **mediterrane Vollwerternährung** hat sich bewährt. Empfohlen wird u.a.:
  – Täglich 5 Portionen Gemüse und Obst;
  – Brot, Nudeln oder Reis aus Vollkorn;
  – Max. 1- bis 2-mal pro Woche Fleisch oder
  – Milchprodukte und Käse in Maßen;
  – 1- bis 2-mal pro Woche Fisch (Omega-3-Fettsäuren);
  – Mindestens 2 Liter Wasser, Kräutertee oder Saftschorlen;
  – Alkohol in Maßen (1 Glas Rotwein zum Essen);
- **„Selbsthilfestrategien"** meint alle Maßnahmen, die Sie ergreifen können, um akute Beschwerden zu lindern oder ihnen vorzubeugen (z.B. Kräutertees, Kneipp-Anwendungen wie Wickel, Güsse, Wechselduschen oder Auflagen, Wärmflasche, Bäder; s.u.).

Zusammenfassend kann dann noch auf den Aspekt „dafür habe ich keine Zeit" eingegangen werden: Die Verhaltensbereiche der fünf Säulen entsprechen dem normalen Alltagsverhalten, z.B. bewegen wir uns und essen wir täglich, die Atmung begleitet uns immer, ebenso suchen wir Entspannung evtl. bei TV und setzen uns auch Wärme und evtl. Kältereizen beim morgendlichen Duschen aus. Es stellt sich also nicht die Frage „wann", sondern „wie" man das tägliche Verhalten gestaltet.

Hier kommt dann der Querbalken mit Gedanken und Gefühlen zum Tragen. Es hängt weitgehend davon ab, welche Einstellung man zu den täglichen Lebensstilentscheidungen hat; welche Prioritäten gesetzt werden und ob das Selbstbewusstsein mit Selbstfürsorge verbunden ist. Ebenso ist die Rolle der „Dachelemente" in Zusammenhang mit dem Gesundheitsverhalten zu erwähnen. Oftmals sind Lebensstilveränderungen – z.B. Ernährungsumstellung innerhalb der Familie nicht einfach zu gestalten, oder die Verabredungen zum regelmäßigen Walken werden durch spontane Arbeitsaufträge im Job torpediert.

Zusammenfassend ist es wichtig, darauf hinzuweisen, dass alle Bauelemente zusammen ein Haus ergeben und ein „gesunder Lebensstil" alle Bereiche erfasst und entsprechend in der Mind-Body-Medizin im Ganzen zum Thema gemacht werden.

Um den persönlichen Bezug der Patienten zum Thema zu fördern, kann die Erläuterung des Tempels in der Form gestaltet werden, dass die subjektive Ausgestaltung in den einzelnen Bestandteilen des Tempels erfragt wird. Dazu ist es günstig, den Tempel mittels Moderationsstreifen an der Pinnwand zu gestalten; dann kann man die Patienten bitten, bei den jeweiligen Säulen prozentual zu nennen, ob sie ein gesundes Verhalten (z.B. in Bewegung: tägl. 30 Min.) erreichen. Falls dies nicht der Fall ist, wird die Säule an der Pinnwand nach unten verkürzt. Hier könnten Sie fragen, was dann mit dem Tempel geschieht (er stürzt ein, er bricht zusammen). So lässt sich bildlich und **motivationsfördernd erläutern**, wie die Mind-Body-Medizin Unterstützung zu einem gesundheitsförderlichen Lebensstil leisten kann.

Abschließend könnte man auch eine **Gruppendiskussion** führen. Beispielsweise könnten Sie die Patienten hier fragen: „In welchem Lebensstilbereich

würden Sie am ehesten Handlungsbedarf für sich sehen?". Auch hat es sich bewährt, den Patienten ein Handout mit dem „Tempel der Gesundheit" mitzugeben (➤ Abb. 2.1) und auf das weitere Vorgehen hinzuweisen, z.B. auf das Basismodul „Verhaltensänderung planen" (➤ Kap. 3.2.5).

3.2.5 Basismodul: Verhaltensänderung planen, durchführen und durchhalten
Anna Paul, Christel von Scheidt

Allgemeines

Der Prozess einer Verhaltensänderung ist eng verbunden mit der individuellen Motivation eines Menschen. Das Thema der Motivationsförderung für ein bestimmtes Verhalten (z.B. Einnahme von Medikamenten, Verzicht auf Suchtmittel) war gerade im medizinischen Bereich schon immer von großem Interesse und stets vom vorherrschenden Menschenbild der Kultur, der Zeitepoche und der verordnenden Person geprägt.

Bis in die 80er-Jahre des letzten Jahrhunderts hinein wurde allein dem Arzt ein Expertenstatus zugesprochen. Zur Genesung galt es, eine erhaltene Verordnung zu befolgen. Dieses Befolgen einer ärztlichen Anweisung wurde als **Compliance** bezeichnet. *„Mit dem Eintritt [in das Krankenhaus] hat sich der Patient der Klinik-/Hausordnung zu unterwerfen und hat die Anweisungen der Ärzte…zu befolgen („Compliance")"* (Hornung und Lächler, 1986, S. 29). Die deutschen Übersetzungsmöglichkeiten des englischen Begriffs „Compliance" lauten „Übereinstimmung", „Zustimmung", „Einwilligung", „Einhaltung", „Befolgung", „Folgsamkeit" und „Fügsamkeit". Sie veranschaulichen das Spektrum der Möglichkeiten, diesen zu verstehen, und damit auch die verschiedenen Erwartungshaltungen an die Patienten, die darin enthalten sind.

Auch die Einführung des Begriffs **„Adherenz"** (engl. Adherence: Beachtung, Einhaltung, Befolgung) hat im klinischen Alltag nicht wirklich zu einem grundsätzlichen Umdenken seitens der Behandler geführt. Es wird lediglich die kognitive Ebene der Patienten angesprochen, indem zum Zweck der Aufklärung Informationen vermittelt werden.

Ausgehend von der ärztlichen (subjektiven?) Krankheits- und Gesundheitstheorie wird – einen Konsens voraussetzend – von Patienten erwartet, einer vermeintlich logischen Argumentation auch bezüglich drohender gesundheitlicher Gefahren zu folgen und dieser Verhaltensempfehlung zu entsprechen. Dabei finden weder subjektive Krankheits- und Gesundheitstheorien der Patienten noch deren individuelle Motivation hinsichtlich eines verordneten/empfohlenen Verhaltens ausreichend Berücksichtigung. „Man sieht einen besseren Weg, die Person bleibt jedoch stur. Am besten lässt sich dies mit den Worten ‚eigentlich sollte man meinen…' ausdrücken. Eigentlich sollte man meinen, ein Herzinfarkt sei genug, jemanden zu überzeugen, sich mehr zu bewegen und seine Medikamente einzunehmen…Jedoch sind Unregelmäßigkeiten bei der Einnahme von Medikamenten die Regel, selbst bei lebensbedrohlichen Krankheiten wie Diabetes, Herzkrankheiten und HIV-Infektionen.…Wir sind nicht immer vernünftige Wesen.… Jedoch halten wir die Frage, warum sich Leute dann doch verändern, für viel produktiver und interessanter, denn Veränderung ist auch die Regel…Aber was ist es, das uns aufwachen lässt und eine allmähliche Kursänderung oder gar dramatische Umkehr verursacht? Warum verändern sich Menschen?"* (Miller und Rollnick, 2004, S. 17).

Verhaltensänderungsmodelle

Genau mit dieser Frage, warum sich Menschen verändern, beschäftigt sich auch die Gesundheitspsychologie. Die Ergebnisse ihrer Forschung zu gelingender Verhaltensänderung verdeutlichen zum einen die Komplexität eines solchen Prozesses. Zum anderen liefern sie bedeutsame Kenntnisse dazu, wie dieser Prozess hilfreich unterstützt werden kann. Aus dieser Forschungstradition entstanden zahlreiche Modelle der Verhaltensänderung. Sog. dynamische Modelle beschreiben den Prozess, den ein Mensch durchläuft, wenn er ein neues Verhalten entwickelt (➤ Kap. 2.3.7). Für die Mind-Body-Medizin im Essener Modell bildet das **Transtheoretische Modell** (Prochaska et al., 1997, ➤ Kap. 2.3.7) die theoretische und methodische Grundlage bei der Unterstützung zur Lebensstilveränderung. Es beschreibt den Verhaltensänderungsprozess in fünf Stufen (➤ Kap. 2.3.7).

Motivierende Gesprächsführung

Für die therapeutische Praxis der Motivationsförderung vor allem in den Stufen 1 bis 3 bietet die motivierende Gesprächsführung (Motivational Interviewing, MI, Miller und Rollnick, 2004) ein hilfreiches Konzept. Dieser Ansatz betont zum einen die (potenziellen) Ressourcen aufseiten des Patienten und zum anderen notwendige therapeutische Kompetenzen und Interventionen seitens der Behandler. Veränderung wird als natürlicher Prozess betrachtet, d.h. Verhaltensänderung findet oftmals ohne therapeutische Unterstützung statt oder bedarf gelegentlich nur weniger Kurzinterventionen. Dabei ist die Selbstwirksamkeitserwartung – die Zuversicht, auch bei widrigen Umständen, Erfolg bei der Umsetzung einer bestimmten Veränderung zu haben – ein wesentlicher Prädiktor (➤ Kap. 2.3.7). Auch die therapeutischen Fähigkeiten und die Grundhaltung der Behandler tragen in hohem Maß zum Gelingen einer Verhaltensänderung bei.

Hier nehmen die Autoren Bezug auf Carl Rogers (1902–1987), der es nicht als Aufgabe des Therapeuten sah, Ratschläge zu geben bzw. direktiv Lösungen vorzuschlagen. Vielmehr erachtete er drei wesentliche Bedingungen aufseiten des Therapeuten als ausreichend, um Veränderungsprozesse zu unterstützen:
- Empathie;
- Unbedingte Wertschätzung;
- Kongruenz (➤ Kap. 3.2.12).

Insbesondere die **Empathie** zeigt sich in der Forschung als signifikanter Prädiktor für den Therapieerfolg. Dabei wird Empathie verstanden als *„ein kunstvolles Reflektieren, das die Erfahrungen und Bedeutungen des Patienten klärt und verstärkt, ohne dass eine Vermischung mit den Bewertungen des Therapeuten stattfindet"* (Miller und Rollnick, 2004, S. 22). Ein konfrontativer Stil korreliert im Gegensatz dazu mit hohen Abbruchraten, schlechten Ergebnissen und oftmals mit einer Verstärkung des Problemverhaltens der Patienten. Dies wurde beispielsweise in einer Studie im Kontrollgruppendesign mit Warteliste gezeigt. Mangelnde therapeutische Empathie führte bei der Interventionsgruppe zu einem schlechteren Ergebnis als in der Wartegruppe, die lediglich Selbsthilfematerial ausgehändigt bekam (Miller und Rollnick, 2004, S. 18–24).

Wesentliche **Prädiktoren der Verhaltensänderung** lassen sich wie folgt zusammenfassen:

- Personen, die glauben, dass es wahrscheinlich ist, dass sie sich ändern, ändern sich.
- Personen, deren Therapeuten glauben, dass es wahrscheinlich ist, dass sie sich ändern, ändern sich.
- Personen, denen man sagt, dass man nicht erwartet, dass sie sich ändern, ändern sich tatsächlich nicht (Miller und Rollnick, 2004, S. 26).

„Was Leute über eine Verhaltensänderung sagen, ist wichtig. Aussagen, die Motivation und Selbstverpflichtung zur Veränderung spiegeln, sagen nachfolgendes Verhalten voraus, wohingegen Argumente gegen die Veränderung (Widerstand) weniger Veränderung erzeugen. Beide Arten von Sprache können erheblich durch den interpersonellen Stil beeinflusst werden.“ (Miller und Rollnick, 2004, S. 26).

Zusammenfassend erscheint Motivation grundlegend für Veränderung zu sein. Sie wird durch intra- und interpersonelle Faktoren und Prozesse sowie spezifische Interventionen beeinflusst. Hinsichtlich der Motivation zeigen sich drei Aspekte als wesentlich:

1. Wichtigkeit;
2. Zuversicht;
3. Bereitschaft.

Ist die subjektive **Wichtigkeit** einer Veränderung gering ausgeprägt, wird dies nicht als resistent, widerständig oder verleugnend betrachtet, sondern als zu geringe Diskrepanz zwischen einem Ist-Zustand und zukünftigen Zielen und Werten (Soll-Zustand). Bei einem Menschen, der willens ist, eine Veränderung anzustreben, dabei aber eine geringe **Zuversicht** bezüglich des Gelingens zeigt, führen intrapsychische Prozesse dazu, dass sich das damit verbundene Unbehagen der Ambivalenz vermindert („Es wird schon nicht so schlimm sein.“). Jedoch reichen eine hohe Wichtigkeit und Zuversicht oftmals nicht aus, eine Verhaltensänderung zu initiieren, wenn die **Bereitschaft** dazu fehlt. Auch diese Ambivalenz ist – wie die vorherigen Phänomene – ein normaler menschlicher Aspekt sowie ein Stadium im normalen Prozess von Veränderung. Sie stellt keinesfalls ein Anzeichen für Widerstand oder fehlende Motivation dar (Miller und Rollnick, 2004).

Therapeutische Unterstützung liegt hier in der Hilfestellung zur Auflösung der Ambivalenz – je-

doch ohne zu überreden. Der Patient sollte selbst die Argumente für eine Verhaltensänderung aussprechen. Es gilt, die Ambivalenz zu intensivieren. In diesem sog. **Change-Talk** werden direktiv Äußerungen persönlicher Gründe und Vorteile der Person unterstützt, die für eine Veränderung sprechen. Dabei lassen sich vier Kategorien unterscheiden:

- Nachteile des gegenwärtigen Zustands;
- Vorteile einer Veränderung;
- Zuversicht bezogen auf die Veränderung;
- Bedürfnis nach bzw. Absicht zur Veränderung.

Motivierende Gesprächsführung lässt sich aus dem bisher Beschriebenen definieren als *„eine klientenzentrierte, direktive Methode zur Verbesserung der intrinsischen Motivation für eine Veränderung mittels der Erforschung und Auflösung von Ambivalenz… [mit dem] Fokus auf die Sorgen und Aussichten eines Individuums…[Die Diskrepanzen haben] mit…Erfahrungen und Werten einer Person zu tun, die unvereinbar miteinander sind.…[Das Vorgehen ist direktiv und] bewusst auf die Auflösung von Ambivalenzen ausgerichtet“* (Miller und Rollnick, 2004, S. 47).

Dabei ist die motivierende Gesprächsführung nicht als Zauberkasten gedacht, mit dem Menschen dazu bewegt werden, Dinge zu tun, die sie von sich aus nicht tun wollen. Sie bietet vielmehr eine Grundhaltung im therapeutischen Miteinander, durch die eine Veränderung auf natürliche Weise hervorgerufen und unterstützt werden kann. Es geht vordergründig darum, die intrinsische Motivation zu fördern. Dazu müssen Ambivalenzen erforscht werden, bevor sie aufgelöst werden können. Nur dann kann eine Veränderung nachhaltig initiiert werden, die mit Überzeugungen, Werten und Sorgen des Individuums verbunden ist.

Motivierende Gesprächsführung legt dabei den Schwerpunkt weniger auf Techniken als vielmehr auf eine Form der Grundhaltung in der Art und Weise der Kommunikation. Sie ist getragen von Partnerschaftlichkeit: Es wird unterstützt und gemeinsam erforscht statt ermahnt und überredet. Es geht darum, Verständnis, Einsicht und Motivation hervorzurufen und nicht um *„Aufpfropfen und Eintrichtern“* (Miller und Rollnick, 2004, S. 54). Das heißt, die Verantwortung für eine Veränderung bleibt beim Individuum selbst, und dessen Selbstbestimmung bleibt respektiert. Die konkrete Anwendung dieser Grundhaltung erfolgt über vier Prinzipien:

- **Empathie ausdrücken:** Die empathische Grundhaltung im Sinne eines respektvollen, akzeptierenden, nicht wertenden, aktiven Zuhörens bildet die Basis der motivierenden Gesprächsführung, um die Einstellungen und Perspektiven des Menschen zu verstehen und eine hilfreiche therapeutische Beziehung aufzubauen. Mangelnde Motivation und Ambivalenz werden als normale Aspekte des Menschseins betrachtet. Die entgegengebrachte Empathie unterstützt den Selbstwert des Individuums, der für eine Veränderung wesentlich ist. Einstellungen und Meinungen nicht zu akzeptieren, bewirkt hingegen genau das Gegenteil: Der Veränderungsprozess wird blockiert.

- **Diskrepanzen entwickeln:** Das Ziel der motivierenden Gesprächsführung ist es dabei nicht, dass sich der Mensch in seinem So-sein akzeptiert *und* darin verbleibt. Im Unterschied zur klientenzentrierten Psychotherapie nach Rogers geht es darum, den Patienten direktiv zu unterstützen, die Ambivalenz in Richtung einer positiven Verhaltensveränderung aufzulösen (Rogers, 2005). Es gilt, die Diskrepanz zwischen dem Ist-Zustand und dem mit subjektiven Zielen und Werten verbundenen gewünschten Soll-Zustand zu verstärken. Das Ausmaß der Diskrepanz zwischen Ist- und Sollzustand wird als **Verhaltenslücke** bezeichnet. Je größer sich diese Lücke darstellt, desto geringer ist das Vertrauen darin, diese überbrücken zu können. Folglich wird zum einen ressourcenorientiert der Selbstwert gefördert, zum anderen werden innerhalb des subjektiven Bezugsrahmens Ziele und Wünsche exploriert, die mit dem Zielverhalten verbunden sind. Der Mensch wird dabei unterstützt, selbst Sorgen, Selbstwirksamkeitserwartungen, Argumente und Gründe für eine Veränderung zu äußern, *„bis [er]…die Trägheit des Status quo überwinden"* kann (Miller und Rollnick, 2004, S. 61).

- **Den Widerstand umlenken:** Widerstand wird in der motivierenden Gesprächsführung nicht im tiefenpsychologischen Sinn als Abwehrmechanismus verstanden, sondern als *„ein deutliches Anzeichen für Dissonanz im Therapieprozess…er signalisiert gewissermaßen, dass die Person nicht Schritt mit Ihnen hält"* (Miller und Rollnick, 2004, S. 139). Folglich gilt Widerstand als Hinweis darauf, dass die gegenwärtige Interventionsstrategie nicht dem aktuellen Informations- und Motivationsstand des Patienten entspricht. Dieses nicht entsprechend zu berücksichtigen und gegen den Widerstand zu arbeiten hat zur Folge, dass die Person ihre Haltung verteidigt. Dadurch wird sie gefestigt, unter Umständen bis hin zum Therapieabbruch. Es geht somit nicht darum, dem Widerstand direkt zu begegnen und für eine Verhaltensänderung zu argumentieren. Vielmehr gilt es, die Person zu neuen Perspektiven einzuladen und dabei die Entscheidungsautonomie bei ihr zu belassen.

- **Zuversicht:** Zu Beginn des Verhaltensänderungsprozesses geht es darum, die Person dahingehend zu begleiten, sich verändern zu *wollen* und die Dringlichkeit dafür wahrzunehmen. Um einen Veränderungsprozess einzugehen, bedarf es auch der Zuversicht, dies zu *können*. Man muss also über die Fähigkeit dazu verfügen, bevor ein konkreter Veränderungsplan aufgestellt werden kann. Möglichkeiten, die Zuversicht zu erhöhen, liegen z.B. im Anknüpfen an frühere Erfolge, in der Suche nach erfolgreichen, generalisierbaren Strategien und in der Exploration persönlicher Stärken und Ressourcen – im sog. **Confidence-Talk** (Miller und Rollnick, 2004).

Selbstverpflichtung

Wurde in der bislang beschriebenen ersten Phase die intrinsische Motivation ausreichend entwickelt, folgt in der zweiten Phase die Verstärkung der Selbstverpflichtung. Diese Phase sollte nicht zu frühzeitig initiiert werden. Eine Zusammenfassung des gemeinsamen Prozesses dient der Prüfung, ob die Ambivalenzen aufgelöst wurden und ausreichend Zuversicht entwickelt wurde. Nun geht es darum, die Entscheidung zur Verhaltensänderung zu festigen. In dieser Phase ist es gelegentlich sinnvoll, auf Anfrage des Patienten Informationen und Ratschläge anzubieten. Dies sollte jedoch nur geschehen, wenn die Ressourcen und Ideen der Person ausreichend exploriert wurden und dadurch Sicherheit und Motivation weiter erhöht werden können. Erst wenn vonseiten des Patienten ein klares „Ja" zur Veränderung kommt, kann anschließend gemeinsam ein konkreter Umsetzungsplan entwickelt werden (Miller und Rollnick, 2004, S. 174–83).

Veränderungsplan

Bei der Planung der Verhaltensänderung besteht der erste Schritt darin, klare Ziele zu formulieren, die folgende Kriterien erfüllen:

- Übereinstimmung mit der inneren Prioritätenliste der Person;
- Übereinstimmung mit langfristigen (Lebens-) Zielen und Werten der Person;
- Angemessenheit und Realisierbarkeit;
- Konkrete Formulierung und Überprüfbarkeit.

Anschließend werden unter Berücksichtigung interner und externer Ressourcen geeignete Maßnahmen zur Zielerreichung ausgewählt. Auch hier wird die personenzentrierte Vorgehensweise nahegelegt. Vorschläge, Ideen oder Optionen werden nur dann angeboten, wenn sowohl die Entscheidungsautonomie der Person gewahrt bleibt als auch die Ressourcen ausreichend exploriert wurden. Um den Erfolg einer Verhaltensänderung zu gewährleisten, wird ein Plan erstellt. Dieser integriert neben den Zielen und Maßnahmen auch **mögliche Hindernisse und Barrieren** der Zielerreichung sowie geeignete Gegenmaßnahmen. Des Weiteren beinhaltet er die Definition konkreter Schritte, die Angabe von Zeithorizonten (bis wann ist was zu tun) sowie Kriterien, an denen die Zielerreichung festgemacht wird.

Bei allem haben Selbstverpflichtung, Selbstvertrauen und Selbstwirksamkeitserwartung einen sehr hohen Stellenwert. Durch Einbeziehen des sozialen Netzes – sowohl zur aktiven Unterstützung als auch zur Zeugenschaft – können diese Personenfaktoren verstärkt werden (Miller und Rollnick, 2004).

Mit dem Erstellen dieses Plans ist das Hauptziel der motivierenden Gesprächsführung erreicht. Die Qualität der Begleitung wechselt von einer vordergründig motivierenden zu einer eher handlungsbetonten. In der Motivationsphase werden überwiegend kognitiv-affektive Interventionsstrategien eingesetzt. Dagegen beziehen sich die verhaltensorientierten Interventionen der nun erreichten Volitionsphase vor allem darauf, die **Selbstwirksamkeitserwartung** und die **soziale Unterstützung** zu aktivieren und zu fördern. Bezogen auf die internen Ressourcen wird die Aufmerksamkeit auf erste Erfolge gelenkt. Subjektiv relevante Verstärker werden exploriert, um sie im Sinne der Selbstverstärkung in einen Verstärkerplan integrieren zu kön-

nen. Um ein Zurückfallen in das Problemverhalten zu vermeiden, gilt es, dessen Auslöser zu identifizieren und entsprechende Gegenmaßnahmen zur aktiven Gestaltung der persönlichen Umwelt zu entwickeln. Zur Stärkung der externen Ressourcen wird das soziale Netz hinsichtlich hilfreicher Beziehungen exploriert. Um diese effektiv nutzen zu können, ist es ggf. bedeutsam, kommunikative Fähigkeiten durch Empfehlung entsprechender Kommunikationstrainings zu fördern und soziale Kompetenzen beispielsweise durch Rollenspiele weiterzuentwickeln.

Wird das Zielverhalten bereits über einen längeren Zeitraum (> 6 Monate) erfolgreich praktiziert, beziehen sich die Interventionen hauptsächlich auf dessen „Verstetigung", indem bereits erreichte und subjektiv wahrnehmbare Vorteile des neuen Verhaltens in den Fokus gestellt werden. Des Weiteren gilt es, ein konstruktives Umgehen mit Ausrutschern zu entwickeln, indem diese als Teil des Prozesses verdeutlicht werden. **Ausrutscher** sind kein Zeichen von Schwäche, sondern bieten den Ansatz, den individuellen Plan der Lebensstilveränderung zu verfeinern. Sie liefern neue und wertvolle Informationen, für die in einem kreativen Prozess neue Gegenmaßnahmen entwickelt werden (Keller et al., 2001). Mehr und mehr wird dabei das Zielverhalten in seiner subjektiven Bedeutung Bestandteil des persönlichen Wertesystems, und es erfährt eine feste Verankerung im Verhaltensrepertoire. Grundlegend für den Erfolg der nachfolgend beschriebenen praktischen Angebote ist eine therapeutische Haltung, die die Patienten ernst nimmt und wertschätzt. Dabei gilt es, Interventionsangebote zu finden, die ihren Bedürfnissen und Fähigkeiten entsprechen.

Für die Praxis

Es ist sinnvoll, dieses Thema dann aufzugreifen, wenn mit den Patienten mittels der Anamnese (➤ Kap. 3.2.3) bereits erste Absichten zur Verhaltensänderung exploriert worden sind und sie bereits in das Konzept (➤ Kap. 3.2.4) eingeführt worden sind. Das Modul, das nachfolgend für ein Gruppensetting geschildert wird, kann auch im Einzelgespräch (Paul, 2010) durchgeführt werden.

Ziele
• Unterstützung der Patienten bei konkreten
  Schritten der Verhaltensänderung;
• Schaffen einer Basis, auf der die Patienten eigen-
  ständig die weiteren Schritte gehen können und
  auf die auch für jede weitere Verhaltensänderung
  zurückgegriffen werden kann.
Zeitaufwand: 1,5 Std.

Thema 1: Verhaltensänderungen: Veränderungsressourcen und Auswahl eines Lebensstilbereichs

**Subjektive Erfahrungen mit Verhaltens-
änderungen:**
Um die Motivation der Patienten zu fördern und ihre Eigenverantwortung und Selbstwirksamkeitserwartung zu aktivieren, wird eingangs auf ihre subjektiven Erfahrungen mit gelungener Verhaltensänderung eingegangen. Auch erfahrene Hemmnisse
sollen dabei angesprochen werden. Ziel ist es, die
Patienten dazu anzuregen, über den Umgang mit
Verhaltensveränderungen nachzudenken.
**Auswahl eines Lebensstilbereichs, in dem eine
Verhaltensänderung angestrebt wird:**
Mit Bezug zum Anamnesegespräch (➤ Kap. 3.2.3)
geht es schließlich darum, einen Lebensstilbereich
auszuwählen, um dann die eigene Motivation für eine Verhaltensänderung einschätzen zu können.

Methode/Vorgehensweise
In das Thema führen Sie am besten mit einer **moderierten Gruppenabfrage** ein, indem Sie die Patienten bitten, vor allem von ihren Erfahrungen
mit gelungenen Verhaltensänderungen zu berichten (Beispiele: mit dem Rauchen aufgehört, Ernährung verändert, Entspannungsverfahren erlernt,
geänderter Tagesrhythmus). Fragen, die Sie hierzu
stellen können, sind: „Was war hilfreich für das
Gelingen Ihres Vorhabens?" und dann: „Was hat
den Erfolg Ihres Vorhabens be- oder auch verhindert?".
  An dieser Stelle können einige hilfreiche Vorgehensweisen bzw. Interventionen sowie Barrieren aus
dem Transtheoretischen Modell benannt werden
(s.o. und ➤ Kap. 2.3.7).
  Für die anschließende Auswahl eines Lebensstilbereichs ist es sinnvoll, auf den Tempel der
Gesundheit zu verweisen (➤ Abb. 2.1) und auch

schon einmal die vier Ebenen der Stressreaktion und der Spannungsregulation anzusprechen
(➤ Kap. 3.2.6).
  Bitten Sie die Patienten dann (**moderierte Gruppenabfrage**), sich einen Bereich auszuwählen, in
dem sie eine Verhaltensänderung anstreben (Bewegung, Atmung, Entspannung, Ernährung, naturheilkundliche Selbsthilfestrategien). Dabei sollen sie die
angestrebte Änderung so konkret wie möglich benennen: Statt pauschaler Angaben, wie „Ich will
mich mehr bewegen", sollen sie die Bewegungsart
benennen (z.B. walken, schwimmen).

Thema 2: Stufen der Verhaltensänderung
Man geht davon aus, dass der Mensch verschiedene
Stufen durchläuft, wenn er ein Verhalten ändern
will. Um eine möglichst große Eigenständigkeit
und Eigenverantwortung zu gewährleisten, werden
grundlegende Annahmen und die fünf Stufen des
Transtheoretischen Modells vermittelt (s.o., Allgemeines und ➤ Kap. 2.3.7).
  Für jede dieser Stufen gibt es ganz spezifische Un-
terstützungsmöglichkeiten, um von einer Stufe zur
nächsten fortzuschreiten (s.o., Allgemeines). (Die
nachfolgenden Themen bis zur „Stufe der Aufrechterhaltung" bilden eine Einheit und sind nacheinander durchzuführen.)

Methode/Vorgehensweise
Zu den einzelnen Stufen des Modells können Sie
sukzessive hilfreiche Interventionen (Hilfestellung)
und Vorgehensweisen im Sinne der Selbsthilfe erläutern (**interaktiver Vortrag**).
  In den nachfolgenden Schritten sollten Sie die Patienten anleiten, sich bezüglich einer Verhaltensänderung in der subjektiv gegebenen Stufe einzuordnen und den jeweils nächsten Schritt des Veränderungsprozesses mittels ausgeteilter Arbeitsblätter
eigenständig Schritt für Schritt zu gehen bzw. zu planen (**Einzelarbeit**).

Thema 3: Stufe der Absichtslosigkeit
In dieser Stufe des Transtheoretischen Modells
sind sich die Menschen nicht bewusst, dass ihr
Verhalten im Zusammenhang mit dem Krankheits-
geschehen steht, bzw. haben eine klare innere Abwehr, dies wahrzunehmen (s.o., Allgemeines und
➤ Kap. 2.3.7).

Methode/Vorgehensweise

Z.B. **interaktiver Vortrag**; zur „Hilfestellung" können fehlende Informationen individuell passend vermittelt werden. Dabei geht es nicht darum, die Person zu überreden, denn die Eigenverantwortung und die Wahlfreiheit stehen an oberster Stelle. Wichtiger ist es, einen emotionalen Bezug herzustellen und ein Bedürfnis zu entwickeln. Mögliche Fragen könnten sein: „Sehen Sie Zusammenhänge zwischen Ihrer Gestaltung des Alltags und Ihren Symptomen/Ihrer Krankheit?" oder „Kennen Sie jemanden, der in seinem Leben etwas verändert hat, und dies hat ihm für seine Gesundheit geholfen?".

Patienten, die zu einem Vortrag oder zu Beratungen kommen, sind meist nicht in dieser Stufe. Dennoch sollte man der Vollständigkeit halber diese auch mit den Patienten besprechen, da es sein kann, dass Patienten im Laufe der Verhaltensänderung wieder zurück in diese Stufe fallen. Das kann z.B. der Fall sein, wenn sich Symptome wieder deutlich manifestieren. Sie denken dann z.B.: „Es bringt ja sowieso alles nichts, da kann ich bleiben, wie ich bin."

Wenn ein Patient von einem klaren „Nein" zu einem „Jein" übergeht, betritt er die nächste Stufe.

Thema 4: Stufe der Absichtsbildung

In dieser Stufe setzt sich der Mensch bewusst mit seinem Gesundheitsverhalten auseinander (s.o., Allgemeines):

Tab. 3.2 Beispiel für eine geplante Verhaltensänderung: Ich will 3-mal in der Woche walken

Argumente dafür	Argumente dagegen
• Ich werde mich fitter fühlen	• Ich habe noch weniger Zeit am Abend
• Meine Kondition wird sich verbessern	• Mein Partner wird nicht erbaut sein, dass ich noch mehr Termine habe
• Ich kann meinen Stress abarbeiten und werde mich entspannter fühlen	• Ich mag mich nicht so verplanen
• Ich werde stolz auf mich sein, weil ich etwas Gutes für mich getan habe	• Gute Laufschuhe sind ziemlich teuer, das übersteigt bestimmt mein Budget
• Ich bekomme einen freien Kopf	• Vielleicht werden meine Schmerzen dann wieder stärker
• Mein Gewicht bleibt stabil	
• Meine Stimmung wird besser sein	

• Er sieht sich Gesundheitssendungen im Fernsehen an.
• Er liest Bücher zu einem gesunden Lebensstil.
• Er ist sehr ambivalent gegenüber der Veränderung. Dies zeigt sich in einem „Ja … aber …":
 – „Ich müsste etwas für meine Gesundheit tun – *aber* wann soll ich das noch machen?"
 – „Ich weiß, ich sollte mich mehr bewegen – *aber* ich bin nach der Arbeit so müde und wenn mich dann meine Tochter noch braucht …"
 – „Ich sollte aufhören zu rauchen – *aber* bei dem Stress, den ich gerade habe …!"

Die Vor- und Nachteile einer Verhaltensänderung sind noch in der Waage. Ziel der Interventionen ist es, dass die Vorteile überwiegen und man zu einem klaren „Ja" kommt.

Methode/Vorgehensweise

Z.B. **interaktiver Vortrag**; die Patienten sollten dabei aufgefordert werden, nachzudenken, ob sie sich in dieser Phase befinden. Die Intervention in dieser Phase zielt darauf, dass sich die Patienten bei ihren angestrebten Verhaltensänderungen über die Vor- und Nachteile bewusst werden (➤ Tab. 3.2). Am besten, Sie lassen die Patienten in **Einzelarbeit** ihre persönlichen Vor- und Nachteile ihrer angestrebten Verhaltensänderung zusammenstellen. Ob die Patienten nun bereits vom „Ja, aber…" zum klaren „Ja" wechseln konnten, liegt zum einen daran, wie wichtig ihnen diese Verhaltensänderung ist. Zum anderen spielt auch die persönliche Zuversicht eine entscheidende Rolle. In einem weiteren Schritt wird dies anhand einer Skala überprüft (siehe Kasten Wichtigkeit und Zuversicht).

Ist der Wert der Wichtigkeit bei einzelnen Patienten < 7, sollten Sie sie bitten, sich zu Hause in Ruhe noch einmal die Liste mit den Vor- und Nachteilen zur Hand zu nehmen und sie um weitere Vorteile zu ergänzen. Die Patienten könnten hierzu auch Freunde auffordern, sie in der Argumentation zu unterstützen.

Ist der Wert der Zuversicht bei einzelnen Patienten < 7, ist es hilfreich, sie an bereits gelungene Lebensstilveränderungen zu erinnern und zu erfragen, wodurch sie erfolgreich waren.

Wenn beide Werte > 7 sind, ist das „Ja" eindeutig und die nächste Stufe erfolgreich erreicht.

Praxis

Wichtigkeit und Zuversicht

Wichtigkeit:

Wie wichtig ist es mir, das Verhalten im Bereich
_____ zu ändern?
Bewerten Sie die Wichtigkeit Ihres Vorhabens
auf einer Skala von 0 bis 10, wobei 0 bedeutet,
dass es Ihnen gar nicht wichtig ist, und 10, dass
es Ihnen sehr wichtig ist. Bitte machen Sie einen
Kreis um die Zahl, die am ehesten für Sie zutrifft.

0 – 1 – 2 – 3 – 4 – 5 – 6 – 7 – 8 – 9 – 10	
Gar nicht wichtig	Sehr wichtig

Zuversicht:

Wie zuversichtlich bin ich, auch unter schwierigen Bedingungen, das neue Verhalten beizubehalten, wenn ich mich dazu entschieden habe?
Bewerten Sie Ihre Zuversicht auf einer Skala von
0 bis 10. 0 bedeutet, dass Sie gar nicht zuversichtlich sind, und 10, dass Sie sehr zuversichtlich sind. Bitte machen Sie einen Kreis um die
Zahl, die am ehesten für Sie zutrifft.

0 – 1 – 2 – 3 – 4 – 5 – 6 – 7 – 8 – 9 – 10	
Gar nicht zuversichtlich	Sehr zuversichtlich

Thema 5: Stufe der Vorbereitung

In dieser Stufe ist der Mensch hoch motiviert, sein
Verhalten zu verändern, und hat auch schon erste
Schritte getan (s.o., Allgemeines): Er hat z.B. mal
zwei Tage nicht geraucht, ein Buch zur Vollwerternährung gekauft oder sich zu einem Entspannungs-
kurs angemeldet.

Um von einer hohen Motivation in eine nachhaltige Veränderung des Verhaltens zu kommen,
braucht es eine sorgfältige Planung. Ohne diese Planung ist die Gefahr groß, dass nach einiger Zeit wieder alles beim Alten ist. Zu einer guten Planung gehört als Erstes ein konkretes, realistisches und über-
prüfbares Ziel.

Zielformulierung mithilfe der „AROMA-Formel“:

- **A**ktiv: Ein gutes Ziel ist aktiv formuliert.

- Keine Möglichkeitsform (würde, müsste,
  könnte, sollte);
- Keine entpersonifizierten Aussagen (wir, man,
  es);
- Stattdessen eine klare *Ich-Position:* „Ich werde
  …“;
- **R**ealistisch: Ein gutes Ziel ist realistisch, d.h.
  machbar und durchführbar. Überhöhte Ziele sind
  unrealistisch und deswegen schwer oder gar
  nicht zu erreichen.
- **O**ptimistisch: Ein gutes Ziel ist optimistisch, also
  positiv formuliert und enthält keine Verneinung:
  Statt: „Ich werde nicht mehr so lange arbeiten“,
  lieber: „Ich werde pünktlich Feierabend machen.“
- **M**essbar: Ein gutes Ziel ist messbar und kontrol-
  lierbar, zu jeder Zeit.
- **A**nnehmbar: Ein gutes Ziel ist ethisch und mora-
  lisch vertretbar.

Neben der Zielformulierung ist in dieser Phase auch
wichtig zu planen, wie mit **Hindernissen und Barrieren** umgegangen wird.

Methode/Vorgehensweise

Nachdem Sie diese Stufe in einem **interaktiven Vortrag** erläutert haben, könnten Sie darauf hinweisen,
wie schwierig es ist, Ziele zu formulieren: Oftmals
wissen wir eher, was wir nicht wollen, als das, was
wir *wirklich* wollen. Doch das, was wir nicht wollen,
ist kein guter Wegweiser.

Ein Beispiel: Stellen Sie sich vor, Sie stehen mit
Ihrem Auto an einer Kreuzung und die üblichen
Hinweisschilder stehen dort nicht (also nicht mit
Pfeil nach links: Köln 75 km, und mit Pfeil nach
rechts: Hamburg 362 km). Stattdessen zeigen die
Hinweisschilder Folgendes an: mit Pfeil nach links
– hier geht es nicht nach Kiel, mit Pfeil nach rechts
– hier geht es nicht nach München. Wohin kommen
Sie, wenn Sie nach rechts fahren?

Ähnlich verhält es sich mit Zielen für unser Verhalten. Die Intervention in dieser Phase soll in erster
Linie so ausgerichtet sein, dass die Patienten ein klares und eindeutiges Ziel formulieren. Dies ist eine
große Hilfe, das angestrebte Ziel auch tatsächlich zu
erreichen. An dieser Stelle könnten Sie den Patienten die AROMA-Formel vorstellen, die dabei hilft,
zu einer Zielformulierung zu kommen, die Aussicht

Tab. 3.3 Zielformulierung ohne und mit AROMA-Formel

Ziel ohne AROMA		Ziel mit AROMA	
Ich würde mich gerne mehr bewegen.		Ab nächster Woche gehe ich montags und mittwochs nach der Arbeit und sonntags um 9.00 Uhr 45 Min. walken.	
Aktiv?	Nein, denn „würde" weist nur auf die Möglichkeit hin	**A**ktiv?	Ja, „ich gehe walken"
Realistisch?	Vielleicht ja, abhängig von Person und Lebensumständen	**R**ealistisch?	Ja, falls mit den Lebensumständen vereinbar
Optimistisch?	Ja	**O**ptimistisch?	Ja, keine Verneinung
Messbar?	Nein, wie viel ist „mehr"?	**M**essbar?	Ja, 3-mal 45 Min. und konkrete Wochentage
Annehmbar?	Vielleicht ja, abhängig von Person und Lebensumständen	**A**nnehmbar?	Ja, falls mit den Lebensumständen vereinbar

auf Erfolg hat (Toelstede, 2003). Auf die Vorteile der Methode können Sie auch mit ➤ Tab. 3.3 hinweisen.

Auch wenn die Patienten noch in der Stufe der Absichtsbildung sind und zwischen „Ja" und „Aber" schwanken, sollten Sie mit Ihnen Zielformulierungen üben und sie dann bitten, ihr eigenes Ziel mit AROMA zu formulieren. Es kann sinnvoll sein, die Patienten nach der ersten Formulierung darin zu unterstützen, die AROMA-Kriterien bei ihrer Zielformulierung zu überprüfen.

In einer weiteren Intervention sollten Sie die Patienten auch darauf hinweisen, dass sich ihr „innerer Schweinehund" in vielfältiger Form zeigen wird und es deshalb wichtig ist, gut darauf vorbereitet zu sein (➤ Tab. 3.4). In **Kleingruppen** oder in **Einzelarbeit** könnten Sie die Patienten an dieser Stelle auffordern, die Barrieren aufzuschreiben, die sie an ihrem Vorhaben hindern könnten. Danach bietet es sich an, die Patienten auch Gegenmaßnahmen erarbeiten zu lassen.

Thema 6: Stufe der Handlung
In dieser Stufe hat der Mensch sein Vorhaben in die Tat umgesetzt und sein Verhalten geändert. Die Veränderung ist länger als einen Tag und weniger als sechs Monate erfolgreich beibehalten worden.

Methode/Vorgehensweise
Z.B. **interaktiver Vortrag,** um den Patienten die Hilfestellungen, die in dieser Phase wichtig sind, bewusst zu machen:
- Die eigenen Erfolge bewusst wahrnehmen: Es ist wichtig, den Blick ganz bewusst auf die Erfolge zu

richten, anstatt auf die Misserfolge (z.B., dass von drei geplanten Walkingeinheiten zwei umgesetzt wurden; und nicht, dass man es einmal nicht geschafft hat). Hier können Sie fragen: „Wie gut haben Sie Ihre Veränderungsabsichten bisher umsetzen können?".
- Sich selbst belohnen: z.B. für jeden rauchfreien Tag 2 Euro in eine Schachtel geben und sich bei einer gewissen Summe etwas Schönes kaufen. Hier können Sie fragen: „Wie oder mit was haben Sie sich für den Erfolg belohnt?".
- Soziale Unterstützung: Hilfreich ist es, einem Freund von der Veränderung zu berichten und ihn um Unterstützung zu bitten, indem er nach-

Tab. 3.4 Barrieren und Gegenmaßnahmen zu dem Ziel: „Ab nächster Woche gehe ich montags und mittwochs nach der Arbeit und sonntags um 9.00 Uhr 45 Min. walken."

Vermutete Barrieren	Gute Gegenmaßnahmen
• Es regnet und meine Motivation sinkt drastisch gegen Null • Ich sitze auf der Couch und werde müder und müder • Ich liege am Sonntag um 9.00 Uhr noch im Bett und mag nicht aufstehen • Eine Freundin ruft an und möchte in dem Moment ein Problem mit mir besprechen	• Ich erinnere mich ganz bewusst daran, wie gut es mir jedes Mal nach dem Walken geht • Ich stelle mir vor, wie stolz ich auf mich sein werde, wenn ich jetzt walke • Ich verabrede mich für sonntags mit meiner Nachbarin zum Walken • Ich verabrede ein Telefonat mit der Freundin zu einem späteren Zeitpunkt

fragt oder lobt. Hier können Sie fragen: „Haben Sie Ihren Partner oder Freunde von der Veränderung berichtet?" oder „Können Sie diese um Unterstützung bitten, z.B. indem sie nachfragen oder loben oder sich zum Walken mit Ihnen verabreden?".

- Meiden von Versuchungssituationen: Gerade zu Anfang kann es sehr sinnvoll sein, Situationen zu meiden, die das alte Verhalten begünstigen (z.B. die Einladung eines Freundes in die Kneipe ausschlagen, wenn man weiß, dass es einem in dieser Situation sehr schwer fallen würde, auf die Zigarette zu verzichten).
- Alternative Verhaltensweisen: Das könnten Sie so ansprechen: „Wenn Sie bemerken, dass Sie unter Stress wieder in Ihr altes Verhalten zurückfallen, hat es sich bewährt, alternative Verhaltensweisen aufzunehmen, z.B. sich mit einem Freund zu einem schönen Spaziergang zu verabreden."

Thema 7: Stufe der Aufrechterhaltung

In dieser Stufe ist die Verhaltensänderung seit mehr als sechs Monaten stabil (s.o., Allgemeines). Dabei ist es eine wichtige Hilfestellung, weiterhin auf gute **Selbstunterstützung** zu achten:

- Aufmerksamkeit auf Vorteile lenken: Als hilfreich hat sich erwiesen, die Aufmerksamkeit auf erreichte und deutlich spürbare Vorteile des veränderten Verhaltens zu lenken (z.B. auf die deutlich spürbare Kondition, die sich durch die regelmäßige Bewegung eingestellt hat).
- Erfolgreiche Strategien beibehalten: Insgesamt sollten alle Strategien, die hilfreich waren, beibehalten und verstärkt werden.

Methode/Vorgehensweise

Z.B. **interaktiver Vortrag**; hier können Sie folgende Fragen stellen:

- „Was hat Ihnen bisher dabei geholfen, eine Verhaltensänderung umzusetzen?" Dabei kann evtl. noch einmal auf die fünf Hilfestellungen der vorangegangen Stufe eingegangen werden.
- „Welche positiven Veränderungen haben Sie aufgrund der Verhaltensänderung feststellen können?" Dabei sollten Sie vor allem körperliche Veränderungen betonen, können aber auch auf soziale, emotionale und geistige Veränderungen eingehen.

Thema 8: Zurückfallen in alte Verhaltensweisen

Ein Zurückfallen in alte Verhaltensweisen ist normal und gehört in jeder Stufe dazu. Wesentlich ist jedoch, wie man mit einem solchen „Ausrutscher" umgeht. Mögliche Ursachen und Hilfestellungen:

- In der Stufe der Absichtsbildung: Entscheidungswaage;
  - Ursachen: Die Entscheidungswaage hatte noch keinen eindeutigen Ausschlag in Richtung des neuen Verhaltens;
  - Gegenmaßnahmen: Zur Überprüfung sind die Fragen nach Wichtigkeit und Zuversicht hilfreich (s.o.);
- In der Stufe der Vorbereitung: Zielformulierung;
  - Ursache: Das Ziel ist zu vage oder zu unrealistisch;
  - Gegenmaßnahme: AROMA-Kriterien überprüfen;
  - Ursache: unerwartete Barrieren, z.B. lehnt der Partner überraschenderweise die Veränderung ab;
  - Gegenmaßnahme: z.B. den Partner mit in die Beratung nehmen;
- In der Stufe der Handlung und der Aufrechterhaltung:
  - Ursache: unerwartete Barrieren, z.B. neu aufgetretene körperliche Einschränkungen, die die Durchführung verhindern;
  - Gegenmaßnahme: das Ziel auf die körperlichen Einschränkungen anpassen;
- In jeder Stufe:
  - Ursache: Stress, belastende Lebenssituationen oder extreme berufliche Belastungen und Zurückfallen in automatisiertes Verhalten;
  - Gegenmaßnahme: Analysieren und neuer Anlauf.

Methode/Vorgehensweise

Z.B. **interaktiver Vortrag**; deutlich machen sollten Sie dabei auch, dass wenn der Rückschritt als Versagen betrachtet wird, dies einen weiteren Verhaltensänderungsversuch erschwert. Wird der „Ausrutscher" hingegen als Chance gesehen, weitere Informationen und Strategien für ein besseres Gelingen zu erhalten, so wird man damit viel erfolgreicher sein. Jedes Zurückfallen auf eine frühere Stufe hat eine Ursache, die in der Planung nicht ausreichend berücksichtigt wurde.

Der Mensch neigt im Stress dazu, auf automatisiertes Verhalten zurückzugreifen. Es ist deshalb nur zu verständlich, dass gerade in Stressphasen „Ausrutscher" häufig vorkommen. Das neue Verhalten ist noch nicht in Fleisch und Blut übergegangen, und somit „rutscht" man zurück in das alte automatisierte Verhalten.

Wesentlich bleibt, die Ausrutscher als wichtige Informationsquelle zu betrachten, die eine Verhaltensänderung nach erneutem Planen und Überlegen letztendlich mehr festigen können. In jeder Stufe geht es vor allem darum, wieder in den Prozess einzusteigen.

LITERATURVERZEICHNIS

Hornung R, Lächler J. Psychologisches und soziologisches Grundwissen für Krankenpflegeberufe. München: Psychologie-Verlags-Union; 1986.

Keller S, Kaluza G, Basler H-D. Motivierung zur Verhaltensänderung. Prozessorientierte Patientenedukation nach dem Transtheoretischen Modell der Verhaltensänderung. Psychomed. 2001;13/2;101-11.

Miller RW, Rollnick S. Motivierende Gesprächsführung. Freiburg: Lambertus; 2004.

Paul A. Lebensstilveränderungen bei Herzkrankheiten. Eine Interventionsstudie. Essen: KVC-Verlag Karl und Veronica Carstens-Stiftung; 2010.

Prochaska JO, Redding CA, Evers KE. The Transtheoretical Model and Stages of Change. In: Glanz K, Lewis FM, Rimer BK, editors. Health behavior and health education; theory, research and practice. San Fransisco: Jossey-Bass; 1997. 60 ff.

Rogers CR. Die klientenzentrierte Gesprächspsychotherapie. Client-Centered Therapy. Frankfurt: Fischer TB; 2005.

Toelstede BG. Aus Wünschen Ziele machen. Wie ich erreiche, was ich mir vornehme. Freiburg: Herder TB; 2003.

3.2.6 Basismodul: Stress und Spannungsregulation

Nils Altner, Anna Paul, Christel von Scheidt

Allgemeines

Stress und Gesundheit

Es ist bekannt, dass eine dauerhafte Überlastung durch chronischen Stress unter anderem zu kardiovaskulären Erkrankungen (z.B. Herzinfarkt) führen kann. Um die Tragweite dieser Erkenntnis einschätzen zu können, muss man wissen, dass die ischämi-

sche Herzkrankheit gegenwärtig die häufigste Todesursache in den Industrieländern darstellt (Statistisches Bundesamt, 2005). Die Europäische Agentur für Sicherheit und Gesundheitsschutz am Arbeitsplatz bezeichnet arbeitsbedingten Stress seit ca. einem Jahrzehnt als zweitgrößtes berufsbedingtes Gesundheitsproblem in der Europäischen Union – nach Rückenschmerzen. Sie schätzt, dass 16% der Herz-Kreislauf-Erkrankungen bei Männern und 22% bei Frauen im europäischen Raum auf arbeitsbedingten Stress zurückzuführen sind. Aber auch hohe Anteile anderer Krankheiten wie Muskel-Skelett-Erkrankungen sowie psychische Erkrankungen, beispielsweise das Burnout-Syndrom und Depressionen, werden hierauf zurückgeführt (Europäische Kommission, 2002).

Aktuelle Veränderungen in der Arbeits- und Lebenswelt wie z.B. die generelle Beschleunigung des Lebenstempos, die allgegenwärtige Medienpräsenz, Erwartungen an eine ständige Erreichbarkeit und Mobilität sowie die Abnahme von Arbeitsplatzsicherheit und sozialer Sicherung haben wesentlich zu einer Steigerung der Stressbelastung in weiten Teilen der Bevölkerung beigetragen. Damit nehmen die Risiken für Erkrankungen zu, die eine Stresskomponente aufweisen.

Akuter und chronischer Stress

Allgemein gilt, dass die Stressreaktion kurzfristig eine Leistungssteigerung bewirkt, mittelfristig aber die Gesundheit beeinträchtigt, z.B. durch muskuläre Verspannungen, erhöhte Infektanfälligkeit, Schlafstörungen und Migräne (➤ Kap. 2.3.1). Langfristige Folgen können zur Erschöpfung des Organismus bis hin zum Burnout führen. In der Stressphysiologie wird heute deshalb nicht mehr von gutem und schlechtem Stress gesprochen, sondern von akuten und chronischen Stressbelastungen. Während z.B. eine akute, über kurze Zeit andauernde Stresssituation bei gesunden Personen in der Regel das Immunsystem aktiviert, kommt es bei chronischen Stressbelastungen zu einer deutlichen Supprimierung der Immunkompetenzen (➤ Kap. 2.3.6).

Stressbewältigung und Lebensstil

Kaum mehr angezweifelt wird, dass Stress durch den Lebensstil bedingt ist bzw. dass Lebensstilentscheidungen mit beeinflussen, welche Ressourcen uns zur Verfügung stehen, um Stress zu bewältigen. Stressmindernd und spannungsregulierend wirken können Entspannungsmethoden, aber auch körperliche Aktivität, naturheilkundliche Strategien wie Bäder, Wickel und Saunagänge, soziale Unterstützung, kognitive Methoden und bewusst achtsame Kommunikation (Medalie und Goldbourt, 1976; Samitz, 1998; Davidson et al., 2003; Gaab et al., 2003). Dabei ist auch zu beachten, dass der menschliche Körper wie alle Organismen Rhythmen unterliegt, bei denen Aktivierung und Ruhe einander abwechseln. Wichtige Rollen spielen außerdem eine gesunde Ernährung, Nichtrauchen und moderater Alkoholkonsum, um die Ressourcen für Gesundheit und Regulationsfähigkeit nachhaltig zu stärken (Anand et al., 2008). Daher zielen mind-body-medizinische Interventionen darauf ab, in diesen Bereichen – von Entspannung und Spannungsausgleich über Ernährung und Bewegung bis hin zu Sozialkontakten, Kognitionen und innerer Haltung – gesunde Lebensstilentscheidungen zu fördern.

Für die Praxis

Mind-body-medizinische Programme vermitteln Kompetenzen, mit denen die Patienten aktiv eine Spannungsregulation bewirken können, indem sie die Wechselwirkungen von Geist bzw. Gedanken und Körper positiv für sich nutzen. Sie werden befähigt, geistig/gedankliche Techniken anzuwenden, um körperliche Funktionen und Symptome sowie Emotionen positiv zu beeinflussen. Außerdem erlernen sie körperliche Übungen, um Geist, Emotionen und Körper zu unterstützen.

Um zu gewährleisten, dass Patienten und Therapeuten sich diesbezüglich im Therapieprozess einer gemeinsamen Terminologie bedienen können, steht am Anfang eines jeden Therapieprozesses idealerweise eine Einführung in die Thematik Stress. Es hat sich dabei bewährt, Stress und Spannungsregulation als ein allen anderen Lebensstilbereichen vor- bzw. übergeordnetes Thema zu vermitteln. Neben gemeinsamen Begrifflichkeiten werden dabei auf einer informativen Ebene Kenntnisse vermittelt, die die Patienten einladen, ihren Lebensstil zu reflektieren und zu prüfen, wie er ihren Bedürfnissen noch bes-

ser entsprechen könnte. Damit wird nach den Stufen des Transtheoretischen Modells der Verhaltensänderung (> Kap. 2.3.7) die Kontemplation des Status quo angeregt, die zur Motivation für Verhaltensänderungen beiträgt. Folgende Module gehören dazu:
* Modul 1: Stress und Stressreaktionen;
* Modul 2: Spannungsregulation im Alltag.

Je nach Organisation der Gruppensettings oder der Einzelberatung kann man die Inhalte natürlich auch anders strukturieren, um z.B. einen Wochenendkurs anbieten zu können.

Modul 1: Stress und Stressreaktionen

Ziele des Moduls

Dieses Modul vermittelt grundlegende Informationen zum Thema „Stress und Spannungsregulation" und bildet die Grundlage für das Modul 2 in diesem Kapitel. Für die Patienten geht es dabei darum:
* sich darüber klar zu werden, auf welcher Ebene sie Handlungsbedarf sehen;
* erste Ideen zu bekommen, wie sie aktiv etwas für ihre Gesundheit tun können.

Für die Seminarleitung bietet das Modul eine Möglichkeit, Interessen, Fähigkeiten und vorhandene Verhaltensressourcen der Patienten kennenzulernen.

Zeitaufwand: ca. 45 Min.

Thema 1: erste Definition des Stressbegriffs

Eingangs soll vermittelt werden, dass **Stress** eine Reaktion des menschlichen Organismus und der Psyche auf sog. Stressoren ist, die aus der Umwelt oder dem Inneren des Menschen selbst stammen und eine erhöhte Spannung verursachen. **Stressoren** hingegen sind Reize oder Belastungen, die Stress auslösen und mit denen der Mensch täglich konfrontiert ist.

Methode/Vorgehensweise

In das Thema können Sie beispielsweise einstimmen, indem Sie den Patienten folgende Fragen stellen:
* „Wann geraten Sie in Stress?", Antwortbeispiel: „... wenn der Bus vor meiner Nase wegfährt";
* „Was spüren Sie, wenn Sie im Stress sind?", Antwortbeispiel: „... wenn ich im Stress bin, dann

geht der Puls schneller und meine Muskeln verspannen sich";
- „Wie setzen Sie sich selbst unter Stress?", Antwortbeispiel: „… indem ich immer alles 150%ig machen möchte" oder „… indem ich es immer allen recht machen möchte".

Um einen persönlichen Bezug herzustellen, können Sie dann in einer **moderierten Gruppenabfrage** herausarbeiten lassen, welche Stressoren die Patienten wahrnehmen und welche körperlichen und gedanklichen Stressreaktionen sie erlebt haben. Deutlich werden soll dabei, dass jeder Stressor prinzipiell eine Stressreaktion auslösen kann und unsere Gedanken und Einstellungen ebenfalls eine wesentliche Rolle spielen.

Thema 2: phylogenetische Bedeutung der Stressreaktion

Die Stressreaktion wird als genetisch verankertes Programm des Organismus erläutert, das der Lebenserhaltung dient: Durch die Alarmreaktion werden Energien freigesetzt, die den Organismus zu Kampf oder Flucht befähigen. Bei Angriff oder Flucht wird die vom Körper freigesetzte Energie verbraucht, und sobald der Körper zur Ruhe kommt, kann das Erregungsniveau absinken.

Die physiologischen Veränderungen in der Stressreaktion werden beschrieben, die den Körper zu Kampf und/oder Flucht befähigen (➤ Kap. 2.3.1). Wird ein Stressor vom Gehirn als bedrohlich oder gefährlich beurteilt, wird die Alarmreaktion in Gang gesetzt: Der Muskeltonus steigt an, durch den Hypothalamus werden das Nebennierenmark, die Hypophyse und die Nebennierenrinde aktiviert. Das Nebennierenmark schüttet u.a. Adrenalin aus, und die Nebennierenrinde u.a. Kortisol. Die Wirkung dieser Hormone auf den Organismus wird erläutert (➤ Kap. 2.3.1).

Methode/Vorgehensweise
Fragen, die Sie hier im **interaktiven Dialog** beispielsweise stellen können, sind: „Wozu ist es wichtig, dass das Blut schneller gerinnt?" oder „Wozu benötigt der Körper Blutzucker bzw. Blutfette?" oder „Wozu ist es wichtig, dass das Immunsystem im akuten Stress hochaktiv wird?".

Thema 3: Phasen einer vollständigen Stressreaktion
Die einzelnen Phasen sollten Sie hier erklären:
- **Orientierung:** Ist das Ereignis (potenziell) bedrohlich?
- **Aktivierung:**
  - Alarmreaktion;
  - Eingeschränkte Wahrnehmung bezogen auf mögliche Gefahrabwendung;
- **Anpassung:** Alarmzustand bleibt bestehen, solange die Bedrohung anhält, und in der Aktion wird die bereitgestellte Energie verbraucht;
- **Erholung:** nach erfolgreicher Bewältigung der Gefahr.

Methode/Vorgehensweise
Z.B. **interaktiver Vortrag**. Um für mehr Interaktivität zu sorgen, können die Patienten hier durch Fragen einbezogen werden, z.B.: „Stellen Sie sich vor, Sie spazieren durch den Wald und hören plötzlich ein lautes Rascheln. Was geschieht?". Phasen, die hier eine Rolle spielen können, sind z.B.: Man schaut sich um, um herauszufinden, woher das Geräusch kommt. Man fragt sich, was das ist. Wenn man nicht entdecken kann, was es ist, was passiert dann? Man zuckt zusammen, der Atem stockt, das Herz fängt an zu rasen, Hände werden feucht.

Thema 4: individuelle Bewertung von Stress
Verdeutlichen Sie auch die vermittelnde Wirkung der Gedanken bei der Stressreaktion. Eine Situation wird als Bedrohung oder Herausforderung bewertet oder als angenehm und unbedrohlich. Ist sie unbedrohlich, folgt Entspannung. Wird sie als Bedrohung wahrgenommen, werden die zur Verfügung stehenden Ressourcen bewertet. Die Stressreaktionen werden vor allem dann ausgelöst, wenn diese als unzureichend eingestuft werden (➤ Abb. 3.5).

Methode/Vorgehensweise
Den Prozess könnten Sie anhand von konkreten Beispielen erläutern, z.B.: „Der Chef kommt kurz vor Feierabend mit einem dringend zu erledigenden Arbeitsauftrag." Im **Dialog** mit den Patienten wird deutlich werden, dass die gleiche Situation von verschiedenen Personen sehr unterschiedlich erlebt werden kann.

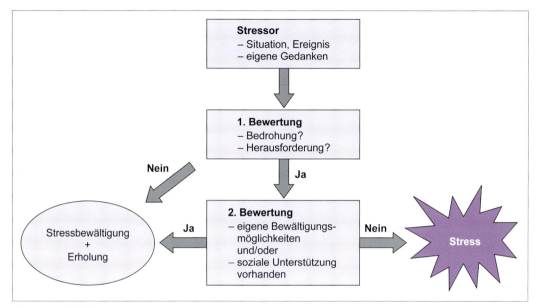

Abb. 3.5 Individuelle Bewertung von Stress

Thema 5: Phasen einer unvollständigen
Stressreaktion
Wichtig zu schildern sind auch die einzelnen Phasen
einer gesundheitsbelastenden unvollständigen Stress-
reaktion:
- **Orientierung:**
  - Was ist es?
  - Subjektive Bewertung;
- **Aktivierung:** Alarmreaktion;
- **Anpassung:** Alarmzustand bleibt bestehen, die
  freigesetzte Energie kann nicht verbraucht wer-
  den;
- **Fehlende Erholung:** Das Erregungsniveau bleibt
  erhöht;
- **Überforderung:** Das Erregungsniveau steigt wei-
  ter an;
- **Erschöpfung:**
  - Unfähigkeit, angemessen zu reagieren und
    konzentriert zu arbeiten;
  - Gefahr für die Gesundheit.

Methode/Vorgehensweise
Die Phasen können Sie anhand des gleichen Beispiels mit dem plötzlich auftauchenden Chef im **Dialog** erarbeiten lassen. Folgendes spielt sich typischerweise ab:

- Ihnen ist klar, dass das Erledigen dieser Aufgabe
  Sie um Ihre Abendverabredung bringt, die Ihnen
  sehr wichtig ist.
- Sie nehmen deutlich körperliche Stresssymptome
  wahr.
- Auch langes Überlegen lässt Sie keine befriedi-
  gende Lösung finden.
- Ihnen fällt auf, dass Ihnen für die zu erledigen-
  de Aufgabe wichtige Informationen fehlen und
  der Chef das Haus schon verlassen hat (2. Stressor).
- Es ist der dritte Tag in dieser Woche, an dem Sie
  unvorhersehbar länger arbeiten müssen. Sie sind
  wütend und knallen den Ordner auf den Tisch,
  beginnen mit der Sichtung der Materialien und
  können sich kaum konzentrieren.
- Sie sind sich sicher, dass Ihre Freundin über das
  Absagen der Verabredung enttäuscht und verär-
  gert sein wird (3. Stressor).
Zusammenfassend können Sie den Unterschied zwischen einer vollständigen, gut angepassten Stressreaktion und einer unvollständigen, schlecht angepassten Stressreaktion erläutern sowie auf die Gefahr einer Chronifizierung bzw. negativen Stressspi-
rale hinweisen (➤ Abb. 3.6).

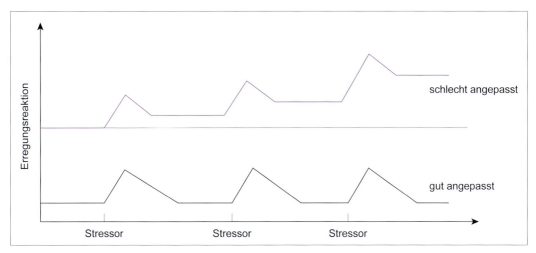

Abb. 3.6 Vergleich einer normalen und einer schlecht angepassten Stressreaktion

Thema 6: gesundheitliche Folgen von chronischem Stress

Mögliche Erkrankungen durch chronische Stresszustände, auf die Sie hinweisen können, sind:

- Verdauungssystem: Reizmagen, Magen- bzw. Darmgeschwüre, Durchfälle, Verstopfung, Reizdarm;
- Muskulatur: Verspannungen, Spannungskopfschmerz;
- Herz-Kreislauf-System: Bluthochdruck, Angina pectoris, Herzinfarkt;
- Atmungssystem: Asthma bronchiale;
- Rhythmus: Erschöpfungszustände;
- Überlastung: Einschlaf- oder Durchschlafprobleme, nervöse Störungen, Angstzustände.

Methode/Vorgehensweise

Z.B. **interaktiver Vortrag**; dazu kann es hilfreich sein, im Dialog herauszuarbeiten, wie sich diese Reaktionen bei längerer Dauer auf den Körper auswirken können, z.B.:

- Muskelanspannung: → Verspannungen;
- Blutdruckanstieg: → Bluthochdruck;
- Stagnierende Verdauungsprozesse: → Magen-Darm-Probleme.

Thema 7: Stresswarnsignale

An dieser Stelle macht es Sinn, die vier Ebenen der Stressreaktionen vorzustellen. Auf körperlicher, gedanklicher, emotionaler und Verhaltensebene finden Reaktionen auf Stress statt. Der Begriff der

„Stresswarnsignale" beinhaltet dabei den Auftrag an die Patienten, die Stressreaktionen in den vier Bereichen als Hinweis = Warnung zu sehen, dass sie unter Stress stehen und evtl. gegensteuern sollten. Meist werden die verschiedenen Stressreaktionen als Einzelsymptome wahrgenommen und nicht mit Stresserleben in Verbindung gebracht. Daher werden körperliche Stressreaktionen landläufig häufig als Einzelsymptome behandelt, ohne dass der Patient eine Verbindung zu seinem Lebensstil und den anderen Bereichen, z.B. emotionalen Stressreaktionen, herstellen kann.

- **Körperliche Warnsignale:**
  - Muskelverspannungen, Kopfschmerzen;
  - Rückenschmerzen;
  - Magenschmerzen, Verdauungsstörungen;
  - Appetitlosigkeit;
  - Schlafstörungen;
  - Sexuelle Funktionsstörungen;
  - Schwindel, feuchte Hände;
  - Herzrasen, Herzstiche;
- **Kognitive Warnsignale:**
  - Gedankenkreisen;
  - Konzentrationsstörungen;
  - Leere im Kopf (Black-out);
  - Tagträume;
  - Albträume;
  - Entscheidungsunfähigkeit;
- **Emotionale Warnsignale:**
  - Innere Unruhe, Nervosität;
  - Gereiztheit, Zustand kurz vorm Explodieren;

– Angstgefühle, Versagensängste;
– Unausgeglichenheit, schnell „eingeschnappt";
– Lustlosigkeit (auch sexuell), Einsamkeit;
– Innere Leere, „ausgebrannt";
– Weinen, Wut;
– Einsamkeit;
• **Warnsignale im Verhalten:**
– Überkritisches, herrisches Verhalten;
– Nächtliches Zähneknirschen;
– Unregelmäßiges oder unkontrolliertes Essen;
– Alkohol oder Medikamentenkonsum zur Beruhigung;
– Sozialer Rückzug;
– Weniger Bewegung/Sport, als gewünscht;
– Mehr Rauchen, als gewünscht.

Methode/Vorgehensweise
Je nach Kurskonzeption und Zeitkontingent kann das Auftreten dieser Stresswarnsignale im Alltag auch mittels Checkliste individuell erfragt werden.

Thema 8: Ebenen der Stress- und der Spannungsregulation
Hier können Sie die Ebenen der Stressreaktion direkt denjenigen der Spannungsregulation gegenüberstellen (➤ Tab. 3.5):

Methode/Vorgehensweise
Z.B. **interaktiver Vortrag**; auf allen vier Ebenen ist das Prinzip der Achtsamkeit von großer Hilfe, da es u.a. die bewusste (Selbst-)Wahrnehmung fördert, die eine notwendige Voraussetzung für Veränderung darstellt.

Modul 2: Spannungsregulation im Alltag

Das Thema „Spannungsregulation im Alltag" lässt sich am besten über die eigenen Erfahrungen der Patienten vermitteln. An der Essener Klinik wurde das Modul deshalb als motivationsstärkend mit Selbsterfahrungscharakter angelegt. Insofern hat die Gruppenleitung eher eine moderierende und weniger eine informationsvermittelnde Rolle. Für dieses Modul werden die Inhalte des Moduls „Stress und Spannungsregulation" als bekannt vorausgesetzt.

Ziele des Moduls
• Sichtbarmachen vorhandener Ressourcen zur Spannungsregulation;
• Bewusstheit über die Wirkweise der Strategien;
• Kenntnis über geplantes Einsetzen der Strategien.
Zeitaufwand: ca. 90 Min.

Tab. 3.5 Die vier Ebenen der Stress- und Spannungsregulation

Stressreaktion			
Körper	**Gedanken**	**Gefühle**	**Verhalten**
• Puls ↑, Blutdruck ↑ • Atmung ↑ • Muskelspannung ↑ • Blutgerinnung ↑ • Sexualfunktionen ↓	• Wieso immer ich! • Das schaff ich nicht! • Spinnt der eigentlich?	• Enttäuschung • Hilflosigkeit • Ärger	• Keine Pausen • Unregelmäßiges und unachtsames Essen • Sozialer Rückzug bis zur Isolation • Mehr Stimulanzien (z.B. Nikotin, Kaffee, Alkohol)
Spannungsregulation			
Körper	**Gedanken**	**Gefühle**	**Verhalten**
• Reduzieren des körperlichen Erregungsniveaus (Ausdauerbewegung) • Körperbezogene Entspannung (Qigong, Yoga, Zwerchfellatmung, PME)	• Beruhigen der gedanklichen Ebene: Unterbrechen der Gedankenspirale durch ein inneres „Stopp" • Verändern dysfunktionaler Gedanken • Gedankenbezogene Entspannung (z.B. Atemmeditation, Phantasiereise, Minis)	Weiten der Wahrnehmung: • Achtsamkeit • Wahrnehmen positiver Erlebnisse, Akzeptanz und Gelassenheit entwickeln	Bewusstheit über Handeln: • Tagesstruktur gestalten • Bewegung/ Ernährung/ Entspannung in den Alltag integrieren

Thema 1: Strategien der Spannungsregulation

Einleitend sollte deutlich werden, welche grundsätzlichen Methoden zur Spannungsregulation im Alltag zur Verfügung stehen.

Methode/Vorgehensweise

Sie können die Patienten beispielsweise zunächst Strategien sammeln zu lassen, die sie im Alltag zur Spannungsregulation anwenden (z.B. Bewegung, Entspannung, Genussmittel oder soziale Kontakte). Durch diesen Dialog erfahren die Patienten voneinander eine Vielfalt an spannungsregulierenden Strategien und entdecken ggf. Ressourcen, an die sie nicht gedacht haben. Die Ideen der anderen Patienten geben für jeden Anregungen, um das eigene Ressourcenspektrum zu erweitern.

Bewährt hat sich hierbei, in **Kleingruppen** zu arbeiten mit mindestens zwei und maximal vier Patienten. Auf Moderationskarten könnten Sie die Patienten z.B. die Strategien aufschreiben lassen, die Sie an einer Pinnwand sammeln. In einer anschließenden **moderierten Gruppenabfrage** können Sie die Karten nach Kategorien sortieren, indem Sie z.B. erfragen, was genau das Entspannende bei einer Strategie ist. So kann beim Spazierengehen das Entspannende entweder der soziale Kontakt sein oder die Bewegung oder aber auch die Natur zu genießen. Gartenarbeit kann spannungsregulierend wirken durch ausgleichende Kreativität oder dadurch, sich in der Natur aufzuhalten. Die Zuordnung nach Kategorien kann dann wie folgt aussehen:

- Bewegung: z.B. joggen, Rad fahren, walken, spazieren gehen;
- Körperliche Passivität: z.B. Sauna, Massage;
- Ablenkung: z.B. fernsehen, lesen;
- Zusammensein mit anderen Menschen: z.B. essen gehen, Gespräche, spazieren gehen;
- Genussmittel: Wein trinken, rauchen;
- Aktive Entspannung: z.B. meditieren, Phantasiereise, progressive Muskelentspannung;
- Kreativität: z.B. malen, Gartenarbeit;
- Natur genießen: z.B. spazieren gehen, Gartenarbeit.

Nach dem Sammeln der Inhalte können Sie die Strategien hinterfragen lassen. **Moderieren** Sie die Gruppendiskussion z.B., indem Sie die Patienten bitten, ihren subjektiven Eindruck bezüglich gesammelter Stichworte zu äußern.

Thema 2: Ziele der Spannungsregulation

Bei diesem Schritt geht es dann darum, die Ziele der verschiedenen Strategien miteinander zu vergleichen. Wichtig ist, dass die Patienten Bewusstheit darüber erlangen, dass nicht jede Strategie das Spannungsniveau reduziert und es sich zusätzlich sogar erhöhen kann. Folgende Sachverhalte sollen deutlich werden:

- **Bewegung** ist eine wesentliche Strategie zur Spannungsregulation. Dabei wird die durch die Stressreaktion bereitgestellte Energie verbraucht. Um eine vollständige Erholung im Sinne einer Relaxation Response (➤ Kap. 2.3.1) zu erreichen, benötigt der Körper jedoch bewusste Entspannung: Bewegung allein reicht nicht aus!
- **Genussmittel** zu sich zu nehmen kann Bestandteil eines schönen Rituals sein. Zu viel Wein am Abend kann jedoch z.B. die Schlafqualität negativ beeinflussen. Rauchen lässt u.a. den Puls eher ansteigen.
- **Natur zu genießen** kann einen zentrierenden Effekt haben, den sog. Flow-Zustand auslösen. Beides hat eine spannungsregulierende Wirkung. Wird die Gartenarbeit z.B. von einem Leistungsaspekt begleitet, ist sie eher spannungssteigernd.
- **Ablenkung** durch Fernsehen führt zum einen dazu, dass die Augenmuskeln sehr aktiv sind. Zum anderen hängt es von der Thematik (Tierfilm, Krimi) ab, ob das Gesehene die Spannung eher erhöht oder senkt. Ähnlich verhält es sich beim Lesen.
- **Aktive Entspannung** führt zum gewünschten Zustand der Entspannung – umso mehr und nachhaltiger, je geübter ein Mensch in dem jeweiligen Verfahren ist.
- **Körperliche Passivität** durch Massage und Sauna kann kurzfristig einen entspannten Zustand auslösen, wenn nicht gleichzeitig belastende Themen den Geist beschäftigen.
- **Soziale Kontakte** können einen spannungsregulierenden Effekt haben, wenn sie wohltuend sind. Gespräche mit Freunden über belastende Themen können eine entlastende Wirkung haben. Konfliktgespräche erhöhen jedoch eher das Spannungsniveau.
- **Kreativität** kann den sog. Flow auslösen, der spannungsregulierend wirkt. Ist die Tätigkeit zweckgebunden oder leistungs- bzw. erfolgsorientiert, erhöht sie jedoch eher das Spannungsniveau.

Methode/Vorgehensweise

Die Inhalte können Sie hier z.B. in einer **moderierten Gruppenabfrage** erarbeiten lassen. Impulsfragen, die Sie zur Eröffnung des Dialogs stellen können, sind z.B.: „In welchem Zustand sind Sie, wenn Sie etwas für Ihre Spannungsregulation tun wollen?" oder „Welchen Zustand möchten Sie durch Ihre Strategie erreichen?".

Bei der Überprüfung und Diskussion der subjektiven Strategien und den Erläuterungen durch die Seminarleitung ist ein hohes Maß an Sensibilität notwendig, um zu vermeiden, dass die Patienten den Eindruck bekommen, ihre Strategien würden abgewertet. Alle Strategien sollten als Ressourcen wertgeschätzt werden.

Thema 3: persönliche Erweiterung des Strategiespektrums

Ziel dieses letzten Schrittes ist es, die Patienten zu befähigen, die jeweils passende Strategie bewusst auswählen zu können.

Methode/Vorgehensweise

Es bietet sich an, zum Abschluss des Moduls die Patienten einzuladen, ein Resümee zu ziehen. Jeder sollte sich z.B. noch einmal bewusst machen, was ihm deutlich geworden ist und wie er seinen Alltag verändern möchte.

LITERATURVERZEICHNIS

Anand SS, Islam S, et al. Risk factors for myocardial infarction in women and men: insights from the INTERHEART study. Eur Heart J 2008;29(7):932–40.

Davidson R, et al. Alterations in brain and immune function produced by mindfulness meditation. Psychosomatic Medicine 2003;65:564–570.

Gaab J, Blattler N, Menzi T, Pabst B, Stoyer S, Ehlert U. Randomized controlled evaluation of the effects of cognitive-behavioral stress management on cortisol responses to acute stress in healthy subjects. Psychoneuroendocrinology 2003 Aug;28(6):767–79.

Medalie JH, Goldbourt U. Angina pectoris among 10,000 men. II. Psychosocial and other risk factors as evidenced by a multivariate analysis of a five year incidence study. Am J Med. 1976 May 31;60(6):910–21.

Samitz G. Körperliche Aktivität zur Senkung der kardiovaskulären Mortalität und Gesamtmortalität. Eine Public Health Perspektive. Wiener Klinische Wochenschrift 1998;110:589–596.

Statistisches Bundesamt: Häufigste Todesursache Herzerkrankungen. http://www.medizinauskunft.de/artikel/aktuell/2005/11_10_khk.php

Pressemitteilung der Europäische Kommission, Beschäftigung und soziale Angelegenheiten vom 2. Juli 2002: Erste europaweite Kampagne zur Bekämpfung von arbeitsbedingtem Stress. http://europa.eu.int/comm/employment_social/news/2002/jul/141_de.html

3.2.7 Lebensstilbereich Entspannung und Atmung

Anna Paul, Christel von Scheidt, Nils Altner

Allgemeines

Die Entspannungsantwort

Eine Hauptwirkung der aktiven und bewussten Anwendung von Entspannungsverfahren liegt im Auslösen der Entspannungsantwort (Relaxation Response; Benson, 1976; ➤ Kap. 2.3.1) als Gegenpol zur stressbedingten Kampf-oder-Flucht-Reaktion. Bei diesem Prozess wird vom sympathischen zum parasympathischen Nervensystem umgeschaltet. Die Fähigkeit zur Entspannungsreaktion gehört als wesentliche Ressource zum normalen physiologischen Repertoire des Menschen. Sie ist somit keine Ausnahme, bedarf jedoch einer Aktivierung, da sie in unserer westlichen Kultur keinen selbstverständlichen Bestandteil der Alltagskompetenzen bildet.

Stressreaktionen und die Entspannungsantwort werden durch eine Vielzahl von biochemischen Prozessen im Organismus ausgelöst (➤ Kap. 2.3.1, ➤ Tab. 3.6).

Die psychische Wirkung der Entspannungsreaktion ist u.a. gekennzeichnet durch:

- Geringere emotionale Erregbarkeit;
- Verbesserte Fähigkeit zur Introspektion (Selbstaufmerksamkeit);
- Erhöhte Merk- und Konzentrationsfähigkeit;
- Zunahme interner Kontrollüberzeugung und Selbstwirksamkeitserwartung;
- Verbesserte Fähigkeit zur Interozeption (Selbstwahrnehmung);
- Verbesserte Symptomtoleranz (Sammer, 2003; Vaitl, 2004a, 2004b).

Durch das Auslösen der Entspannungsreaktion wird eine natürlich angelegte Gegenregulation zur Kampf-oder-Flucht-Reaktion eingeleitet: Der Organismus pendelt sich zwischen Ent- und Anspannung

Tab. 3.6 Wesentliche physiologische Parameter der stressbedingten Kampf-oder-Flucht-Reaktion und der Entspannungsantwort (Relaxation Response)

	Kampf-oder-Flucht-Reaktion	Relaxation Response
Verdauung	↓↓	↑↑
Puls	↑↑↑	↓↓
Blutdruck und Blutgerinnung	↑↑↑	↓↓
Atemfrequenz	↑↑	↓↓
Muskelspannung	↑↑	↓↓
Bereitschaft, auf Adrenalin zu reagieren	↑↑	↓↓
Blutfette und Blutzucker	↑↑	↓↓
Schwitzen und Talgproduktion	↑↑	↓↓

auf eine „Wohlspannung" ein, die mit „wacher Gelassenheit" umschrieben werden kann. Damit geht eine positive emotionale Gestimmtheit einher, die Lern- und Merkfähigkeit nehmen zu.

Unterschiede und Gemeinsamkeiten der Entspannungsverfahren

Das Auslösen der Entspannungsantwort kann auf unterschiedliche Weise erreicht werden: So liegt ein genereller Unterschied der Entspannungsverfahren im **Zugangsmodus:**

- Entweder wird die Entspannungsreaktion über eine **mentale Deaktivierung** auf neuromuskulärer, vegetativer und hirnphysiologischer Ebene ausgelöst (Top-down), indem Aufmerksamkeit und Wahrnehmung gezielt gelenkt werden. Dieser Weg wird beispielsweise beschritten bei autogenem Training, Atemmeditation und meditativen Verfahren mit Mantra oder Phantasiereisen.
- Oder der Zugangsweg erfolgt über ein bewusstes Wahrnehmen und **Entspannen der Willkürmuskulatur,** was sich auf die vegetative, hirnphysiologische und kortikale Ebene auswirkt (Bottom-up). Nach diesem Prinzip arbeiten u.a. die progressive Muskelentspannung, Qigong oder Yoga.

Entspannungsverfahren in der Mind-Body-Medizin

Wozu dienen Kompetenzen zur Entspannung in der Mind-Body-Medizin?

In den modernen Informationsgesellschaften stehen kulturelle Prägungen wie der Wunsch nach Effizienz, Leistungssteigerung, Optimierung, Beschleunigung und Maximierung den zyklisch auf Ausgleich von An- und Entspannung oder von Aktivität und Ruhe angelegten natürlichen Lebensprozessen gegenüber. Die im Tagesverlauf natürlich auftretenden ultradianen Tiefs der Aufmerksamkeit und der kognitiven Leistungsfähigkeit werden u.a. durch den Konsum rhythmusverändernder Substanzen wie beispielsweise Koffein überbrückt. Dies steht im Kontrast zu den physiologischen Bedürfnissen nach über den Tag verteilten Phasen der Erholung und Entspannung. Das Einlegen einer Siesta nach dem Mittagessen – in vielen Kulturen als selbstverständlich angesehen, um damit dem natürlichen Bedürfnis nach Erholung nachzugeben – wird in unserer Leistungsgesellschaft kaum toleriert und praktiziert. Zudem haben die meisten Menschen nicht gelernt bzw. verlernt, die regulative Funktion der Atmung zu nutzen. Das Zulassen regelmäßiger, tiefer Atemzüge geht jedoch mit einer gesamtorganismischen Spannungsregulation einher.

Im Prozess der Sozialisierung vor allem in der Schule wird für die Strukturierung von Aktivitäts- und Ruhephasen im Tagesablauf die natürliche Wahrnehmung innerer Zeitgeber mittels Interozeption durch äußere Taktgeber wie dem von der Schulklingel angezeigten Rhythmus der Unterrichtsstunden ersetzt. In diesem Jahre und Jahrzehnte dauernden Trainingsprozess wird so eine Überformung der Tagesrhythmik durch kulturell bestimmte Taktungen erreicht. Das bedeutet, dass mit der Zeit innerorganismische Signale nicht mehr oder nur sehr reduziert wahrgenommen werden. Auf sanfte Zeichen wie schwindende Konzentration, leichte muskuläre Verspannungen, Müdigkeit oder ein Bedürfnis nach Bewegung wird dann nicht mit dem Einlegen von Pausen reagiert. Stattdessen werden die inneren Regungen ignoriert oder durch die Einnahme aktivierender Substanzen wie Zucker, Kaffee, Tee oder Nikotin überspielt. Neuere pädagogische Ansätze sind sich dieser Zusammenhänge bewusst und versuchen, die natürliche Fähigkeit zur Selbstregulation zu erhalten und zu kultivieren (Altner, 2009).

Patienten mit diagnostizierter chronischer Stressbelastung (dazu gehören auch solche mit chronischen Erkrankungen) können daher nachhaltig von Interventionen profitieren, die sie dabei unterstützen, regelmäßige Entspannungsphasen in ihren Alltag zu integrieren (Naska et al., 2007). Neben dem Erlernen einzelner Entspannungsmethoden liegen die Hauptziele entspannungsfördernder Interventionen darin, die Selbstaufmerksamkeit zu schulen und für die innerorganismische Wahrnehmung zu sensibilisieren. Der Prozess von Selbstaufmerksamkeit über Selbstwahrnehmung zu Selbstregulation und Lebensqualität bildet einen sich selbst verstärkenden Feedback- und Regulationskreislauf. Erlebt eine Person, wie sich in diesem Prozess ihre Befindlichkeit, ihre Stimmung sowie ihre Leistungsfähigkeit und Lebensqualität positiv verändern, kann dies dazu beitragen, die Selbstwirksamkeitserwartung zu stärken. Dies wirkt sich dann positiv auf die Beibehaltung bzw. Intensivierung der neuen Verhaltensweisen aus. Eine Haltung von achtsamer Entspannung verstärkt zudem den positiven Affekt und zeigt sich in einem robust reagierenden Immunsystem (Davidson et al., 2003). Weitere positive Effekte von Entspannungsverfahren zeigen sich beispielsweise folgendermaßen:

- Schmerzreduktion bei Arthrose (Baird und Sands, 2004);
- Verringerung von systolischem und diastolischem Blutdruck bei essenzieller Hypertonie (Sheu et al., 2003);
- Reduktion von Ängstlichkeit/Angstzuständen und Verbesserung des Schlafs bei kardiologischen Erkrankungen (Wilk und Turkoski, 2001);
- Gerade bei Schmerzerkrankungen und somatoformen Störungen zeigt die Kombination von Entspannungsverfahren und Kognitiver Umstrukturierung gute Wirkung (von Scheidt, 2006; Gerber, 2004; Nanke und Rief, 2004).

Für die Praxis

Dieses Kapitel beinhaltet unterschiedliche Entspannungsverfahren: Verfahren, die über den Geist bzw. die Gedanken ansetzen (Top-down) und solche, die über den Körper auf den Organismus wirken (Bottom-up). Bewusst werden mehrere Methoden angeboten, damit die Patienten die Möglichkeit erhalten, sich daraus die für sie passende auszuwählen. Dabei ist es sinnvoll, jeweils eine Methode vorzustellen, einmal gemeinsam zu üben und die Patienten dann zu bitten, sie selbstständig im Alltag zu praktizieren. Beim nächsten Treffen werden die Erfahrungen reflektiert und die nächste Methode vermittelt. Auf diese Weise lernen die Patienten mehrere Methoden vertieft kennen und sind dann in der Lage, einzuschätzen, welche davon ihren Bedürfnissen und Neigungen am besten entspricht.

Es hat sich bewährt, mit folgenden Modulen zu arbeiten:

- Modul 1: Spannungsregulation durch Atmung und Entspannung;
- Modul 2: Phantasiereise – Ort der Ruhe und Kraft;
- Modul 3: progressive Muskelentspannung;
- Modul 4: Achtsamkeit und Atemmeditation.
- Die Übungszeit beträgt in den Modulen 2–4 jeweils 20–30 Min. Die Übungen in Modul 1 können auch ganz kurz z.B. nur einen Atemzug lang sein.

Wichtig: Unter dem Aspekt der Professionalität sollten nur die Verfahren angeleitet werden, zu denen entsprechende Fortbildungen absolviert wurden und Kenntnisse sowie hinreichende eigene Übungserfahrungen vorliegen.

Modul 1: Spannungsregulation durch Atmung und Entspannung

Ziele des Moduls

- Verständnis der Funktion der Relaxation Response;
- Rolle der Atmung und der aktiven Entspannung für die Relaxation Response;
- Überblick über die verschiedenen Entspannungsverfahren;
- Einblicke in einfache Methoden der Entspannung für den Alltag.

Zeitaufwand: ca. 60 Min. im Einzel-, 90 Min. im Gruppensetting.

Thema 1: Wirkung von aktiver Entspannung
Die Relaxation Response sollte als genetisch ange-
legtes physiologisches Gegenstück der Kampf-oder-
Flucht-Reaktion erläutert werden – als ein Zustand
der Ruhe und Entspannung. Dazu können Sie zu
den physiologischen Reaktionen der Kampf-oder-
Flucht-Reaktion die jeweilige Reaktion im Entspannungszustand vorstellen (➤ Kap. 2.3.1). Ziel ist es
auch, zu vermitteln, dass die Stresswiderstandsfähigkeit durch einen regelmäßigen Wechsel zwischen
Aktivität und Anspannung und Erholung und Entspannung deutlich verbessert werden kann. Verdeutlichen Sie auch die gesundheitsförderliche Wirkung von bewusster Entspannung:

• Verminderung der Reaktionsbereitschaft auf
  Stresshormone: Bereits die tägliche Entspannung
  von 30 Min. führt dazu, dass der Körper auf
  Stresshormone weniger anspricht (Hoffmann
  et al., 1982);
• Blutdrucksenkende Wirkung von Meditation: Im
  Vergleich zu anderen Tätigkeiten wie Sprechen
  oder Lösen eines mathematischen Problems vermag z.B. Meditation den arteriellen Blutdruck
  wesentlich zu verringern (➤ Abb. 3.7, Benson,
  1976);
• Reduktion von Krankheitsanfälligkeit durch Entspannung und Meditation:
  – Schmerz: Bei 65% der Patienten Schmerzre-
    duktion (Kabat-Zinn et al., 1986);
  – Krebs: Reduktion von Schmerz, Angst/Depres-
    sion des negativen Körperbilds (Fawzy et al.,
    1994);

– Allgemeine Gesunderhaltung:
  – 45% weniger Krankenhaustage;
  – 50% weniger Arztbesuche;
  – 55% weniger Tumorerkrankungen;
  – 87% weniger Herzerkrankungen;
  – 30% weniger Infekte;
  – 30% weniger psychiatrische Erkrankun-
    gen;
  – 87% weniger Nervensystemerkrankungen
    (Orme-Johnson, 1987).

Methode/Vorgehensweise
Z.B. interaktiver Vortrag.

Thema 2: Atmung und
bewusste Spannungsregulation
Wie bereits erwähnt (➤ Kap. 2.3.1), geht eine
Stressreaktion immer mit einer erhöhten Atemfrequenz einher. Während der **Kampf-oder-Flucht-
Reaktion** deckt der Organismus dadurch seinen
größeren Sauerstoffbedarf. Genau wie die anderen
autonom ablaufenden Stressreaktionen geschieht
dies nach einem Reaktionsmuster, das nicht will-
lentlich aktiviert werden muss. Während Herzschlag, Puls, Weitung der Gefäße oder Blutzuckerspiegel nicht bewusst von uns gesteuert werden
können, sind wir in der Lage, die Frequenz und
Tiefe des Atems direkt willentlich zu beeinflussen.
Die bewusste Regulation des Atems ist daher eine
Möglichkeit, Stressreaktionen abzumildern und
eine Entspannung des Organismus herbeizuführen. Denn sobald wir tief und langsam atmen,

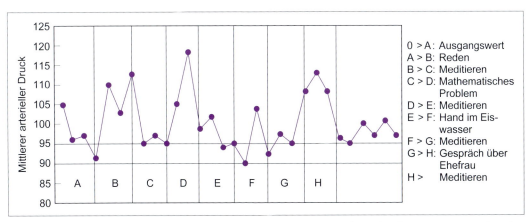

Abb. 3.7 Blutdrucksenkende Wirkung von Meditation im Vergleich zu anderen Tätigkeiten (x-Achse: Zeit in Min.; y-Achse: Blutdruck in mmHg). Quelle: Benson; Mind Body Medical Institute, Boston

setzt das der Stressreaktion entgegengesetzte physiologische Muster, die sog. Relaxation Response ein (➤ Kap. 2.3.1). Das allgemein bei Aufregung empfohlene dreimalige tiefe Durchatmen stellt demnach eine durchaus sinnvolle und wirksame Strategie dar, wenn es gilt, unter Anspannung vernünftige Entscheidungen zu treffen.

Im Rahmen mind-body-medizinischer Interventionen kommen u.a. folgende Methoden der bewussten Spannungsregulation durch Atemtechniken zur Anwendung:

Langsame, tiefe Atemzüge Sie stellen eine autonom ablaufende physiologische Komponente der Entspannungsantwort dar. Mit der willentlich langsamen und tiefen Atmung kann man eine gesamtorganismische Beruhigung erreichen. Bewusstes tiefes Atmen, bei dem die Bewegungen des Zwerchfells spürbar sind, ist eine einfache und wirkungsvolle Bottom-up-Entspannungstechnik.

Zwerchfellatmung Bei der Einatmung wird dem Zwerchfell Raum gegeben, sich nach unten zu bewegen, indem der Bauchdecke erlaubt wird, sich nach außen zu wölben. Dadurch vergrößert sich der belüftete Anteil der Lungen, und die Atmung verlangsamt und vertieft sich. Beim Ausatmen wird darauf geachtet, dass die Bauchdecke sich senken kann. Dabei hebt sich das Zwerchfell, und der Brustraum wird so weit komprimiert, dass eine optimale Entlüftung erfolgt. Als positiver Nebeneffekt wird zudem die Verdauung unterstützt, da die Bauchmuskulatur rhythmisch bewegt wird (➤ Kasten „Zwerchfallatmung).

Tuna-Atmung Diese Methode entstammt dem zur Traditionellen Chinesischen Medizin gehörenden System des Qigong. Dabei wird die Praxis der Zwerchfellatmung mit zur Atmung synchronen Bewegungen ausgeführt. So können z.B. in Rückenlage beim Einatmen die Füße leicht nach innen und beim Ausatmen nach außen geführt werden. Das verlangsamt die Zwerchfellatmung deutlich und intensiviert sie zugleich.

Minis Darunter versteht man kurze Übungen einer entspannungsfördernden Atmung, die auch „zwischendurch" in den Alltag integriert werden können, etwa beim Halten an einer roten Ampel, bei Bus- oder Bahnfahrten, beim Warten in der Schlange vor der Kasse im Supermarkt oder vor dem Abnehmen des Telefonhörers (➤ Kasten „Minis zur Spannungsregulation").

Atemmeditation Die in den Körperraum gerichtete Aufmerksamkeit begleitet dabei den rhythmischen Fluss des Atems, ohne ihn willentlich zu beeinflussen. Auf diese Weise kann sich aus einer gelassenen Haltung heraus eine langsame und tiefe Atmung einstellen. Zugleich werden die Fähigkeiten der Binnenwahrnehmung und der achtsamen Präsenz geschult (➤ Kap. 2.3.4).

Viele Patienten sind dankbar für eine alltagstaugliche Form der Anleitung, die ihnen hilft, Methoden der Spannungsregulation in ihren Tagesablauf zu integrieren. Sie erleben dann, dass der von der Relaxation Response initiierte entspannte Wachzustand mit einer niedrigen Atemfrequenz, mit erniedrigtem Metabolismus, reduziertem Blutdruck und einem Gefühl von Ruhe und Frieden einhergeht. Wichtig ist hier, dass jeder ein für sich passendes Verfahren findet. Daher ist es sinnvoll, den Patienten mehrere verschiedene Verfahren zu vermitteln, um ihnen eine qualifizierte Entscheidung darüber zu ermöglichen, welches davon sie auf Dauer im Alltag nutzen möchten.

Methode/Vorgehensweise
Ziel ist es, die Bedeutung der Atmung im Kontext von Stress und Spannungsregulation im Alltag zu verdeutlichen. Kleine Atemübungen können im Alltag in vielen Situationen Spannung und Stress sofort entgegenwirken.

Methodisch bietet sich hier ein **interaktiver Vortrag** an. Mögliche Impulsfragen, die Sie stellen können, sind z.B. „Wie atmen Sie, wenn Sie im Stress sind?" oder „Wie ist der Atem, wenn Sie entspannt sind?". Die Zwerchfellatmung können Sie durch eine **Übung** verdeutlichen (➤ Kasten „Zwerchfellatmung"). Nach der Übung sollten Sie die Patienten bitten, von ihren Erfahrungen zu berichten. Anhand der Erfahrungen der Patienten, wird die körperliche und geistige Entspannungsantwort sowie die Anatomie der Atmung verdeutlicht.

Neben dem Auslösen der Entspannungsreaktion folgen die meisten Entspannungsverfahren in der Anleitung der Übung einem ähnlichen Phasenablauf:

- **Gestaltung der äußeren Bedingungen:** Um den Einstieg zu erleichtern, sollte die Umgebung reizarm und störungsfrei sein, d.h. die Beleuchtung sollte möglichst gedämpft sein, die Temperatur angenehm, und es sollten geräuscharme Bedingungen herrschen.
- **Vorbereitungs- und Einführungsphase:** Allgemeine Informationen zu Verfahren und Zielsetzung werden gegeben, um das Aktivierungsniveau zu reduzieren, das sich aufgrund falscher Erwartungen und Unsicherheiten durch die fremdartige Übungssituation eingestellt hat. In Kombination mit kurzen Probedurchgängen kann das Aktivierungsniveau positiv beeinflusst werden.
- **Entspannungsinduktion:** Um den neuromuskulären Tonus und mentale Aktivitäten zu dämpfen und damit eine erste Beruhigung zu erreichen, werden die Patienten eingeladen, ihre Aufmerksamkeit von außen nach innen zu richten.
- **Entspannungszustand:** Die Kunst der Anleitung liegt darin, eine Balance herzustellen zwischen der Reduktion von Reizeinflüssen und dem Verhindern des Einschlafens. Dazu werden gerade zu Beginn die Übungsphasen nicht zu lang gestaltet. Die Patienten werden angeleitet, eine Körperhaltung einzunehmen, die sie nicht einschlafen lässt. Auch der Tagesrhythmus wird möglichst berücksichtigt.
- **Austausch/Dialog:** Besprochen werden als angenehm oder unangenehm empfundene Erlebnisse beim Üben. Auf der körperlichen Ebene können dies beispielsweise folgende Reaktionen sein: Herzklopfen, Schmerzverstärkung, Kribbeln, Kälte-/Wärmeempfinden, gastrointestinale Geräusche, eine veränderte Körperwahrnehmung (Länge, Ausdehnung etc.), Muskelzucken, Bewegungsimpulse oder Hustenreiz. Auf der psychischen Ebene zeigen können sich u.a. eine „falsche" Erwartungshaltung, Konzentrationsprobleme, Angstgefühle, Bewusstseinsveränderungen, das Aufkommen belastender Themen, Kontrollverlusterleben.

━━━━━━━━━━━━━━━━━━━━ Praxis ━━━━━━━━━━

Zwerchfellatmung

Leg dich so bequem wie möglich auf den Boden und gib alle Schwere an den Boden ab. Alternativ kannst du die Übung auch im Sitzen machen. Nun leg eine Hand auf das Brustbein in die Mitte deines Brustkorbs und eine Hand auf deinen Bauch unterhalb des Bauchnabels. Nimm mit den Händen wahr, wie du ein- und ausatmest. Den Atem natürlich fließen lassen. Geh jetzt mit deiner Aufmerksamkeit in den Bauchbereich zur unteren Hand und versuche dort, dich in den Beginn deiner Atmung zu denken, sodass sich das Zwerchfell mit der Einatmung in den Bauchraum senken kann. Bei der Einatmung senkt sich das Zwerchfell, und bei der Ausatmung hebt es sich wieder.

Atme wieder normal und lege nun beide Hände oberhalb des Nabels auf die Rippenbögen, dort, wo sich das Zwerchfell befindet. Spüre, wie der Bauchraum sich mit dem Einatmen ausdehnt und mit dem Ausatmen wieder zurücksinkt. Die Bewegung ist zart und fein, du musst nichts verändern oder intensivieren. Beobachte, wie die Einatmung den Unterbauch oder gar das Becken beeinflusst und lasse mit der Ausatmung alle Verspannungen des Rumpfes los.

Wenn du die Augen geschlossen hattest, kannst du sie nun wieder öffnen. Recke und strecke dich jetzt.

━━━━━━━━━━━━━━━━━━━━━━━━━━━━━━━━━━━

Thema 3: Schritte zur Spannungsregulation
Die vier Schritte zur Spannungsregulation werden als eine Strategie für den Alltag erläutert, bei der die Zwerchfellatmung den zweiten Schritt bildet:

Die Spannung lässt sich schrittweise reduzieren:

- **Halt:** Inneres „Stopp" zur Unterbrechung von sonst automatisch ablaufenden Stressreaktionen.
- **Atme:** Tiefes, bewusstes Ein- und Ausatmen (Zwerchfellatmung, s.o.) und die Konzentration auf den Atem lenken die Aufmerksamkeit vom Stressor ab, unterstützen das Umschalten von der „Stressatmung" zur „Entspannungsatmung" und ermöglichen ein inneres Sammeln.
- **Denke nach und entscheide:** Ein kritisches und lösungsorientiertes Nachdenken über den Stressor und die eigene Bewertung ermöglichen einen

Perspektivwechsel und die Entscheidung für weiteres Vorgehen.
- **Setze die Entscheidung um:** Erst das Umsetzen der Entscheidung schließt die Stressreaktion ab und ermöglicht Erholung.

Für den zweiten Schritt der Spannungsregulation bieten sich auch sog. Minis an, die sich leicht in den Alltag integrieren lassen (➤ Kasten „Minis zur Spannungsregulation").

Methode/Vorgehensweise
Z.B. **interaktiver Vortrag**; die Minis können Sie als praktische **Übung** mit den Patienten durchführen (➤ Kasten „Minis zur Spannungsregulation"). Zur Verdeutlichung der physiologischen Wirkung der Minis können sog. *Biodots* eingesetzt werden. Das sind kleine Klebepunkte, die auf die Haut geklebt werden und in Abhängigkeit von der Hauttemperatur ihre Farbe verändern. Die Hauttemperatur steigt im entspannten Zustand an, dann verfärben sich die Biodots von schwarz-braun nach blau-grün (im Handel erhältlich).

Praxis

Minis zur Spannungsregulation

- **Mini 1:** Zähle langsam rückwärts von zehn bis null, für jeden Atemzug eine Zahl. Wenn du bei Null angelangt bist, spüre, wie es dir jetzt geht. Wenn es dir besser geht – schön! – wenn nicht, versuche es noch einmal!
- **Mini 2:** Während des Einatmens zählst du langsam von eins bis vier, während des Ausatmens zählst du langsam von vier rückwärts. Wiederhole dies 5- bis 10-mal.
- **Mini 3:** Zähle beim Einatmen wie bei „Mini 2" bis vier und mache dann nach dem Einatmen eine kleine Pause. In dieser Pause kannst du z.B. weiterzählen: fünf, sechs, sieben. Beim Ausatmen zählst du dann rückwärts: sieben, sechs, fünf, vier und machst wieder eine Pause: drei, zwei, eins. Dann wieder mit eins, zwei, drei, vier einatmen usw.

Wichtig bei den Minis ist, dass nicht das Zählen den Atemfluss bestimmt, sondern der natürliche Atemverlauf lediglich mit dem Zählen begleitet wird. Das Zählen dient dazu, die Aufmerksamkeit mit dem Atmen zu verbinden.

Thema 4: Entspannungstechniken
Entspannungstechniken sind im Gegensatz zu entspannten Alltagssituationen (Lesen, Fernsehen) Verfahren, die regelmäßig geübt, die Entspannungsfähigkeit des Menschen trainieren. Ziel ist es, die Stresswiderstandsfähigkeit zu erhöhen, um die Entspannungsantwort, die Relaxation Response, auch in „stressigen" Alltagssituationen auslösen zu können. An dieser Stelle bietet es sich an, Entspannungstechniken generell aufzuzeigen, die mit unterschiedlichem Zugang wirken:
- Methoden; die über den Geist wirken:
  - Imagination, z.B. Phantasiereise;
  - Autogenes Training;
  - Atementspannung (z.B. Minis, Mantra, siehe Modul 3);
  - Meditation;
  - Achtsamkeitstraining;
  - Qigong in Ruhe;
- Methoden, die über den Körper wirken:
  - Atemtechniken (z.B. Zwerchfellatmung);
  - Progressive Muskelentspannung;
  - Hatha Yoga;
  - Qigong in Bewegung.

Diesen Methoden ist gemeinsam, dass sie die **Aufmerksamkeit fokussieren**, und zwar entweder auf ein gegenwärtiges Phänomen (Atembewegung, Geräusch) oder indem Gedanken, Wörter oder körperliche Aktivitäten wiederholt werden. Nebenbei ignorieren sie die normalen, alltäglichen Gedanken (innerer Dialog/Mind Chatter).

Methode/Vorgehensweise
Z.B. **interaktiver Vortrag/moderierte Gruppenabfrage**. Um die Patienten mit einzubeziehen, könnten Sie sie beispielsweise fragen, welche positiven Erfahrungen sie mit Entspannungsübungen bisher gemacht haben.

Thema 5: Probleme bei Entspannungsübungen und Gegenmaßnahmen
Erläutern Sie auch **Störfaktoren** und Barrieren, die bei der Durchführung von Entspannungstechniken auftreten können:
- Zeitmangel;
- Innere Unruhe;
- Einschlafen;
- Lärm, Geräusche;

- Zu viele Gedanken;
- Bewertende Gedanken: „Ich mache es falsch";
- Angst vor dem, was da passiert; Kontrollverlust;
- Auslösen von tiefsitzenden Gefühlen;
- Schlaflosigkeit;
- Unbekannte innere Erfahrungen (z.B. Abdriften der Gedanken/Gefühl der Schwerelosigkeit oder des Fallens).

Hilfreiche Maßnahmen bei Störfaktoren und Barrieren
- **Gute Bedingungen bewusst gestalten:**
  - Raum gut lüften, angenehme Temperatur einstellen;
  - Platz bequem und angenehm gestalten: z.B. im Sitzen mit einer Meditationsbank; im Liegen den Nacken unterstützen oder eine Knierolle zur Entlastung der unteren Wirbelsäule; eine Decke als Schutz vor Auskühlen;
  - Störungen ausschalten (Telefon lautlos stellen, Türklingel abstellen, Schild „Bitte nicht stören" an die Tür);
  - Feste Zeiten einplanen;
  - Nicht mit vollem Magen oder hungrig üben;
  - Bei starker innerer Unruhe vorher bewegen: Walken, Radfahren, Spaziergang;
- **Innere Prozesse akzeptieren:**
  - **Absichtslosigkeit:** Auftretende körperliche, gefühlsmäßige und gedankliche Reaktionen einfach wahrnehmen und nicht bewerten. Es gibt kein gut oder schlecht.
  - **Der Weg ist das Ziel:** Bei gedanklichem Abschweifen oder bei Ärger, „es wieder nicht geschafft zu haben", einfach immer wieder aufs Neue zur Übung zurückkehren, ohne Leistungsgedanken.
  - **Achtsamkeit:** Das Üben kann jeden Tag anders sein. Akzeptieren der Prozesse und täglichen Schwankungen als die lebendigen und gesunden Bewegungen des Lebens.

Methode/Vorgehensweise
Z.B. **interaktiver Vortrag**; mögliche Fragen, die Sie stellen können: „Welche negativen Erfahrungen haben Sie gemacht?". Anschließend können Sie auf die genannten Störfaktoren in der Gruppe Gegenmaßnahmen erarbeiten.

Modul 2: Phantasiereise – Ort der Ruhe und Kraft

Ziele des Moduls
- Vorstellen des Verfahrens und der Wirkweise;
- Erstes Vertrautwerden mit dem Verfahren: Möglichkeit für einen ersten Austausch über das Verfahren; Hinweis auf (potenzielle) Schwierigkeiten mit dem Verfahren;
- Übung des Verfahrens.
Zeitaufwand: ca. 60 Min.

Thema 1: Wirken der Gedanken auf den Körper
Eine Stressreaktion und die damit verbundene Anspannung und Aktivierung im Körper läuft auch immer dann ab, wenn der Geist eine Situation als potenziell bedrohlich einschätzt. Andererseits gehen entspannende Vorstellungen und eine gelassene mentale Haltung mit einer Deaktivierung und Entspannung auf körperlicher Ebene einher. Bewusstseinsinhalte wirken damit auf den Aktivierungs- bzw. Alarmiertheitsgrad des Organismus.

Methode/Vorgehensweise
In einer kurzen **Vorübung** (➤ Kasten „Zitronenübung") können Sie die Patienten interaktiv mit der Methode bekannt machen. Die Übung dient dazu, zu zeigen, dass die Vorstellungskraft ausreichen kann, eine körperliche Reaktion hervorzurufen.

Nach der Übung ist es sinnvoll, die Patienten von ihren Erfahrungen berichten zu lassen (z.B. Ziehen im Mund, Speichelfluss, musste mich schütteln, konnte mir die Zitrone nicht vorstellen). Ihr Erleben kann sehr verschieden sein: Manche sehen klare Bilder wie im Kino, andere können sich die Zitrone oder andere Aspekte der Anleitung nicht vorstellen, wieder andere nehmen keine Körperreaktion wahr. Es ist wichtig, die Unterschiedlichkeit als *normal* darzustellen. Für Patienten, die keine Bilder „sehen" können, kann es unterstützend sein, zu fragen, was sie sehen würden, wenn Sie bei sich zu Hause die Diele betreten und nach links schauen. Der Patient kann darüber aufgeklärt werden, dass er diese Antwort nur aufgrund seines inneren Abbilds der Diele geben konnte – er demnach innere Bilder „sehen" kann und dass diese nicht wie ein Foto oder Fernsehbild sein müssen.

──────── **Praxis** ────────

Zitronenübung

Schließe deine Augen und stell dir eine Zitrone vor: die Form, die Farbe, die taktilen Qualitäten, den Duft. In Gedanken zerschneidest du nun die Zitrone in zwei Hälften und versuchst, den intensiven Duft wahrzunehmen. Jetzt stell dir vor, dass du an der Schnittstelle leckst. Nimm genau wahr, was du dabei empfindest und welche Reaktionen bei dir auftreten.

Thema 2: Phantasiereise

Genau dieses Prinzip, mit der Vorstellungskraft eine Körperreaktion auszulösen, macht man sich in der Phantasiereise zunutze: Positive, angenehme Vorstellungen werden eingesetzt, um einen positiven, entspannten Zustand zu erreichen. Die nachfolgende Reise an einen Ort der Ruhe und der Kraft kann einen z.B. dabei unterstützen, ruhiger zu werden und an die eigenen Kraftquellen zu gelangen.

Methode/Vorgehensweise

Nach der Durchführung der Phantasiereise-**Übung** sollten Sie in einer **moderierten Gruppenabfrage** auf die Erfahrungen der Patienten eingehen und offene Fragen beantworten bzw. Tipps für die Übungspraxis geben (➤ Kap. 3.2.6, Modul 2, Thema 6).

Bei dieser Übung fällt es manchen Patienten schwer, sich an einen Ort zu erinnern, der ihnen Ruhe und Kraft gegeben hat. In diesem Fall können sie sich einen Ort in ihrer Phantasie kreieren, der all das hat, was ihnen Kraft und Ruhe geben kann. Eine weitere Schwierigkeit kann darin liegen, dass mehrere Orte zur Verfügung stehen. In diesem Fall ist es hilfreich, sie dabei zu unterstützen, sich für einen Ort zu entscheiden, ohne dadurch die anderen zu entwerten.

──────── **Praxis** ────────

Phantasiereise

Setz dich oder leg dich bequem hin. Wenn es angenehm für dich ist, dann schließe die Augen. Wenn du die Augen lieber offen lässt, wähle einen Ort aus, auf den du mit weichem Fokus deinen Blick richtest, z.B. 2 m vor dir am Boden. Alles um dich herum kann jetzt in den Hintergrund treten. Du musst nichts tun oder leisten. Lass deine Gedanken kommen und gehen und wende dich ihnen bewusst zu.

Lass vor deinem inneren Auge das Bild eines Ortes entstehen. Einen Ort, an dem du dich wohlfühlst. Einen Ort, an dem du zur Ruhe kommen kannst und an dem du Kraft tanken kannst. Dieser Ort kann aus deiner konkreten Erinnerung stammen, oder es kann ein Ort sein, den es nur in deiner Phantasie gibt. Manchmal fällt es gar nicht so leicht, ein solches Bild zu finden. Vielleicht tauchen aber auch mehrere verschiedene Orte auf, und die Bilder laufen wie ein Film hintereinander ab. Lass die Bilder eine Zeit lang laufen.

Wähle nun für diese Übung *ein* Bild aus, auf das du deine Aufmerksamkeit lenkst. Wenn du magst, geh in dieses Bild hinein. Schau dich an diesem Ort der Ruhe und Kraft ganz in Ruhe um. Achte auch auf die Farben. Nimm die Geräusche an deinem Ort der Ruhe und der Kraft wahr. Vielleicht kannst du auch etwas spüren, auf deiner Haut, im Gesicht, die Umgebungstemperatur, vielleicht einen Luftzug. Und wenn du die Luft ganz bewusst durch die Nase strömen lässt, kannst du den Duft dieses Ortes riechen. Lass alle Besonderheiten, Einzelheiten, Gerüche, Geräusche und Farben zunehmend deutlicher werden. Genieße die Ruhe und die Kraft, die du an diesem Ort spürst. Nimm von der Ruhe und Kraft dieses Ortes soviel wie möglich in dich auf: Dies ist dein Kraftort, an dem alle Sorgen und Ängste von dir abfallen können, an dem du neùe Energie und Zuversicht aufnehmen kannst. Lass dir Zeit dabei (ca. 3 Min.).

Du weißt, dass du in deiner Vorstellung jederzeit an diesen Ort zurückkehren kannst, um erneut Ruhe in dich aufzunehmen und erneut Kraft zu tanken. Nun verabschiede dich allmählich von deinem Ort der Ruhe und der Kraft und stell dich darauf ein, die Reise zu beenden. Nimm deinen Körper wahr, wie du hier sitzt oder liegst. Achte auf die Geräusche und den Duft. Nimm einige tiefe Atemzüge und öffne deine Augen. Wenn dir danach ist: Recke und strecke dich genüsslich.

Modul 3: progressive Muskelentspannung

Ziele des Moduls

- Vorstellen des Verfahrens und der Wirkweise;
- Erstes Vertrautwerden mit dem Verfahren: Möglichkeit für einen ersten Austausch über das Verfahren; Hinweis auf (potenzielle) Schwierigkeiten mit dem Verfahren;
- Übung des Verfahrens.

Zeitaufwand: ca. 60 Min. im Einzel- bzw. 90 Min. im Gruppensetting.

Thema 1: Informationen und Einstimmung zur progressiven Muskelentspannung

Die progressive Muskelentspannung (PME) wurde von Edmund Jacobson (1888–1976) in den 1930er-Jahren entwickelt. Er setzte sie zunächst bei Menschen ein, die unter Ängsten litten.

Das Verfahren beruht dabei auf folgenden **Grundannahmen:**

- Hat ein Mensch Angstgefühle, werden diese Gefühle immer von einer Muskelanspannung begleitet;
- Nach einer bewussten Muskelanspannung kann eine bessere Muskelentspannung eintreten;
- Sind die Muskeln entspannt, kann nicht gleichzeitig Angst empfunden werden.

Angespannte Muskeln sind nicht nur Begleitsymptome der Angst. Auch wenn der Mensch „im Stress" ist, zählt eine erhöhte Muskelanspannung zu den zentralen Stresssymptomen.

Was die PME leistet:

- Man lernt, seine Muskeln zu entspannen;
- Man nimmt den Unterschied zwischen Anspannung und Entspannung wahr und schult somit seine Selbstwahrnehmung;
- Man reduziert seine Stresssymptome;
- Die Konzentrationsfähigkeit wird gefördert;
- Die Lebensqualität wird erhöht.

Methode/Vorgehensweise

Z.B. **interaktiver Vortrag:** In einer kurzen **Vorübung** können Sie die Patienten interaktiv mit der Methode bekannt machen: Die Patienten sollen ihre rechte Hand und den rechten Arm anspannen, dann fordert man sie auf, die Spannung um 50% zu reduzieren und zu spüren, dass nun die Muskeln immer noch angespannt sind. Weisen Sie sie darauf hin, dass bei der Anweisung „anspannen, jetzt" nicht unbedingt eine maximale Spannung aufgebaut werden muss, vor allem, wenn man durch Schmerzen oder Stress sowieso schon unter starker Muskelspannung steht. In Bereichen, in denen Schmerz vorhanden ist, soll keine Muskelspannung aufgebaut werden, sondern nur wahrgenommen werden, dass dort meist eine erhöhte Spannung vorhanden ist.

_____ **Praxis** _____

Progressive Muskelentspannung

Im Liegen:

- Die Beine sind leicht gespreizt, die Füße kippen entspannt nach außen:
- Die Arme liegen seitlich am Körper, die Handflächen zeigen nach oben;
- Die Finger sind entspannt;
- Evtl. kann man ein Kissen in den Nacken und/oder ein Kissen bzw. eine Knierolle unter die Knie legen;
- Nachteil: Im Liegen werden Sie leichter müde und schlafen evtl. ein.
- Vorteil: Im Liegen fällt den meisten Menschen das Entspannen leichter.

Im Sitzen:

- Die Füße haben guten Kontakt zum Boden und stehen etwas mehr als hüftbreit auseinander, Unter- und Oberschenkel sind etwa im 90-Grad-Winkel gebeugt;
- Die Handflächen liegen auf den Oberschenkeln – wenn es angenehm ist – zeigen die Handflächen nach oben;
- Der Rücken ist aufrecht und gleichzeitig entspannt;
- Vorteil: Im Sitzen können Sie an vielen Orten entspannen.

Vorgehensweise beim Üben der PME:

Gehe die unten beschriebenen Muskelgruppen nacheinander nach folgendem Schema durch:

- Spüre in die entsprechende Muskelgruppe hinein (ca. 20 Sek.);
- Nach dem Signalwort „anspannen, jetzt" spannst du die Muskeln leicht an;
- Halte die Spannung ca. 5–7 Sek., dabei atmest du gleichmäßig weiter;
- Löse die Spannung mit einem Ausatemzug;

- Nimm das Körpergefühl nun wahr und spüre ihm nach; evtl. kannst du jetzt Unterschiede zwischen An- und Entspannung wahrnehmen (ca. 40–50 Sek.);
- Nach der letzten Muskelgruppe wanderst du gedanklich den ganzen Körper durch und nimmst das Körpergefühl wahr;
- Rücknahme: Jetzt ballst du die Hände fest zu Fäusten – löst sie wieder – ballst sie an – und löst sie wieder – mehrfach im Wechsel;
- Räkle und strecke dich nun, atme tief ein und atme dann gleichmäßig weiter und öffne dann die Augen.

PME in sieben Schritten:

1. **Dominanter Arm:** Hand zur Faust schließen, Ellbogen etwas beugen und an den Körper drücken;
2. **Nichtdominanter Arm:** wie dominanter Arm;
3. **Gesicht:** Augenbrauen bei geschlossenen Augen hochziehen, Lippen zusammenpressen, Mundwinkel zu den Ohren ziehen;
4. **Nacken:** Kinn zur Brust ziehen (Doppelkinn), Nacken gegen gedachte Lehne drücken, Schultern zu den Ohren ziehen;
5. **Schultern und Rücken:** Schulterblätter leicht nach hinten unten zusammenziehen, Gesäß anspannen, Bauch fest machen;
6. **Dominantes Bein:** Ferse gegen den Boden drücken, Vorderfuß heranziehen, Zehen zusammenkrallen;
7. **Nichtdominantes Bein:** wie dominantes Bein.

Thema 2: Durchführung der progressiven Muskelentspannung

Methode/Vorgehensweise

Die PME kann sowohl im Liegen als auch im Sitzen durchgeführt werden (vgl. Hamm, 2004; ➤ Kasten „Progressive Muskelentspannung"):

Thema 3: Reflexion und Verstetigung der PME-Übungspraxis

Ziel ist es hier, dass die Patienten die Übung als Entspannungsmethode in ihren Alltag integrieren.

Methode/Vorgehensweise

Nach der Durchführung der PME-**Übung** sollten Sie in einer **moderierten Gruppenabfrage** auf die Erfahrungen der Patienten eingehen, offene Fragen beantworten und folgende Tipps für die Übungspraxis im Alltag geben:

- „Üben Sie täglich.
- Sorgen Sie dafür, dass Sie nicht gestört werden (z.B. Telefon ausstöpseln).
- Lockern Sie Gürtel, nehmen Sie störenden Schmuck und die Brille ab.
- Wenn es Ihnen angenehm ist, schließen Sie während der Übung die Augen und richten Sie Ihre Aufmerksamkeit aus der Umgebung in Ihren Körper hinein.
- Durchwandern Sie Ihren Körper, nehmen Sie wahr, wie Sie sich fühlen, ob da Spannungen oder Schmerzen sind, wie und wo Ihr Körper Kontakt zur Unterlage, zum Stuhl oder Boden hat" (Hamm, 2004; Sammer, 2003).

Modul 4: Atemachtsamkeit und Atemmeditation

Ziele des Moduls

- Vorstellen des Verfahrens und der Wirkweise;
- Erstes Vertrautwerden mit dem Verfahren: Möglichkeit für einen ersten Austausch über das Verfahren; Hinweis auf (potenzielle) Schwierigkeiten mit dem Verfahren;
- Übung des Verfahrens.

Zeitaufwand: ca. 60 Min. im Einzel- bzw. 90 Min. im Gruppensetting.

Thema 1: Atemwahrnehmung und Atemmeditation

Hier soll es zunächst darum gehen, die Atemmeditation als eine über den Geist und die Gedanken ansetzende Methode vorzustellen. Eine Rolle spielen Wechselwirkungen von Gedanken/Bewertungen/Vorstellungen und Gefühlen/Emotionen und Körper:

- Das Gehirn unterscheidet nicht zwischen inneren Bildern und realen Gegebenheiten.
- Unser Organismus reagiert somit auf Vorstellungen in gleicher Weise wie auf die Realität.

Methode/Vorgehensweise

Z.B. **interaktiver Vortrag**. Wenn die Patienten bereits mit der Phantasiereise (siehe Modul 2) vertraut sind, kann an die damit gemachten Erfahrungen angeknüpft werden. Anregungen, die Sie hier auch geben können, sind: „Denken Sie an das Thema Stress: Wenn wir uns ausmalen, dass jemand ärgerlich auf uns ist, kann das bereits die körperliche Stressreaktion und/oder Emotionen auslösen." Oder: „Vielleicht kennen Sie das: Bei einem spannenden Krimi bekommen Sie feuchte Hände oder Ihr Herz schlägt schneller oder bei einem traurigen Film kommen Ihnen die Tränen."

In einer kurzen **Vorübung** (➤ Kasten „Kurze Atemwahrnehmung") wird schnell deutlich, ob Atmung für einzelne Patienten ein sensibler Bereich ist, wie dies z.B. bei einer Angstproblematik auftreten kann. In diesem Fall können die Patienten nach ihren Befürchtungen gefragt werden und eine Anleitung dahingehend bekommen, die Gedanken bewusst wahrzunehmen und z.B. darauf zu achten, wie sie sich verändern. Alternativ könnte man diesen Patienten die Möglichkeit eröffnen, sich zunächst statt auf den Atem auf den Körper zu konzentrieren (z.B. auf den Körperkontakt mit dem Stuhl oder der Unterlage). Durch zunehmendes Vertrautwerden mit dieser Methode und mit dem, was unter Achtsamkeit verstanden wird oder mit der Flüchtigkeit von Gedanken, löst sich dieses Problem oftmals während des Prozesses auf.

Auf der Basis der ersten Erfahrung mit der Methode kann das zugrundeliegende Prinzip anschließend erarbeitet werden.

Nach der Übung bitten Sie die Patienten am besten, von ihren Erfahrungen dabei zu berichten (z.B. angenehme Ruhe, Wärme, unangenehm auf den Atem zu achten).

──────── **Praxis** ────────

Kurze Atemwahrnehmung

Mach es dir auf deinem Stuhl bequem. Der Rücken ist entspannt und aufrecht, sodass der Atem gut fließen kann. Die Schultern sind entspannt. Die Füße haben guten Kontakt zum Boden. Wenn es angenehm für dich ist, schließ die Augen. Wenn du die Augen lieber offen lässt, wähle einen Ort aus, auf den du mit weichem Fokus deinen Blick richtest, z.B. 2 m vor dir zum Boden.

Nun leg eine Hand auf die Mitte deines Brustkorbs und eine Hand auf deinen Bauch unterhalb des Bauchnabels. Vielleicht spürst du das Gewicht deiner Hände auf deinem Körper. Vielleicht kannst du die Wärme oder Kühle deiner Hände spüren. Vielleicht nimmst du mit deinen Händen auch die Bewegung des Atems wahr. Vielleicht hebt sich zuerst der Brustkorb und dann die Bauchdecke, oder umgekehrt, oder du nimmst wahr, dass sich beide zur gleichen Zeit anheben oder senken. So wie es ist, ist es in Ordnung. Einfach nur spüren, nichts verändern. Bleibe für einige Momente mit deiner Wahrnehmung bei dem Bereich, wo die Atembewegung für dich am deutlichsten spürbar und am lebendigsten ist.

Zur Beendigung der Übung nimm ein bis zwei tiefe Atemzüge und recke und strecke dich. Wenn du die Augen geschlossen hattest, kannst du sie nun wieder öffnen.

────────────────

Thema 2: Achtsamkeit

Ziel ist es hier, die Prinzipien der Achtsamkeit zu erläutern (➤ Kap. 2.3.4). Achtsamkeit ist Wahrnehmung:

- Im Hier und Jetzt;
- Von Moment zu Moment;
- Ohne Absicht, ohne Ziel;
- Ohne Wertung;
- Spüren, was gerade ist.

Im Alltag nimmt jeder Mensch nur zu einem geringen Prozentsatz die Gegenwart wahr. Zum großen Teil ist man gedanklich mit Ereignissen der Vergangenheit oder Zukunft beschäftigt. Dabei ist ein Großteil unserer quasi automatisch ablaufenden Gedanken damit beschäftigt, Bewertungen vorzunehmen. Im Gegensatz dazu strebt eine achtsame Geisteshaltung ein akzeptierendes Sein-Lassen an.

Methode/Vorgehensweise

Z.B. **interaktiver Vortrag**; Sie könnten die Patienten hier zunächst erarbeiten lassen, was sie sich – nach Praktizieren der kurzen Atemübung (s.o.) – unter

3

Achtsamkeit vorstellen. Beispielsweise können Sie Folgendes anregen: „Beobachten Sie einmal, wie oft Sie im Alltag mit Ihrer Aufmerksamkeit wirklich und ungeteilt in der Gegenwart mit wachen Sinnen sind – also bei dem, was gerade ist oder was Sie gerade tun."

Thema 3: Vorbereitung auf die Atemmeditation
Für die Atemmeditation wird das Üben im Sitzen empfohlen.

Methode/Vorgehensweise
Vor der eigentlichen Meditation sollten Sie die Patienten von der Wichtigkeit einer guten Position für das Üben überzeugen. Am besten, Sie unterstützen die Patienten dabei, es sich bequem zu machen und stellen ggf. Hilfsmittel zur Verfügung (➤ Kap. 3.2.6, Modul 2, Thema 6): Decke, Sitzkissen, Meditationsbänkchen. Ideal ist eine stabile und würdevoll aufgerichtete Körperhaltung, die freie Bewegungen der Atemräume in Brust und Bauch zulässt und die möglichst mühelos über mehrere Minuten gehalten werden kann.

Thema 4: Atemmeditation
Die Stimme des Anleiters lädt die Aufmerksamkeit der Übenden ein, sich auf die Wahrnehmung der Atembewegungen zu fokussieren und dort, ohne den Atemfluss zu manipulieren, für einige Minuten zu verweilen. Auftauchende Gedanken werden wahrgenommen, aber nicht aktiv verfolgt. Stattdessen wird die Aufmerksamkeit immer wieder sanft, aber bestimmt zum Atem zurückgelenkt.

Methode/Vorgehensweise
Praktische Übung (➤ Kasten „Atemmeditation"). In der Phase der eigentlich Meditation, in der Sie längere Sprechpausen machen, dienen die gesprochenen Sätze lediglich dazu, die Patienten darin zu unterstützen, wieder zum Atem zurückzukehren. Statt der gesprochenen Sätze können auch eine Klangschale oder Zimbeln eingesetzt werden. Dies sollte dann entweder zu Beginn angekündigt oder in die Meditation eingebaut werden.

Praxis ———

Atemmeditation

Mach es dir wie in der Übung „Kurze Atemwahrnehmung" an deinem Platz so bequem wie möglich. Lass alles, was dich im Moment beschäftigt, für die Zeit der Übung einfach sein und wende deine Aufmerksamkeit deinem Körper zu. Wandere mit deiner Aufmerksamkeit durch deinen Körper – wie fühlen sich deine Füße an, wie die Unterschenkel, die Oberschenkel, das Gesäß, das Becken. Spür auch den Kontakt zur Unterlage, zum Stuhl, zum Bänkchen, zum Boden. Wandere mit deiner Wahrnehmung weiter zum Rumpf, zu deinen Armen und Händen, zu den Schultern und zum Nacken. Nimm auch den Kopf und dein Gesicht wahr.
Spüre in die Atembewegung hinein: Da sind das Ein- und Ausströmen der Atemluft an der Nase oder dem Mund, das Ausdehnen und Zurücksinken im Brustkorb, das Heben und Senken der Bauchdecke – vielleicht auch Muskelbewegungen am Rücken. Wo ist es für dich am leichtesten, die Atembewegung zu spüren? Wo ist sie für dich am deutlichsten, am lebendigsten? Wähle diesen Bereich aus, um von nun an dort das Ein- und Ausströmen, das Kommen und Gehen der Atemluft mit deiner Aufmerksamkeit zu begleiten.
Nimm wahr, wie unterschiedlich die einzelnen Atemzüge sein können. Manche sind lang und tief, andere flach und kurz, wieder andere folgen schnell aufeinander, oder du nimmst auch mal längere Pausen zwischen den einzelnen Atemzügen wahr. Es geht nicht darum, den Atem in irgendeiner Weise zu beeinflussen oder zu verändern. Nimm ihn einfach nur wahr, beobachte ihn. Bleibe mit deiner Aufmerksamkeit bei den Atemzügen.
Dein Geist wird immer wieder Gedanken und Vorstellungen hervorbringen, die dich von deiner Atembeobachtung ablenken. Wenn du bemerkst, dass du mit deiner Wahrnehmung und deinem Empfinden nicht mehr beim Atem bist, kehre immer wieder aufs Neue geduldig mit deiner Aufmerksamkeit zur Atembewegung zurück. Immer wieder ziehen Gedanken, Erinnerungen, Bilder durch deinen Geist. Das ist völlig

normal. Betrachte deine Gedanken, registriere ihren Inhalt. Wenn du bemerkst, dass du dich in den Gedanken verwickelst und nicht mehr beim Atem bist, kehre sanft, aber bestimmt zur Atembewegung zurück.

Weite nun wieder deine Aufmerksamkeit von der Atembewegung auf den ganzen Körper aus. Nimm wahr, wie du hier sitzt. Nimm jetzt auch den Raum um dich herum wahr – die Geräusche, den Duft. Nimm einige tiefe Atemzüge, öffne deine Augen. Wenn dir danach ist: Recke und strecke dich ausgiebig.

Nachdem einzelne Entspannungsmethoden eingeführt und geübt wurden, kann eine vertiefende „Zeit der Achtsamkeit" sehr sinnvoll sein. Dabei werden über beispielsweise zwei, drei oder mehrere Stunden gemeinsam mehrere Übungen hintereinander ausgeführt, ohne zu sprechen. In der Struktur des Tagesklinikprogramms der Essener Klinik findet dies in der achten Woche statt. Die Intention ist es dabei, einen vertieften Grad der Wohlspannung und Achtsamkeit zu erleben.

LITERATURVERZEICHNIS

Altner N, Franken U. Meditation. In: Dobos G, Deuse U, Michalsen A, Hrsg. Chronische Erkrankungen integrativ – Konventionelle und komplementäre Therapie. München: Elsevier, Urban und Fischer; 2006. S. 493–7.

Altner N. Achtsam mit Kindern leben. Wie wir uns die Freude am Lernen erhalten. München: Kösel; 2009.

Altner N. Achtsamkeitspraxis als Weg zu einer integralen Salutogenese. In: Heidenreich T, Michalak J, Hrsg. Achtsamkeit und Akzeptanz in der Psychotherapie. Tübingen: dgvt-Verlag; 2004. S. 593–626.

Bairs CL, Sands L. A pilot study of effectness of guided imagery with progressive muscle relaxation to reduce chronic pain and mobility difficulties of osteoarthritis. Pain Management Nursing 5(3); 97–104.

Benson H. The Relaxation Response. New York: Avon Books; 1976.

Buchheld N, Walach H. Die historischen Wurzeln der Achtsamkeitsmeditation – Ein Exkurs in Buddhismus und christliche Mystik. In: Heidenreich T, Michalak J, Hrsg. Achtsamkeit und Akzeptanz in der Psychotherapie. Tübingen: dgvt-Verlag; 2004. S. 25–46.

Davidson RJ, Kabat-Zinn J, Schumacher J, Rosenkranz M, Muller D, Santorelli SF, Urbanowski F, Harrington A, Bonus K, Sheridan JF. Alterations in brain and immune function produced by mindfulness meditation. Psychosom Med 2003;65:564–70.

Fawzy FI, Fawzy NW. A structured psychoeducational intervention for cancer patients. Gen Hosp Psychiatry 1994;16:149–192.

Franken U. Mindfulness-Based Stress Reduction Progamm (MBSR). In: Dobos G, Deuse U, Michalsen A, Hrsg. Chronische Erkrankungen integrativ – Konventionelle und komplementäre Therapie. München: Elsevier, Urban und Fischer; 2006. S. 346–51.

Gerber WD. Schmerzen. In: D. Vaitl D, Petermann F, Hrsg., Entspannungsverfahren. Das Praxishandbuch. Weinheim: Beltz; 2004. S. 281–295.

Hamm A. Progressive Muskelentspannung. In: Vaitl D, Petermann F Hrsg. Entspannungsverfahren. Das Praxishandbuch. Weinheim: Beltz PVU; 2004. S. 189–210.

Hoffman JW, Benson H, Arns PA, Stainbrook GL, Landsberg GL, Young JB, Gill A. Reduced sympathetic nervous system responsivity associated with the relaxation response. Science 1982;215:190–192.

Kabat-Zinn J. Gesund durch Meditation. Das große Buch der Selbstheilung. Frankfurt: Fischer; 2006.

Kabat-Zinn J. Im Alltag Ruhe finden. Freiburg, Basel, Wien: Herder; 1998.

Kabat-Zinn J, Lipworth L, Burney R, Sellers W. Four year follow-up of a meditation-based program for the self-regulation of chronic pain: Treatment outcomes and compliance. Clin.J.Pain 1986;2:159–173.

Kossak H-C. Hypnose. In: Vaitl D, Petermann F, Hrsg. Entspannungsverfahren. Das Praxishandbuch. Weinheim: Beltz PVU; 2004. S. 125–42.

Nanke A, Rief W. Somatoforme Störungen. In: Vaitl D, Petermann F, Hrsg., Entspannungsverfahren. Das Praxishandbuch. Weinheim: Beltz; 2004. S. 306–319.

Naska A, Oikonomou E, Trichopoulou A, Psaltopoulou T, Trichopoulos D. Siesta in healthy adults and coronary mortality in the general population. Arch Intern Med. 2007 Feb 12;167(3):296–301.

Orme-Johnson DW. Medical care utilization and the Transcendental Meditation program. Psychosomatic Medicine 1987;49(1):493–507.

Paul A. Yoga. In: Dobos G, Deuse U, Michalsen A, Hrsg. Chronische Erkrankungen integrativ – Konventionelle und komplementäre Therapie. München: Elsevier, Urban & Fischer; 2006. S. 372–7.

Petermann F, Vaitl D. Entspannungsverfahren – eine Einführung. In: Vaitl D, Petermann F, Hrsg. Entspannungsverfahren. Das Praxishandbuch. Weinheim: Beltz PVU; 2004. S. 1–17.

Reese F. Qigong. In: Dobos G, Deuse U, Michalsen A, Hrsg. Chronische Erkrankungen integrativ – Konventionelle und komplementäre Therapie. München: Elsevier, Urban & Fischer; 2006. S. 377–381.

Sammer U. Entspannung erfolgreich vermitteln. Stuttgart: Pfeiffer bei Klett-Cotta; 2003.

Scheidt C. v. Progressive Muskelrelaxation. In: Dobos G, Deuse U, Michalsen A, Hrsg. Chronische Erkrankungen integrativ – Konventionelle und komplementäre Therapie. München: Elsevier, Urban & Fischer; 2006. S. 497–500.

Vaitl D, Petermann F, Entspannungsverfahren. Das Praxishandbuch. Weinheim: Beltz PVU; 2004.

Vaitl D. Neurophysiologie der Entspannungsverfahren. In:
Vaitl D, Petermann F, Hrsg. Entspannungsverfahren.
Das Praxishandbuch. Weinheim: Beltz PVU; 2004b.
S. 34–47.

Vaitl D. Psychophysiologie der Entspannungsverfahren.
In: Vaitl D, Petermann F, Hrsg. Entspannungsverfahren.
Das Praxishandbuch. Weinheim: Beltz PVU; 2004a.
S. 21–33.

Vaitl D. Psychophysiologie der Interozeption. In: Vaitl D,
Petermann F, Hrsg. Entspannungsverfahren. Das Praxishandbuch. Weinheim: Beltz PVU; 2004c. S. 48–58.

3.2.8 Lebensstilbereich Ernährung

Christiane Pithan, Sabine Conrad, Sigrid Bosmann

Allgemeines

Historisches

Die Ernährung hat schon zu allen Zeiten eine wichtige Rolle gespielt. Aus allen Kulturen wird über die
vorbeugende und heilende Kraft der Nahrung berichtet. Im antiken Griechenland setzte Hippokrates (ca. 460–370 v.Chr.) die Fastentherapie ein und
forderte, dass unsere Nahrung auch unser Heilmit-
tel sei.

Im alten China stand die ernährungstherapeutische Verordnung gleichberechtigt neben Akupunktur und Kräuteranwendung. Es gab schon in der frühen Han-Zeit (206 v.Chr. bis 8 n.Chr.) besondere
Ärzte für Diätetik, die für die Ausgewogenheit der
Nahrung zuständig waren. Im „Inneren Klassiker"
des gelben Kaisers, ein Grundlagenwerk der Traditionellen Chinesischen Medizin, wird darauf hingewiesen, dass eine Vollendung der Heilung nur durch
die richtige Ernährung zu erreichen sei.

Auch im Ayurveda, eine der ältesten medizinischen Überlieferungen aus Indien, gibt es gezielte
ernährungstherapeutische Anweisungen, die auf
den drei Konstitutionstypen, den sog. Doshas basieren. Dabei handelt es sich um bioenergetische Zustände, die von den fünf Elementen (Feuer, Wasser,
Luft, Raum und Erde) geschaffen werden. Basierend
auf den jeweiligen Doshas erhält jeder Mensch nach
der Vorstellung der ayurvedischen Lehre persönliche Ernährungsempfehlungen.

Auch die traditionelle europäische Naturheilkunde
sieht Ernährung und Diät nicht nur als Teil einer
Therapie, sondern auch als präventive Maßnahme
an, um Krankheiten zu vermeiden.

Der Hygieniker Werner Kollath (1892–1970) gilt
als einer der Pioniere der Vollwerternährung.

Er führte die „Vollwertlehre" mit einer Ein-
teilung der Lebensmittel in Wertstufen ein
(➤ Tab. 3.7). Durch Tierversuche und Untersuchungen am Menschen ermittelte er vor allem den
Wert verschiedener Getreideprodukte. Die Stufen
1–3 galten als vollwertige, die Stufen 4–6 als teil-
wertige Nahrung. Kollath vertrat die Ansicht, dass
je weniger die Lebensmittel bearbeitet würden,
desto wertvoller und gesünder seien sie (s.u.). Von
ihm stammt auch die Idee, jeden Morgen geschro-
tetes und über Nacht eingeweichtes Getreide zu
essen, um den Stoffwechsel zu stimulieren. Sowohl seine holistische Denkweise als auch seine
ersten Ideen, z.B. über Vitalstoffe, finden sich
heute in der modernen Vollwerternährung wieder.
Seine Erkundung der Vitalstoffe ist eine erste
Sichtweise auf die heutige ernährungswissen-
schaftliche Forschung der bioaktiven Substanzen.

Der Ernährungspionier Max Bircher-Benner
(1867–1939) und Erfinder des „Bircher-Müslis" the-
rapierte seine Patienten mit pflanzlicher Frischkost.
Für ihn war der „Nährwert" roher Nahrungsmittel
höher gestellt als gekochte, und pflanzliche Nahrung
besser als Fleisch (Bircher-Benner, 1909).

Helmut Anemüller (1920–2000) entwickelte auf
der Basis von Bircher-Benner und Kollath sein
Grunddiätsystem, das als Ernährungskonzept sowohl für die Prävention als auch für die klinische
Diätetik Anwendung finden sollte (Anemüller,
1994). Er entwickelte gesonderte Ernährungsregime
für einzelne Stoffwechselerkrankungen.

Tab. 3.7 Kollaths „Ordnung der Nahrung"

Stufe 1	Unverarbeitetes Rohmaterial
Stufe 2	Mechanische Veränderung am Nahrungs-mittel (z.B. durch Zerkleinern)
Stufe 3	Fermentativ veränderte Lebensmittel (z.B. milchsaure Vergärung)
Stufe 4–6	Erhitzte, konservierte und präparierte Nahrung

Ernährungskonzepte als Basis für das Essener Konzept

An der Essener Klinik wurde die mediterrane Vollwertkost entwickelt, die bei Patienten gut akzeptiert und angenommen wird. Für dieses Konzept wurden spezielle Aspekte aus folgenden Ernährungskonzepten zusammengeführt:

- Vollwerternährung nach Leitzmann;
- Traditionelle Mittelmeerkost;
- Forschungsergebnisse von der Harvard Universität aus den USA nach dem Healthy-Eating-Konzept.

Im Folgenden sollen diese Basiskonzepte kurz dargestellt werden, bevor dann auf das Essener Konzept der mediterranen Vollwerternährung eingegangen wird.

Vollwerternährung nach Leitzmann

Die Gießener Arbeitsgruppe an der Fakultät für Ernährungswissenschaft um Claus Leitzmann hat in den frühen 80-er Jahren – basierend auf den Grundkonzepten der ganzheitlichen Ernährungstherapie nach Kollath, Bircher-Benner und Anemüller – ein **Konzept der Vollwerternährung** etabliert. Diese weitgehend vegetarische Ernährungsform beinhaltet einen hohen Anteil an Obst, Gemüse, Getreide und Frischkost. Zugleich verzichtet sie auf stark verarbeitete Lebensmittel und berücksichtigt in ihrem „Konzept einer zeitgemäßen und nachhaltigen Ernährung" auch ökologische, wirtschaftliche und ethische Werte (Koerber et al., 2004).

Charakteristika und Komponenten der Vollwerternährung

- Die Hälfte der Nahrungsmenge besteht aus unerhitzter Frischkost;
- Überwiegend lakto-vegetabile Ernährungsweise;
- Hauptsächlich verwendete Lebensmittel:
  - Vollkornprodukte;
  - Gemüse und Obst;
  - Kartoffeln;
  - Hülsenfrüchte;
  - Milch und Milchprodukte;
  - Geringe Mengen an Fleisch, Fisch und Eiern;
- Nur bestimmte Zubereitungsformen:
  - Schonend, mit wenig Fett;
  - Aus frischen Lebensmitteln;

- Nahrungsmittel mit Zusatzstoffen werden vermieden;
- Bevorzugung gering verarbeiteter Lebensmittel;
- Gesundheitlich wertvolle Lebensmittel werden zu genussvollen Speisen zubereitet;
- Besonderer Stellenwert der **Umwelt- und Sozialverträglichkeit** des Ernährungssystems: Möglichst ausschließlich Erzeugnisse aus ökologischer Landwirtschaft;
  - Verwendung von Erzeugnissen regionaler Herkunft;
  - Verwendung von Erzeugnissen entsprechend der Jahreszeit;
  - Bevorzugung von umweltverträglichen Produkten und Produkten, die mit umweltverträglichen Technologien hergestellt wurden (einschließlich Verpackung);
  - Bevorzugung von landwirtschaftlichen Produkten, die unter sozialverträglichen Bedingungen erzeugt, verarbeitet und vermarktet wurden (u.a. fairer Handel mit Entwicklungsländern).

Bedeutung für die Gesundheit

Sowohl im Bereich der Primär- als auch der Sekundärprävention erzielt die Vollwerternährung gute Ergebnisse (Koerber et al., 2004). Die Gießener Vollwertstudie konnte zudem sowohl Praktikabilität und Alltagstauglichkeit als auch positive Wirkungen auf ernährungsabhängige Erkrankungen nachweisen (Hoffmann et al., 2001). Vollwerternährung verbessert z.B. die Insulinsensitivität, wirkt leicht blutdrucksenkend und verringert kardiovaskuläre Ereignisse (Liese et al., 2003; Behall et al., 2006; Jensen et al., 2004). Für den erhöhten Frischkostanteil konnten positive Wirkungen in der Therapie der rheumatoiden Arthritis und Hypertonie nachgewiesen werden (Nenonen et al., 1998; Peltonen et al., 1997; Miller et al., 2002).

Traditionelle Mittelmeerkost

Neben der Vollwerternährung nach Leitzmann gilt auch die Ernährung der Mittelmeerländer Studien zufolge als besonders geeignet zur Primärprävention. Die Ernährungsform zeichnet sich durch eine hohe Zufuhr an einfach und mehrfach ungesättigten Fettsäuren aus (bis zu 15%) sowie durch eine geringe Zufuhr an gesättigten Fettsäuren. Ebenso typisch ist eine hohe Zufuhr an Vitaminen und sekundären Pflanzenstoffen.

Charakteristika und Komponenten der mediterranen Ernährung
- Hoher Anteil an pflanzlicher Frischkost, Hülsenfrüchten, Obst und Nüssen bzw. Samen;
- Hoher Anteil an Olivenöl (einfach ungesättigte Fettsäuren) und Omega-3-Fettsäure-reichen Fischarten;
- Getreide und kohlehydratreiche Nahrungsmittel werden nicht unbedingt als Vollkornprodukte verzehrt;
- Niedriger Anteil an Fleisch, Wurst und Milchprodukten;
- Nach der Saison und Frische der Lebensmittel ausgerichteter Speiseplan;
- Lebensstil mit viel körperlicher Aktivität, direktes und kommunikatives Essen in Gesellschaft, liebevoll und familienorientierte Zubereitung der Speisen, tägliche Siesta nach dem Essen und ausgiebige Erholungsphasen.

Bedeutung für die Gesundheit
Die Vorzüge der mediterranen Ernährungsform sind durch viele große Studien wie z.B. die Sieben-Länder-Studie und die Lyon-Heart-Studie mit einem EBM-Grad von Ia belegt (Keys, 1980; de Lorgeril et al., 1999). Charakteristisch ist ein großer Anteil an Olivenöl (ca. 15%) und Omega-3-Fettsäure-reichen Fischarten. Gerade für den hohen Anteil an Olivenöl und die Omega-3-Fettsäure-reichen Fischarten konnten gesundheitsfördernde Effekte nachgewiesen werden, z.B. niedrigere Raten an Herz-Kreislauf-Erkrankungen und weniger Fälle von Krebserkrankungen (de Lorgeril et al., 1999).

Auch bei weiteren Erkrankungen konnten die positiven Effekte der Mittelmeerkost belegt werden: rheumatoide Arthritis, Diabetes mellitus, Hypercholesterinämie und metabolisches Syndrom (Skoldstam et al., 2003; Toobert et al., 2003; Jula et al., 2002; Esposito et al., 2004).

Forschungsergebnisse aus den USA nach dem Healthy-Eating-Konzept
Weitere evidenzbasierte Ernährungsdaten, die in das Essener Konzept mit eingeflossen sind, beziehen sich auf Daten der großen epidemiologischen *Nur-*

ses' Health Study, einer Kohortenstudie, die mehrere tausend weibliche Krankenschwestern untersuchte (siehe www.channing.harvard.edu/nhs/index.php/history/). Teilstudien belegen mit einem hohen Evidenzgrad, dass die mediterrane Ernährung die kardiovaskuläre Sterberate erheblich senkt, wenn sie über lange Zeiträume eingehalten wird (Fung et al., 2009).

Auch die Health Professionals Follow-Up Study, eine weitere großangelegte nordamerikanische epidemiologische Studie, liefert große Datenmengen über die Zusammenhänge zwischen Geschlecht, Ernährung und Lebensstil sowie die Entwicklung von Krankheit (www.hsph.harvard.edu/hpfs/).

Basierend auf den Daten dieser beiden großen epidemiologischen Studien haben Walter Willett und seine Mitarbeiter der Harvard School of Public Health schließlich die *Healthy Eating Pyramid* entwickelt (www.hsph.harvard.edu/nutritionsource/).

Charakteristika und Komponenten der *Healthy Eating Pyramid*
Das Fundament bildet die tägliche Bewegung und die Einhaltung eines gesunden Gewichts (BMI ≤ 25). Auffällig an Willetts Ernährungspyramide ist, dass Getreideprodukte nach ihrem glykämischen Index (GI, Maß für die Wirkung von Lebensmitteln auf den Blutzuckerwert) eingeteilt werden. Während Vollkorngetreideprodukte weiterhin einen hohen Stellenwert in der Ernährung haben, sollen geschälter Reis, Produkte aus Auszugsmehlen, Kartoffeln und Süßwaren nur sparsam verwendet werden. Milchprodukte haben eine relativ geringe Bedeutung und können nach Willetts Meinung durch Kalziumpräparate ausgetauscht werden. Zudem empfiehlt Willett nahezu für jeden Menschen Multivitaminpräparate:

Die Basis der Pyramide bilden Vollkornprodukte und pflanzliche Öle.
- In der zweiten Ebene der Lebensmittelpyramide erscheinen Gemüse und Obst: Gemüse soll reichlich und Obst zwei- bis dreimal pro Tag verzehrt werden.
- Als Eiweißlieferanten bevorzugt Willett in der dritten Ebene Nüsse und Hülsenfrüchte (ein- bis dreimal pro Tag).
- Fisch, Geflügel und Eier (vierte Ebene) sollten bis zu zweimal pro Tag verzehrt werden.

- Milchprodukte oder alternativ Kalziumpräparate (fünfte Ebene) sollen ein- bis zweimal pro Tag konsumiert werden.
- Verarbeitete Getreideprodukte wie Weißbrot, weißer Reis, Nudeln sowie Kartoffeln und Süßigkeiten sollen nur selten konsumiert werden. Sie finden sich zusammen mit rotem Fleisch und Butter in der Spitze seiner Pyramide. Rotes Fleisch und Butter sollen gemieden werden.

Bedeutung für die Gesundheit

Durch die Verflechtung von sportlicher Aktivität, Essensverhalten, Gewichtsmanagement und konkreten Hinweisen, z.B. keine zuckerhaltigen Limonaden zu trinken (wie Cola), sind die Ernährungsempfehlungen bereits handhabbar und weitgefächert dargestellt.

- Durch die Reduzierung von Zucker und leichtverdaulichen Stärkeprodukten und besonders der in den USA üblichen Industriekost wird eine positive Wirkung auf den Blutzuckerspiegel ausgeübt. Basierend auf den Hinweisen der genannten epidemiologischen Studien kann so Typ-2-Diabetes und Adipositas weitgehend reduziert werden.
- Konkrete Handlungsanweisungen wie: „skip the sugary drinks" und eine Liste mit den zehn salzhaltigsten Industrieprodukten bieten klare und direkte Umsetzungsmöglichkeiten für Lebensstilveränderungen.

Das Essener Konzept der mediterranen Vollwerternährung

In das Essener Ernährungskonzept wurden die geschilderten Basiskonzepte zu einem neuen gesundheitsfördernden Ernährungskonzept der mediterranen Vollwerternährung vereinigt. Da manche Aspekte aber spezifisch für das Mittelmeer oder die USA sind, bedurften sie einer Anpassung an die deutsche Lebensweise. Daher wurden die Basiskonzepte so verändert, dass sie von der deutschen Bevölkerung akzeptiert werden und zugleich handhabbar sind.

Besonders der Hinweis auf die Einnahme von Multivitaminpräparaten, wie sie in der *Healthy Eating Pyramid* vorgeschlagen wird, kann nicht als allgemeingültig übernommen werden, sondern gehört in die ernährungstherapeutische Beratung und muss individuell überprüft werden. Insbesondere die Einnahme von Kalziumpräparaten wird in der Mind-Body-Medizin nur in speziellen Situationen, abhängig vom individuellen Lebensstil empfohlen, z.B. bei Milchunverträglichkeit oder starkem Rauchen.

Auch die saisonale Auswahl von Obst und Gemüse, wie sie im mediterranen Ernährungskonzept vorgegeben wird, variiert in unseren kälteren Breitengraden stärker. Statt Tomaten, Zucchini und Auberginen das ganze Jahr über zu verwenden, wird in Anpassung an unsere Sommer und Winter Gemüse verwendet, das hier wächst und angebaut wird.

Der Erfolg dieses neuen Konzepts beruht auch auf der hohen Schmackhaftigkeit und der leichten Umsetzbarkeit; Studien zur Qualitätssicherung belegen, dass das Konzept von den Patienten nachhaltig akzeptiert wird (Hoffmann et al., 2004).

MERKE

Gesunde Ernährung

Mehrere Studien zeigen, dass sowohl die traditionelle **mediterrane Ernährung und die Healty Eating Pyramid nach Willet** als auch die weitgehend in Deutschland entwickelte **Vollwerternährung nach Leitzmann** eine gesunde, zeitgemäße und praktikable Ernährungsform sind, um den maßgeblichen chronischen Zivilisationskrankheiten vorzubeugen (primäre und sekundäre Prävention). Eine naturheilkundlich orientierte Ernährungstherapie sollte eine Rückbesinnung auf traditionelle, gesundheitlich bewährte Ernährungsformen sein, sich gleichzeitig an den konstitutionellen Gegebenheiten des Einzelnen und auch an der Machbarkeit orientieren. Die große Kunst der modernen Ernährungsberatung im Fokus der Mind-Body-Medizin liegt somit darin, die individuelle Konstitution und epidemiologisch fundiertes Wissen zum Wohle des Patienten zu vereinigen.

Charakteristika und Komponenten der mediterranen Vollwerternährung

- Bevorzugung pflanzlicher Lebensmittel wie Gemüse und Obst sowie vollwertige Getreide mit einem niedrigen glykämischen Index, Hülsenfrüchte, Nüsse und Samen, Kräuter; mindestens fünf Portionen frisches Obst oder schonend zubereitetes Gemüse pro Tag;
- Reichlicher Verzehr von frischen, teilweise roh oder gering verarbeiteten Lebensmitteln, dabei Vermeidung von Zusatzstoffen und gentechnisch veränderten Lebensmitteln;

3

- Bevorzugung von Ölen mit einem günstigen Verhältnis von einfach ungesättigten zu gesättigten Fetten als Hauptfettquelle, z.B. Oliven-, Raps-, Lein- und Walnussöl;
- Verzehr von fetten Seefischsorten (Hering, Makrele, Lachs, Sardine) ein- bis zweimal pro Woche;
- Reichliche Verwendung von frischen Kräutern und Gewürzen;
- Mäßiger Verzehr von Fisch, Geflügel und fettarmen Milchprodukten;
- Geringer Verzehr von Fleisch, Eiern und Produkten mit hohem Anteil an gesättigten Fetten;
- Geringer Verzehr an Süßwaren und leicht verdaulichen Kohlenhydraten;
- Zubereitung genussvoller Speisen und deren genussvoller Konsum unter Einbeziehung sozialer und kommunikativer Aspekte;
- Verwendung von Lebensmitteln möglichst aus ökologischem Anbau sowie nach saisonalen und regionalen Gesichtspunkten;
- Achtsames Essen in einem entspannten Umfeld: Nahrung ist mehr als die Zufuhr von Nährstoffen. Durch achtsame und wertschonende Zubereitung wird der Nahrung und dem Essen ein neuer Stellenwert in der Gesundheit zugesprochen. Essen wird somit wieder Nahrung für Körper, Seele und Geist.

Achtsames Essen

Achtsames Kauen, Aspekte des Genusses, die Art und Weise, wie die Nahrung gerochen, angeschaut und mit welchen Gedanken sie belegt wird, beeinflusst die Verdauung und Verdaulichkeit nachhaltig. Selbst das gesündeste Essen wird vom Körper anders verstoffwechselt, wenn es nebenbei zum Fernsehgucken achtlos heruntergeschlungen wird.

Die Mind-Body-Medizin schlägt hier die geeignete Brücke von der Ernähungstherapie zur Achtsamkeit.

Achtsames Essen bedeutet, sich seiner eigenen Reaktionen des Essens gegenüber bewusst zu werden, indem man sich zum einen selbst beobachtet und zum anderen ganz im Moment präsent ist. Das heißt auch, eigene Vorlieben und Ekelreaktionen akzeptieren und loslassen zu können.

Ein weiterer Aspekt des achtsamen Essens bezieht sich auf die Nahrung: Wie duften die Kräuter, das Öl, wie sieht das Essen aus, wie fühlt es sich im

Mund an? Wo kommt es her? Die Beziehung zu unserer Nahrung neu zu ordnen kann der krankmachenden Entfremdung – auch im Sinne einer „Entseelung" der Lebensmittel entgegenwirken (Lindschinger, 2002). Sowohl Studien zur Achtsamkeit als auch zu Essverhalten zeigen, dass Übergewicht und die innere Haltung zum Essen zusammenhängen (Albers, 2003). Ernährungsqualität als Teil der Lebensqualität zu begreifen und Ernährung als Möglichkeit der aktiven Gesundheitspflege kennenzulernen, sind Teilaspekte einer gesundheitsfördernden Verhaltensänderung.

> **MERKE**
>
> **Fasten als Einstieg in Lebensstilveränderung**
>
> Das Heilfasten ist ein idealer Einstieg in eine Veränderung der Lebensgewohnheiten, insbesondere im Bereich der Ernährung, wenn sich der Patient mindestens in Phase 2–3 (Kontemplation und Vorbereitung) des Transtheoretischen Models befindet (➤ Kap. 2.3.7). Hier kann das Fasten dazu dienen, die Selbstwirksamkeit zu stärken, neue Pläne für die Phase nach dem Fasten zu schmieden und vor allem mit lieb gewonnen Essensgewohnheiten, die der Gesundheit nicht zuträglich sind, zu brechen. Durch die Regulation des Blutzuckerspiegels und durch den bewussten Verzicht auf süß schmeckende Nahrung kann z.B. der Konsum von besonders stärke- und zuckerhaltigen Produkten deutlich reduziert werden.
> Die mind-body-medizinischen Interventionen eignen sich optimal zur Fastenbegleitung, da sich die naturheilkundlichen Therapien und die der mind-body-medizinischen Interventionen miteinander verschränken. So sind wichtige Teilelemente der Fastenpraxis:
> - Naturheilkundliche Anwendungen wie Leberauflagen, Güsse und Wickel sowie unterschiedliche Tees;
> - Bewegungselemente wie Qigong und Yoga;
> - Mind-body-medizinische Therapien, welche die Ruhe, Stille und Innenschau fördern.
> Heilfasten in einer Fastengruppe unterstützt die Motivation und die Selbstreflexion. Das Führen eines Fastentagebuchs und Elemente der achtsamen Stille wie Meditation fördern die Selbstwirksamkeit und geben ein Gefühl von besserer Kontrolle über den eigenen Gesundheitszustand.

Nährstoffe

Fette und Fettqualität

Bei der Beurteilung der Fette hinsichtlich ihrer Wirkung auf den Körper, betrachtet die mediterrane Vollwertkost sowohl die Fettquantität als auch eine starke Differenzierung bezüglich der Qualität. Es muss differenziert werden zwischen gesättigten Fettsäuren, die dem Körper hauptsächlich zur Energielieferung, zur Cholesterinsynthese und zur Fettdepotbildung dienen, während die einfach ungesättigten Fettsäuren und die mehrfach ungesättigten Fettsäuren weiterführende Aufgaben und Mediatorfunktionen im Körper übernehmen.

Die Aufnahmeempfehlungen in der Literatur schwanken zwischen 20 und 45%. Als optimal wird die Aufnahme von 30–35% Fett mit der Nahrung angesehen: Hiervon sollten jedoch weniger als 5 Energieprozent aus gesättigten Fettsäuren bestehen. Dies bedeutet eine starke Reduktion von Fetten aus tierischen Lebensmitteln sowie sichtbaren Fetten, gehärteten Fetten in industriell hergestellten Nahrungsmitteln und Frittierwaren.

Demgegenüber steht aber die Einnahme von 3/4 des Gesamtfettkonsums in Form von einfach ungesättigten Fettsäuren, wie sie in einem optimalen Verhältnis in Olivenöl und Rapsöl vorkommen (➤ Tab. 3.8). Eine zusätzliche Aufnahme von Omega-3-Fettsäuren (in ihrer pflanzlichen Form der α-Linolensäure und ihrer tierischen Form der Eicosapentaensäure sowie der Docosahexaensäure) sollte angestrebt werden.

Omega-3-Fettsäuren/Omega-6-Fettssäuren

Omega-6-Fettsäuren werden aus Linolsäure und Omega-3-Fettsäuren aus α-Linolensäure im Körper gebildet, allerdings konkurrieren beide um das gleiche Enzymsystem. Die Folgeprodukte, die Eicosanoide, gelten als körpereigene regulatorisch wirksame Mediatoren und Effektoren, die zahlreiche Stoffwechselvorgänge beeinflussen. Beide sind essenziell für den Körper und müssen mit der Nahrung zugeführt werden. Für die Fettsäurenbalance im Körper ist ein ausgewogenes Verhältnis von Omega-6-Fettsäuren zu Omega-3-Fettsäuren von mindestens 5 : 1 optimal.

Mit der Normalkost wird jedoch ein großer Anteil von Lebensmitteln mit einem hohen Anteil an Omega-6-Fettsäuren verzehrt, sodass das Verhältnis im Bundesdurchschnitt bei 20 : 1 liegt. Empfohlen wird deshalb, den Verzehr an Produkten zu erhöhen, die reichlich Omega-3-Fettsäuren enthalten. Zugleich sollte der Verzehr von Produkten, die viele Omega-6-Fettsäuren enthalten, stark verringert werden (➤ Tab. 3.9, ➤ Tab. 3.10). Etwa 0,5 Energieprozent der täglichen Energiezufuhr sollten Omega-3-Fettsäuren sein, dies entspricht bei 2000 kcal einer Menge von 1 g pflanzlicher α-Linolensäure und 0,3–0,4 g Eicosapentaensäure bzw. Docosahexaensäure aus Fisch pro Tag. Zwei Fischmahlzeiten pro Woche und die ausschließliche Verwendung von Raps-, Oliven-, Walnuss- und Leinöl decken diesen Bedarf.

Kohlenhydrate

In den letzten Jahren wurde in der Fachpresse diskutiert, wie viel Kohlenhydrate und in welchem Verhältnis zu Fett und Eiweiß diese verzehrt werden

Tab. 3.8 Gehalt von Omega-3-Fettsäuren in verschiedenen Ölen

Öle[1]	Fettgehalt [Gesamt/100 g]	Linolsäure (Omega-6-FS)	Linolensäure (Omega-3-FS)	Ölsäure	Quotient (Omega-6-FS/Omega-3-FS)
Olivenöl	99,6	8,6	0,8	70,0	–
Erdnussöl	99,4	25,8	0,8	46,8	–
Weizenkeimöl	99,5	54,2	7,1	16,6	7,6
Maiskeimöl	98,6	54,3	1,0	24,8	–
Sojaöl	99,5	49,5	7,0	23,4	7
Walnussöl	99,8	57,3	10,1	15,2	–
Sonnenblumenöl	99,5	61,0	0,5	21,9	–
Distelöl	99,0	73,9	0,5	11,4	–
Rapsöl	99,5	22,1	9,5	52,1	–
Leinöl	99,5	13,3	53,7	18,1	0,25

[1] Quelle: Nährwerttabelle Souci, Fachmann, Kraut 2004 und U. S Department of Agriculture nutrient database for standard reference, release 11–1, 1997

Tab. 3.9 Gehalt von Omega-3-Fettsäuren in ausgewählten Lebensmitteln

Öle[1]	Fettgehalt [Gesamt/100 g]	Linolsäure (Omega-6-FS)	Linolensäure (Omega-3-FS)	Ölsäure	Quotient (Omega-6-FS/Omega-3-FS)
Walnüsse	62	32,0	6,9	14,2	4,6
Erdnüsse	48	13,7	0,4	23,3	37,0
Haselnüsse	62	6,3	0,1	47,6	52,5
Mandeln	54	10,0	0,3	36,4	33,0
Cashew	46	3,7	0,2	31,1	23,0
Avocado	15	1,8	0,1	9,7	16,7
Brokkoli	0,2	0	0,1	–	–
Weiße Bohne	0,7	0,1	0,3	0,1	0,3
Spinat	0,4	–	0,2	–	–
Sojabohne	23,3	11,9	1,4	5,0	8,0
Sojamilch	9,9	5,1	0,6	2,1	8,5
Leinsamen	30,9	4,1	16,7	5,6	0,3
Kichererbse	6,4	2,0	1,5	0,3	1,3
Portulak	0,3	0,1	0,1	–	1,4

[1] Quelle: Nährwerttabelle Souci, Fachmann, Kraut 2004 und U. S Department of Agriculture nutrient database for standart reference, release 11–1, 1997.

sollten, um nicht übergewichtig zu werden. Eine Vielzahl an Interventionsstudien und epidemiologischen Studien wurden zu diesem Thema vorgelegt. Letztlich konnte der Streit, ob nun eine kohlenhyd-

Tab. 3.10 Gehalt von Omega-3-Fettsäuren in ausgewählten Fischen

Öle[1]	DHA + EHA + DPA
Atlantikmakrele	2,5
Atlantikhering	1,6
Lachs aus Züchtung	1,6
Anchovies	1,5
Lachs, wild	1,3
Thunfisch, frisch	1,3
Regenbogenforelle aus Züchtung	0,9
Seezunge	0,9
Regenbogenforelle, wild	0,7
Scholle	0,7
Heilbutt	0,5
Kabeljau	0,4
Seelachs (Köhler)	0,3

[1] Quelle: Nährwerttabelle Souci, Fachmann, Kraut 2004 und U. S Department of Agriculture nutrient database for standard reference, release 11–1, 1997.

ratarme und fettreiche Ernährung nach Atkins oder eine fettarme und kohlenhydratreiche Ernährung, wie sie die deutsche Gesellschaft für Ernährung (DGE) empfiehlt, nicht beigelegt werden.

Glykämischer Index und glykämische Last
Der **glykämische Index (GI)** beschreibt die Wirkung eines kohlenhydrathaltigen Lebensmittels auf den Blutglukosespiegel. Er ist definiert als die Fläche unter der postprandialen Blutglukosekurve nach Aufnahme von 50 g verwertbaren Kohlenhydraten eines Lebensmittels. Der GI wird jedoch von der Zusammensetzung der Nahrung, Verarbeitungsgrad und der Zubereitung beeinflusst und stellt somit nur eine relative Richtgröße dar.

Die **glykämische Last (GL)** berücksichtigt zusätzlich die Menge des verzehrten kohlenhydrathaltigen Lebensmittels. Die GL wird daher als relevanter Parameter für die Abschätzung des durch eine Mahlzeit ausgelösten Insulinbedarfs angesehen.

Ein Beispiel: Weißbrot hat einen GI von 73 und enthält 14 g Kohlenhydrate. Dann berechnet sich die GL folgendermaßen:

$$GL = 73/100 \times 14 = 10,2\,g$$

Günstig sind Kohlenhydrate mit niedrigem GI. Bei Verzehr von Kohlenhydraten mit überwiegend hohem GI resultiert eine Hyperinsulinämie. Konsekutiv sind Gewichtszunahme, Abfall des HDL-Cholesterins und metabolisches Syndrom als ungünstige Folgen belegt.

Eiweiß

Ein ebenfalls strittig betrachteter Hauptnährstoff in der Zusammensetzung unserer Ernährung ist die Menge und die Art des Eiweißes. Bei vielen Patienten herrscht die Meinung vor, dass pflanzliches Eiweiß weniger wertvoll als tierisches Eiweiß sei. Dieses konnte von der Forschung nicht bestätigt werden. Ein Eiweißmangel ist in unserer westlichen Welt quasi unbekannt und zeigt sich durch eindeutige Symptome wie schlecht heilende Wunden und wenig wachsende Haare und Fingernägel.

Biologische Wertigkeit

Aminosäuren, welche nicht über die Nahrung zugeführt werden, können teilweise über die Darmbakterien oder Abschilferungen der Darmwand synthetisiert werden. Darüber hinaus sind die biologische Wertigkeit der Aminosäuren und ihre optimale Zusammenstellung von Bedeutung. Eiweiße sind im Gegensatz zu Fetten und Kohlenhydraten ineffizient in der Energiegewinnung. Bei der Verbrennung entstehen stickstoffhaltige Rückstände. Das Ende des Eiweißstoffwechsels ist Ammoniak, welcher vom Körper in Harnstoff umgewandelt wird und dann ausgeschieden wird.

Die mediterrane Vollwerternährung empfiehlt, einen Großteil des Eiweißbedarfs von ca. 15–20 Energieprozent durch vorwiegend pflanzliche Nahrungsmittel zu decken. Die limitierende Aminosäure eines Proteins kann durch Gabe eines anderen Proteins ausgeglichen werden (Aufwertungseffekt). Dadurch erhöht sich die sog. biologische Wertigkeit für den Körper.

Gute Kombinationen sind z.B. Kartoffeln und Ei, Bohnen, Mais und Getreide. Bei Getreidegerichten können verschiedene einheimische Getreide wie Weizen, Dinkel oder Roggen mit Hafer und Amaranth, einem lysinreichen Fuchsschwanzgewächs kombiniert werden, um so eine höhere biologische Wertigkeit zu erreichen. Gute Kombinationen sind in ➤ Tab. 3.11 dargestellt.

Tab. 3.11 Geeignete Lebensmittelkombinationen im Hinblick auf eine optimale Eiweißversorgung (modifiziert nach Körber, Männle, Leitzmann, 2004)

Kombinationen	Biologische Wertigkeit
Vollei und Kartoffeln	138
Vollei und Soja	124
Vollei und Weizen	118
Vollei und Bohnen	108
Milch und Weizen	106
Milch und Roggen	101
Bohnen und Mais	101
Milch und Kartoffeln	92

Sekundäre bioaktive Pflanzenstoffe

Über viele Jahre sind lediglich die gesundheitsschädlichen Wirkungen bestimmter Pflanzeninhaltsstoffe wie z.B. der Blausäure in Mandeln oder das Solanin in Kartoffeln bekannt geworden. Besonders tierexperimentelle Studien der letzten 15 Jahre sowie epidemiologische Studien zeigen jedoch vermehrt die gesundheitsförderlichen Wirkungen der sekundären Pflanzenstoffe. Da diese Stoffe sehr viele, nur zum Teil untersuchte, hochkomplexe Wirkungen im Körper haben, sei hier nur ein kleiner Teil mit den wichtigsten Wirkungen dargestellt (➤ Tab. 3.12).

Für die sekundären Pflanzenstoffe gibt es keine offiziellen Bedarfsempfehlungen. Es hat sich jedoch gezeigt, dass ihre Wirkungen sehr komplex sind und nicht einzeln und isoliert, wie in manchen pharmazeutischen OTC-Produkten empfohlen, wirksam sind. Sie haben eine ausgesprochen synergistische Wirkung, die in ihrer Komplexität bis heute kaum erforscht ist. Dennoch weisen epidemiologische Studien darauf hin, dass sekundäre Pflanzenstoffe ähnlich wie Vitamine wichtige Funktionen im Körper übernehmen und als semi-essenziell angesehen werden können. Die meisten sekundären Pflanzenstoffe sind jedoch hitzelabil und teilweise wasserlöslich. Eine entsprechende Zubereitung und die Aufnahme von einer größeren Menge an Obst und Gemüse als Frischkost tragen dazu bei, diese wertvollen Stoffe dennoch in ausreichender Menge zu konsumieren.

Ballaststoffe

Pflanzliche Lebensmittel mit einem hohen Ballststoffgehalt haben nicht nur eine geringere glykämische Last, sondern üben durch ihr Lösungsverhalten un-

Tab. 3.12 Vorkommen und Wirkungen ausgewählter sekundärer Pflanzenstoffe

Sekundärer Pflanzenstoff	Vorkommen	Wirkung
Karotinoide	Tief dunkelgrünes Gemüse, rotes und gelbes Gemüse und Obst	• 10% als Vorstufe zu Vitamin A • Antioxidative Wirkung, Modulation des Immunsystems • Antikanzerogene Wirkung: unabhängig von der Umwandlung zu Vitamin A und zutreffend für alle ca. 600 verschiedenen Arten der Karotinoide
Phytosterine	Getreide, Gemüse, Obst	• Ähnliche Struktur wie Cholesterin • Wirken durch Bindung an Gallensäuren im Dickdarm und entziehen diese dem enterohepatischen Kreislauf
Saponine	Hülsenfrüchte (Soja!), Hafer, einige Gemüsesorten	Wirkung wie bei Phytosterinen
Flavonoide	Gemüse, Obst, Getreide; wasserlöslich und sehr hitzelabil	Antimikrobielle, antikanzerogene, entzündungshemmende und antioxidative Wirkung
Protease-Inhibitoren	Hülsenfrüchte, Nüsse, Getreide	Galten lange Zeit als gesundheitsschädlich, neuere Forschung zeigt die antikanzerogene Wirkung
Schwefelhaltige sekundäre Pflanzenstoffe	• Senföle in Senf, Zwiebeln, Meerrettich und Knoblauch • Allizin in Knoblauch • Indole in allen Kohlarten und Zwiebeln • Limonen in Zitrusfrüchten • Karvon in Kümmel	Sehr breites Wirkungsspektrum: antibakteriell, antikanzerogen, antioxidativ

terschiedliche physiologische Wirkungen auf den Körper aus. Biochemisch werden die Ballaststoffe in wasserlösliche und wasserunlösliche sowie eine Mischform aus beidem getrennt:
• Pektine im Obst und Hemizellulosen in Hülsenfrüchten sind wasserlösliche Ballaststoffe, die zu einem Anstieg der Menge, des Volumens und der Viskosität des Speisebreis beitragen und durch die längere Verweildauer im Verdauungstrakt eine längere Sättigungswirkung haben.
• Zellulose und Lignine, die in Getreide enthalten sind, weisen ein hohes Wasserbindungsvermögen und eine große Quellfähigkeit auf. Durch die Bindung freier Gallensäuren erhöhen diese die Ausscheidung mit dem Stuhl und entziehen sie somit dem enterohepatischen Kreislauf. Dadurch reduziert sich die endogene Cholesterinsynthese, wobei Studien zeigen, dass LDL stärker reduziert wird als HDL.

Bei dem mikrobiellen Abbau von Ballaststoffen im Dickdarm entstehen u.a. kurzkettige Fettsäuren, die ein saures Milieu des Darmlumens fördern und den Dickdarmbakterien als Energie und Substrat zur Verfügung stehen. Weiterhin verkürzen die Ballast-

stoffe die Transitzeit im Darm, Stuhlfrequenz und Stuhlgewicht werden deutlich erhöht.

Für die Praxis

In den Ernährungsangeboten des Essener Modells werden dem salutogenetischen Modell entsprechend „Kopf, Herz und Hand" angesprochen:
• Kognitiver Anteil: Wissen, Verstehen, Denken („Verstehbarkeit");
• Affektiv-emotionaler Anteil: Einstellungen, Interessen, Werthaltungen, Vertrauen und Aufmerksamkeit („Sinnhaftigkeit");
• Psychomotorischer Anteil oder Handlungsbereich („Handhabbarkeit").

Es hat sich hier bewährt, drei unterschiedliche Module anzubieten, die ihren Schwerpunkt auf unterschiedliche Bereiche legen, wobei alle drei Aspekte grundlegend sind. Im Modul 1 wird der kognitive Teil hervorgehoben, in den Modulen 2 und 3 wird ein Angebotsschwerpunkt auf die Handhabbarkeit gelegt. Jedoch spielen die Sinnhaftigkeit und die Verstehbarkeit auch hier eine grundlegende Rolle.

Darüber hinaus sind die einzelnen Module jeweils für Patienten in unterschiedlichen Stadien ihres Wissens und ihrer Handlungsfähigkeit geeignet:

- **Modul 1 „gesunde Ernährung":** Dieses Modul ist geeignet für Patienten, die sich in den Stufen 1, 2 und 3 des Transtheoretischen Modells befinden (➤ Kap. 2.3.7). In dem Modul geht es um die Vermittlung von Wissen und Ideen auf einfachem Niveau. Es richtet sich besonders an Patienten, die sich ablehnend oder frustriert über eine Verhaltensänderung im Bereich Ernährung äußern. Es soll ihnen einen Zugang zur mediterranen Vollwertkost ermöglichen.
- Da es sich im klinischen Kontext der Mind-Body-Medizin mehr um Ernährungsinformation und weniger um -aufklärung handelt, wird hauptsächlich die interpersonale Kommunikationsform als Grundtechnik der Vermittlung von Ernährungswissen eingesetzt. Als Medien geeignet sind Vorträge, Gespräche (Kleingruppen- und Einzelberatung) und Küchenpraxis, dargestellt in **Modul 2** und **Modul 3**. Diese praxisbetonten Module sind nur für Patienten geeignet, die sich mindestens auf der Vorbereitungsstufe (Stufe 3) des Transtheoretischen Modells befinden. Praktisch angewendetes Wissen erzeugt Handlungskompetenz und stärkt die Selbstwirksamkeit. In diesem Zusammenhang ist das Modelllernen vom Therapeuten von großer Bedeutung. Sachkenntnis und Vertrauenswürdigkeit sind dabei die Hauptkomponenten für die Glaubwürdigkeit der Anleiter, die im besten Fall selbst praktizieren und verkörpern, was sie vermitteln.
  Die beiden Lehrküchenmodule können als einzelne Einheit oder auch als Teil einer Reihe zum Themenkomplex mediterrane Vollwerternährung eingesetzt werden. Vorraussetzung ist eine in Ernährungsfragen geschulte Fachkraft, die über die notwendigen theoretischen und küchentechnischen Hintergründe der mediterranen Vollwerternährung Bescheid weiß.

Modul 1: gesunde Ernährung

Ziele des Moduls

- Information über den Einfluss der Nahrung auf die Gesundheit und über mögliche ernährungsbedingte Krankheitsrisiken;

- Information über den Bedarf des Organismus an den verschiedenen Nährstoffen;
- Bewusstmachen der eigenen Ernährungsgewohnheiten und des Verbesserungspotenzials;
- Vorstellen der mediterranen Vollwerternährung;
- Hinweise auf die Freude am Essen, auf Beachtung und Kultivierung des eigenen Geschmacks, auf den eigenen Weg und das eigene Tempo bei der Ernährungsumstellung sowie auf ökologische und soziale Aspekte der täglichen Konsumentscheidungen.

Hauptaspekte der Veranstaltung sind die Wertschätzung jeder Person und ihrer Gewohnheiten, die Anregung zu einer sensibilisierten Selbstwahrnehmung sowie der Ausblick auf individuell sinnvolle und umsetzbare Änderungen.

Zeitaufwand: ca. 0,75–1,5 Std.

Thema 1: Gesundheit und Ernährung

Ernährungsabhängige bzw. durch falsche Ernährung bedingte Erkrankungen nehmen immer mehr zu.

- Eine von drei Neuerkrankungen an Krebs könnte durch entsprechende Ernährung vermieden werden (Schätzung der Deutschen Krebsgesellschaft, des Weltkrebsforschungsfonds u.a.).
- Nach der WHO-Gesundheitsstatistik aus dem Jahre 2006 sind 68% aller Todesfälle durch eine nicht angemessene Ernährung mit verursacht (Gesundheitsbericht des Bundes, 2006).
- Zwei Drittel der Pflegefälle gehen auf ernährungsabhängige Erkrankungen zurück.

Dies sind ebenso gesundheitspolitische wie auch persönliche Gründe, über den Bereich Ernährung nachzudenken.

Ernährungsgewohnheiten sind aber vielfach lieb gewonnene Eigenarten und auch emotional stark gesteuert, sodass eine Veränderung oft viele Bereiche des Lebens mit einbezieht. Umfragen haben ergeben, dass deutsche Frauen und Männer besondere Geschmacksvorlieben haben: Männer essen bevorzugt eine große Menge an fleischbetonten Gerichten, während Frauen gerne auf Gerichte mit schnell verdaulichen Kohlenhydraten zurückgreifen.

Methode/Vorgehensweise

Z.B. **interaktiver Vortrag**; eine mögliche Impulsfrage, die Sie hier einleitend stellen können, lautet: „Kann man Gesundheit essen?". Damit wecken Sie bei allen Zuhörern ein Interesse für das Thema und eröffnen zugleich von Anfang an das Spannungsfeld, in dem sich das emotional beladene Thema „gesunde Ernährung" befindet. Auch folgende Frage könnten Sie aufwerfen: „Was haben Frauen und Männer am liebsten auf dem Teller?"

Thema 2: Bausteine der Ernährung

Ziel ist es, hier zunächst auf die wichtigsten Nährstoffgruppen einzugehen. Außerdem sollen die Patienten ein Bewusstsein dafür entwickeln, dass die Dinge, die sie essen, ein Teil von ihnen werden.
- Vitamine und Mineralstoffe, in kleinen Mengen unentbehrlich für den reibungslosen Ablauf aller Zellvorgänge;
- Fette und Kohlenhydrate als Energiestoffe;
- Eiweißstoffe und ihre Zerlegung in die einzelnen Aminosäuren als Baustoffe.

Methode/Vorgehensweise

Z.B. **interaktiver Vortrag**; hier könnte man einleitend fragen: „Der Mensch ist, was er isst (bzw. was er verstoffwechselt), glauben Sie das? Macht das Sinn für Sie?".

Thema 3: Ernährungskreis

Hier geht es darum, den Ernährungskreis vorzustellen als Hilfestellung bei der Beurteilung der Frage nach gesundem Essen:
- **Getreide:** 3- bis zu10-mal tgl., je nach Energieverbrauch (z.B. 1 Portion = 1 Scheibe Brot); auf Vollkornprodukte achten wegen der verdauungsfördernden Ballaststoffe. Eine gute Verdauung ist wichtig für die Entgiftung des Körpers. Die Ballaststoffe binden Schadstoffe, wirken positiv auf die Darmflora, regulieren den Stuhlgang und senken das LDL-Cholesterin;
- **Gemüse und Hülsenfrüchte:** empfohlen werden 5 Portionen am Tag („5 a day", 1 Portion = 1 Handvoll); sie enthalten viele Vitamine, Mineralstoffe und sekundäre Pflanzenstoffe; sie gelten als „Heilpflanzen"; sie können unbegrenzt gegessen werden, Anteil an Hülsenfrüchten im Allgemeinen zu niedrig;
- **Obst:** Grundregel „5 a day" (in den USA werden sogar 7 Portionen empfohlen); gesundheitsfördernd, da viele Vitamine, Mineralstoffe und sekundäre Pflanzenstoffe, (1 Portion = 1 Handvoll, z.B. Stück Melone, 3–4 Pflaumen, 1 Apfel, 1 Schälchen Salat, 1–2 Portionen pro Tag können durch Obst- oder Gemüsesäfte ersetzt werden); auf regionale und saisonale Herkunft achten sowie auf geringen Verarbeitungsgrad (s.o., Allgemeines);
- **Milchprodukte:** empfohlen werden 2–3 Portionen am Tag (z.B. 1 Portion = 1 Joghurt, 1 Glas Milch, 1 Scheibe Käse); Kalzium für Knochen, Eiweiß für Muskeln, nicht zu viel, da sonst Nieren mit Ausscheidung der Eiweiße überlastet werden könnten; Menschen mit Laktoseintoleranz oder Veganer sollten auf eine ausreichende Kalziumversorgung achten;
- **Fleisch, Fisch, Eier und Wurstprodukte:** v.a. Qualität sehr wichtig, eigenes Maß und Ziel finden, empfohlen wird ca. 1- bis 2-mal pro Woche; fetter Fisch enthält wichtige Omega-3-Fettsäuren; hier Hinweis auf Unterscheidung zwischen den essenziellen Fetten, die eine positive Wirkung auf Gefäße, Herz, Cholesterinwerte haben, und den gesättigten Fetten geben; Hinweis auf: Schwermetalle, Überfischung; Fleisch, Wurst: für die Nährstoffversorgung mit Zink, Eisen wichtig.
- **Fette und Öle:** Es wird keine eindeutige Mengenempfehlung ausgesprochen. Hier empfiehlt es sich, auf die unterschiedlichen Öle und Fette einzugehen. In der Boulevardpresse werden Fette oft negativ dargestellt. Eine Differenzierung mit dem expliziten Hinweis auf die Notwendigkeit von hochwertigen Ölen und Fetten ist angebracht. Dargestellt werden sollte die Bevorzugung von kaltgepressten Ölen mit hohem Anteil an Omega-3-Fettsäuren und einfach ungesättigten Fettsäuren (Lein-, Walnuss-, Raps- und Olivenöl); hingewiesen werden sollte auch auf die Reduktion von Sonnenblumen- und Distelöl wegen hoher Mengen an Omega-6-Fettsäuren (s.o., Allgemeines).

Die Portionsgröße ist individuell unterschiedlich und auch von Alter, Alltag, Stoffwechsel usw. abhängig.

Methode/Vorgehensweise

Z.B. **interaktiver Vortrag**; einleitend könnten Sie hier die Impulsfrage stellen: „Was genau heißt denn gesunde Ernährung und wie wird sie definiert?". Hier könnten Sie die Themen der Presse, die in den letzten Wochen aktuell waren, aufgreifen. Dabei wird deutlich werden, dass das Thema zum einen sehr emotional ist, zum anderen eine große Verwirrung herrscht, was eigentlich gesund ist. In einer Kleingruppe würde sich auch eine Recherche in unterschiedlichen Frauenmagazinen anbieten. Was genau gesunde Ernährung ist, könnte man so von der Gruppe erarbeiten lassen. Dazu hat sich der leere **Ernährungskreis** bewährt (➤ Abb. 3.8). Anhand der Segmente im Kreis könnten die Patienten die einzelnen Lebensmittelgruppen zuordnen. Zu den verschiedenen Lebensmittelgruppen könnten Sie im Gespräch auch einzelne Lebensmittel erarbeiten lassen und auch fragen, wie viele Portionen am Tag wohl sinnvoll seien. Um zu verdeutlichen, wie gesunde Ernährung schließlich aussieht, sollten Sie dann den ausgefüllten Ernährungskreis zeigen (➤ Abb. 3.9).

Thema 4: Überprüfung der eigenen Realität
Hier geht es darum, dass die Patienten überdenken, wie die Ernährungszusammensetzung aus den einzelnen Lebensmittelgruppen bei ihnen im Alltag aussieht und wo man sich eine Veränderung am besten vorstellen könnte.

Methode/Vorgehensweise
Methodisch arbeitet man hier am besten mit **Kleingruppen**, die z.B. in vorgefertigte Kopien mit dem leeren Ernährungskreis eintragen, wie ihre tatsächliche Ernährungsweise zu Hause aussieht. Die Ergebnisse könnten anschließend in der gesamten Gruppe vorgestellt und diskutiert werden.

Thema 5: Mediterrane Vollwerternährung
Ziel ist es bei diesem Thema, die Grundlagen der mediterranen Vollwerternährung zu vermitteln (s.o., Allgemeines).

Methode/Vorgehensweise
Die Grundlagen vermitteln Sie am besten in einem **interaktiven Vortrag**. Dabei sollten Sie besonders auf zwei Aspekte der mediterranen Vollwerternährung hinweisen:

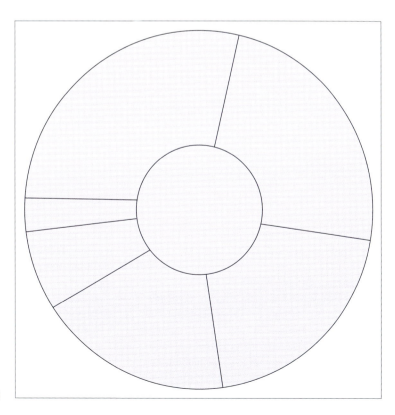

Abb. 3.8 Leerer Ernährungskreis

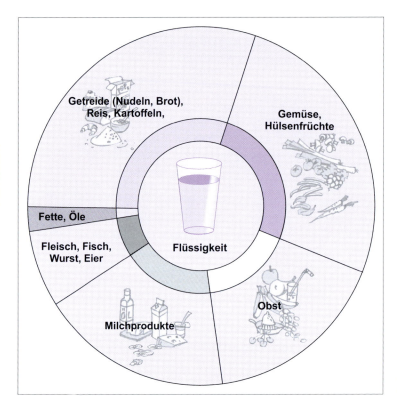

Abb. 3.9 Ausgefüllter Ernährungskreis

- Wertverlust bei der Verarbeitung von Lebensmitteln (➤ Abb. 3.10);
- Bedeutung der sekundären Pflanzenstoffe aus Obst und Gemüse:
  Zu den sekundären Pflanzenstoffen zählen neben den Vitaminen natürlich vorkommende Duft-, Farb- und Geschmacksstoffe. Sie sind reichlich in unerhitztem und gering verarbeitetem Gemüse, Obst und in frischen Kräutern vorhanden (s.o., Allgemeines).

Thema 6: Umstellung von Ernährungsgewohnheiten

Ernährung hat viel mit Gewohnheit zu tun. Eine langsame Umstellung ist notwendig, damit der Körper Zeit hat, sich anzupassen:

- Ernährungsumstellung kann bis zu einem Jahr dauern.
- Man beginnt mit dem Weglassen von stark verarbeiteten und raffinierten Produkten.
- Als nächsten Schritt ersetzt man gesalzene Produkte durch gut gewürzte Produkte, z.B. auch durch frische Kräuter.

- Danach werden die unten genannten Schritte 1–5 umgestellt.
- Erst nach einer längeren Umstellungszeit wird auf frisches und rohes Getreide, wie Frischkornmüsli etc. umgestellt. Die Bakterienflora des Darmes braucht eine gewisse Zeit, um sich zu adaptieren.

Ebenso wichtig ist es, auf die individuelle Verträglichkeit und Bekömmlichkeit zu achten und auf die soziale Verträglichkeit.

Methode/Vorgehensweise

Z.B. **interaktiver Vortrag**; zur Förderung der Interaktion könnten Sie die Patienten zunächst nach ihren eigenen Erfahrungen fragen. Erläutern Sie dann, dass man die Ernährung am besten schrittweise umstellt:

- Schritt 1: mehr frisches Gemüse und Obst, mehr Salat;
- Schritt 2: weniger Fett und Fettreiches wie Wurst und Frittiertes;
- Schritt 3: mehr Vollkornprodukte;
- Schritt 4: weniger Fleisch, Fleischwaren und Eier;
- Schritt 5: evtl. täglich etwas Frischkorn.

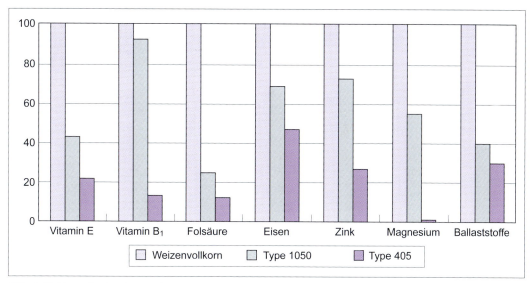

Abb. 3.10 Wertverlust bei der Verarbeitung von Lebensmitteln. Vergleich des Gehalts einzelner Inhaltsstoffe zwischen Weizenvollkorn, Weizenmehl Type 1050 und Type 405 in %, berechnet nach: Souci u.a., 2000 und Bg VV 1999

Hier sollten Sie auch auf die weiteren **Funktionen von Essen** und **Besonderheiten** in der Ernährung eingehen:

- Individuelle Verträglichkeit und Bekömmlichkeit wichtig nehmen (Apfelmus ist besser als gar kein Apfel);
- Auf die Bedeutung gründlichen Kauens hinweisen (häufigste Ursache für Blähungen ist, dass nicht genug gekaut wird);
- Wenn die Menge an Ballaststoffen in der Nahrung erhöht wird, muss auch die Flüssigkeitsmenge, am besten mit frischem Wasser, erhöht werden. Ballaststoffe benötigen viel Wasser, um aufzuquellen, und bewirken dadurch die erhöhte Stuhlmobilität. Wenn dies nicht beachtet wird, kann die erhöhte Ballaststoffzufuhr auch zu Verstopfung führen;
- Belastende Gespräche über Krankheit und schwierige Lebensthemen während des Essens führen zu einer Ausschüttung von Stresshormonen und können dadurch die Regulation der Nahrungsaufnahme negativ beeinflussen;
- Essen als Möglichkeit, sich (und anderen) etwas Gutes zu tun, gut für sich zu sorgen; als Genuss- und Gesundheitsquelle;
- Essen sollte Spaß machen, schmecken und gesund sein. Es kann viel Spaß machen, Neues zu entdecken und auszuprobieren.

Thema 7: Umsetzung im Alltag
Ziel ist es hier, den Patienten erste Ideen dafür zu vermitteln, wie sich gesunde Ernährung zu Hause in ihrem Alltag umsetzen lassen könnte.

Methode/Vorgehensweise
Z.B. **interaktiver Vortrag**; hier sollten Sie noch einmal darauf hinweisen, dass gesunde Ernährung in hohem Maße individuell ist und von vielen komplexen Faktoren abhängt. Sowohl die körperliche Konstitution als auch die Machbarkeit im Alltag spielen eine wichtige Rolle und sollten genau betrachtet werden, um Frustrationserlebnisse zu minimieren.

Modul 2: Lehrküche Brotaufstriche

Dieses Modul lebt von einem hohen Maß an Interaktivität. Da die Lehrküche nur einen kleinen Ausschnitt an Wissens- und Praxisvermittlung innerhalb des großen Spektrums der mediterranen Vollwerternährung einnimmt, wird die Informationsweitergabe immer an den jeweiligen Vorkenntnisstand der Teilnehmenden angepasst. Diese Lehrküche stellt somit nur einen modellhaften Ablauf dar, wie das Thema vermittelt werden kann.

Ziele des Moduls
- Beseitigung von Berührungsängsten mit der mediterranen Vollwerternährung;
- Information, Anregung und Anleitung von Rezepten für die Umsetzung im Alltag;
- Sammlung von Erfahrung, dass gesunde Alternativen mit geringem Zeitaufwand umsetzbar sind;
- Schmecken und Erfahren von neuen Geschmacksrichtungen;
- Gruppenerfahrung: Gemeinsam und zusammen macht Nahrungszubereitung Spaß;
- Erhöhung der Selbstwirksamkeitserwartung (➤ Kap. 2.2.3).

Zeitaufwand: ca. 1,5 Std. (zusätzlich 1 Std. Vor- und Nachbereitung).

Thema 1: Einführung in die Handhabbarkeit der Brotaufstriche

Viele denken, dass die mediterrane Vollwerternährung sehr aufwendig ist. Am Beispiel der Brotaufstriche lässt sich demonstrieren, dass dies nicht der Fall sein muss: Schon mit wenigen Handgriffen und wenigen Zutaten lässt sich eine schmackhafte und gesunde Alternative zu Käse und Wurst, Marmelade und Nutella herstellen.

Methode/Vorgehensweise

Hier sollten die Rezepte kurz erklärt werden und einzelne gesundheitsfördernde Aspekte hervorgehoben werden. Diese variieren nach Vorwissen der Patienten. Die hier hervorgehobenen Beispiele sollen nur als Anregung verstanden werden und sind keine ausführliche Darstellung.

Thema 2: Rezepte für Brotaufstriche

Für die Umsetzung dieses Lehrküchenmoduls haben sich an der Essener Klinik verschiedene Rezepte bewährt: (Paul, A., Bosman, S., 2009):
- Leichtes Sprossenmüsli;
- Italienische Petersilienpaste;
- Herzhafter Grünkernaufstrich;
- Milder Linsenaufstrich;
- Schnelle Kakao-Mandel-Creme;
- Fruchtiger Aprikosen-Dattel-Aufstrich.

Selbstverständlich eignen sich hier auch andere Rezepte, die der mediterranen Vollwerternährung entsprechen.

Methode/Vorgehensweise

Die einzelnen Rezepte sollten jeweils in einem interaktiven Vortrag erläutert werden. Dabei bietet es sich an, auf Lebensmittel, die einen besonderen Stellenwert in der mediterranen Vollwerternährung einnehmen, in diesem Kontext näher einzugehen.

Hier sind zu den vorgeschlagenen Rezepten jeweils ein oder wenige Inhaltsstoffe, die man herausheben kann, ausführlich dargestellt. Je nach Vorwissen der Patienten kann die Erläuterung erweitert und verändert werden (s.o., Allgemeines):

- Leichtes Sprossenmüsli (Sprossen oder Keime von Kresse, Mungobohnen, Sonnenblumenkernen oder Weizenkörnern): Beim Auskeimen (Sprossen) vervielfacht sich die Menge an Enzymen, Spurenelementen und sekundären Pflanzeninhaltsstoffen. Des Weiteren wird durch den Keimvorgang z.B. bei Weizenkörnern Gluten abgebaut, wodurch sie besser verträglich werden. Die Menge des Sprossenmüslis sollte für Anfänger der mediterranen Vollwerternährung 4–5 gehäufte Esslöffel nicht überschreiten, da die Darmflora noch nicht an diese Art Nahrung angepasst ist.
- Italienische Petersilienpaste:
  - Petersilie enthält viel Vitamin C und vor allem Eisen;
  - Als billigere Alternative zu den Pinienkernen, kann man auch sehr gut Cashew- oder Sonnenblumenkerne verwenden;
  - Knoblauch enthält viele bioaktive Substanzen, stärkt das Immunsystem und wirkt blutverdünnend;
  - Parmesan ist ein Hartkäse, der durch seinen starken Eigengeschmack hilft, weniger Salz zu verwenden;
  - Olivenöl stärkt das Herz, durch die sekundären Pflanzeninhaltsstoffe und die hohen Menge an einfach gesättigten Fettsäuren;
  - Der Aufstrich hat einen sehr günstigen GI (s.o., Allgemeines);
- Herzhafter Grünkernaufstrich: Dieser Brotaufstrich erinnert durch die Kräuter im Geschmack etwas an Leberwurst. Durch das Vollkorngetreide enthält er viele Ballaststoffe und B-Vitamine. Grünkern ist unreif geerntetter Dinkel, der gedarrt wird, d.h. er wird mit Wärme getrocknet

und leicht geröstet. Dadurch bekommt er seinen würzigen Geschmack.

- Milder Linsenaufstrich: Dieser Aufstrich ist sehr leicht und bekömmlich. Durch die Verwendung von roten Linsen, die sehr gut verdaut werden und ein biologisch hochwertiges Eiweiß haben, ist er auch für Anfänger der mediterranen Vollwerternährung ein einfacher und leckerer Brotaufstrich.
- Schnelle Kakao-Mandel-Creme: Diese Creme ist ein wunderbarer Ersatz für die im Handel erhältliche sehr süße und fetthaltige Haselnusscreme. Besonders Kinder und Einsteiger in die mediterrane Vollwerternährung werden diese Creme gerne mögen. Durch den hohen Gehalt an Nüssen und Mandeln enthält die Creme gute Omega-3-Fettsäuren, B-Vitamine, Magnesium, Kalzium und viele Ballaststoffe, welche die Verdauung anregen und sättigend wirken; Mandeln sind kalziumreich und dadurch ein guter Ersatz für Milchprodukte.
- Fruchtiger Aprikosen-Dattel-Aufstrich: Dieser Aufstrich soll eine Alternative zur herkömmlichen Marmelade sein. Trockenfrüchte aus getrockneten Datteln oder Aprikosen sind wegen des süßen Geschmacks, bei gleichzeitig niedrigerem GI eine gute Alternative zu Süßigkeiten. Außerdem sind Trockenfrüchte reich an Ballast- und Mineralstoffen. Dieser Aufstrich lässt sich prima zum Frühstück auf einem Vollkornbrötchen zum Tee servieren; er hält aufgrund der höheren Nährstoffdichte und Ballaststoffe viel länger satt als ein Weißmehlbrötchen mit Marmelade.

Thema 3: Zubereitung der Speisen

Je nach Gruppengröße und räumlichen Möglichkeiten wählen die Patienten in Kleingruppen, am besten zu zweit, ein Rezept aus, das sie umsetzen möchten. Dieses bereiten sie für die gesamte Gruppe zu. Dabei kann der Gruppenleiter weitere Information zu küchenpraktischen Themen oder auch Inhaltsstoffen der Aufstriche geben.

Methode/Vorgehensweise

Hierzu sollten die Arbeitsplätze mit Rezepten, Utensilien und Lebensmitteln bereits in der Vorbereitung durch den Gruppenleiter ausgestattet sein. Während der Zubereitung der Rezepte sollten ausführliche Er-

klärungen zu küchenpraktischen Themen folgen. Die Informationen richten sich nach dem Vorwissen der Patienten und setzen ein ausführliches Wissen der Leitung über die mediterrane Vollwerternährung voraus.

Zum Ende der Küchenpraxis gehört auch dazu, dass alle gemeinsam abspülen, die Arbeitsflächen aufräumen, den Tisch decken und eine Schale mit Vollkornbrot hinstellen.

Thema 4: Verkostung

Methode/Vorgehensweise

Bei der gemeinsamen Verkostung ist es gut, auf eine entspannte Atmosphäre zu achten und die Patienten zu bitten, alle Brotaufstriche zu probieren. Man kann dazu entweder selbst gebackenes oder gekauftes biologischen Vollkornbrot oder Brötchen reichen.

Hinweise auf gutes Kauen und achtsames Schmecken sollen den Patienten neue sinnliche Erfahrungen ermöglichen.

Hier könnten die Patienten die zubereiteten Speisen kurz vorstellen und so in eigenen Worten erklären, worauf bei der Zubereitung zu achten ist, welche Zutaten verwendet wurden und wie der Arbeitsaufwand zu bewerten ist. Während des gemeinsamen Essens besteht noch die Möglichkeit, offene Fragen zu beantworten bzw. Anmerkungen zu Variationen bei den Rezepten zu geben.

Thema 5: gemeinsame Reflexion

Ziel ist es dabei, die Patienten noch einmal dazu anzuregen, einzelne Rezepte zu Hause umzusetzen.

Methode/Vorgehensweise

Hier können Sie Fragen stellen wie: „Welcher Brotaufstrich schmeckt Ihnen am besten?" oder „Welchen Brotaufstrich könnten Sie sich für Ihre Familie vorstellen?".

Modul 3: Lehrküche Menüerstellung

Für dieses Modul werden mindestens zwei komplette Kochstellen mit einem Vier-Plattenherd und Backofen benötigt sowie weitere sechs Arbeitsplätze mit Stromzugang. Diese Lehrküchen gibt es beispielsweise in Volkshochschulen, Kliniken oder auf Ausbildung spezialisierte Hotels und Pensionen.

Sie können gegen geringe Endgebühren gemietet werden.

Auch dieses Modul lebt von einem hohen Maß an Interaktivität. Die Lehrküche bietet ein größeres Maß an Erfahrung und Wissens- und Praxisvermittlung innerhalb des großen Spektrums der mediterranen Vollwerternährung an als Modul 2, ist jedoch immer noch eine Einführung in das Thema.

Für die Vorbereitung der Lehrküche ist Folgendes zu beachten:

- Rezeptauswahl entsprechend der Gruppengröße (für je 2 Personen 1 Rezept);
- Lebensmitteleinkauf entsprechend der Rezepte;
- Jeweils 1 Arbeitsplatz (1 Rezept) für jeweils 2 Personen vorbereiten;
- Mit allen Lebensmitteln, Kochutensilien und dem jeweiligen Rezept (zum Schutz gegen Nässe am besten in Folie geschweißt);
- Kopien der Rezepte als Handout vorbereiten.

Ziele des Moduls
- Vertiefende küchenpraktische Erfahrung mit der mediterranen Vollwerternährung;
- Information, Anregung und Anleitung von Rezepten für die Umsetzung im Alltag;
- Schmecken und Erfahren von neuen Geschmacksrichtungen;
- Gruppenerfahrung: Gemeinsam und zusammen macht Nahrungszubereitung Spaß;
- Erhöhung der Selbstwirksamkeitserwartung (➤ Kap. 2.2.3).

Zeitaufwand: ca. 3 Std. (zusätzlich 1 Std. Vor- und Nachbereitung).

Thema 1: Erfahrungen mit der mediterranen Vollwertküche

Ziel ist es zunächst, das Vorwissen der Patienten zum Thema mediterrane Vollwerternährung zu erfragen und dieses Wissen dann spielerisch in die Lehrküche mit einzubauen.

Methode/Vorgehensweise

Z.B. **interaktive Feedbackrunde**; mögliche Impulsfragen, die Sie stellen können, sind: „Haben Sie schon Erfahrung mit der mediterranen Vollwerternährung?", „Nach welchen Kriterien kochen Sie im Normalfall?", „Welches Essen schmeckt Ihnen und der Familie?" oder „Gibt es in der Ernährung bei Ih-

nen Besonderheiten zu beachten, beispielsweise Erkrankungen oder Allergien?".

Thema 2: Fette und Öle in der Küchenpraxis

Das Thema Fette und Öle wird hier beispielhaft als eines der zentralen Themen der mediterranen Vollwerternährung dargestellt. Andere Themen, die ausführlich dargestellt werden könnten, wären z.B.:

- Obst und Gemüse und ihre sekundären Pflanzeninhaltsstoffe;
- Zucker, Stärke und der glykämische Index bzw. die glykämische Last;
- Proteingehalt, biologische Wertigkeit und wasserlösliche Ballaststoffe in Pflanzen, Hülsenfrüchten und Nüssen (s.o., Allgemeines).

Methode und Vorgehensweise

Zum Thema Fette und Öle sollten die folgenden Punkte angesprochen werden: In der mediterranen Vollwerternährung wird im Gegensatz zu anderen Ernährungsformen durchaus ein hoher Anteil an „guten" Ölen empfohlen (s.o., Allgemeines). Empfehlenswert sind insbesondere:

- Hoher Anteil an einfach ungesättigten Fettsäuren;
- Ausgewogenes Verhältnis an Omega-3- zu Omega-6-Fettsäuren (s.o., Allgemeines).

Vor diesem Hintergrund sollten vor allem folgende Öle in der täglichen Küchenpraxis verwendet werden:

- Oliven-, Raps-, Soja- und Avocadoöl zum Kochen und Dünsten;
- Ungehärtetes Kokosöl, Butterschmalz (z.B. Ghee) zum Braten;
- Walnuss-, Lein-, Hanf- und kaltgepresstes extra virgines Olivenöl zur Kaltanwendung (z.B. Salate).

Kaltgepresste Öle werden nur für die „kalte Küche" verwendet. Hintergrund ist die Hitzeempfindlichkeit der sekundären Pflanzenstoffe sowie die Labilität der chemischen Doppelbindungen, die beim Erhitzen zerstört werden. Beim Kochen muss deshalb auf Folgendes geachtet werden:

- Leichtes Braten bzw. Dünsten: empfohlen für Gemüse, Bratlinge, Pfannkuchen und Fisch; geeignete Öle: Oliven- oder Rapsöl, Butter oder hochwertige Margarine. Dazu maximal die halbe Einstellung der Platte nutzen, da das Öl nicht überhitzt werden darf. Bei Überhitzung werden die mehrfach ungesättigten Fettsäuren der Öle sowie viele sekundäre Pflanzenstoffe zerstört. Bei der Zersetzung der ungesättigten Fettsäuren entstehen u.a. kanzerogen wirkende Stoffe, die unbedingt vermieden werden sollten.

- Braten: Raffinierte Pflanzenöle, Butterschmalz und Kokosfett werden für Kurzgebratenes und Bratenstücke verwendet. Sie können kurzfristig hoch erhitzt werden, da sie aufgrund ihrer chemischen Zusammensetzung relativ hitzestabil sind.

Thema 3: Zubereitung der Speisen

Für die Umsetzung dieses Lehrküchenmoduls haben sich an der Essener Klinik verschiedene Rezepte bewährt. Z.B.:

- Wintersaison: Bananen-Curry-Suppe, Feldsalat mit Linsensprossen, Sesamkartoffeln, Zucchinipuffer, Möhrenjoghurt, Obstsalat mit Weizensprossen;
- Sommersaison: Indischer Blumenkohlsalat, Zucchinipuffer, Sesamkartoffeln, Möhrenjoghurt, gefüllte Paprika, Bananen-Erdbeersalat.

Selbstverständlich eignen sich hier auch andere Rezepte, die der mediterranen Vollwerternährung entsprechen (Paul, A., Bosmann, S., 2009).

Methode/Vorgehensweise

Hierzu sollten die Arbeitsplätze mit Rezepten, Utensilien und Lebensmitteln bereits in der Vorbereitung durch den Gruppenleiter ausgestattet sein). Während der Zubereitung der Rezepte sollten Sie ausführliche Erklärungen zu küchenpraktischen Themen geben. Die Informationen richten sich nach dem Vorwissen der Patienten und setzen bei der Leitung ein ausführliches Wissen der mediterranen Vollwerternährung voraus. Zum Ende der Küchenpraxis gehört auch dazu, dass alle gemeinsam abspülen und die Arbeitsflächen aufräumen.

Thema 4: Verkostung

Methode/Vorgehensweise

Beim gemeinsamen Essen ist es gut, auf eine entspannte Atmosphäre zu achten, so z.B. auch für eine schöne Tischdekoration und angenehme Sitzmöglichkeit zu sorgen. Hinweise auf gutes Kauen und achtsames Schmecken sollen den Patienten neue sinnliche Erfahrungen ermöglichen.

Hier könnten die Patienten die zubereiteten Speisen kurz vorstellen und so in eigenen Worten erklären, worauf bei der Zubereitung zu achten ist, welche Zutaten verwendet wurden und wie der Arbeitsaufwand zu bewerten ist. Während des gemeinsamen Essens besteht noch die Möglichkeit, offene Fragen zu beantworten bzw. Anmerkungen zu Variationen bei den Rezepten zu geben.

Thema 5: gemeinsame Reflexion

Ziel ist es dabei, die Patienten noch einmal dazu anzuregen, einzelne Rezepte zu Hause umzusetzen. Besonders Aspekte der individuellen Verträglichkeit können hier auch diskutiert werden sowie die Frage, wer aus der Familie wohl mit welchen Umstellungen zu Hause einverstanden wäre. Der Erfahrung nach scheitern die meisten geplanten Ernährungsumstellungen an nörgelnden Kindern oder uneinsichtigen Ehemännern!

Methode/Vorgehensweise

Hier können Sie Fragen stellen wie: „Was werden Sie zu Hause ausprobieren?", „Welche neuen Anregungen haben Sie bekommen?", „Welches Essen werden Sie als Erstes Ihrem Mann oder Ihren Kindern kochen?" oder „Was hat Ihnen am besten geschmeckt, und welche Rezepte kennen Sie, die ähnlich sind und sich leicht umwandeln ließen?".

LITERATURVERZEICHNIS

Albers S. Eating Mindfully: How to End Mindless Eating & Enjoy a Balanced Relationship with Food. New Harbinger Publications; 2003.

Anemueller H. Richtig essen. München: DTV Ratgeber; 1994.

Behall KM, Scholfield DJ, Hallfrisch J. Wholegrain diets reduce blood pressure in mildly hypercholesterolemic men and women. J Am Diet Assoc. 2006;106(9):1445–9.

Bircher-Benner M. Grundzüge der Ernährungstherapie. 3. Auflage. Berlin: Salle; 1909.

de Lorgeril M, Salen P, Martin JL, Monjaud I, Delaye J, Mamelle N. Mediterranean diet, traditional risk factors, and the rate of cardiovascular complications after myocardial infarction: final report of the Lyon Diet Heart Study. Circulation. 1999 Feb 16;99(6):779–85.

Esposito K, Marfella R, Ciotola M, et al. Effect of a mediterranean-style diet on endothelial dysfunction and markers of vascular inflammation in the metabolic sindrome: a randomized trial. Jama: 2004;292(12):1440–6.

Fung TT, Rexrode KM, Mantzoros CS, Manson JE, Willett WC, Hu FB. Mediterranean diet and incidence of and mortality from coronary heart disease and stroke in women. Circulation 2009 Mar 3;119(8):1093–100. Epub 2009 Feb 16.

Health Professionals Follow-Up Study: www.hsph.harvard.edu/hpfs/

Healthy Eating Pyramid: www.hsph.harvard.edu/nutritionsource/

Hoffmann B, Moebus S, Michalsen A, et al. Health-related control belief and quality of life in chronically ill patients after a behavioral intervention in an integrative medicine clinic – an observational study. Forsch Komplementärmed Klass Naturheilkd. 2004;11(3):159–70.

Hoffmann I, Groeneveld MJ, Boeing H, Leitzmann C. Giessen Wholesome Nutrition Study: relation between a health-conscious diet and blood lipids. Eur J Clin Nutr. 2001;55:887–895.

Jensen MK, Koh-Banerjee P, HuFB, et al. Intakes of whole grains, bran, and germ and the risk of coronary heart disease in men. Am J Clin Nutr. 2004;80(6):1492–9.

Jula A, Marniemie J, Huupponen R, Virtanen A, Rastas M, Rönnemaa T. Effects of diet and simvastatin on serum lipids, insulin, and antioxidants in hypercholersterolemic men. Jama. 2002;287:598–605.

Keys AB. Seven countries: a multivariate analysis of death and coronary heart disease. Cambridge, Mass.: Harvard University Press; 1980.

Koerber K, Männle T, Leitzmann C. Vollwert-Ernährung – Konzeption einer zeitgemäßen und nachhaltigen Ernährung. Heidelberg: Haug; 2004.

Kollath U. Der Vollwert der Ernährung. Heidelberg: Haug; 1987

Liese AD, Roach AK, Sparks KC, Marquart L, D'Agostino RB, Jr., Mayer-Davis EJ. Wholegrain intake and insulin sensitivity: the Insulin Resistance Atherosclerosis Study. Am J Clin Nutr. 2003;78(5):965–71.

Lindschinger M. Anti-Stress-Ernährung. Wien: Kneipp-Verlag; 2002.

Miller ER, 3rd, Erlinger TP, Young DR, et al. Results of the Diet, Exercise, and Weight Loss Intervention Trial (DEWIT). Hypertension. 2002;40(5):612–8.

Nenonen MT, Helve TA, Rauma AL, Hanninen OO. Uncooked, lactobacilli-rich, vegan food and rheumatiod arthritis. Br J Rheumatol. 1998;37(3):274–81.

Paul A, Bosman S. Naturheilkunde für zu Hause: Vegetarisch vollwertig kochen. Band 2. Essen: Natur und Medizin e.V. Fördergemeinschaft der Karl und Veronica Carstens-Stiftung; 2009.

Peltonen R, Nenonen M, Helve T, Hanninen O, Toivanen P, Eerola E. Faecal microbial flora and disease activity in rheumatiod arthritis during a vegan diet. Br J Rheumatol. 1997; 36(1):64–8.

Prochaska JO, Di Clemente JO, Velicer WF, Rossi JS. Criticisms and concerns of the transtheoretical model in light of recent research. Br J Addict, 1992;87(6):825–8; Discussion, 833–5.

Skoldstam L, Hagfors L, Johansson G. An experimental study of a Mediterranean diet intervention for patients with rheumatoid arthritis. Ann Rheum Dis. 2003;62(3):208–14.

The Nurses' Health Study: www.channing.harvard.edu/nhs/index.php/history/

Toobert DJ, Glasgow RE, Strycker LA, et al. Biologic and quality-of-life outcomes from the Mediterranean Lifestyle Program: a randomized clinical trial. Diabetes Care. 2003;26(8):2288–93.

Verein für Unabhängige Gesundheitsberatung: www.ugb.de

Wilhelmi de Toledo F, Buchinger A, Burggrabe H, Gaisbauer M, Hölz G, Kronsteiner W et al. Leitlinien zur Fastentherapie. Forsch Komplementärmed Klass Naturheilkunde 2002;9:189–199.

Willet WC. Eat, drink and be healthy: the Harvard Medical School guide to heathy eating. New York: Simon and Schuster; 2001.

Willett, WC. Eat, Drink, and Be Healthy: The Harvard Medical School Guide to Healthy Eating. New York: Free Press; 2005.

Wolfgang G, Schmidt A. Der Klassiker des Gelben Kaisers zur Inneren Medizin. 2. erweiterte Auflage. Berlin: Viademica-Verlag; 2008.

3.2.9 Lebensstilbereich Bewegung

Frauke Reese, Silke Lange, Anna Paul

Allgemeines

Warum Bewegung in der Mind-Body-Medizin?

Patienten, die Schmerzen oder körperliche Defizite haben, vermeiden Bewegung und Belastung häufig aufgrund bestehender oder sich gar verstärkender Beschwerden. Die Folgen sind körperliche Inaktivität und zunehmende Bewegungseinschränkungen. Dazu kommt, dass die modernen Lebens- und Arbeitsumstände in den westlichen Industrienationen es mit sich bringen, dass körperlich aktive Bewegung immer mehr in den Hintergrund tritt. So spricht die Weltgesundheitsorganisation (WHO) davon, dass kein gesundheitlicher Risikofaktor in der Bevölkerung so verbreitet ist wie die körperliche Inaktivität (WHO, 2002). Diese Mangelbeanspruchung kann Folgen haben wie Funktions- und Leistungseinbußen und Inaktivitätsatrophien, und bei bereits vorliegenden degenerativen Veränderungen können Beschwerden und interne Risikofaktoren auftreten (Woll et al., 2004).

Nach WHO-Angaben begünstigt Bewegungsmangel weltweit 1,9 Millionen vorzeitige Todesfälle und 19 Millionen „Disability-Adjusted-Years" (DALY). Diese „um Behinderungen bereinigten Lebensjahre" geben die Lebenszeit an, die in Behinderung verlebt wird oder durch vorzeitiges Versterben verloren geht. Mit 5–10% aller Todesfälle in den Industrienationen, die auf das Konto der Bewegungsarmut zurückzuführen sind, steht die körperliche Inaktivität an siebter Stelle in der Reihenfolge sämtlicher Risikofaktoren (vgl. Fuchs et al., 2007). Die relative Reduktion des Mortalitätsrisikos von körperlich aktiven gegenüber inaktiven Menschen wird mit Werten zwischen 20 und 35% angegeben (Baumann 2004; Samitz und Baron 2002; Warburton et al., 2006; Samitz et al., 2008).

Vor diesem Hintergrund empfehlen die meisten Gesundheitsorganisationen (z.B. Robert Koch-Institut, Surgeon General of the United States, Centers for Disease Control and Prevention) regelmäßige Aktivität, um sowohl das Erkrankungs- als auch das Sterblichkeitsrisiko zu senken. Daraus resultiert die HEPA-Empfehlung (Health Enhancing Physical Activity-Empfehlung), an den meisten und vorzugsweise allen Tagen der Woche insgesamt 30 Min. oder länger Bewegung in Form von Alltagsaktivitäten oder Sport mit mittlerer Intensität auszuüben, also z.B. zügiges oder flottes Gehen, Radfahren, Schwimmen oder Gartenarbeit mit mittlerer Anstrengung. Die empfohlene Dauer von 30 Min. kann in mehrere kürzere Abschnitte aufgeteilt werden, die jedoch nicht kürzer als 10 Min. sein sollten.

In diesem Kapitel geht es um die Effekte der Bewegung *(wozu)* auf die physische und psychische Gesundheit. Außerdem wird exemplarisch dargestellt, *wie* der Lebensstilbereich Bewegung im mindbody-medizinischen Kontext realisiert wird: d.h., mit welchen Methoden und in welchem Umfang die Patienten ein sinnvolles Informations- und Trainingsangebot erhalten. Ziel soll es sein, dass sie entsprechende Anregung und Anleitung bekommen, Bewegung im Alltag umzusetzen. Krankheitsbezogene bewegungstherapeutische Verordnungen werden zusätzlich mit Behandlungen der Physiotherapie oder in Einzelstunden mit Sporttherapeuten umgesetzt, diese fließen dann wiederum in die Gestaltung der Alltagsbewegung mit ein (Dobos et al., 2006).

Effekte der Bewegung auf die Gesundheit

Allgemeines Bewegungstraining verbessert die Beweglichkeit, Reaktionsfähigkeit, Flexibilität, Ausdauerleistungsfähigkeit und auch Koordination, sodass es auch indirekt zu einer Steigerung der Kraft kommt (Weineck, 1994).

Moderate Bewegung hat sowohl multiple physiologische als auch psychologische Effekte. Zu den Wirkungen zählen:

- **Kardiovaskuläre Wirkung:** Verbesserung von Sauerstoffaufnahmevermögen und -kapazität, Senkung der Herzfrequenz, Hypertrophie der Herzmuskulatur, Verbesserung der Blutversorgung der Herzmuskulatur;
- **Hämodynamische Wirkung:** Verbesserung der Fließeigenschaften des Blutes, Erhöhung der Blutgerinnungsbereitschaft, Erhöhung der Fibrinolyseaktivität;
- **Metabolische Wirkung:** Zunahme des Mitochondrienvolumens, Verbesserung der Enzymaktivität der Muskulatur, Anstieg des Myoglobingehalts in der Muskelzelle, Vermehrung der intramuskulären energetischen Substrate, Veränderung der Cholesterinzusammensetzung durch Verbesserung des HDL/LDL-Verhältnisses;
- **Endokrinologische Wirkung:** Anstieg der Katecholamin-, Kortisol- und Wachstumshormonspiegel (Bös und Boehm, 1998);
- Weiterhin gibt es mittlerweile eine ganze Reihe von Studien zu positiven Effekten auf die **Gesamtmortalität** (Pfaffenbarger et al., 1986, 1993; Samitz, 1998) sowie in Bezug auf **einzelne Krankheitsbilder** wie Darmkrebs (Samitz et al., 2002), Brustkrebs (Dimeo und Thiel, 2008), Fettleibigkeit und Diabetes (Saltin und Helge, 2000), Adipositas (Blair und Brodney, 1999), Arthrose (Hollmann et al., 2000) und Osteoporose (Hollmann und Hettinger, 2000). Auch bei chronischem Rückenschmerz (Pfeifer, 2004) und dem Fatique-Syndrom (Dimeo und Thiel, 2000) bei Krebspatienten während der Chemotherapie geht der Trend der Behandlung weg von der Schonung des Patienten hin zu moderatem körperlichem Training.

Neben den physiologischen Effekten auf die Gesundheit zeigen immer mehr Studien, dass Bewegung auch auf die psychische Gesundheit wirkt. So

3

wurde vielfach bestätigt, dass sportliche Aktivität das aktuelle Befinden positiv beeinflusst (Abele et al., 1991). Dies zeigt sich, indem Spannungs- und Angstzustände abnehmen und auch das Ärgererleben sowie Depression, Müdigkeit und Verwirrtheit zurückgehen. Darüber hinaus wird beobachtet, dass sich die Zustandsangst durch aerobe sportliche Aktivität (also durch Ausdauertraining) signifikant verringert. Nachweislich ist auch eine antidepressive Wirkung (vergleichbar mit den Wirkungen, die sich mit psychotherapeutischen Behandlungsverfahren erzielen lassen; Fuchs, 2003). Sportliche Aktivität führt zu einer Aktivierung stressregulierender Körperfunktionen, und ein hoher Fitnesszustand steht mit einer verbesserten Stressregeneration in Verbindung (Gerber, 2008).

Methoden und Umfang

In der Bewegungstherapie unterscheidet man **moderate körperliche Aktivität** von intensiver sportlicher Aktivität (60–90% der maximalen Herzfrequenz). Die maximale Herzfrequenz (HF max) ist dabei die Anzahl Herzschläge pro Minute, die ein Mensch bei größtmöglicher körperlicher Anstrengung erreichen kann. Sie ist abhängig vom Alter und Gesundheitszustand und wird für *gesunde* Personen mithilfe folgender Formel errechnet:

$$220 - \text{Lebensalter} = \text{HF max}$$

(Beispiel: für eine 40-jährige Person liegt die maximale Herzfrequenz bei 180, nämlich 220 − 40 = 180).

Für *erkrankte* Personen empfiehlt sich ein Belastungstest beim Arzt und eine entsprechende Empfehlung für die maximale Herzfrequenz. Als Anhaltspunkt kann folgende Formel herangezogen werden:

$$180 - \text{Lebensalter} = \text{empfohlener Belastungspuls}$$

(Beispiel: für eine 40-jährige Schmerzpatientin liegt die maximale Herzfrequenz bei 140, nämlich 180 − 40 = 140).

Als moderate körperliche Aktivitäten gelten solche, bei denen man etwas schwerer Atmen muss als normalerweise, aber nicht unbedingt ins Schwitzen kommt. Der wesentlichste gesundheitsfördernde Schritt ist derjenige von Inaktivität zu

einer halben Stunde Bewegung täglich. Frauen und Männer, die diese Basisempfehlung bereits erreichen, können noch mehr für ihr Wohlbefinden tun, wenn sie ein gezieltes Training von Ausdauer, Kraft und Beweglichkeit aufnehmen. Ein Ausdauertraining umfasst mindestens drei Trainingseinheiten pro Woche über 20–60 Min. bei einer Intensität, die leichtes Schwitzen und beschleunigtes Atmen verursacht, das Sprechen aber noch zulässt. Krafttraining trägt in jedem Alter zum Wohlbefinden bei, wird aber ab dem 50. Lebensjahr besonders wichtig für die Leistungsfähigkeit und die Erhaltung der Selbstständigkeit. Es dient der Entwicklung und Erhaltung der Muskelmasse und sollte zweimal pro Woche durchgeführt werden und durch Dehnübungen zur Verbesserung der Beweglichkeit ergänzt werden.

Die Übersicht in ➤ Tab. 3.13 zeigt Empfehlungen des American College of Sports Medicine (ACSM) und der Centers for Disease Control and Prevention (CDC) bezüglich Art der Aktivität, Häufigkeit und Umfang von sportlicher Aktivität.

Im Rahmen einer Patientenberatung im Lebensstilbereich Bewegung empfiehlt es sich, abhängig von der individuellen Motivation und Vorerfahrung

Tab. 3.13 Empfehlungen zu Art, Häufigkeit und Umfang von körperlicher Aktivität

	Moderate körperliche Aktivität[1]	Intensive sportliche Aktivität
Frequenz	6–7-mal pro Woche	3–5-mal pro Woche
Dauer	Akkumulation von mindestens 30 Min. körperlicher Aktivität	20–60 Min. ununterbrochene aerobe Aktivität
Typ	Jede Aktivität, die mit einer Intensität durchgeführt werden kann, die in etwa zügigem Gehen entspricht, z.B. Alltagsbewegungen wie Haus- und Gartenarbeit, Treppensteigen, Spazierengehen	Jede Aktivität, die große Muskelgruppen beansprucht, dauerhaft ausgeführt werden kann und aerobe Belastungsreize setzt, z.B. Walking, Nordic Walking, Radfahren, Ergometertraining, Schwimmen, Jogging, Inlineskaten, Wandern, Skilanglauf

[1] Quelle: Dobos G, Deuse U, Michalsen A. Chronische Erkrankungen. München: Elsevier Verlag, 2006

— **Praxis** —

Bewegungsverfahren im Essener Modell

Im Essener Modell kommen verschiedene Bewegungsverfahren zur Anwendung. Diese werden nach dem ausführlichen Aufnahmeverfahren gezielt – abhängig von der individuellen Motivationslage der Patienten – im Rahmen der Mind-Body-Medizin verordnet.

Für alle Patienten findet **unabhängig von der Motivationslage** die tägliche Morgenbewegung als regelmäßige Trainingseinheit mit einem Zeitumfang von 30 Min. statt. Ziel der Morgenbewegung ist die chronobiologische Aktivierung nach der nächtlichen Ruhe vor dem Frühstück. Dabei werden die sportmotorischen Fertigkeiten trainiert: Beweglichkeit und Flexibilität, Koordination sowie indirekt die Ausdauerleistungsfähigkeit und die allgemeine Kraft. Patienten, die sich in den Phasen der **Absichtslosigkeit und der Absichtsbildung** befinden, erhalten einen 50-minütigen allgemeinen Informationsvortrag zum Thema „gesunde Bewegung". Zielsetzung ist dabei sowohl die Informationsvermittlung im Sinne der gesundheitsfördernden und -erhaltenden Wirkungsweisen von verschiedenen Bewegungen als auch die Motivation der Patienten, ihren Alltag bewegt zu gestalten. Außerdem geht es darum, die bereits bestehenden Bewegungen bewusster und achtsamer auszuführen. In einer Studie konnten Crum und Langer (2007) zeigen, dass allein schon das Bewusstsein für alltäglich ausgeführte Bewegungen bei übergewichtigen Zimmermädchen gesundheitsfördernde physiologische Veränderungen hervorruft.

Weitere Bewegungseinheiten im Rahmen des 14-tägigen stationären Aufenthalts:

Ergometertraining		
Motivationsstufe	Absichtslosigkeit und Absichtsbildung	Vorbereitungs-, Handlungs- und Beibehaltungsphase
Zielsetzung	Moderates Ausdauertraining mit Pulskontrolle, Mobilitätstraining	Bewusste Bewegung im Alltag Moderates Ausdauertraining mit Pulskontrolle, Mobilisationstraining,

		Informationsvermittlung zu Theorie und Praxis
Häufigk.	6-mal 30 Min.	4-mal 30 Min.

Qigong	
Motivationsstufe	Alle
Zielsetzung	Kennenlernen eines alternativen Bewegungsverfahrens
	Bewegte Entspannung (Bottom-up-Methode)
	Motorische Fertigkeiten erhalten und verbessern (Beweglichkeit und Flexibilität, Koordination, Kraft, Ausdauer)
	Körperwahrnehmungsschulung
	Selbstfürsorge
Häufigk.	6-mal 50 Min.

Körperorientierte Gesundheitsbildung	
Motivationsstufe	Alle
Zielsetzung	Körperwahrnehmungsschulung anhand von Alltagssituationen wie Liegen, Sitzen, Stehen, Gehen, Aufstehen und Hinsetzen bzw. Hinlegen
	Selbstreflexion: innere und äußere Haltung
Häufigk.	3-mal 50 Min.

Walking	
Motivationsstufe	Vorbereitungs- und Handlungsstufe
Zielsetzung	Bewusste Bewegung im Alltag
	Moderates Ausdauertraining
	Koordinationstraining
	Mobilisationstraining
	Körperwahrnehmung
	Informationsvermittlung
Häufigk.	4-mal 50 Min. angeleitet und 4-mal 50 Min. selbstständig

Häufigk. = Häufigkeit

des Patienten unterschiedliche Angebote zu machen (➤ Kap. 2.3.7):
- Vermittlung von Informationen zu den positiven gesundheitlichen Effekten von Bewegung;
- Gezielte Empfehlung von Sportarten;
- Vermittlung von Adressen;
- Hilfestellung beim Abbau von Barrieren, die einer regelmäßigen Ausübung von Bewegung entgegenstehen.

Für die Praxis

Es hat sich bewährt, den Lebensstilbereich Bewegung in verschiedenen Modulen zu vermitteln:
- Modul 1, Einführung in das Thema „gesunde Bewegung im Alltag": Im Vordergrund stehen die gesundheitlichen Wirkungen von Bewegung bzw. die Folgen von Bewegungsmangel;
- Modul 2, aktivierende Bewegung: Thema ist dabei das Erfahren von Bewegung anhand einzelner Übungen.

Je nachdem, welche Expertise Sie selbst bereits im Sport haben bzw. welche Möglichkeiten Sie haben, mit weiteren Experten zusammenzuarbeiten, bietet es sich an, auch einzelne gesundheitsfördernde Sportarten als Modul anzubieten.

Modul 1: Einführung in das Thema „gesunde Bewegung im Alltag"

Ziele des Moduls
- Reflexion des eigenen Bewegungsverhaltens, Spüren des eigenen Bewegungsbedürfnisses;
- Informationen und Anregung zur Umsetzung eines bewegten Alltags (Treppen steigen statt Fahrstuhl oder Rolltreppe fahren, Wege zu Fuß gehen oder mit dem Rad fahren statt Auto zu fahren, etc.). Dabei geht es auch um eine klare Trennung von Sport und Bewegung, da Sport für viele Menschen negativ vorbelastet ist und Bewegung etwas ganz Natürliches ist.

Zeitaufwand: ca. 45 Min.

Thema 1: Bewegungsmangel
Hier geht es zunächst um die Definition von Bewegungsmangel: Manifester Bewegungsmangel liegt dann vor, wenn die Muskulatur chronisch, d.h. über

einen längeren Zeitraum mit weniger als 30% der maximalen Kraft und/oder das Herz-Kreislauf-System mit weniger als 50% der maximalen Leistungsfähigkeit (s.o., Allgemeines) beansprucht wird (Zintl und Eisenhut, 2004). (Erklärung: Die Maximalkraft ist die höchstmögliche Kraft, die das Nerv-Muskel-System bei maximaler willkürlicher Kontraktion auszuüben vermag).

Bewegungsmangel an sich ist keine Erkrankung, sondern ein erwiesener gesundheitlicher Risikofaktor, der die Entstehung von verschiedenen Erkrankungen fördert. Je früher Bewegungsmangel im Lebensalter einsetzt, umso stärker wirkt dieser Risikofaktor.

Methode/Vorgehensweise
In einer **erfahrungsbezogenen Einstimmung** können Sie z.B. erfragen, wie es den Patienten geht und was sie jetzt gerade gern tun würden. Dabei nehmen Sie die Atmosphäre wahr und erfahren, wie aktiv oder müde die Patienten sind.

Machen Sie dann eine kurze Bewegungspause mit **Bewegungsübungen** (➤ Kasten „Kurze und einfache Bewegungsübungen"):

Praxis
Kurze und einfache Bewegungsübungen
- Im Sitzen:
  - Räkeln, Recken und Strecken;
  - Gähnen, Stöhnen, Laute oder Geräusche von sich geben;
- Individuell von den Patienten auszuwählen:
  - Mit den Füßen auf den Boden stampfen;
  - Mit den Händen auf die Schenkel klopfen;
- Koordinationsübung: Stell dich auf das rechte Bein. Sobald du stabil stehst, tippe mit der Fußspitze des linken Fußes rechts und links neben den rechten Fuß. Nimm den linken Arm dazu und führe ihn neben dem Körper hoch und runter, dann rechten Arm hinzunehmen und Kreise malen.

Das Thema **Bewegungsmangel** können Sie dann am besten in einer moderierten Gruppenabfrage ansprechen. Fragen, die Sie hier z.B. stellen können, sind: „Was glauben Sie, wie viele Meter am Tag bewegt sich der Bundesbürger im Schnitt (Antwort: 600 m)?". Oder: „Wie bewegt ist Ihr Alltag?".

Bei dieser Frage können Sie Alltagsaktivitäten und mögliche Inaktivitäten sammeln (z.B. sitzende Tätigkeit, Fernsehen, Auto fahren, Rolltreppe, Fahrstuhl).

Thema 2: gesundheitliche Folgen von Bewegungsmangel

- Rückenprobleme: Über 50% der Bevölkerung haben Rückenprobleme als direkte Folge einer degenerierten, zurückgebildeten Rückenmuskulatur;
- Herz-Kreislauf-Probleme: Jeder vierte Erwachsene hat Herz-Kreislauf-Probleme oder ein leistungsschwaches Herz aufgrund einer Unterforderung;
- Erhöhte Cholesterinwerte;
- Erhöhte Blutzuckerwerte;
- Kopf- und Magenschmerzen;
- Schlafstörungen;
- Übergewicht.

Methode/Vorgehensweise
Z.B. **interaktiver Vortrag**.

Thema 3: gesundheitliche Wirkung von Bewegung

S.o., Allgemeines.

Gehen Sie insbesondere auf den Stellenwert von Bewegung bei chronischen Schmerzen ein:
- Chronifizierung aufhalten;
- Fehlhaltungen vermeiden;
- Schonhaltungen aufgeben;
- Soziale Effekte:
  - Förderung sozialer Kontakte;
  - Gruppenunterstützung;
  - Erfahrungsaustausch.

Methode/Vorgehensweise
Z.B. **interaktiver Vortrag**.

Thema 4: Möglichkeiten der körperlichen Beanspruchung

- Koordination: Bewegung steuern, harmonisieren; enger Zusammenhang zur Hirnleistungsfähigkeit;
- Kraft: Mit zunehmendem Alter nimmt die Muskelmasse ab. So gehen bis zu 40% der Kraft verloren; Krafterhalt durch Training: z.B. 5-mal am Tag verschiedene Muskelgruppen mit ca. 70% der max. Kraft über 5–10 Sek. anspannen;

- Beweglichkeit: Übungen, die vor allem Dehnungen, aber auch Drehungen beinhalten, z.B. Yoga- und Qigong-Übungen;
- Schnelligkeit, Reaktionsfähigkeit; z.B. durch Ballspiele, Tennis;
- Ausdauer: länger andauernde Belastungsreize z.B. durch Walking oder Ergometertraining.

Langfristige Effekte des Ausdauertrainings bei regelmäßigem Üben:
- Ruhepuls ↓, Blutdruckregulation;
- Verbesserung der Herzleistungsfähigkeit;
- Verbesserung des Muskelstoffwechsels;
- Stresshormone ↓/Stresswiderstandsfähigkeit↑;
- Verbesserung der Lungenfunktion.

Methode/Vorgehensweise
Z.B. **interaktiver Vortrag**; Fragen, die Sie stellen können, sind: „Welche verschiedenen körperlichen Beanspruchungen kennen Sie (Antworten anschließend kategorisieren)?" oder „Welchen Effekt hat Ausdauertraining?". Oder Sie fragen die Patienten, wie die verschiedenen Beanspruchungen erreicht werden (z.B. Reaktion: Ballspiele, Tennis).

Thema 5: Prinzip von Training und Anpassung

Biologisches Grundprinzip:
- Der Körper braucht Bewegungs- und Anstrengungsreize, um in Form zu bleiben. Im Laufe des Trainings steigert sich die allgemeine Leistungsfähigkeit und die körperliche Fitness;
- Erfolgen keine Reize in Form von körperlicher Beanspruchung, baut der Körper ab, Muskelrückbildung bei Ruhigstellung der Muskulatur (Gipsverband).

Hier können Sie ein konkretes Beispiel näher ausführen, etwa den Einfluss von Bewegung auf das **Risiko einer Herzerkrankung:**
- Das Risiko einer Herzerkrankung reduziert sich um 15%, wenn man 1 Std. pro Woche sportlich aktiv ist.
- Bei 2 Std. pro Woche sinkt das Risiko um 40%.
- Bei mehr als 2 Std. reduziert es sich auf 61%.

Prinzip der Regelmäßigkeit:
Optimal sind:
- 30 Min. pro Tag moderate Bewegung oder
- 3- bis 4-mal pro Woche 45 Min. sportliches Training.

Methode/Vorgehensweise

Z.B. **interaktiver Vortrag**. Hier können Sie darauf hinweisen, dass mit moderater Bewegung schon ein zügiger Spaziergang gemeint ist und dass man bei Zeitmangel auch kleinere Bewegungseinheiten machen und dafür entsprechend öfters üben kann.

Thema 6: gesunde Bewegung

Empfehlenswerte Sportarten:
- Gehen, Spazieren, Wandern;
- Walking, Joggen: Vorsicht beim Joggen wegen der erhöhten Belastung auf die Gelenke;
- Nordic Walking;
- Radfahren: Auf aufrechte entspannte Sitzhaltung und passende Fahrradeinstellung achten;
- Schwimmen: Auf die Kopfhaltung achten – Kopf in Verlängerung der Wirbelsäule halten;
- Gymnastik: z.B. Morgenbewegung;
- Tanzen;
- Yoga, Tai-Chi, Qigong.

Kein Leistungssport, sondern Breitensport!

Alltagsbewegung:
- Haushalt, Garten etc.;
- Treppen steigen;
- Alltagswege häufiger zu Fuß;
- **Achtung:** einseitige Arbeitsbelastung, rückengerechtes Bücken, rückengerechtes Heben.

Methode/Vorgehensweise

Z.B. **moderierte Gruppenabfrage**; hier können Sie z.B. erarbeiten lassen, warum es sich lohnt, den inneren Schweinehund zu überwinden. Was sind fühlbare Effekte von Bewegung?:
- Das Wohlbefinden steigt;
- Man fühlt sich deutlich aktiver und energiegeladener;
- Man fühlt sich gleichzeitig deutlich ruhiger;
- Man ist weniger ärgerlich, deprimiert, gereizt und schlecht gelaunt;
- Man ist insgesamt psychisch stabiler.

Außerdem können Sie bei dieser Gelegenheit abfragen, wie man den inneren Schweinehund am besten überwindet:
- Zeitplanung: Planen Sie sich bewusst Zeit für ihre Bewegungseinheit ein?
- Gewichtung verändern: Wie wichtig ist Ihnen die Bewegung?

- Verbindlichkeiten schaffen: Wie verbindlich ist Ihr Vorsatz bezüglich der Bewegung?
- Gleichgesinnte suchen: Mit wem können Sie sich verabreden/verbünden?
- Aktivitäten auswählen, die Spaß machen: Welche Bewegung macht Ihnen Spaß?
- Den Alltag bewegt gestalten: Wo können Sie Ihren Alltag bewegter gestalten und wie?

Zum Abschluss des Moduls sollten Sie eine kurze Bewegungsübung (➤ Kasten „Kurze und einfache Bewegungsübungen") mit den Patienten durchführen. Ziel dieses letzten Schrittes ist es, die Patienten aktiv in den Alltag zu entlassen.

Modul 2: aktivierende Bewegung

Ziel des Moduls

Anregung zu einer freudvollen und angenehmen Bewegungserfahrung. Die dadurch geförderte Selbstwahrnehmung fördert zugleich die Fähigkeit, das eigene Maß zu spüren und einzuhalten, wodurch schließlich die Selbstregulationsfähigkeit wächst. Zeitaufwand: ca. 30 Min.

Thema 1: Anleitung zur aktivierenden Bewegung

Die nachfolgenden Bewegungsübungen sollen dabei helfen, etwas für sich zu tun und sich z.B. einen guten Start in den Tag zu geben oder im Laufe des Tages eine kleine Stresspause einlegen zu können. Mit diesen Übungen:
- aktiviert man seinen Körper;
- regt man seinen Kreislauf an;
- mobilisiert man seine Gelenke.

Ziele der Übungen
- **Recken und Strecken, Gähnen:** Die Übung hilft morgens dabei, in Ruhe wach zu werden und ermöglicht es, den eigenen Körper bewusst wahrzunehmen.
- **Tiefe Atemzüge mit Armbewegung:** Diese Übung hilft dabei, die Lunge bis in die Lungen-Spitzen hinein zu be- und entlüften und den Kreislauf zu stabilisieren.
- **Meridiane klopfen:** Die Meridiane sind in der Vorstellung der Traditionellen Chinesischen Medizin (TCM) Energiebahnen, auf denen die „Lebensenergie" fließt. Auf diesen Bahnen liegen auch die Akupunkturpunkte. Die Übung akti-

viert die Akupunkturpunkte und regt den Kreislauf an.

- **Meridiane ausstreichen:** Hier geht es darum, sich vorzustellen, „negative Energien" abzustreifen.
- **Ohren kneten:** Diese Übung reguliert den gesamten Organismus. Zugrunde liegt die Ohrakupunktur, die besagt, dass der ganze Körper auf dem Ohr abgebildet ist (wie ein eingerollter Embryo, der auf dem Kopf steht).
- **1. Brokat-Übung**: Die 1. Brokat-Übung ist eine Übung der acht Brokate aus dem Qigong Yangsheng. Die Übung wirkt in vielfältiger Weise: Sie aktiviert den natürlichen Fluss der Atmung, stärkt die Konzentrationsfähigkeit und verbessert Stabilität, Gleichgewicht und Aufrichtung.
- **Gehen mit verschiedenen Geschwindigkeiten:** Die Übung aktiviert den Kreislauf; über die Muskeln werden die Venenpumpe angeregt und der Rückfluss des Blutes zum Herzen unterstützt.
- **Gelenke durchbewegen:** Die Übung dient der Beweglichkeit der Gelenke und Muskeln. Sie soll den Körper auf den Tag vorbereiten.

- **Koordinationsübungen:** Sie sorgen für eine vermehrte Gehirndurchblutung und schulen geistige Flexibilität, Koordination und Gleichgewicht.

Methode/Vorgehensweise

Einleitend sollten Sie hier auf die Grundsätze für alle Übungen eingehen: Es gibt kein „richtig" oder „falsch", sondern das „eigene Maß". Um das richtige Maß zu finden, können folgende Fragen hilfreich sein: „Wie geht es mir heute?" oder „Was tut mir jetzt gut?". Alle Übungen sollen achtsam und ohne ggf. vorhandene Schmerzen zu verstärken ausgeführt werden. Es kann sich jederzeit auf einem Stuhl oder Hocker gesetzt werden und im Sitzen weitergeübt werden. Falls Kreislaufprobleme oder Ähnliches auftreten, sollte eine Pause gemacht werden und mit geöffneten Augen ruhig weitergeatmet werden.

Hier sollten Sie die Patienten noch darauf aufmerksam machen, dass sie bei täglichem Üben (➤ Kasten „Aktivierende Bewegung") nach gleichem Ablauf Veränderungen wahrnehmen werden (z.B. eine bessere Beweglichkeit oder Kondition).

Praxis

Aktivierende Bewegung

Recken und Strecken, Gähnen:
Recke und strecke dich sich so, wie es dir angenehm ist. Wenn dir danach ist, gähne oder stöhne. Die Dehnung und Streckung kannst du mit Armen, Beinen und Rumpf ausführen.

Tiefe Atemzüge mit Armbewegung:
Stell deine Füße parallel und ungefähr hüft- bzw. schulterbreit nebeneinander, sodass du sicher stehst. Mit der Einatmung hebst du die Arme nach vorne hoch und mit der Ausatmung senkst du die Arme wieder. Mache die Bewegungen so groß oder klein, wie es für dich angenehm ist.

Meridiane klopfen:
Mit der linken Hand beginnst du oberhalb der rechten Brust mit flacher oder zur Faust geballter Hand zu klopfen oder zu streichen, gehst mit den Händen weiter an der Innenseite des rechten Armes hinunter über die Handinnenfläche bis zu den Fingerspitzen und klopfst oder streichst hin-

auf über den Handrücken, die Außenseite des Armes zurück bis zum Schulter-Nacken-Bereich. *Wiederhole dies 3-mal.*
Anschließend klopfst oder streichst du über die Brust zum linken Arm, wechselst die Seite und aktivierst auf die gleiche Weise die Meridiane des linken Armes. *Wiederhole dies 3-mal.*
Danach klopfst oder streichst du mit beiden Händen entlang des Brustbeins nach unten über den Bauch zu den Hüften und zum Gesäß, an den Außenseiten der Beine hinunter. Wenn möglich, wanderst du mit den Händen bis zu den Fersen, um die Füße herum und über die Beininnenseiten wieder hinauf zum Gesäß zurück. Dabei kannst du ggf. ein wenig in die Knie gehen. *Wiederhole dies 3-mal.*

Meridiane ausstreichen:
Nach dem Abklopfen der Meridiane kannst du die Arme, den Rumpf, die Hüften und die Beine noch

ausstreichen. Dabei kannst du dir vorstellen, alles aus dem Körper herauszustreichen, was du loswerden möchtest (z.B. Müdigkeit, Schmerzen, Verspannungen, Unwohlsein, Sorgen). Abschließend kannst du alles Ausgestrichene noch „zum Fenster rausschicken".

Ohren kneten:
Knete den Außenrand der Ohrmuschel und die ganzen Ohren zwischen Daumen und Zeigefinger, bis die Ohren ganz warm und rot geworden sind.

1. Brokat-Übung (aus dem Qigong Yangsheng):
Finden des richtigen Stands:
- Stell dich hüft- oder schulterbreit hin; die Füße sind parallel (Außenseiten der Füße parallel zueinander);
- Die Knie sind weich (nicht maximal gestreckt);
- Das Becken ist aufgerichtet (d.h. das Schambein wird nach vorne oben ausgerichtet; der Bauchnabel wird leicht eingezogen, ohne den Bauch einzuziehen);
- Das Gesäß ist leicht angespannt;
- Die Wirbelsäule ist aufgerichtet (dabei hilft die Vorstellung, dass jemand sanft an deinem Schopf zieht, sodass die Wirbelsäule wie eine Perlenkette an einer Schnur herunterhängt);
- Die Schultern lässt du ganz entspannt hängen;
- Der Blick ist geradeaus gerichtet.

Für die Übung:
- Verschränke die Hände so vor dem Körper, als würdest du etwas Leichtes, Großes, Rundes tragen (die Hände sind etwa in Höhe des Schambeins, die Handinnenflächen zeigen zur Decke, und die Arme bilden einen Kreis vor dem Körper);
- Führe die Arme mit entspannten Ellbogen vor dem Körper nach oben, maximal bis zur Brusthöhe („reguliere den Atem");
- Drehe die Hände (Handinnenflächen zeigen zum Boden), führe sie zum Körper heran und nach unten („beruhige den Geist");
- Führe die immer noch verschränkten Hände vor dem Körper im Bogen nach oben – nur so weit, wie es angenehm ist („stütze den Himmel", Handinnenflächen zeigen nach oben);
- Lass die Finger auseinandergleiten und führe die Arme seitlich mit weichen („fallenden") Ellbogen nach unten führen („zerteile die Wolken");

- Führe die Hände vor dem Becken bzw. unterhalb des Bauchnabels mit etwas Abstand zum Körper wieder zusammen („und lass die Sonne in dein Herz").
- *Diesen Vorgang wiederholst du 2-mal.*

Gehen mit verschiedenen Geschwindigkeiten:
Beginn zuerst langsam auf der Stelle zu gehen und werde dann zunehmend schneller – so, wie es für dich angenehm ist. Wenn du genügend Platz hast, kannst du auch durch den Raum gehen. Du kannst dabei die Knie auch höher heben, als du dies normalerweise beim Gehen tust.

Gelenke durchbewegen:
- Füße: Heb die rechte Ferse an und bewege das rechte Sprunggelenk kreisend – erst in die eine, dann in die andere Richtung. Das Gleiche dann mit dem anderen Fuß.
- Hüften: Stell die Füße etwa hüft- oder schulterbreit auseinander, leg die Hände an die Hüften und führe achtsam kreisende Bewegungen mit den Hüften aus – sowohl in die eine als auch in die andere Richtung. Als Variante kannst du mit den Hüften eine liegende Acht malen – sowohl in die eine und auch in die andere Richtung.
- Schultern: Lass die Arme locker herunterhängen und mache mit den Schultern kreisende Bewegungen – sowohl nach vorne als auch nach hinten.
- Arme: Beweg deine Ellbogen ein paarmal durch – z.B. durch Beugen und Strecken der Arme.
- Hände: Lass die Handgelenke in beide Richtungen kreisen.
- Finger: Bewege jedes einzelne Fingergelenk durch. Schüttle dann Hände und Finger locker aus.

Koordinationsübung:
- Variante 1: Klopfe mit beiden Händen auf die Oberschenkel und führe eine Hand zum Ohrläppchen und die andere zur Nasenspitze. Klopfe mit beiden Händen auf die Oberschenkel und führe nun jeweils die andere Hand zum Ohrläppchen und zur Nasenspitze usw. immer im Wechsel;
- Variante 2: Klopfe mit einer Hand auf den Kopf und führe mit der anderen Hand auf dem Bauch kreisende Bewegungen aus.

Thema 2: persönliche Bewegungserfahrung
Wichtig für die Patienten ist auch die abschließende Rückmeldung zum Erlebten.

Methode/Vorgehensweise
Hier können Sie offene Fragen der Patienten klären **(moderierter Austausch)**. Fragen, die Sie stellen sollten, sind: „Wie geht es Ihnen jetzt?". Und: „Wie ist es Ihnen ergangen?". Hier könnte man auch noch im Sinne der Achtsamkeit kurz innehalten, durchatmen und dann die Patienten auffordern, Gefühle, Gedanken und Körperreaktionen wahrzunehmen – ohne diese zu bewerten. Anschließend könnte man über die wahrgenommenen Reaktionen berichten lassen.

LITERATURVERZEICHNIS

Abele A, Brehm W, Gall T. Sportliche Aktivität und Wohlbefinden: Theorie, Empirie, Diagnostik. Weinheim: Juventa; 1991. S. 279–296.

Baumann AE. Updating the evidence that physical activity is good for health: An epidemiological review 2000-2003. Journal of Science and Medicine in Sport 2004;7:6–19.

Blair SN, Brodney S. Effects of physical inactivity and obesity on morbidity and mortality: current evidence and research issues. Medicine and Science in Sports and exercise 1999;31:646–662.

Bös K, Brehm W. Gesundheitssport: Ein Handbuch. Schorndorf: Hofmann; 1998. S. 22.

Crum A, Langer E. Mind-set matters. Psychological Science 2007;18(2):165–171.

Dimeo FC, Thiel E. Körperliche Aktivität und Sport bei Krebspatienten. Der Onkologe 2008;14:31–37.

Dimeo FC, Weis J, Bartsch HH. Ausdauertraining als Behandlung der ‚Cancer Fatigue'. In: Weis J, Bartsch HH, Hrsg. Fatigue bei Tumorpatienten. Basel: Karger; 2000. S. 96–102.

Fuchs R, Göhner W, Seelig H. Aufbau eines körperlich-aktiven Lebensstils. Göttingen: Hogrefe; 2007. S.26.

Fuchs R. Sport, Gesundheit und Public health. Göttingen: Hofgrefe; 2003. S.90.

Gerber M. Sportliche Aktivität und Stressreaktivität: Ein Review. Deutsche Zeitschrift für Sportmedizin 2008;59 (Nr.7-8):168–174.

Hollmann W, Hettinger T. Sportmedizin: Grundlagen für Arbeit, Training und Präventivmedizin. Stuttgart: Schattauer; 2000. S. 235.

Hollmann W, Hettinger T. Sportmedizin: Grundlagen für Arbeit, Training und Präventivmedizin, Stuttgart: Schattauer; 2000. S. 594.

Hollmann W, Rost R, Dufaux B, Liesen H. Prävention und Rehabilitation von Herz- und Kreislaufkrankheiten durch körperliches Training. Stuttgart: Hippokrates; 1983.

O'Connor P, Raglin JS, Martinsen EW. Physical activity, anxiety and anxiety disorders, International Journal of Sport Psychology 2000;31:136–155.

Paffenbarger R, Hyde R, Wing A, Lee IM, Jung D, Kampert JB. The association of changes in physical activity level and other lifestyle characteristics with mortality among men. New England journal of medicine 1993;328: 538–545.

Paffenbarger R, Hyde, R, Wing A L, Hsieh C. Physical activity, all-cause mortality and longvity of college allumni. New England Journal of Medicine 1986;314:605–613.

Pfeifer K. Prävention von Erkrankungen der Bewegungsapparats-Evidenzbasierung. Bewegungstherapie und Gesundheitssport 2004;20:68–69.

Saltin B, Helge JW. Skelettmuskulatur, körperliche Aktivität und Gesundheit. Der Orthopäde 2000;29:941–947.

Samitz G, Baron R. Epidemiologie der körperlichen Aktivität. In: Samitz G, Mensink G, Hrsg. Körperliche Aktivität in Prävention und Therapie. Evidenzbasierter Leitfaden für Klinik und Praxis. München: Marseille; 2002.

Samitz G, Mensink G. Körperliche Aktivität in Prävention und Therapie. Evidenzbasierter Leitfaden für Klinik und Praxis. München: Hans Marseille Verlag; 2002. S.22.

Samitz G, Zwahlen M, Egger M. Körperliche Aktivität und Mortalität aller Ursachen bei 684737 asymptomatischen Männern und Frauen. Östrerr J Sportmedizin 2008;38:18(Abstract).

Samitz G. Körperliche Aktivität zur Senkung der kardiovaskulären Mortalität und Gesamtmortalität. Eine Public Health Perspektive. Wiener Klinische Wochenschrift 1998; Heft 110, 589–596.

Schlicht W, Brand R. Körperliche Aktivität. Sport und Gesundheit. 2007; S. 9, 12, 59.

Warburton DER, Nicol CW, Bredin SSD. Health benefits of physical activity: The evidence. Canadian Medical Association Journal 2006;174:801–809.

Weineck J. Optimales Training. Perimed, Erlangen,1994, S. 141–534.

WHO, The World Health Report 2002: Reducing Risk, Promoting Healthy Life. Genf: WHO; 2002.

Woll A, et al. Wirkungen von Gesundheitssport, Bewegungstherapie und Gesundheitssport 2004; 20, S. 97–106.

Woll A, Bös K. Wirkungen von Gesundheitssport, Bewegungstherapie und Gesundheitssport 2004; 20, S. 97–106.

Zintl F, Eisenhut A. Ausdauertrainging. München: BLV Sportwissen; 2004. S. 177 f.

3.2.10 Naturheilkundliche Selbsthilfestrategien

Felix Joyonto Saha

Allgemeines

Noch vor zwei Generationen war das Wissen um die Möglichkeiten der Selbstbehandlung in fast jeder Familie vorhanden. In den letzten Jahren und Jahrzehnten ist es jedoch zunehmend in Vergessenheit geraten. An seine Stelle ist der Gang zum Arzt getreten. Im Sinne der Förderung von Selbstverantwortung und der Befähigung zur Selbstregulation stellen die nachfolgend beschriebenen naturheilkundlichen Strategien wirksame Möglichkeiten dar, die eigene Befindlichkeit und Gesundheit positiv zu beeinflussen. Damit ergänzen sie sehr gut die mind-bodymedizinischen Inhalte.

Naturheilkundliche Verfahren

Die klassische europäische Naturheilkunde umfasst die Ernährungstherapie, die Atem- und Bewegungstherapie, die Hydro- und Thermotherapie, die Phytotherapie sowie die als Gesundheitstraining verstandene Ordnungstherapie einschließlich der Entspannungsverfahren. An der Essener Klinik beziehen sich die naturheilkundlichen Selbsthilfestrategien auf hydro- und phytotherapeutische sowie physikalische Anwendungen, die die Patienten in eigener Regie bzw. mithilfe eines Partners durchführen können. Dazu zählen auch die Schröpfkopfmassage sowie die Selbstbehandlung von Akupressurpunkten.

Hydrotherapie

Die Hydrotherapie war schon im Römischen Reich verbreitet, damals spielte vor allem das Baden eine große Rolle. Die heutzutage gebräuchlichen Anwendungen gehen zurück auf Vinzenz Prießnitz (1799–1851) und Sebastian Kneipp (1821–1897). Beide haben Wasseranwendungen in großem Umfang praktiziert und publik gemacht.

Die unterschiedlichen Formen der Wasseranwendungen sind noch heute sehr populär, als Laienorganisation wird die Tradition von Kneipp-Vereinen gepflegt, die in Deutschland ca. 160 000 Mitglieder zählen. Die Effekte der Wassertherapie sind durch wissenschaftliche Studien nachgewiesen (Lange,

2003), und die Kenntnis ihrer Wirkungsweise ist Inhalt der Weiterbildung zum Facharzt für „Physikalische und Rehabilitative Medizin" und für die Zusatzbezeichnungen „Physikalische Medizin und Balneologie" sowie „Naturheilverfahren".

Wirkungsweise
Die Grundlage der Wirkungsweise entspricht der anderer physikalischer und naturheilkundlicher Therapieverfahren: Wasser besitzt eine hohe Wärmeleitfähigkeit und führt daher zu direkten Temperaturveränderungen, indem es Wärme zuführt oder entzieht. Im Sinne des **Reizreaktionsprinzips** kommt es zu direkten reflektorischen Wirkungen als unmittelbare Reaktion auf den Temperaturreiz (kurzfristige Gegenregulation). So erfolgt auf einen Kaltreiz, z.B. einen Schenkelguss, eine reflektorische Mehrdurchblutung, um eine Wiedererwärmung der Extremität herbeizuführen. Bei serieller Anwendung, d.h. regelmäßiger Wiederholung des Reizes, erfolgt eine **langfristige Adaptation**, die z.B. die Normalisierung des Blutdrucks zur Folge hat. Die Auslenkung in den physiologischen Normbereich ist eine typische Wirkung durch hydrotherapeutische und andere physikalische Reize: Darunter ist zu verstehen, dass durch das gleiche Verfahren bzw. die gleiche therapeutische Anwendung (Schenkelguss) sowohl hypertone als auch hypotone Blutdruckwerte in Richtung der Norm verändert werden. Die kurzfristige Gegenregulation kann dabei gegensätzlich zur langfristigen Adaptation ausfallen. So kann ein Kaltreiz kurzfristig eine Blutdruckerhöhung zur Folge haben und bei serieller Anwendung auf lange Sicht den Blutdruck senken. Entscheidend ist, die **Reizqualität** und -**intensität** an die Konstitution des Patienten anzupassen, um die gewünschten Reaktionen zu provozieren. Eine Überreizung des Patienten kann ansonsten durchaus gegenteilige Wirkungen entfalten und schaden.

Die Idee der Reiztherapie ist es, die **Regulationskapazität** des Organismus zu steigern:

Die Regulationskapazität beschreibt die Fähigkeit, auf wechselnde (Umwelt-)Bedingungen flexibel mit einer Anpassung zu reagieren, damit sich ein neues Gleichgewicht einstellt. Ist die Regulationskapazität eingeschränkt, wird der Mensch bei Veränderungen der Umwelt (z.B. Wetterwechsel) oder psychischen Belastungen schnell aus seinem Gleichgewicht gebracht und reagiert mit Krankheitssymptomen (z.B. Migräneanfall bei Wetterwechsel).

Die wiederholte, serielle Applikation von Reizen, die die gewohnten Umgebungsreize in ihrer Intensität übersteigen, führt zur Steigerung der Regulationskapazität. Im Volksmund wird dies meist als „Abhärtung" bezeichnet.

Ein Kaltwasserreiz spricht spezifisch die Thermorezeptoren an. Die Reaktion des Körpers ist jedoch unspezifisch. Zum einen wird direkt die Durchblutung erhöht im Sinne der spezifischen Reaktion. Als weitere Folgen kommt es aber auch zu einer Mitreaktion des vegetativen Nervensystems, des Immunsystems und der Psyche. Folge ist eine verringerte Infektanfälligkeit und eine gesteigerte psychische Belastbarkeit. Somit wirkt sich der lokal begrenzte Kaltwasserreiz auf den gesamten Organismus aus (➤ Tab. 3.14).

Tab. 3.14 Zusammenfassung der unmittelbaren Wirkungen auf unterschiedliche Organsysteme

Kardiopulmonales System	Art des Reizes	Wirkung
Herzfrequenz	Kaltreiz	Herzfrequenz ↓
	Warmreiz	Herzfrequenz ↑; HMV ↑
Blutdruck	Kalte Bäder/kalte Güsse	RR syst. ↑, RR diast. ↑
	Heiße Bäder	RR syst., RR diast.
	Mild-warme Bäder	RR syst. gleichbleibend, RR diast. ↓
Gefäße	Kälteanwendungen, plötzliche Heißanwendung	Konstriktion
	Ansteigende Temperatur	Dilatation
Atmung	Kalte Güsse/Bäder	Atemfrequenz ↑
	Warme/heiße Anwendungen	Atemtiefe ↑, (AMV ↑)
Nervensystem	Kälteanwendungen	Nervenleitgeschwindigkeit ↓
Vegetatives Nervensystem	Wärmeanwendungen	Allgemeine Entspannung, „Psychtonolyse"
Muskulatur	Wärmeanwendungen	Myotonolyse

(aus: Chronische Erkrankungen. Dobos G, Deuse U, Michalsen A. Elsevier Urban und Fischer Verlag, 2006)

Wickel und Auflagen

Das Grundprinzip von Wickeln und Auflagen besteht im Einhüllen bzw. Bedecken von Körperbereichen oder -teilen mittels feuchter oder trockener Tücher. Dabei umhüllen Wickel eine Körperregion zirkulär (z.B. Wadenwickel), während Auflagen oder Kompressen lokal nur eine Ebene der Körperoberfläche bedecken (z.B. heiße Kompresse über einer Head-Zone zur reflektorischen Beeinflussung eines Organs). Diese Anwendungen gehören im Prinzip zur Hydrotherapie und wirken über das gleiche Reizreaktionsprinzip. Die Wirkungen unterscheiden sich nach der Anwendungstemperatur (kalt oder warm) und der Dauer der Applikation: Ein nur **kurz angelegter kalter Wadenwickel** (ca. 15 °C) soll Wärme entziehen und wird daher nach wenigen Minuten entfernt, bevor er warm wird. Ein **lang angelegter** (45–60 Min.) **kalter Brustwickel** führt zur reflektorischen Erwärmung, und damit wird das betreffende Körperteil entspre-

Tab. 3.15 Zusätze für Wickel und Auflagen

	Wirkung	Anwendung
Lavendel	Entspannend	Herzauflage bei nervösen Herzrhythmusstörungen und psychischer Unruhe
Arnika	Fördert die Abheilung	Stumpfe Verletzungen, Distorsionen
Senfmehl	Durchblutungsfördernd, bakterien-, viren- und pilzhemmend	Senfmehlfußbad bei kalten Füßen, beginnender Erkältung, Kopfschmerzen, Auflage bei Sinusitis und Bronchitis
Kümmelöl	Spasmolytisch, karminativ	Einreibung, Auflagen und Wickel bei Blähungen, Bauchkrämpfen
Bockshornkleesamen	Schmerzlindernd, erwärmend	Auflage über Gelenken bei Arthrose
Kohlblätter	Entzündungshemmend, schmerzlindernd	Auflage über Gelenken bei Arthrose
Quark	Kühlend, entzündungshemmend	Auflage bei Entzündungen und Reizzuständen von Muskeln, Sehnen und Gelenken sowie Weichteilen (z.B. Mastitis)

──────────────────────── **Praxis** ────────────────────────

Anwendung der Wickel

Der klassische Wickel beinhaltet drei unterschiedliche Lagen:

- Das Innentuch: Es besteht aus Leinen und wird direkt um die zu behandelnde Region gewickelt. Es wird meist mit kaltem Wasser getränkt, seltener auch mit heißem, und ggf. mit Zusätzen versetzt.
- Das Zwischentuch: Das trockene Tuch besteht aus Leinen oder Nesselstoff und muss größer sein als das Innentuch, damit es dieses überragt.
- Das Außentuch: Es besteht aus Wolle und ist wiederum kleiner als das Zwischentuch, damit die Haut nicht direkt berührt wird (Vermeidung von Juckreiz).

Soll ein **wärmeentziehender Wickel** angelegt werden, so wird das Innentuch sehr feucht, fast tropfnass mit kaltem Wasser angelegt. Sobald das Tuch warm wird, muss es entfernt und ggf. erneuert werden.

Bei **wärmestauenden Wickeln** wird das Innentuch so gut wie möglich ausgewrungen, damit es nur feucht ist. Die Liegedauer beträgt etwa 1 Std., spätestens nach 20 Min. sollte es dem Patienten im Wickel warm werden.

Schweißtreibende Wickel liegen mindestens 2 Std. an und bedecken eine größere Körperoberfläche. Zusätzlich wird der Patient mit Bettdecken eingehüllt.

Bevor ein Wickel angelegt wird, sollte der Patient gut durchwärmt sein, eine der wichtigsten Regeln der Kneipp-Therapie lautet: „Nie kalt auf kalt".

───

chend aktiviert und besser durchblutet. Daher sollte es dem Patienten im kalten Wickel nach einigen Minuten warm werden. Heiße Wickel (ca. 40 °C) fördern die Ausleitung durch rasch einsetzendes Schwitzen oder dienen der gezielten Entspannung verspannter Muskulatur (z.B. die Heiße Rolle im Nacken).

Wickel werden jedoch nicht nur mit Wasser angewendet. Es sind verschiedene Zusätze wie Lavendel, Arnika oder Kümmelöl möglich; aber auch Auflagen mit Quark, Senfmehl, gemahlenen Bockhornkleesamen oder Kohlblättern gehören in diese Anwendungsform (➤ Tab. 3.15). Dadurch resultiert die Kombination reflektorischer Wirkungen auf den physikalischen Reiz mit pharmakologischen Wirkungen, z.T. durch Resorption über die Haut bzw. durch Inhalation von ätherischen Ölen.

Phytotherapie

Die Anwendung von Pflanzen in den unterschiedlichsten Zubereitungsformen ist seit alters verbreitet, um Krankheiten vorzubeugen und zu behandeln. Die Empfehlungen bezüglich der Wirkungen sind dabei oft sehr breit gefächert: Bei manchen Pflanzen entsteht so einerseits der Eindruck, dass sie ein Allheilmittel sind. Andererseits machen Pflanzenpräparate auch immer wieder Schlagzeilen, da es zu unerwünschten Wirkungen und Interaktionen mit kon-

ventionellen Pharmaka kommt. Um die Wirkungen, aber auch die Nebenwirkungen systematisch aufzuarbeiten und Empfehlungen zum Gebrauch der bekannten Heilpflanzen aussprechen zu können, wurde im Rahmen des Arzneimittelgesetzes von 1976 eine Expertenkommission gegründet: die „Kommission E". Diese erstellt sog. Monografien, in denen für die jeweilige Pflanze Inhaltsstoffe, Wirkungen, Nebenwirkungen und Empfehlungen aufgearbeitet werden.

Mittlerweile sind zahlreiche Pflanzen in klinischen Studien wissenschaftlich untersucht worden, wodurch inzwischen z.T. hohe Evidenzgrade erreicht worden sind.

So hat beispielsweise der Nachweis, dass Johanniskraut gegen leichte und mittelschwere Depressionen ebenso wirksam ist wie konventionelle Antidepressiva, dazu geführt, dass Johanniskraut bei mittelschweren Depressionen verschreibungspflichtig geworden ist. Dies wurde eingeführt, da Depressionen in dieser Intensität vom Arzt behandelt werden sollten und nicht im Rahmen der Selbstmedikation.

Für die folgenden Arzneipflanzen liegen **hohe Evidenzgrade** vor:

- Aesculus hippocastanum (Rosskastanie) bei chronisch venöser Insuffizienz;
- Crataegus monogyna (Weißdorn) bei chronischer Herzinsuffizienz NYHA I und II;
- Ginkgo biloba bei Demenz;

- Hypericum perforatum (Johanniskraut) bei leichten und mittelschweren Depressionen;
- Petasites hybridus (Pestwurz) zur Migräneprophylaxe;
- Psyllii semen (Flohsamen) bei Colitis ulcerosa in Remission sowie bei Kurzdarmsyndrom;
- Serona repens (Sägepalme) bei benigner Prostatahyperplasie;
- Valeriana officinalis (Baldrian) bei Schlafstörungen;
- Viscum album (Mistel) zur Besserung der Lebensqualität im Rahmen der adjuvanten Tumortherapie.

Eine Übersicht zu verschiedenen Reviews mit phytotherapeutischer Studien findet sich bei Linde et al., 2001.

Alle o.g. Pflanzen sind als Fertigpräparate in Apotheken frei verkäuflich erhältlich, eine Ausnahme stellt nur das mittlerweile verschreibungspflichtige Johanniskraut dar. Es besteht bei den meisten Pflanzen auch die Möglichkeit einer Teezubereitung, was allerdings von der Dosierung her unsicher ist.

Schröpfen und Schröpfkopfmassage

Das Schröpfen wird zu den ausleitenden Verfahren gezählt und gehört wohl zu den ältesten Therapieformen überhaupt. Schon in Pharaonengräbern findet man Abbildungen von Gerätschaften, die vermutlich zum Schröpfen verwendet wurden. In der europäischen Naturheilkunde sind ausleitende Verfahren verknüpft mit den Namen Hippokrates (460–377 v.Chr.), Galen (129–216 v.Chr.), Avicenna (980–1037 n.Chr.), Paracelsus (1493–1541 n.Chr.) und Hufeland (1762–1836 n.Chr.). Hippokrates definierte das Konzept der vier „Säfte": Blut, Schleim, Schwarze Galle und Gelbe Galle. Diese Säfte waren dazu da, den Körper zu bilden und zu ernähren. Befanden sich die Säfte in ihrem natürlichen Gleichgewicht („Eukrasie"), war der Mensch gesund, bei einem Ungleichgewicht kam es zu Krankheit („Dyskrasie"). Die Therapie bestand nun darin, einen Überschuss an bestimmten Säften auszuleiten, um die Gesundheit wiederherzustellen. Auch wenn diese Vorstellungen in der heutigen Medizin nicht mehr haltbar sind, so ist der therapeutische Nutzen einiger Verfahren (wie für die Blutegeltherapie und das Schröpfen) durch Studien nachgewiesen. Was durch die unterschiedlichen topisch angewendeten ausleitenden Verfahren ausgelöst wird, sind lokal entstauende Wirkungen, Gegenirritationen, Durchblutungsförderung und die Nutzung des Reizreaktionsprinzips.

Beim Schröpfen und der Schröpfkopfmassage macht man sich den durchblutungsfördernden Effekt des Unterdrucks zunutze, der dadurch zu einer verbesserten Perfusion von verspannter Muskulatur und zur verbesserten Trophik im Bindegewebe führt. Beides wirkt schmerzlindernd. Dieser Effekt wird noch verstärkt über unterschiedliche nervale Verschaltungen, die auf spinaler Ebene einen schmerzhemmenden Effekt entfalten und gleichzeitig in höheren Zentren die deszendierende Schmerzhemmung aktivieren. Das Verfahren der Schröpfkopfmassage ist für den Laien einfach zu erlernen und anzuwenden, sodass es problemlos vermittelt werden kann.

Bei der **Schröpfkopfmassage** wird eine Saugglocke mit Unterdruck über den Rücken bewegt, der zuvor mit einem Massageöl eingeölt wurde. Durch den Unterdruck erhöht sich der Massageeffekt auf das Bindegewebe und die darunter liegende Muskulatur. Die Saugglocke wird solange paravertebral vom Nacken bis zum Becken geführt, bis eine Rötung der Haut eintritt. Letztlich wird so der gesamte Rücken ausmassiert, was etwa 10 Min. in Anspruch nimmt. Dieses Verfahren kann bei chronischen, aber auch bei akuten Rückenschmerzen und Muskelverspannungen sowie Spannungskopfschmerzen angewendet werden.

Akupressur

Bei der Akupunktur handelt es sich um ein Jahrtausende altes Verfahren aus China, bei dem spezielle Nadeln in spezifische Punkte gestochen werden, um einen therapeutischen Reiz zu setzen. Das Wort „Akupunktur" leitet sich von den lateinischen Worten *acus* (Nadel) und *punctura* (Stechen) ab. Im Chinesischen wird die Therapieform als „Zhenjiu" bezeichnet, was „Stechen und Brennen" bedeutet. Damit wird ausgedrückt, dass sowohl mit Nadeln gestochen als auch mit Wärmeanwendungen an bestimmten Punkten gearbeitet wird.

Die Therapie fußt auf dem Konzept der Lebensenergie „Qi", die durch den Körper fließt und diesen versorgt und erhält. Sie manifestiert sich sowohl im materiellen Bereich (Körper) als auch in der Psyche und allen nichtmateriellen Ebenen des Seins. Nur wenn das Qi ungehindert fließen kann, bleibt der Mensch gesund. Das Qi wird über Leitbahnen, die sog. Meridiane im Körper verteilt. Eine Störung innerhalb dieser Meridiane zieht eine Behinderung des Qi-Flusses nach sich, was Krankheiten auslöst. An der Oberfläche der Leitbahnen finden sich die Akupunkturpunkte, welche durch Stimulation zur Therapie und damit zur Wiederherstellung des natürlichen Qi-Flusses genutzt werden können.

In den letzten Jahren sind in Deutschland große Studien durchgeführt worden, die die Wirksamkeit der Akupunktur bei verschiedenen Indikationen prüfen sollten. Als Ergebnis zeigte sich, dass diese Therapieform genauso wirksam war wie die konventionelle Standardtherapie, bei der Gonarthrose erwies sie sich sogar als überlegen.

Eine einfache Abwandlung der Akupunktur ist die Akupressur, die sich deshalb auch für die Selbstbehandlung eignet. Hier werden die Akupunkturpunkte durch Fingerdruck stimuliert. In China wird die Akupressur sowohl zur Behandlung von Krankheiten als auch zur Prävention und zur Steigerung der Vitalität durchgeführt.

Für einzelne Punkte existieren auch Wirksamkeitsnachweise, z.B. für den Punkt Pericard 6 bei chemotherapieinduzierter Übelkeit.

Für die Praxis

Im Rahmen von interaktiven Vorträgen und Übungen kann den Patienten in kurzer Zeit ein Zugang zu dem traditionellen naturheilkundlichen Wissen vermittelt und die Verfahren stellenweise auch schon praktisch eingeübt werden. Dabei muss jedoch unbedingt darauf hingewiesen werden, dass nur bei Beschwerden, deren Ursache bekannt ist, eine Selbstbehandlung vorgenommen werden sollte. Wichtig ist darüber hinaus, zu erläutern, dass auch Hausmittel Nebenwirkungen haben können und Unverträglichkeiten auftreten können. Medikamente, die zeitgleich eingenommen werden, dürfen nur nach Rücksprache mit dem Hausarzt abgesetzt oder reduziert werden. Wie bei allen Anwendungen, ist es auch hier sinnvoll, die eigene Wahrnehmung im Sinne eines inneren Arztes zu beachten, um einzuschätzen, ob die Behandlung auf Dauer wirklich gut tut.

Die hier vermittelten Techniken haben in den meisten Fällen ihre Wurzeln in der Erfahrungsheilkunde und Volksmedizin. Einige der Verfahren sind mittlerweile in Studien wissenschaftlich erforscht worden und konnten ihre Wirksamkeit bei bestimmten Indikationen unter Beweis stellen, wie beispielsweise einige Phytotherapeutika, die Hydrotherapie, Schröpftherapie und Akupunktur.

Je nach Beschwerdebild ist es sinnvoll, hier folgende Module vorzusehen:
- Modul 1: Hydrotherapie;
- Modul 2: Wickel und Auflagen;
- Modul 3: Phytotherapie;
- Modul 4: Schröpfkopfmassage;
- Modul 5: Akupressur.

Dabei hat es sich bewährt, alle Patienten in der Badeabteilung theoretisch und praktisch mit Gießtechniken der Hydrotherapie und ihren Indikationen vertraut zu machen. Die Schröpfkopfmassage und die Akupressur können im Rahmen von ein bis zwei Unterrichtseinheiten praktisch vermittelt werden. Die Schröpfmassage ist unspezifisch, sodass sie als Verfahren mit immer gleichem Ablauf vermittelt werden kann. Bei der Akupressur wurde eine kleine Auswahl aus der Fülle der existierenden Akupunkturpunkte getroffen. Dabei handelt es sich um die Punkte, die bei den wichtigsten Indikationen wirksam sind und für den Patienten einfach mit den eigenen Fingern zu erreichen sind.

Es ist sinnvoll, die Module mit einem interaktiven Vortrag über naturheilkundliche Hausmittel zu beginnen. Dabei sollte man zunächst darauf hinweisen, dass bei allen unklaren und auch lang dauernden Beschwerden ein Arzt kontaktiert werden sollte. Das gilt vor allem, wenn die Ursache der Symptome nicht klar ist. Dann könnte man ausführen, dass Hausmittel bei bekannten Beschwerden und Befindlichkeitsstörungen eine wirksame Strategie darstellen, um selbst tätig zu werden, sich dadurch der Situation gegenüber weniger hilflos zu fühlen und die Symptome selbst lindern zu können. In der Essener Klinik hat es sich bewährt, der Gruppe die Krankheitsbilder vorzustellen, für die Selbsthilfestrategien besprochen werden können. Aus der Vielzahl möglicher Indikationen wählt die Gruppe dann aus, welche abgehandelt werden sollen, da der zeitliche Rahmen sonst deutlich gesprengt würde. Für die ausgewählten Beschwerdebilder werden alle o.g. Module zusammengefasst, sodass für ein

Krankheitsbild alle Möglichkeiten der Selbsthilfe aus den Modulen 1 bis 5 besprochen werden.

Dieses Vorgehen entspricht der Einbindung der naturheilkundlichen Selbsthilfestrategien in das Tagesklinikprogramm der Essener Klinik (➤ Kap. 3.2.2). Man könnte die einzelnen Module aber ebenso nacheinander in ein mind-body-medizinisches Programm einbauen.

Modul 1: Hydrotherapie

Ziele des Moduls
- Theoretische Einführung in das Verfahren und Vermittlung von Wirkprinzipien;
- Vorstellen therapeutischer Wirkungen bei speziellen Indikationen;
- Eigene Übungspraxis.
Zeitaufwand: mind. 60 Min., besser 90 Min.

Thema 1: theoretische Einführung
S.o., Allgemeines.

Unsere Lebensweise hat zu einer Reizarmut geführt, da wir uns den wechselnden Umweltbedingungen immer mehr entziehen können. Wir haben eine gleichmäßig temperierte Wohnung unabhängig von der Jahreszeit; oft sind auch das Auto oder der Arbeitsplatz klimatisiert. Damit muss sich unser Organismus nicht mehr an wechselnde Bedingungen anpassen und verliert seine Regulationsfähigkeit. Kommen wir dann doch in einen Regen-

schauer oder erhalten einen Windzug, erkälten wir uns oder bekommen einen „steifen Hals". Die Kneipp-Hydrotherapie unterstützt den menschlichen Körper dabei, gesünder zu werden und gesund zu bleiben. Sie hilft uns, nicht bei jedem Windhauch unser inneres Gleichgewicht zu verlieren – und das nicht nur auf der körperlichen, sondern auch auf der psychischen Ebene. Die sog. Abhärtung führt sowohl zu einer besseren körperlichen Gesundheit als auch zu einer erhöhten psychischen Belastbarkeit.

Methode/Vorgehensweise
Z.B. **interaktiver Vortrag**; mögliche einleitende Fragen, die Sie stellen können, sind: „Wer leidet unter kalten Füßen?", „Wer kommt morgens schwer in die Gänge?", „Wer fühlt sich oft erschöpft?" oder „Wer leidet unter Kopfschmerzen, wer unter immer wiederkehrenden Infekten?".

Thema 2: therapeutische Wirkungen bei speziellen Indikationen (➤ Tab. 3.16)
Methode/Vorgehensweise
In der Essener Klinik werden diese Anwendungen praktisch in der Bäderabteilung demonstriert. Falls solche Möglichkeiten nicht bestehen, kann mit dem örtlichen Kneipp-Verein Kontakt aufgenommen werden, da die entsprechenden Möglichkeiten oft vorhanden sind oder dort Ansprechpartner genannt werden können, die über entsprechende Einrichtun-

Tab. 3.16 Hydrotherapeutische Anwendungen bei verschiedenen Indikationen

Indikation	Verfahren	Dauer	Häufigkeit
Kopfschmerzen, chronische Sinusitis	Kalter Gesichtsguss	1–2 Min.	Zur Prophylaxe täglich, bei Kopfschmerzen mehrmals täglich
Kopfschmerzen mit kalten Füßen	Senfmehlfußbad	10–20 Min.	Bei Kopfschmerzen
Infektanfälligkeit	Kalte Knie-, Schenkel-, Unter- oder Vollgüsse	1–2 Min.	Täglich
Varicosis	Kalter Schenkelguss	1–2 Min.	Täglich
Hypotonie	Kalter Knie- oder Schenkelguss Wechselwarme Knie- oder Schenkelgüsse	1–2 Min. 4–5 Min.	Täglich
Hypertonie	Ansteigendes Armbad	10–15 Min.	Täglich
Palpitationen, Tachykardien	Armguss	1–2 Min.	Täglich
Infektanfälligkeit, rezidivierende Bronchitis	Brustguss	1–2 Min.	Täglich zur Prophylaxe

gen zur Hydrotherapie verfügen (oftmals auch öffentliche Einrichtungen).

Thema 3: Übungspraxis

In der Badeabteilung sollte hier einführend auf die Selbstapplikation von kalten Bein- und Armgüssen mit dem Kneipp-Gießrohr eingegangen werden. Begonnen wird dabei mit dem Kniguss, gefolgt vom Schenkelguss, Unterguss, Armguss und Brustguss. Dies empfiehlt sich aus praktischen Gründen, da hierbei gleich folgende Grundprinzipien erläutert werden können:

- Kalte Güsse nur dann, wenn einem warm ist;
- Je kälter das Wasser, desto kürzer die Anwendung;
- Bei wechselwarmen Güssen erst warm, dann kalt, dabei dauert der Warmreiz deutlich länger;
- Der Körper sollte nach Kaltanwendungen spätestens nach 20 Min. wieder gut durchwärmt sein (aktiv oder passiv);
- Die Haut wird nach dem Kaltreiz nur abgestreift, nicht abgetrocknet;
- Die Gussführung beginnt herzfern und endet herznah.

Kontraindikationen für kalte Güsse: eine zu geringe Reaktionsfähigkeit, der Patient kann nicht selbst wieder warm werden; Raynaud-Krankheit; Kälteagglutinine.

Kontraindikationen für warme und wechselwarme Anwendungen: mangelnde Gefäßreagibilität sowie pAVK III–IV.

Methode/Vorgehensweise

Die Patienten sollen zu dieser Kurseinheit Badebekleidung mitbringen, damit die jeweiligen Güsse an ihnen durchgeführt werden können. Die Gussführung wird von einer Fachkraft demonstriert und anschließend unter Aufsicht von den Patienten selbst durchgeführt.

Praxis

Hydrotherapie: Durchführung

- **Kniguss:** Mit kaltem Wasser wird der Wasserstrahl an der Kleinzehenseite des rechten Beins über die Außenseite des Unterschenkels bis zur Kniekehle geführt; dort wird mit dem Strahl für wenige Sekunden (ca. 5–10 Sek.) verweilt. Dann wird der Wasserstrahl über die Innenseite des Unterschenkels zur Großzehe geführt. Danach gleiche Gussführung am linken Bein. Anschließend wird genauso an der Vorderseite verfahren. Zum Schluss werden die Fußsohlen (erst rechts dann links) begossen. Nur zwischen den Zehen wird abgetrocknet, ansonsten wird das Wasser abgestreift.
- **Schenkelguss:** Die Durchführung ist analog zum Kniguss, die Gussführung endet am Beckenkamm, die Leistenbeuge wird entsprechend der Kniekehle mehrere Sekunden begossen.
- **Untergüsse:** Wie zuvor, allerdings reichen sie an Vorder- und Rückseite des Rumpfes bis zum Rippenbogen.
- **Armguss:** Von der Kleinfingerseite des rechten Arms wird der Gussschlauch bis zur Schulter geführt, wo einige kreisende Bewegungen beschrieben werden. Dann wird an der Innenseite zur Hand geführt, anschließend die linke Seite begossen. Danach Wiederholung des Gusses, Gesamtdauer max. 2 Min.
- **Brustguss:** Nach einmaliger Verabreichung des Armgusses wird in Achtertouren der ventrale Thorax begossen, beendet wird über die Innenseite des linken Arms.
- **Ansteigendes Armbad:** Beide Arme werden in eine Wanne mit 34–36 °C warmem Wasser getaucht. Etwa alle 1–2 Min. wird die Temperatur um 1 °C gesteigert, bis mindestens eine Temperatur von 40 °C erreicht wurde, in der noch für ca. 5 Min. verblieben wird. Anschließend werden die Arme (erst rechts, dann links) kalt abgegossen.
- **Senfmehlfußbad:** In einer Fußbadewanne wird Wasser mit subjektiv angenehmer Temperatur (nicht über 35 °C) Schwarzes Senfmehlpulver eingerührt. Da Senfmehl stark erhitzend wirkt, sollte bei der ersten Anwendung mit einem Esslöffel begonnen werden, bis zu 4 Esslöffel sind jedoch möglich. Die Füße werden für 10 Min. in der Wanne belassen, bis sie gut durchwärmt sind, anschließend müssen sie mit klarem Wasser gründlich abgespült werden, sonst ist die Hautreizung zu hoch.

Modul 2: Wickel und Auflagen

Ziele des Moduls
- Vermittlung von Wirkprinzipien;
- Vorstellen therapeutischer Wirkungen bei speziellen Indikationen;
- Empfehlung geeigneter Literatur und Bezugsmöglichkeiten für die nötigen Utensilien oder Anbieter von „Wickelkursen".

Zeitaufwand: 60 Min. (ohne praktische Übungen).

Thema 1: theoretische Einführung
S.o., Allgemeines.

Methode/Vorgehensweise
Z.B. interaktiver Vortrag.

Thema 2: therapeutische Wirkungen bei speziellen Indikationen

Methode/Vorgehensweise
Im Vorfeld sollten Sie hier mit der Gruppe klären, welche Krankheitsbilder in dem Modul besprochen werden. Sie könnten z.B. eine Gruppenabfrage machen: „Wer hat schon mal bei einer Erkrankung mit Wickeln Erfahrungen gemacht?". Auf die Aussagen der Patienten kann dann in einem **interaktiven Vortrag**, der die Indikationen und die entsprechenden Wickel theoretisch abhandelt, Bezug genommen werden. Falls die Patienten eine Einführung in die Wickelpraxis wünschen, sollten Sie einen eigenen Termin vereinbaren oder auf Anbieter, z.B. Kneipp-Vereine, verweisen. Alternativ besteht auch die Möglichkeit, die Durchführung der Wickel in einer separaten Stunde selbst zu demonstrieren.

Bei der Erläuterung der Anwendungen (➤ Kasten „Wickel: Durchführung", s.o. Allgemeines) ist es wichtig, darauf hinzuweisen, dass es gegen jede Heilpflanze auch Allergien geben kann und dass die Verträglichkeit der Wickel deshalb ausprobiert wer-

den muss. Ein Standardrezept, das für jeden individuellen Patienten gleich ist, gibt es nicht. So kann ein Patient mit Rückenschmerzen sehr gut von Heublumenauflagen profitieren, während ein anderer mit den gleichen Beschwerden besser mit einem kalten Lendenwickel zurechtkommt, der für andere oft nicht tolerabel ist.

Tab. 3.17 Indikationen verschiedener Wickel

Indikation	Wickel
Kopfschmerzen	Heiße Nackenrolle
Infektanfälligkeit	Kalter Brustwickel
Akute Bronchitis	Senfmehlauflagen auf Rücken bzw. Sternum Kalter Brustwickel mit Lavendelzusatz (mildert den Hustenreiz und fördert die Nachtruhe)
Sinusitis	Senfmehlauflagen über den Nasennebenhöhlen
Hypertonie	Kalter Brustwickel, ggf. mit Zusatz von Lavendel oder Melisse
Nervöse Herzbeschwerden, Palpitationen	Lavendel-Herzauflage (feucht-warme oder kalte Kompresse, auf die etwas Lavendel-Bademilch oder 1–2 Tr. Lavendelöl gegeben werden)
Gastrointestinale Beschwerden	Heublumensack Kümmel-Leib-Auflage Kalter Leibwickel
Blasenentzündung	Eukalyptus-Blasenauflage
Arthrose	Bockshornkleeauflage Kohlwickel Retterspitzauflage
Arthritis	Retterspitzauflage Quarkauflage Kohlwickel
Rückenschmerzen	Heublumensack
Schlafstörungen	Senfmehlfußbad Lavendel-Herzauflage

────────────── Praxis ──────────────

Wickel: Durchführung

- Bei der **Bockshornkleeauflage** wird aus gemahlenen Bockshornkleesamen mit warmem Wasser eine dicke Paste angerührt, die auf eine Kompresse oder ein Baumwolltuch gestrichen wird. Die verwendete Menge richtet sich nach der Größe des zu behandelnden Areals. Dann wird das Tuch mit der sauberen Seite auf die betroffene Körperregion gelegt und mit einem weiteren Tuch abgedeckt. Ggf. kann auch eine Wärmflasche mit aufgelegt werden. Die Auflage belässt man für mindestens eine halbe Stunde. Je nach subjektivem Empfinden kann die Auflage bis zu 2 Std. verbleiben.
- Auflagen mit **Senfmehl** werden nur sehr kurz toleriert, über den Nasennebenhöhlen oft nur Sekunden! Daher erfordert die Applikation die Hilfe einer zweiten Person, welche die Auflage „auf Zuruf" entfernt, ansonsten können starke Hautreizungen bis zur Verbrennung entstehen.
  Aus Schwarzem Senfmehl wird mit warmem Wasser eine dicke Paste angerührt, die auf kleine Kompressen (für Auflagen auf den Nasennebenhöhlen) oder ein größeres Leinen- oder Baumwolltuch (für Auflagen auf dem Rücken bzw. Sternum) gestrichen wird. Die saubere Seite des Tuchs wird auf die Haut gelegt. Über den Nasennebenhöhlen ist zuvor die Haut mit Vaseline zu bestreichen, da die Reizung an der empfindlichen Gesichtshaut sonst zu hoch ist.
- Bei **Quarkauflagen** wird handelsüblicher Magerquark verwendet, den man zunächst abtropfen lässt und auf ein Tuch streicht. Die saubere Seite wird auf die zu behandelnde Stelle gelegt und mit einem dünnen Tuch abgedeckt. Sobald die Masse warm geworden ist, muss sie entfernt und verworfen werden.
- **Retterspitz** ist als Lösung in der Apotheke erhältlich. Damit wird eine Kompresse getränkt, die feucht auf das zu behandelnde Gelenk aufgelegt wird. Es sollte dabei Verdunstungskälte entstehen können, daher soll die Auflage nicht dick umwickelt werden. Sobald sie trocken geworden ist, kann etwas Flüssigkeit direkt auf die über dem Gelenk liegende Kompresse aufgetropft werden.
- Bei der **Kümmel-Leib-Auflage** wird der Bauch mit Kümmelöl eingerieben und anschließend ein feucht-warmer Wickel angelegt, der im Prinzip den selben Bereich wie der Lendenwickel bedeckt. Es kann aber auch die Kombination von Kümmelöl mit einem kalten Leibwickel versucht werden, hier sollen die Patienten experimentieren und selbst die Erfahrung sammeln, was ihnen am besten hilft.
- **Kalte Brust-, Leib- und Lendenwickel:** s.o., Allgemeines;
- **Heublumensack:** siehe Modul 3: Phytotherapie;
- **Eukalyptus-Blasenauflage:** siehe Modul 3: Phytotherapie;
- **Lavendel-Herzauflage:** Eine Kompresse oder ein kleines Tuch wird mit warmem oder kaltem Wasser getränkt (abhängig vom Empfinden des Patienten, muss beides ausprobiert werden), gut ausgewrungen und dann mit ein bis zwei Tropfen Lavendelöl oder etwas Lavendel-Bademilch beträufelt. Die Auflage wird auf der Mitte des Brustbeins platziert.

──────────────────────────────

Modul 3: Phytotherapie

Ziele des Moduls
- Einführung in Geschichte und Evidenzforschung;
- Vorstellen therapeutischer Anwendungen bei speziellen Indikationen;
- Vermittlung unterschiedlicher Zubereitungsformen.

Zeitaufwand: ca. 45 Min.

Thema 1: theoretische Einführung

Siehe oben, Allgemeines. Basierend auf den Empfehlungen der Kommission E und aktuellen wissenschaftlichen Publikationen sowie Erfahrungen aus dem klinischen Alltag können Patienten in der Anwendung von Phytotherapeutika geschult werden, um so bei leichteren Befindlichkeitsstörungen, akuten Erkrankungen wie Erkältung, Kopfschmerzen und gastrointestinalen Beschwerden, aber auch zur ergänzenden Therapie der Grunderkrankung wirksame Selbsthilfe betreiben zu können.

Methode/Vorgehensweise
Z.B. **interaktiver Vortrag**; Phytotherapeutika gehören zu den am häufigsten verwendeten Verfahren aus der Naturheilkunde, die von Patienten selbst angewendet werden. Daher kann als Einstieg in der Gruppe zusammengetragen werden, welche Pflanzen bei welchen Beschwerden bereits angewendet worden sind oder auch regelmäßig Verwendung finden. Da eine Abhandlung aller gebräuchlichen Arzneipflanzen den Rahmen deutlich sprengen würde und nicht alle Pflanzen von Interesse sind, sollte eine Auswahl der unten aufgeführten Krankheitsbilder

angeboten werden, die sich phytotherapeutisch gut behandeln lassen.

Es sollte explizit darauf hingewiesen werden, dass man gegen jede Pflanze und jeden Pflanzenwirkstoff allergisch reagieren kann und dass die Hersteller von Fertigpräparaten aus Sicherheitsgründen bei fehlender Datenlage von der Einnahme während der Schwangerschaft abraten.

Thema 2: therapeutische Wirkungen bei speziellen Indikationen
Eine Übersicht zu den wichtigsten pflanzlichen Mitteln, die sich in der Erfahrungsheilkunde bewährt haben und für die positive Studien vorliegen, findet sich in ➤ Tab. 3.18.

Tab. 3.18 Phytotherapeutika bei speziellen Indikationen

Phytotherapeutisches Mittel	Wirkung	Art der Anwendung	Dosierung	Bemerkungen
Spannungskopfschmerzen				
Minzöl	Schmerzlindernd, kühlend	Lokale Anwendung an Stirn und Hinterkopf	Halbstündlich nach Bedarf	Beim Auftragen muss darauf geachtet werden, dass die Flüssigkeit nicht in die Augen läuft
Schmerzen allgemein				
Weidenrindenextrakt (z.B. Assalix®)	Schmerzlindernd	Dragees	2-mal tgl. bei chronischen Schmerzen, 2 Drg. bei akuten Kopfschmerzen	Deutlich geringere Nebenwirkungen als ASS
Eschenrinde, Goldrutenkraut und Zitterpappelrinde und -blätter als Kombinationspräparat (z.B. Phytodolor®)	Schmerzlindernd	Tropfen	3-mal tgl. 30 Tr.	Wirkungseintritt nach ca. 2 Wochen, daher bei chronischen Schmerzen. Bei manchen Patienten aber auch bei akuten Schmerzen wirksam
Atemwegserkrankungen				
Echinacea, Pelargonium reniforme, P. sidoides (z.B. Umckaloabo®)	Immunstimulierend, schützt gesunde Zellen vor Virenbefall	Tropfen	3-mal tgl. 30 Tr.	Kann auch zur Infektprophylaxe eingenommen werden
Efeublätterextrakt (z.B. Prospan®)	Schleimlösend	Saft	3-mal tgl.	
Thymiansaft	Sekretolytisch, sekretomotorisch, antibakteriell	Saft	3-mal tgl.	
Myrtol, Pinienöl als Kombinationspräparat (z.B. Gelomyrtol forte®),	Sekretolytisch, antientzündlich, antibakteriell	Kapseln	3-mal tgl.	Einnahme 0,5 Std. vor dem Essen! Kapseln sind dünndarmlöslich

Tab. 3.18 Phytotherapeutika bei speziellen Indikationen (Forts.)

Phytotherapeutisches Mittel	Wirkung	Art der Anwendung	Dosierung	Bemerkungen
Atemwegserkrankungen				
Schlüsselblumenblüten, Sauerampferkraut, Holunderblüten, Eisenkraut, Enzianwurzel als Kombinationspräparat (z.B. Sinupret® forte)	Sekretolytisch, antientzündlich, antimikrobiell	Dragees	3-mal tgl.	
Schwarzes Senfmehl	Sekretolytisch, antientzündlich, antimikrobiell	Auflagen	1- bis 2-mal tgl.	Siehe Anleitung Wickel, Auflage auf den Kieferhöhlen bei Sinusitis, auf dem Rücken und/oder Sternum bei Bronchitis
Salbeiblätterextrakt	antientzündlich, antimikrobiell	Gurgellösung		Hier kann selbst gekochter Salbeitee verwendet werden.
Hypotonie				
Rosmarinblätter, Weißdornblüten, Herzgespannkraut	Kreislaufanregend	Teemischung	2-mal tgl. 1 Tasse	1 EL der Mischung pro Tasse für 10 Min. ziehen lassen
Nervöse Herzbeschwerden				
Melissenblätter, Herzgespannkraut, Baldrianwurzel, Johanniskraut	Psychisch ausgleichend, entspannend, antidepressiv	Teemischung	2-mal tgl. 250 ml	1 EL der Mischung pro Tasse 10 Min. ziehen lassen
Lavendelöl	Beruhigend	Auflage oder Bad		Als Badezusatz (z.B. Lavendel-Bademilch, Weleda), Kompresse tränken und auf das Brustbein auflegen
Bluthochdruck				
Rote Beete	Blutdrucksenkend	Saft	500 ml/Tag	Jeder Schluck muss eingespeichelt (gekaut) werden
Baldrianwurzel, Lavendel, Hopfenzapfen, Melissenblätter	Entspannungsfördernd, beruhigend	Teemischung	1–2 Tassen tgl.	1 EL der Mischung pro Tasse 10 Min. ziehen lassen
Völlegefühl, Sodbrennen				
Kamillenblüten, Malvenblüten, Eibischwurzel, Süßholzwurzel, Fenchelsamen	Karminativ, spasmolytisch, antientzündlich	Teemischung	3 Tassen tgl.	1 EL der Mischung pro Tasse 15 Min. ziehen lassen
Übelkeit				
Ingwerwurzel	Antiemetisch	Tee	Bis zu 1 l tgl.	1–2 cm Wurzel schälen, stifteln, 15 Min. kochen, Wirksamkeit vergleichbar mit Metoclopramid
Ingwerwurzel: Fertigpräparat (Zintona®)	Antiemetisch	Kapseln	Bei Bedarf, bis zu 6-mal tgl.	Wirksamkeit vergleichbar mit Metoclopramid

Tab. 3.18 Phytotherapeutika bei speziellen Indikationen (Forts.)

Phytotherapeutisches Mittel	Wirkung	Art der Anwendung	Dosierung	Bemerkungen
Übelkeit				
Kamillenblüten	Antientzündlich, spasmolytisch, karminativ	Tee	2–3 Tassen tgl.	1 EL pro Tasse, 5 Min. ziehen lassen
Pfefferminzblätter	Karminativ, spasmolytisch	Tee	2–3 Tassen tgl.	1 EL pro Tasse, 5 Min. ziehen lassen
Diarrhö				
Heidelbeeren	Antientzündlich, adstringierend	Saft (Heidelbeer-muttersaft)	3-mal tgl. 20 ml	
Myrrhe, Kaffeekohle und Kamillenblüten als Kombina-tionspräparat (z.B. Myrrhinil intest®),	Antientzündlich, erhöht die Konsis-tenz, karminativ	Tabletten	Bis zu 3-mal tgl. 4 Tbl.	
Blutwurz (Tormentilla)	Antimikrobiell, karminativ, antientzündlich	Tee	2–3 Tassen tgl.	1 TL 10 Min. in 250 ml kochen
Flohsamenschalen	Erhöht das Stuhl-volumen	Granulat	3-mal tgl. 1 Btl.	„Allrounder" aufgrund des hohen Quellver-mögens, sowohl bei Obstipation als auch bei Diarrhö einsetzbar
Gastritis				
Leinsamen	Beruhigt die Magenschleimhaut	Schleim	3-mal tgl. 20 ml	Ganzer Leinsamen wird 20 Min. gekocht und stehen gelassen, dann wird der Schleim warm getrunken
Kamillenblüten	Karminativ, antientzündlich	Tee	2–3 Tassen tgl.	1 EL pro Tasse, 5 Min. ziehen lassen
Pfefferminzblätter	Karminativ, antientzündlich	Tee	2–3 Tassen tgl.	1 EL pro Tasse, 5 Min. ziehen lassen
Blähungen und Reizdarm				
Heublumen	Karminativ, schmerzlindernd, entspannend	Äußerliche An-wendung als Heublumen-sack	1-mal tgl.	Ca. 10–15 Min. über Wasserdampf erhitzen, bis der gesamte Inhalt durchwärmt und leicht feucht geworden ist. Nicht zu heiß und zu feucht werden lassen, Verbrennungsgefahr!
Anis-, Fenchel- oder Kümmelöl	Karminativ	Einreibung	1- bis 2-mal tgl. 4–5 Tr.	Kann auch in der Kom-bination angewendet werden
Fenchelsamen	Karminativ	Tee	1–3 Tassen tgl.	1 geh. TL pro Tasse, 10 Min. ziehen lassen

3

3

Tab. 3.18 Phytotherapeutika bei speziellen Indikationen (Forts.)

Phytotherapeutisches Mittel	Wirkung	Art der Anwendung	Dosierung	Bemerkungen
Blähungen und Reizdarm				
Anissamen	Karminativ	Tee	1–3 Tassen tgl.	1 geh. TL pro Tasse, 10 Min. ziehen lassen
Kümmelsamen	Karminativ	Tee	1–3 Tassen tgl.	1 geh. TL pro Tasse, 10 Min. ziehen lassen
Koriandersamen	Karminativ	Tee	1–3 Tassen tgl.	1 geh. TL pro Tasse, 10 Min. ziehen lassen
Gelbwurzwurzel	Verdauungsanregend	Kapseln	3-mal tgl. 1 Kps.	
Kalmuswurzel	Karminativ, gegen Völlegefühl, harmonisiert den Gastrointestinaltrakt	Tee	2-mal tgl. 1 Tasse	2 TL pro 250 ml, 15 Min. ziehen lassen
Obstipation				
Leinsamen	Quellstoff, erhöht das Stuhlvolumen	Geschrotete Samen	1 EL tgl.	
Weizenkleie	Quellstoff, erhöht das Stuhlvolumen		1–2 EL tgl.	
Flohsamenschalen	Quellstoff, erhöht das Stuhlvolumen		3-mal tgl. 1 Btl.	
Backpflaumen	Peristaltik anregend, enthalten Quellstoffe		2–7 tgl.	Am Abend vorher einweichen und mit dem Einweichwasser verzehren
Blasenentzündung				
Eukalyptusöl	Spasmolytisch, hyperämisierend, antimikrobiell	Auflage	1-mal tgl.	Kompresse mit 2%igem Eukalyptusöl beträufeln, in einer Plastiktüte zwischen 2 Wärmflaschen erwärmen und ohne Tüte 1 Std. auf die Blase legen
Kapuzinerkresse und Meerrettich als Kombinationspräparat (z.B. Angocin®),	Antibakteriell	Dragees	3-mal tgl. 2 Drg.	Antibiotische Wirksamkeit vergleichbar mit konventionellen Antibiotika
Bärentraubenblätter (Cystinol akut®)	Entzündungshemmend	Dragees	3-mal tgl. 2 Drg.	
Goldrutenkraut (Cystinol long®)	Entzündungshemmend, diuretisch	Kapseln	3-mal tgl. 1 Kps.	
Gelenkschmerzen				
Kohlblätter	Entzündungshemmend, kühlend	Wickel	Tgl.	s. Wickel
Bockshornkleesamen	Wärmend, analgetisch	Wickel		s. Wickel

Tab. 3.18 Phytotherapeutika bei speziellen Indikationen (Forts.)

Phytotherapeutisches Mittel	Wirkung	Art der Anwendung	Dosierung	Bemerkungen
Gelenkschmerzen				
Teufelskrallenwurzelextrakt (z.B. Doloteffin®)	Entzündungshemmend, analgetisch, antioxidativ	Tabletten	3-mal tgl. 2 Tbl.	Wirkung gegen Plazebo gut belegt
Rückenschmerzen				
Heublumen	Karminativ, schmerzlindernd, entspannend	Äußerliche Anwendung als Heublumensack	1-mal tgl.	Über Wasserdampf erhitzen
Aconit- oder Johanniskrautöl	Analgetisch	Einreibung	1- bis 2-mal tgl.	Fertigpräparate aus der Apotheke
Schlafstörungen				
Baldrianwurzel (Sedonium®)	Schlaffördernd, entspannend	Dragee	2 Drg. vor dem Schlafen	Die Zubereitung von Baldriantee ist aufwendig und riecht unangenehm. Daher sind Fertigpräparate besser
Passionsblumenkraut	Schlaffördernd, entspannend	Tee oder Fertigpräparat als Kombination	1 Tasse vor dem Schlafen	2 TL in 250 ml 5–10 Min. ziehen lassen
Melissenblätter	Schlaffördernd, entspannend			
Lavendelblüten	Entspannend			
Hopfenzapfen	Schlafanstoßend			

Methode/Vorgehensweise

Z.B. **interaktiver Vortrag**; die Empfehlung bestimmter Phytotherapeutika – sei es als Tee, lokal angewendet oder als Fertigarzneimittel – erfolgt am besten im Rahmen der Besprechung der einzelnen Krankheitsbilder bzw. Befindlichkeitsstörungen.

Bei der Darstellung der Wirkungsweise der Phytotherapeutika sollte auch auf die unterschiedlichen Zubereitungsformen eingegangen werden (➤ Tab. 3.18). In den meisten Fällen existieren Fertigpräparate, die einfacher in der Handhabung sind als die Zubereitung von Tees. Zudem ist bei Tees der Wirkstoffgehalt nicht standardisierbar. Andererseits ist der Selbsthilfeaspekt natürlich ausgeprägter, wenn die Wirkstoffe selbst zubereitet werden (müssen). Das Kochen von Baldriantee ist allerdings weniger zu empfehlen, da Baldrianwurzel unangenehm riecht und die Zubereitung sehr aufwendig ist, um einen therapeutisch wirksamen Tee zu erhalten.

Modul 4: Schröpfen und Schröpfkopfmassage

Ziele des Moduls
• Einführung zu Entstehung, Geschichte und Anwendung;
• Vermittlung von Wirkprinzipien und Kontraindikationen;
• Vorstellen therapeutischer Wirkungen bei speziellen Indikationen;
• Übungspraxis.
Zeitaufwand: 60 Min. im Gruppensetting.

Thema 1: theoretische Einführung
S.o., Allgemeines.

Methode/Vorgehensweise
Z.B. interaktiver Vortrag.

Thema 2: therapeutische Anwendungen und Kontraindikationen
Einsatz findet dieses Verfahren vor allem bei Rückenschmerzen (akute und chronische), aber auch bei Kopfschmerzen.

Im letzteren Fall wird dann der Schulter-Nacken-Bereich behandelt, um dort die verspannte Muskulatur zu lösen. Gleichzeitig werden über kutiviszerale Reflexverschaltungen auf spinaler Ebene die inneren Organe beeinflusst, sodass auch funktionelle Erkrankungen mit Schröpfgläsern behandelt werden können. Bei den Reflexzonen, auf welche die Gläser aufgesetzt werden, handelt es sich zum einen um die Head-Zonen, zum anderen um die Bereiche der Haut, deren sensible Nervenfasern über Interneuronen im Rückenmark mit efferenten Fasern der inneren Organe kommunizieren. Die genaue Topografie der Reflexzonen ist allerdings zu komplex, um sie Patienten zu vermitteln. Die Praxis einer Schröpfkopfmassage gegen Rückenbeschwerden und Kopfschmerzen ist hingegen einfach zu vermitteln.

Kontraindikationen: verstärkte Blutungsneigung, Einnahme von Antikoagulanzien, Hauterkrankungen im zu behandelnden Gebiet.

Methode/Vorgehensweise
Z.B. interaktiver Vortrag;

Thema 3: Übungspraxis
Die Patienten müssen auf Kontraindikationen (s.o.) und Nebenwirkungen (Hämatome) hingewiesen werden.

Methode/Vorgehensweise
Die Technik der Schröpfkopfmassage wird an einem Patienten demonstriert. Dazu setzt sich der Patient mit dem Rücken zu den anderen Patienten und macht den Rücken frei bis zum Beckenkamm. Es wird die Handhabung des Massageöls (z.B. Weleda Arnika-Massageöl) demonstriert, das Aufsetzen des Glases auf der Haut und die Führung über den Rücken. Das Glas soll beginnend direkt neben der Wirbelsäule solange über die gleichen Zonen gezogen werden, bis eine Rötung eingetreten ist; danach wird das Glas eine Glasbreite nach außen versetzt und wieder von oben nach unten geführt. Ein Wechsel der Seite mit horizontaler Führung darf über dem

Sakralbereich und dem Trapezius in Höhe von Th1 erfolgen. Nach der Demonstration kann paarweise unter Aufsicht geübt werden.

——————— **Praxis** ———————

Schröpfkopfmassage: Durchführung

Wichtige Hinweise für die Patienten: Das Öl soll nicht aus der Flasche direkt auf den Rücken gegossen werden, da dies einen Kaltreiz darstellt. Der „Behandler" soll sich das Öl in die Handfläche gießen und etwas anwärmen. Empfohlene Glasgrößen haben einen Durchmesser von 3–4,5 cm.
Das Glas wird dann mit leichtem Druck senkrecht zur Hautoberfläche aufgesetzt, der Sog dabei so stark gewählt, wie er toleriert wird. Es empfiehlt sich, Schröpfgläser zu verwenden, bei denen der Unterdruck über einen Gummiball, der dem Glas aufsitzt, erzeugt wird. Die Teilevakuierung durch Hitzeeinwirkung mit einer Flamme ist für den Ungeübten meist angstbesetzt und umständlich.
Die Handhabung erfordert etwas Übung, hier muss darauf hingewiesen werden, dass unabhängig von der Zugrichtung gleichzeitig ein geringer Druck senkrecht zur Hautoberfläche aufgewendet werden muss, da sonst das Glas beim Ziehen von der Körperoberfläche „abgerissen" wird.
Das Glas wird möglichst nah zur Hautoberfläche angefasst, ähnlich wie beim „C-Griff" bei der Beatmungsmaske. Nach der Massage überstehendes Öl kann mit einem Tuch abgenommen werden.

Modul 5: Akupressur

Die Schulung der Akupressur setzt voraus, dass der Gruppenleiter das Verfahren beherrscht.

Ziele des Moduls
• Einführung zu Entstehung, Geschichte und Anwendung;
• Vorstellen therapeutischer Wirkungen bei speziellen Indikationen;
• Übungspraxis.
Zeitaufwand: 45 Min.

Thema 1: theoretische Einführung
S.o., Allgemeines.

Methode/Vorgehensweise
Z.B. interaktiver Vortrag; einleitend kann gefragt werden, wer schon mal akupunktiert wurde und welche Erfahrungen dabei gemacht worden sind.

Thema 2: therapeutische Wirkungen bei speziellen Indikationen
Für die Selbstbehandlung empfiehlt sich die Schulung von Punkten mit folgenden Eigenschaften:
- Allgemein schmerzlindernde Punkte;
- Punkte mit guten Effekten bei Rücken- und Kopfschmerzen;
- Punkte, die immunstimulierend sind (und damit bei Erkältung und Sinusitis angewendet werden können);
- Punkte, die den Gastrointestinaltrakt beeinflussen;
- Punkte, die seelisch ausgleichend wirken.

Da fast alle Punkte mehr als nur eine Wirkung haben, können so auch Querverbindungen zu verschiedenen Krankheitsbildern geschaffen werden.

Akupressurselbstanwendungen können abhängig von den Erkrankungen der Patienten bei **folgenden Beschwerdebildern** angeleitet werden:
- Kopfschmerzen: Extrapunkt Tai Yang, Gb 20, Di 4, Le 3, „Ah Shi-Punkte" individuelle Schmerzpunkte, die der Patient bisher schon intuitiv benutzt hat („Druck auf diese Punkte bessert meinen Kopfschmerz");
- Rückenschmerzen: Di 4, Bl 60, Bl 40;
- Reizdarmsyndrom: Di 4, MP 6, KG 12;
- Bronchitis: Di 4, Di 11, KG 17; Ni 3;
- Erkältungen, Sinusitis: Di 4, Di 11, Di 20;
- Nervöse Herzbeschwerden: KG 17, He 7, Ni 3;
- Schlafstörungen He 7, Du 20;
- Übelkeit: Pe 6;
- Magen-Darm-Probleme: KG 12, Ma 36.

Methode/Vorgehensweise
Z.B. interaktiver Vortrag.

Thema 3: Übungspraxis
Die Akupressur ist einfach zu erlernen und umzusetzen, und es gibt bei dieser Methode praktisch keine Kontraindikationen.

Jeder Punkt soll für eine halbe bis eine Minute mit dem Finger unter leichtem Druck mit kreisenden Bewegungen stimuliert werden. Der Punkt soll nicht einfach nur gequetscht werden! Bei vielen Punkten empfiehlt es sich, ein „Widerlager" unterzulegen. Dies geschieht am besten, indem der Punkt von Daumen und Zeigefinger „in die Zange" genommen wird. Der Patient soll so fest drücken, dass es nicht schmerzhaft ist, er aber den Punkt durch den Druck wahrnimmt. Die Anwendung kann bei chronischen Erkrankungen mindestens einmal täglich durchgeführt werden. Bei akuten Beschwerden wie Kopfschmerzen kann solange gedrückt werden, wie es als angenehm empfunden wird. Die Patienten sollen eingeladen werden, hier selbst auszuprobieren und Erfahrungen zu sammeln.

Methode/Vorgehensweise
Am besten werden die Punkte an jedem Patienten demonstriert, damit dieser ein Gefühl für den Punkt entwickeln kann und ein Gespür dafür bekommt, wann er den Punkt unter dem Finger hat und mit welcher Intensität massiert werden soll. Für die Patienten ist es immer wieder eine beeindruckende und auch oft neue Erfahrung, wie intensiv ein Akupunkturpunkt sich von seiner Umgebung unterscheidet. Dieser Eindruck und die Erfahrungen, die von den Patienten im Laufe der Selbstanwendung gemacht werden, stärken nachhaltig das Vertrauen in die Eigenkompetenz und führen zu einer hohen Compliance, die Akupressur weiter fortzusetzen.

LITERATURVERZEICHNIS
Bierbach E, Herzog M. Handbuch Naturheilpraxis. München: Elsevier Urban und Fischer Verlag; 2005.
Dobos G, Deuse M, Michalsen A. Chronische Erkrankungen. Konventionelle und komplementäre Therapie. München: Elsevier Urban und Fischer Verlag; 2006.
Lange A. Physikalische Medizin. Heidelberg: Springer-Verlag; 2003.
Linde K, ter Riet G, Hondras M, Vickers A, Saller R, Melchart D. Systematic reviews of complementary therapies – an annotated bibliography. Part 2: Herbal medicine. BMC Complementary and Alternative Medicine 2001;1:5.
Schmiedel V, Augustin M. Leitfaden Naturheilkunde. München: Elsevier Urban und Fischer Verlag; 2008.

3

3.2.11 Lebensstilbereich kognitive Strukturen

Christel von Scheidt, Anna Paul

Allgemeines

Historischer Überblick

Methoden der Kognitiven Umstrukturierung sind der Kern Kognitiver (Verhaltens-)Therapien, die als sehr erfolgreich zur Behandlung emotionaler Probleme betrachtet werden.

Der zentrale Gedanke – die enge Verbindung der Art des Denkens mit der Ausrichtung des emotionalen Erlebens – findet bereits in den Ausführungen alter Philosophen Erwähnung (Buddha, 563–483 v.Chr.; Sokrates, 469–399 v.Chr.; Platon, 427–347 v.Chr.; Seneca, 1–65 n.Chr.; Epiktet ca. 50–138 n.Chr.). Allerdings wurde der psychotherapeutische Ansatz erst ab den 50er/60er-Jahren des letzten Jahrhunderts entwickelt.

Neben der **Philosophie** bilden die **Sozialpsychologie** und die **Verhaltenstherapie** weitere Wurzeln der Kognitiven Therapieansätze. Vertreter der Sozialpsychologie betrachten Emotionen als ein Zusammenwirken von Physiologie, Kognitionen und Verhalten (Stavemann, 2003). Den Lebenskontext berücksichtigend (z.B. Mead, 1930er-Jahre) sehen sie diese durch kultur-, schicht- und geschlechtsspezifische Wahrnehmung geprägt (Stavemann, 2003).

Die Verhaltenstherapie zeigte sich anfangs ausschließlich der empirischen Naturwissenschaft verpflichtet. Folglich bezog sie sich darauf, objektiv beobachtbares dysfunktionales Verhalten (z.B. bei Phobien) durch funktionales Verhalten mittels konkret geplanter Verhaltensübungen zu ersetzen. Dabei wurde alles Subjektive (Kognitionen, Einstellungen und Emotionen) bei der Erklärung und Behandlung psychischer Probleme und Störungen gänzlich ausgeschlossen. Dieses rein symptombezogene Vorgehen stieß vor allem bei Selbstwertproblemen, die auf subjektiver (Selbst-)Beurteilung basieren, an seine Grenzen, da subjektive Faktoren als eigentliche Ursachen emotionaler Probleme nicht berücksichtigt wurden.

Eine Veränderung brachte die sog. **Kognitive Wende** in den 60er- und 70er-Jahren des letzten Jahrhunderts. Durch eine erneute und verstärkte Orientierung an philosophischen Fragestellungen rückte die Subjektivität des Menschen in den Vordergrund:

- Wie nimmt der Mensch innere und äußere Reize wahr?
- Wie speichert und verarbeitet er sie?
- Welche Verzerrungen und Probleme können dabei auftreten?
- Welche emotionalen Konsequenzen resultieren daraus?
- Welchen Einfluss haben Ziele, Interessen, Motivation und Werte und die damit verbundenen Emotionen?

Das **Kognitive Paradigma** – in dem davon ausgegangen wird, dass der Mensch sein Erleben und Verhalten durch seine subjektiven Kognitionen selbst gestaltet – hielt Einzug. Neben der orthodoxen Verhaltenstherapie wurden verschiedene Modelle Kognitiver (Verhaltens-)Therapie entwickelt. Auch bei einigen Vertretern der Tiefenpsychologie und der Psychoanalyse fand dieser Ansatz Berücksichtigung (Stavemann, 2003).

Kognitive (Verhaltens-)Therapie

Die verschiedenen Ansätze Kognitiver (Verhaltens-)Therapie ähneln sich in ihrem praktisch-therapeutischen Vorgehen sehr stark. „*Nicht die Dinge selbst beunruhigen die Menschen, sondern ihre Vorstellung von den Dingen.*" Schon Epiktet (50–138) formulierte mit dieser Aussage die Grundannahme der kognitiven Ansätze: Somit ist der Mensch nicht passives Opfer seiner Erfahrungen. Vielmehr reagiert er auf sein eigenes subjektives, inneres, dynamisches Abbild der Welt und nicht auf die „objektive" Wirklichkeit.

Unter dem Oberbegriff **Kognitionen** werden vielfältige subjektive mentale Vorgänge zusammengefasst:

- Wahrnehmung und Bewertung von Ereignissen;
- Erwartungen und Hypothesen;
- Grundannahmen;
- Einstellungen und Lebensphilosophie;
- Innerer Dialog;
- Verzerrtes Denken.

Sind diese kognitiven (Bewertungs-)Prozesse „dysfunktional" und mit psychischer Beeinträchtigung verbunden, ermöglicht die Therapie eine Veränderung in Richtung „funktionaler" Kognitionen. Ist beispielsweise die zentrale Grundannahme einer Frau „Ich bin nur dann eine gute Mutter und Partnerin, wenn alle in der Familie glücklich und zufrieden sind", wird sie sich oftmals in einer Situation befinden, in der dies nicht das Fall ist. Dann wird sie sich schuldig oder unfähig fühlen, da es sich bei der Grundannahme um eine kognitive Verzerrung handelt, denn das Glück der Familie liegt nicht in ihrer Macht. Aufgrund permanenter Schuld- oder Minderwertigkeitsgefühle können sich erhebliche psychische Beeinträchtigungen entwickeln. In einer Kognitiven Psychotherapie lernt man, diese Verzerrungen zu erkennen und durch realistischere Gedanken zu ersetzen.

Im Folgenden werden exemplarisch die Ansätze von Ellis und Beck (Psychoanalyse) sowie von Meichenbaum (Verhaltenstherapie) in der Reihenfolge der historischen Entwicklung beschrieben (Wilken, 2006).

Die Rational-Emotive-Therapie nach A. Ellis

Albert Ellis (1913–2007) lieferte mit der **Rational-Emotiven-Therapie** (RET) in den 50er-Jahren des letzten Jahrhunderts den ersten Ansatz Kognitiver Therapien. Er betont den Einfluss der Bewertungen (Beliefs) bei der Entstehung und Aufrechterhaltung von Emotionen und Verhaltensweisen und entwickelte das **ABC-Modell:**

- **A**ctivating Event: auslösendes externes oder intrapsychisches Ereignis;
- **B**eliefs, Belief Systems: Bewertung des Ereignisses;
- **C**onsequences: emotionale Reaktionen und Verhaltensweisen.

Er geht davon aus, dass Emotionen und Verhaltensweisen (C) nicht direkt durch ein Ereignis (A) verursacht, sondern durch die subjektive Bewertung (B) hervorgerufen werden – wobei sich A, B und C wechselseitig beeinflussen. Die Bewertungen können rational (zielführend, hilfreich, angemessen) oder irrational (selbstschädigend, unangemessen, nicht zielführend, subjektiv belastend) sein. Irrationale Bewertungen haben die Tendenz, sich zu Überzeugungen zu verfestigen.

Wilken beschreibt vier Grundkategorien solcher irrationaler Überzeugungen (Wilken, 2006):

1. **Absolute Forderungen** (Mussturbationen): Wünsche und Vorlieben werden als absolute Notwendigkeit betrachtet: „Ich muss immer …" bzw. „Andere müssen …".
2. **Globale negative Selbst- und Fremdbewertung:** Einzelne Vorkommnisse werden auf die Person als Ganzes übertragen. Ein einziges Misslingen führt zu: „Ich bin eine Versagerin …" oder „Der andere ist absolut unzuverlässig …".
3. **Katastrophendenken:** Ein negatives Ereignis wird als Katastrophe gesehen: „Es wäre absolut furchtbar, wenn …".
4. **Niedrige Frustrationstoleranz:** Jemand erachtet sich als unfähig, ein negatives eingetretenes oder befürchtetes Ereignis ertragen zu können: „Ich kann es nicht ertragen, wenn …".

Ellis betrachtet absolute Forderungen an sich und andere (1) in Verbindung mit verzerrten Schlussfolgerungen (2–4) als grundlegend für viele neurotische Störungen und Persönlichkeitsstörungen im Sinne einer zentralen Lebensphilosophie: „Alle müssen mich mögen (1). Wenn nicht, ist das eine Katastrophe (3) und zeugt von meiner Wertlosigkeit (2)." Dies führt letztlich zu Verhaltensproblemen.

Für die Emotionen benennt Ellis zwei zentrale Formen der Angst:

- **Ich-Angst** (Ego Anxiety): Die Ich-Angst ist durch absolute Forderungen und negative Selbstbewertungen gekennzeichnet: „Ich muss immer alles richtig machen bzw. von anderen gemocht werden." – „Wenn mir das nicht gelingt, bin ich eine Versagerin und wertlos."
- **Angst vor dem Unangenehmen** (Discomfort Anxiety): Angst vor Unbehagen tritt zutage, wenn das eigene Wohlbefinden in Gefahr gesehen wird, und ist mit verminderter Frustrationstoleranz verbunden: „Es muss alles so sein, wie ich es will." – „Wenn es nicht so ist, kann ich es nicht ertragen."

Der **Symptomstress** – ein weiteres Konzept – beschreibt ein Beunruhigtsein bezüglich bestimmter Symptome: „Es ist furchtbar, dass ich dieses Problem habe." – „Ich müsste es besser können." Symptomstress bildet den Auslöser (A) für ein sekundäres ABC (Angst vor der Angst, Depression wegen der Depression, Ärger über die eigene Angst etc.) und verstärkt die primären Symptome.

3

MERKE

Irrationale Einstellungen und Annahmen als Basis irrationaler Gedanken

Nach Albert Ellis gibt es zwölf zentrale irrationale Einstellungen, Vorstellungen oder Annahmen, die fast allen irrationalen Gedanken zugrunde liegen. Diese irrationalen Vorstellungen sind die Basis für zwei verschiedene Emotionsrichtungen:

Angstbezogene Emotionen (wie Angst, Panik, Schuldgefühle, Zweifel)

Irrationale Annahmen, die angstbezogene Emotionen hervorrufen:

- Für jeden Menschen ist es absolut notwendig, von nahezu jeder anderen Person in seinem Umfeld geliebt oder anerkannt zu werden.
- Ein Mensch darf sich nur dann als wertvoll empfinden, wenn er in jeder Hinsicht leistungsfähig, tüchtig und kompetent ist.
- Menschliches Leiden hat äußere Ursachen, und der Mensch kann wenig Einfluss auf den eigenen Kummer und die eigenen psychischen Probleme nehmen.
- Über tatsächliche oder vorgestellte Gefahren muss der Mensch sich große Sorgen machen und sich ständig mit der Möglichkeit befassen, dass sie eintreten werden.
- Der Mensch soll sich auf andere verlassen und braucht immer einen stärkeren, auf den er sich stützen kann.
- Die eigene Vergangenheit des Menschen hat entscheidenden Einfluss auf das Verhalten in der Gegenwart. Etwas, das früher einen Einfluss auf dass Leben hatte, wird auch weiterhin einen Einfluss haben.
- Für jedes menschliche Problem gibt es die absolut perfekte Lösung, und es ist eine große Katastrophe, wenn genau diese Lösung nicht gefunden wird.
- Es ist unmöglich, mit Unsicherheiten oder Wahrscheinlichkeiten zu leben.

Feindselige Emotionen (wie Ärger, Aggression, Frustration)

Irrationale Annahmen, die feindselige Emotionen hervorrufen:

- Bestimmte Menschen sind schlecht und böse und müssen für ihre Schlechtigkeit gerügt oder bestraft werden.
- Es ist schrecklich und eine Katastrophe, wenn die Dinge nicht genau so sind, wie man sie gerne haben möchte.
- Es ist leichter, bestimmten Schwierigkeiten aus dem Weg zu gehen, als sich ihnen zu stellen.
- Wenn andere Menschen Probleme oder Schwierigkeiten haben, muss man sich darüber aufregen, dass die Welt nicht fair ist.

Therapie

Ziel der RET ist es, irrationale Bewertungen und zugrunde liegende absolute Forderungen hin zu einer rationaleren Lebensphilosophie zu verändern. Diese befähigt den Menschen, gegenwärtigen und zukünftigen Problemen angemessener zu begegnen.

Das Vorgehen setzt sich wie folgt zusammen:

- Erläuterung des ABC-Modells;
- Exploration
  - der Emotions- und/oder Verhaltensstörungen (C);
  - der auslösenden Situationen (A);
  - der subjektiven Veränderungsziele (Z);
  - der irrationalen Bewertungen/Überzeugungen (B);
- Disputation und Veränderung der irrationalen Kognitionen.

In einem multimodalen und integrativen Vorgehen erfolgen die Disputationsinterventionen auf drei Ebenen (Kognition, Emotion und Verhalten), da sie sich gegenseitig beeinflussen. Das übergeordnete Ziel bleibt jedoch die Kognitive Umstrukturierung, die auf diese Weise Nachhaltigkeit erfährt. Kognitionen werden u.a. mittels der **Sokratischen Gesprächsführung** infrage gestellt (Stavemann, 2007). Emotionen können beispielsweise mit Imaginationstechniken verändert werden. Auf der Verhaltensebene kommen Rollenspiele, Reizkonfrontation und weitere verhaltenstherapeutische Methoden wie Fertigkeitstrainings zum Einsatz (Wilken 2006, S.16–24).

Die Kognitive Triade der Depression nach A. T. Beck

Aaron T. Beck (geb. 1921) betrachtet die negativ verzerrte Wahrnehmung und Interpretation der Realität als Ursache dafür, dass psychische Störungen entstehen und aufrechterhalten werden. Er beschreibt die sog. **Kognitive Triade der Depression** (negativ verzerrte Sicht der eigenen Person, der Umwelt und der Zukunft). Diese verzerrte Sicht führt zu Fehlern in der Informationsverarbeitung sowohl in der Wahrnehmung als auch in daraus abgeleiteten Schlussfolgerungen. Diese Denkfehler resultieren aus biografisch entwickelten negativen Schemata, die in Belastungssituationen evoziert und durch die verzerrte Informationsverarbeitung bestätigt werden, sodass sie sich immer weiter verfestigen. Charakteristische Denkfehler sind beispielsweise:

- **Willkürliche Schlussfolgerungen:** Aus einem Misserfolg wird die Einschätzung „Ich bin eine Versagerin". Dabei werden weder Erfolge in anderen Situationen berücksichtigt noch die Frage, ob diese Aufgabe lösbar gewesen wäre.
- **Übergeneralisierung:** Ein Ereignis wird auf andere Situationen übertragen. Ein Unfall mit Todesfolge eines geliebten Menschen löst die Fantasie aus, dass dies auch anderen nahestehenden Personen zustoßen könnte.
- **Personalisierung:** Ohne ersichtliche Beweise werden externe Ereignisse auf die eigene Person bezogen. Die Krankheit eines nahestehenden Menschen wird als Strafe für ein eigenes Fehlverhalten gesehen.

Ein zentrales Konzept der Kognitiven Therapie bilden sog. **automatische Gedanken**, die auf **generalisierten Grundannahmen** basieren. Automatische Gedanken liegen als unmittelbare, reflexhafte und subjektiv logische Gedanken zwischen einem Ereignis und dem subjektiven Erleben. Sie sind in der Therapie leicht explorierbar und liefern die Basis für das Erkennen der meist unbewussten Grundannahmen, die dahinter liegen („Ich bin nur dann glücklich, wenn alle mich mögen bzw. wenn ich immer erfolgreich bin." – „Hat jemand eine andere Meinung, dann mag er mich nicht." – „Was andere von mir denken, bestimmt meinen Wert als Mensch.").

Therapie

Ziel der Kognitiven Therapie ist es, verzerrte Kognitionen und dahinterliegende Grundannahmen hin zu einem differenzierten, konkreten, flexiblen und nicht wertenden Denken zu verändern.

Gerade bei an Depression erkrankten Menschen erfolgt in der Regel zuerst eine Steigerung des Aktivitätsniveaus durch verhaltenstherapeutische Interventionen (Planen von Aktivitäten, Führen eines Aktivitätstagebuchs u.ä.) mit dem Ziel, die Stimmung zu verbessern. Die anschließende Kognitive Therapie weist große Ähnlichkeit zur RET (s.o.) auf. Das Vorgehen gestaltet sich wie folgt:
- Erläutern der Kognitiven Theorie und Therapie;
- Identifizieren
  - der automatischen Gedanken und der Denkfehler;
  - der Grundannahmen;
- Hinterfragen und Verändern der Gedanken und Einstellungen.

Bei der Identifizierung und Veränderung der verzerrten Kognitionen kommt auch hier dem Sokratischen Dialog eine große Bedeutung zu. Um den Prozess zu unterstützen, werden Hausaufgaben eingesetzt (z.B. Protokolle negativer automatischer Gedanken). Die verzerrten Kognitionen werden einer Realitätsprüfung unterzogen, indem im Alltag Hinweise und Beobachtungen gesammelt werden, die ihnen widersprechen. Neben kognitiven Interventionen kommen auch hier unterstützend verhaltenstherapeutische Maßnahmen zur Anwendung: Während sich kognitive Interventionen auf Gedanken, Bewertungen, Grundannahmen etc. beziehen, setzen verhaltenstherapeutische Maßnahmen an der konkreten Verhaltensebene an. Beispielsweise zeigen depressiv erkrankte Menschen in der Alltagsgestaltung oftmals eine ausgeprägte Inaktivität, die wiederum die Stimmung negativ beeinflusst. Zur Aufhebung dieser Inaktivität werden für den Alltag Verhaltenspläne erarbeitet, die den Menschen darin unterstützen, diese Inaktivität zu durchbrechen und sukzessive ein vermehrtes Aktivitätsniveau zu entwickeln (u.a. durch graduierte Planung von (erfreulichen) Aktivitäten). Durch Erfolgserlebnisse und das Erleben positiver Aktivitäten geht unmittelbar auch eine Stimmungsverbesserung einher, die als Ausgangsbasis für eine Kognitive Therapie dienen kann. Im Verlauf des therapeutischen Prozesses werden aus den automatischen Gedanken durch die Bearbeitung von wiederkehrenden Themen die dahinterliegenden Grundannahmen verdeutlicht. Diese können ebenfalls herausgefordert, überprüft und verändert werden. Je nach Persönlichkeitsstruktur/-störung sind sie sehr spezifisch (Wilken, 2006).

Das Konzept der Selbstverbalisation von D. Meichenbaum

Donald Meichenbaum (geb. 1940) entwickelte das **Stressimpfungstraining** aufgrund seiner Annahme, dass Emotionen durch **Selbstverbalisation** entstehen und beeinflusst werden. Er misst dem inneren Sprechen zu sich selbst bei der Bewältigung von Stresssituationen eine große Bedeutung bei. Angemessene Sätze („Auch wenn ich einen Fehler mache, geht davon die Welt nicht unter.") ermöglichen die angemessene Bewältigung einer Situation mit angemessenen Emotionen. Unangemessene Selbstverbalisation („Das ist alles zu viel für mich – das werde ich nie schaffen.") führen hingegen zu einer unangemessenen Bewältigung mit unangemessenen Emotionen.

Im Gegensatz zu Ellis und Beck wird Meichenbaum eine fehlende theoretische Herleitung und Definition der zentralen Begriffe seines Konzepts konstatiert, was eine konkrete Spezifizierung von Therapiezielen erschwert.

Therapie

Allgemeines Ziel der Therapie ist es hier, Kompetenzen zu fördern, um belastende Situationen durch angemessene Selbstverbalisation zu bewältigen. Das Vorgehen gliedert sich in folgende Schritte:

- Didaktische Informationsphase:
  - Erläutern der Bedeutung von Kognitionen und Selbstverbalisation für die Stressreaktion;
  - Analyse der Problemsituationen;
  - Aufzeigen von Bewältigungsmöglichkeiten;
- Übungsphase:
  - Einüben verschiedener kognitiver Bewältigungsmöglichkeiten in exemplarischen Situationen;
  - Trainieren einer Entspannungstechnik;
- Anwendungsphase: Anwenden der erlernten Strategien im Alltag.

Neben dem kognitiven Training werden auch von Meichenbaum verhaltenstherapeutische Techniken eingesetzt (z.B. Modelllernen, Reizkonfrontation).

In der Übungsphase werden, im Gegensatz zu den Konzepten von Ellis und Beck, die ungünstigen Selbstverbalisationen nicht hinterfragt oder überprüft. Das Augenmerk liegt ausschließlich darauf, gemeinsam mit dem Klienten angemessene Selbstverbalisationen zu formulieren.

Die kognitive Bewältigung von Stresssituationen in der Anwendungsphase durch angemessene Selbstverbalisationen erfolgt in vier Schritten (Wilken, 2006):

1. **Vorbereitung auf die Stresssituation** – sich orientieren und planen: „Was ist zu tun?" – „Du kannst einen Plan erstellen, wie du mit der Situation umgehen kannst." – „Sich sorgen hilft dir nicht weiter."
2. **Konfrontation mit der Stresssituation** – schrittweises Vorgehen, sich entspannen, sich selbst positiv instruieren: „Eins nach dem anderen." – „Bleib ruhig!" – „Atme durch und entspanne

dich." – „Du kannst dich mit Gedanken wieder beruhigen."
3. **Auseinandersetzung mit dem Gefühl der Überwältigung** – Abwenden drohender Panikgefühle: „Du kannst mit deiner Angst umgehen." – „Sie geht wieder vorbei." – „Du kannst die Angst aushalten." – „Bleibe im Jetzt – was ist jetzt zu tun?"
4. **Selbstverstärkung** – Stabilisieren des erfolgreichen Bewältigungsverhaltens: „Das hast du aber gut gemacht." – „Es geht doch von Mal zu Mal besser."

Vergleich der Ansätze von Ellis, Beck und Meichenbaum

Die vorgestellten Ansätze zeigen große Ähnlichkeit und haben als gemeinsames Ziel, verzerrte Kognitionen oder dysfunktionale Selbstinstruktionen selbstständig identifizieren und verändern zu können. Sie differieren dabei in der jeweiligen Schwerpunktsetzung:

- Ellis bezieht sich auf Bewertungsmuster und Lebensphilosophien, die dem Erreichen wichtiger subjektiver Ziele entgegenstehen. Seine Vorgehensweise hat somit eine philosophische Ausrichtung.
- Beck betont Denkfehler in Wahrnehmung und Interpretation, die eine mangelnde Realitätsnähe aufweisen, und folgt eher einem empirischen Vorgehen.
- Meichenbaum stellt die Veränderung ungünstiger Selbstverbalisationen und innerer Bewältigungsaussagen in den Vordergrund. Sein Schwerpunkt ist dabei eher ein technischer.

Die jeweilige Vorgehensweise lässt sich auch auf die therapeutische Herkunft der Autoren zurückführen. Ellis und Beck (psychoanalytische Ausbildung) messen den subjektiven Einsichtsprozessen wesentliche Bedeutung bei, Meichenbaum (Verhaltenstherapeut) sieht es als ausreichend an, das kognitive Verhalten zu ändern.

Die Kognitive Umstrukturierung

Im Laufe der Zeit haben sich die Vorgehensweisen in der therapeutischen Praxis jedoch zunehmend angenähert, sodass die heute praktizierte **Kognitive Umstrukturierung** entstanden ist, indem bewährte Vorgehensweisen der vorgestellten (und auch anderer) Modelle zusammengeführt wurden.

Die Kognitive Umstrukturierung erfolgt in fünf Schritten (Wilken, 2006):

- Erläuterung des kognitiven Modells;
- Identifikation dysfunktionaler Kognitionen in spezifischen Problemsituationen;
- Hinterfragen dysfunktionaler Kognitionen;
- Entwicklung funktionaler, angemessener Kognitionen;
- Erproben und Einüben neuer Kognitionen in Problemsituationen.

Kognitive Kompetenzen und Mind-Body-Medizin

Die Förderung kognitiver Kompetenzen stellt einen wesentlichen Bestandteil der mind-body-medizinischen Behandlung dar, wie im Folgenden verdeutlicht: Chronischer Stress gilt als vermittelnde Variable sowohl für die Funktionsfähigkeit des Immunsystems als auch bei der Entstehung von Krankheiten (➤ Kap. 2.3.6, ➤ Abb. 3.11). Da situative dysfunktionale Kognitionen eine adrenalinvermittelte Stressreaktion auslösen können, bilden kognitive Kompetenzen, die diese verhindern, eine wesentliche gesundheitserhaltende Ressource. Symptombezogene dysfunktionale Gedanken, wie sie bei chronisch kranken Menschen oftmals beobachtet werden, führen u.a. dazu, dass sich Symptome verstärken. Außerdem verringern sich die Symptomto-

leranz und die interne Kontrollüberzeugung (➤ Kap. 2.2.3). Kognitive Kompetenzen zu fördern kann somit als wesentlicher Bestandteil einer Krankheitsverarbeitung betrachtet werden.

Dysfunktionale Einstellungen im Sinne einer Lebensphilosophie bilden zum einen den Hintergrund dafür, dass alltägliche Anforderungen als Belastung, ja sogar als Bedrohung bewertet werden. Zum anderen stellen sie die Basis dar, um die subjektive Belastbarkeit und die Kompetenzen einzuschätzen, die benötigt werden, um Anforderungen zu bewältigen. Je nach Inhalt führen dysfunktionale Einstellungen zu einer generalisierten Haltung der Hilflosigkeit, einer gering ausgeprägten generalisierten Selbstwirksamkeitserwartung sowie einer mangelnden Wahrnehmung externer Hilfsmöglichkeiten (Kaluza, 2005).

Wie in ➤ Kap. 2.3.7 dargestellt, spielen Kognitionen/Einstellungen für den Prozess einer Verhaltensänderung insbesondere im motivationalen und intentionalen Bereich eine große Rolle. Somit bildet die Erweiterung der kognitiven Kompetenz in der Mind-Body-Medizin gerade auch bezogen auf die subjektiven Einstellungen und Wahrnehmungen eine wesentliche Schlüsselqualifikation für den angestrebten Prozess der Gesundheitsverhaltensänderung.

Wie in ➤ Kap. 2.3.4 ausgeführt, bildet die **Haltung der Achtsamkeit** im Konzept der Mind-Body-

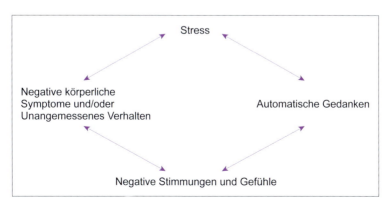

Abb. 3.11 Der negative Stresskreislauf stellt dar, wie sich in einem Kreislauf negative Gedanken, die Stimmung, der körperliche Zustand und das Verhalten wechselseitig beeinflussen. Dieser Einfluss kann in beide Richtungen gehen: Beispielsweise kann Kopfschmerz unsere Stimmung beeinträchtigen und dies wiederum kann sich auf unsere Gedanken auswirken. Andererseits kann, wenn wir uns auf negative Gedanken konzentrieren, dadurch unsere Stimmung beeinflusst werden – und in der Folge entwickelt sich Kopfschmerz.
Dadurch, dass man diesen Kreislauf aufdeckt, kann man einige der automatischen Gedanken verändern, die ihrerseits Einfluss darauf nehmen, wie man sich fühlt, wie man denkt und handelt

Medizin eine Basis. Durch das Training der Achtsamkeit verbessert sich die Selbstwahrnehmung insgesamt. Die Kombination von kognitivem und Achtsamkeitstraining kann zum einen dazu beitragen, dass dysfunktionale Kognitionen und deren funktionale Veränderung leichter wahrgenommen und identifiziert werden. Zum anderen kann durch eine gelassenere Grundhaltung eine Veränderung dysfunktionaler subjektiver Einstellungen und Lebensphilosophien gefördert werden.

Für die Praxis

- Es hat sich bewährt, die Gruppensettings zu diesem Thema in zwei Modulen anzulegen: Modul 1: Wahrnehmungs- und Bewertungsgewohnheiten – die Selbstbeobachtung;
- Modul 2: Wahrnehmungs- und Bewertungsgewohnheiten – Veränderung stressverschärfender Gedanken.

Modul 1: Wahrnehmungs- und Bewertungsgewohnheiten – die Selbstbeobachtung

Ziele des Moduls
- Vermittlung des ABC-Modells aus der Kognitiven Umstrukturierung als Selbstbeobachtungsmethode;
- Sensibilisierung der Patienten für ihre stressverschärfenden Gedanken und deren Zusammenhang mit der Stressreaktion.
Zeitaufwand: 1,5 Std.

Thema 1: stressverschärfende Gedanken
Im Vordergrund steht hier, den Patienten die Wirkung von Gedanken auf die Stressreaktion bewusst zu machen (➤ Kap. 3.2.6).

Methode/Vorgehensweise
Zum Einstieg könnten Sie noch einmal die vier Ebenen der Spannungsregulation wiederholen (➤ Kap. 3.2.6) und dabei den Schwerpunkt auf die Spannungsregulation durch den Umgang mit Gedanken legen.

Anschließend bietet es sich an, das Thema „stressverschärfende Gedanken" in **Kleingruppen** erarbeiten zu lassen (➤ Anhang) und dabei diskutieren zu lassen, welchen Zusammenhang die Patienten zwischen Gedanken und Stress sehen. Beim Sammeln und der dazu gehörenden Diskussion der Ergebnisse sollte deutlich werden, dass Gedanken und Bewertungen subjektive Prozesse sind.

Thema 2: Bedeutung der Aufmerksamkeit
Hier geht es darum, zu verdeutlichen, welchen Einfluss eine subjektive Aufmerksamkeitslenkung auf folgende Aspekte hat:
- Wahrnehmung;
- Problemlösung;
- Körperreaktion und Gefühle.

Methode/Vorgehensweise
Den Einfluss subjektiver Aufmerksamkeitslenkung machen Sie am besten durch einen **interaktiven Vortrag** erfahrbar, der durch folgende **erlebniszentrierte Übungen** unterstützt wird:
Wahrnehmung:
Die Subjektivität von Wahrnehmung lässt sich am Beispiel von Kippbildern verdeutlichen (z.B. unter http://www.schneider-andre.net/bilder/optische-taeuschungen/kippbilder/). Trotz Vorhandensein aller zur Verfügung stehenden Informationen wird nur ein Teil der Realität wahrgenommen, und andere Teile werden ausgeblendet. Hier können Sie z.B. fragen: „Wie erklären Sie sich, dass bei gleicher Abbildung nicht alle das Gleiche wahrgenommen haben?" und „Welche Rückschlüsse ziehen Sie daraus für Ihren Lebensalltag?".

Durch dieses Phänomen wird verständlich, weshalb sich beispielsweise Zeugenaussagen nach einem Unfall selten vollständig entsprechen. Darüber hinaus wird ersichtlich, weshalb es in einer Konfliktsituation äußerst schwierig ist, eine vergangene konfliktauslösende Situation „objektiv" zu rekonstruieren.
Problemlösung:
Die 9-Punkte-Übung (➤ Abb. 3.12) macht erfahrbar, dass der Erfolg der Problemlösung von Denkrichtung und Denkgewohnheiten abhängt. Oftmals wird die Lösung innerhalb des Quadrates, das durch die neun Punkte gebildet wird, gesucht. Diese selbst gewählte Begrenzung führt nicht zum Erfolg. Erst der Blick „über den Tellerrand" macht die Problemlösung möglich.

Nach Ausführen dieser Übung könnten Sie die Patienten beispielsweise fragen, woran es ihrer Meinung nach gelegen hat, dass einige die Aufgabe nicht

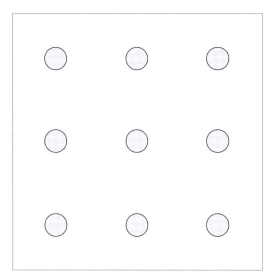

Abb. 3.12 9-Punkte-Übung: Hier geht es darum, alle neun Punkte mit vier geraden Linien zu verbinden, sodass jeder Punkt mindestens einmal von der Linie berührt wird. Dabei soll der Stift nicht abgesetzt werden. Die Linien dürfen sich kreuzen

lösen konnten. Auch folgende Transferfrage bietet sich an: „Welche Rückschlüsse ziehen Sie daraus für Ihren Lebensalltag?". So könnten Sie dazu überleiten, dass auch im Alltag versucht wird, ein Problem in bekannten Denkstrukturen zu lösen. Doch oftmals bringen gerade kreative Denkprozesse, die den vertrauten Rahmen verlassen, Ideen zur Problemlösung.
Körperreaktion und Gefühle:
Die **Übung „Lieblingsgericht"** lässt die Patienten die Wirkung von Gedanken am eigenen Leib erfahren (➤ Kasten **„Übung Lieblingsgericht"**). Sammeln Sie hierzu auch die Erfahrungen der Patienten ein. (Alternativ kann auch die Zitronenübung ausgeführt werden; ➤ Kap. 3.2.7, Modul 2, Thema 1).

─────────── **Praxis** ───────────

Übung „Lieblingsgericht"

Schließe deine Augen und stell dir dein Lieblingsgericht vor – was du mit den Augen siehst, was du riechst. In Gedanken führst du nun eine mundgerechte Portion erst unter die Nase und dann ganz langsam zum Mund. Lass den Geschmack dieser Portion auf der Zunge entfalten, kaue genüsslich und genieße das Lieblingsgericht. Nimm dabei genau wahr, welche Reaktionen du dabei empfindest.

An dieser Stelle können Sie den Patienten auch folgende Frage stellen: „Erleben Sie dieses Phänomen auch in Alltagssituationen, dass Ihre Vorstellung ausreicht, um bei Ihnen Körperreaktionen oder auch Gefühle auszulösen?". Zur Unterstützung können Sie auch Folgendes erfragen: „Was erleben Sie bei sich, wenn Sie
- an ein schönes Urlaubserlebnis,
- an eine bevorstehende Prüfung,
- an ein bevorstehendes Konfliktgespräch,
- an eine unangenehme Untersuchung oder
- an ein Treffen mit einem geliebten Menschen denken?"

In einem **interaktiven Vortrag** könnten Sie die Ursache der Wirkung von Gedanken und inneren Bildern zusammenfassend erläutern: Gedanken, Vorstellungen und innere Bilder können ausreichen, um Körperreaktionen, Gefühle und auch eine Stressreaktion in Gang zu setzen. Eine Bewusstheit über die Gedanken und Vorstellungen und ihre Auswirkungen in der Stressreaktion ist ein erster Schritt, aktiv auf diesen Prozess einwirken zu können.

Thema 3: ABC-Modell der Kognitiven Umstrukturierung

Dieses Modell stellt eine Vorgehensweise dar, mit deren Hilfe der Zusammenhang zwischen Gedanken, Gefühlen und Verhalten verdeutlicht werden kann. Die subjektiven Verzerrungen stressverschärfender Gedanken werden erkennbar, und es wird ersichtlich, wie man den stressverstärkenden Prozess positiv beeinflussen kann (s. o., Allgemeines).

Methode/Vorgehensweise
Beispiel 1: Um den Zusammenhang zwischen Gedanken und Gefühlen zu verdeutlichen, wird das ABC-Modell anhand eines neutralen Beispiels erläutert (➤ Tab. 3.19). Hier könnten Sie die Patienten bitten, Ideen zu äußern, weshalb sich eine Person ärgert, weil es regnet, und sich eine andere Person darüber freut. Gedanken und Gefühle könnte man hier jeweils den verschiedenen Kategorien des ABC-Modells zuordnen.

Mit einem weiteren Beispiel kann das Modell vertieft werden:

Beispiel 2: Sie sitzen in einem Biergarten und der Kellner geht zum dritten Mal an Ihrem Tisch vorbei, ohne Sie zu bemerken. Stattdessen bedient er Gäste, die nach Ihnen gekommen sind.

Tab. 3.19 Einführung in das ABC-Modell

Auslöser	Bewertung	Konsequenz (Consequence)
Es regnet	Person 1: Super! Ich muss den Garten nicht gießen	Freude, Erleichterung
	Person 2: So ein Mist! Immer wenn ich frei habe, regnet es	Ärger, Enttäuschung

In einer **moderierten Gruppenabfrage** sollten Sie die Patienten zunächst bitten, welche Gedanken sie sich in dieser Situation machen würden. (Dabei ist es wichtig, darauf hinzuwirken, den „Originalton" der Gedanken zu nennen, da die Gedanken Einfluss auf die Gefühlsqualität haben). Folgende Antworten, die Sie im ABC-Modell unter dem Aspekt Gedanken (B) notieren sollten, könnten sich hier ergeben:

- Was denkt der sich eigentlich!
- Ist der blind?!
- Der ist für seinen Job auch nicht geeignet!
- Der Arme hat aber auch wirklich viel zu tun.
- Vielleicht ist der neu in seinem Job.
- Dieser Blödmann, wenn der nicht bald kommt, dann setzt es was!

Im Anschluss an die Gedanken fragen Sie die Patienten nach den dazugehörenden Gefühlen. Die Gefühle werden im ABC-Modell unter Konsequenzen (C) notiert. Bei der Gegenüberstellung von Gedanken und Gefühlen sollte den Patienten deutlich werden, wie unterschiedlich die Gefühle (Konsequenzen) in der gleichen Situation (Auslöser) aufgrund der Gedanken (Bewertung) sein können.

Thema 4: Situationsanalyse
Stressverschärfende Gedanken sind nicht leicht zu identifizieren, da sie oftmals sehr „flüchtig" sind. Um im Modul 2 stressverschärfende Gedanken durch realistische Gedanken ersetzen zu können, ist es wichtig, die wesentlichen negativen Gedanken genau zu kennen. Dazu dient die sog. Situationsanalyse (➤ Tab. 3.20).

Methode/Vorgehensweise
Für eine genaue Situationsanalyse ist eine differenzierte Vorgehensweise nötig: Der Ausgangspunkt ist eine stressauslösende Situation (A) mit konkreter Angabe von Uhrzeit, Ort und Geschehen. Zu dieser Situation notiert man die dazu gehörenden Gedanken (B) und die verschiedenen Konsequenzen (C), z.B. Körperreaktionen, Gefühle und Verhalten. Diese Vorgehensweise ermöglicht es, *eine* Situation zu betrachten und zu analysieren (➤ Tab. 3.20).

Um sich auf Modul 2 vorbereiten zu können, ist es sinnvoll, dass die Patienten diese Analyse für einige stressauslösende Situationen im Alltag durchführen und anschließend die eigenen Gedanken genauer betrachten. Dazu erläutern Sie Beispiele gedanklicher Verzerrung und bitten die Patienten zu Hause im Anschluss an die Situationsanalysen, ihre subjektiven Verzerrungstendenzen herauszufinden.

Einige Beispiele gedanklicher Verzerrung (Burns, 1992):
- **Schwarz-Weiß-Denken:** Wenn eine Leistung nicht absolut perfekt ist, betrachten Sie sich als totalen Versager. Sie haben ein aufwendiges und gutes Menü für Ihre Gäste gekocht. Es ist Ihnen sehr gut gelungen. Für das Dessert haben Sie ver-

Tab. 3.20 Die Situationsanalyse im ABC-Modell

Auslöser		Bewertung	Konsequenzen (Consequences)		
Wann	Was geschieht	Meine Gedanken	Meine Gefühle	Meine Körperreaktionen	Mein Verhalten
Montag, 1. Arbeitstag nach dem Urlaub, 7.00 Uhr	Als ich das Büro betrete, sehe ich, dass viele Unterlagen auf meinem Schreibtisch liegen, die nicht meine sind	Na, das ist ja eine tolle Begrüßung! Da hat mein Kollege meinen Schreibtisch als Ablage genutzt Da fühle ich mich so richtig willkommen geheißen Kann der seinen Kram nicht woanders hinpacken?! Der denkt auch nur an seinen Kram – was mit anderen ist, ist ihm egal	Ich bin enttäuscht und wütend	Magendrücken, Herzklopfen, Schwitzen, heißer Kopf	Ich schimpfe vor mich hin Ich lege die Unterlagen mitten auf seinen Schreibtisch

gessen, die Mandeln zu rösten, und sagen zu sich: „Ich mache auch immer alles falsch".

- **Übertriebene Verallgemeinerung:** Sie sehen eine einzelne Erfahrung als eine generelle Wahrheit. Ein Freund hat Sie angelogen, und Sie denken: „Man kann heutzutage niemandem wirklich vertrauen".
- **Geistiger Filter:** Sie wählen einen einzigen negativen Aspekt aus und beschäftigen sich nur damit, sodass die Sicht auf die Realität verstellt wird, genau wie ein Tropfen Tinte einen ganzen Becher Wasser einfärbt. Sie haben viel Spaß auf einer Party, bis Sie jemand fragt, ob Sie in letzter Zeit zugenommen haben. Nun ist der ganze Abend für Sie verdorben.
- **Abwehr des Positiven:** Sie weisen eine positive Erfahrung ab, indem Sie darauf bestehen, dass sie aus irgendeinem Grund „nicht zählt". Jemand lobt Sie für eine Arbeit, und Sie denken oder sagen sogar: „Das hätte doch jeder schaffen können".
- **Willkürliche, voreilige Schlussfolgerungen:** Sie ziehen negative Schlussfolgerungen, auch wenn keine Tatsachen gegeben sind, die Ihre Schlussfolgerung erhärten können.
  - Gedankenlesen: Sie sehen einen Nachbarn im Supermarkt, der Sie nicht grüßt, und denken automatisch, dass er Sie nicht mag.
  - Wahrsagen: Sie sagen negative Ereignisse schicksalhaft voraus: Sie entscheiden sich, einen Freund nicht um Hilfe zu bitten, weil er ohnehin nein sagen wird.
- **Übertreiben (Katastrophieren)/Untertreiben:** Sie überschätzen die Wichtigkeit bzw. Bedeutung bestimmter Dinge. Der Bus kommt zu spät, Sie müssen zu einem wichtigen Termin und Sie sagen zu sich: „Ich halte das nicht aus" oder „Ich kann das nicht ertragen". Das ist eine Übertreibung, weil Sie es ertragen können. Umgekehrt lassen Sie beispielsweise positive persönliche Qualitäten oder Ereignisse schrumpfen, bis sie trivial erscheinen: „Was bedeutet es schon, eine freundliche Person zu sein. Man braucht doch kein Talent, um freundlich zu sein."
- **Beweisführung aufgrund von Vermutungen:** Sie nehmen an, dass Ihre Vermutungen genau das ausdrücken, was wirklich geschieht: „Ich fühle, dass mich hier keiner mag, also muss es auch wahr sein". Oder: „Ich fühle mich unterlegen, deshalb kann ich nicht so gut sein wie andere".

- **Wunschaussagen:** Sie versuchen, sich mit Aussagen wie „man sollte" oder „man sollte nicht" zu motivieren. Dies führt zu einem Gefühl des Unter-Druck-Stehens oder Ärgerlich-Seins.
- **Abstempeln:** Hierbei handelt es sich um eine besonders übertriebene Form der Verallgemeinerung. Sie beschreiben ein Ereignis mit einer ungenauen und gefühlsmäßig aufgeladenen Sprache. Wenn Ihnen ein Vorhaben einmal nicht gelingt, sagen Sie sich: „Ich bin ein absoluter Versager". Wenn das Vorhaben einer anderen Person Sie ärgert, sagen Sie: „Er ist ein absoluter Vollidiot".
- **Dinge persönlich nehmen:** Sie glauben, für ein Ereignis verantwortlich zu sein, obwohl Sie damit in Wirklichkeit gar nichts zu tun haben. Ihr Kind fällt durch eine Prüfung, und Sie denken: „Ich bin eine schlechte Mutter/ein schlechter Vater".
- **Anerkennung suchen:** Sie gehen davon aus, dass alle Menschen in Ihrem Leben Sie immer lieben und alles gut heißen müssen, was Sie tun. Wenn dies mal nicht der Fall ist, dann ist das eine Katastrophe für Sie.
- **Selbstgerechtigkeit:** Alle Menschen müssen immer das tun, was Sie für richtig halten, und wenn sie dies mal nicht tun, dann sind die anderen im Unrecht und müssen bestraft werden.

Modul 2: Wahrnehmungs- und Bewertungsgewohnheiten – Veränderung stressverschärfender Gedanken

Ziele des Moduls
- Vertiefung der Inhalte von Modul 1 mittels Selbstbeobachtungsaufgaben bzw. Situationsanalysen (die zu Hause gemacht wurden);
- Erkennen der subjektiven Verzerrungen eigener dysfunktionaler Gedanken;
- Fähigkeit, dysfunktionale Gedanken mittels Hinterfragen durch angemessene, realistische Gedanken zu ersetzen.

Zeitaufwand: 1,5 Std.

Thema 1: Erfahrungen mit der Situationsanalyse
Durch die Beschäftigung mit der Situationsanalyse (in Eigenarbeit zu Hause) erfahren die Patienten oftmals eine distanzierende Wirkung, die als solche schon als positiv empfunden wird. Dadurch kann beispielsweise das Festhalten von kreisenden Gedanken um die Situation aufgelöst werden.

Methode/Vorgehensweise

Dieses Thema (Erfahrungen mit der Situationsanalyse), das direkt an Modul 1 anknüpft, geht man am besten in **Kleingruppenarbeit** an. Fragen, die Sie stellen können, sind: „Was ist Ihnen deutlich geworden?", „Was ist leichtgefallen?" oder „Womit hatten Sie Schwierigkeiten?". Schwierigkeiten, die oft genannt werden, bestehen darin, zwischen Gedanken und Gefühlen zu differenzieren. Dies kann mittels Beispielen geklärt werden, bei denen Sie genau nachfragen, wie sich der Patient in der Beispielsituation fühlen würde.

Thema 2: Erfahrungen aus der Reflexion der Verzerrung

Die Reflexion der subjektiven Verzerrungen ermöglicht die Erkenntnis, dass stressauslösende Gedanken – durch individuelle Einstellungen und Annahmen – ihre Verzerrung erfahren und somit sehr subjektiv sind.

Methode/Vorgehensweise

Z.B. **moderierte Gruppenabfrage**; dabei sollte die Subjektivität der Verzerrungen deutlich werden – ggf. bei der Erkenntnisgewinnung unterstützen.

Thema 3: Annahmen der Kognitiven Umstrukturierung

- Gefühle und Stimmungen werden durch Gedanken und Einstellungen beeinflusst.
- Gedanken sind meist schnell und flüchtig, aber dennoch sehr mächtig – vor allem die negativen Gedanken. (Dass es oftmals schwierig ist, die Gedanken in einer stressauslösenden Situation zu identifizieren, wurde durch die Situationsanalyse deutlich.)
- Negative Gedanken sind „alte Begleiter" und kommen automatisch.
- Negative automatische Gedanken sind erfolgreich: „sich selbst erfüllende Prophezeiungen". (Unsere Gedanken bilden unsere innere Realität, und wir verhalten uns entsprechend dieser Gedanken. Wenn sich jemand beispielsweise bei dem Gedanken an eine bevorstehende Geburtstagsfeier „ausmalt", dass er dort niemanden kennen, mit keinem ins Gespräch kommen und folglich allein in der Ecke sitzen wird, wird er aufgrund dieser Gedanken in eine eher negative

Stimmung kommen. Diese Gestimmtheit wird er auch ausstrahlen und dadurch vermutlich für einen Kontaktversuch anderer Gäste nicht gerade einladend wirken. Dadurch ist es sehr wahrscheinlich, dass er während der Feier genau das erlebt, was er im Vorfeld befürchtet hat.)
- Depressive und ängstliche Menschen haben negative Gedanken: „Suche-so-wirst-du-finden-Phänomen". (Unsere Wahrnehmung ist durch unsere Erfahrungen und Vorannahmen eingeschränkt, sodass wir oftmals genau das bemerken und denken, was wir erwarten oder befürchten.)
- Negative automatische Gedanken sind meist irrational bzw. unrealistisch. Sie enthalten Verzerrungen und Übertreibungen.

> **M E R K E**
>
> **Warum sind unsere negativen Gedanken so mächtig?**
>
> - Unser Körper kennt keinen Unterschied zwischen Dingen, die wir uns vorstellen und Dingen, die wir tatsächlich erleben. Denken wir an einen Horrorfilm, schlägt unser Herz schneller, oder es läuft uns kalt den Rücken herunter. Stellen wir uns vor, an unserem Lieblingsstrand zu sein, fängt unser Körper an, sich zu entspannen, und der Atem wird langsamer.
> - Wir sprechen ständig mit uns selbst. Der Inhalt dieses Selbstgesprächs ist meistens negativ. Wir befinden uns in einem kontinuierlichen Fluss von Selbstgespräch, von Wünschen, Selbstkritik und eigenen Ratschlägen. Und wenn wir uns etwas oft genug sagen, beginnen wir auch, es zu glauben.
> - Wir halten fast nie inne, um unsere Gedanken infrage zu stellen. Und oft stimmen unsere Gefühle mit unseren Gedanken überein. Wenn wir uns selbst sagen „Ich werde diesen Arbeitsplatz nie bekommen" und wir diesen Gedanken mit Gefühlen von Ängstlichkeit und Schwarzsehen verstärken, dann scheint unsere Furcht übermächtig zu werden. Oft werden aus Gedanken auch sich selbst verstärkende Prophezeiungen. Wenn wir z.B. mit diesem Grundgefühl in ein Vorstellungsgespräch gehen, werden wir uns wahrscheinlich nicht in einer Weise präsentieren, die Selbstsicherheit und Zuversicht ausdrückt. Wir werden dann wahrscheinlich den Arbeitsplatz tatsächlich nicht bekommen.

Methode/Vorgehensweise

Z.B. **interaktiver Vortrag**. Die ersten Aspekte der Grundannahmen dürften sich den Patienten durch Modul 1 und die gemachten Erfahrungen mit Situationsanalyse und den subjektiven Verzerrungen leicht erschließen.

Hier sollten Sie die weiteren Annahmen in ihrer Bedeutung erläutern.

Thema 4: Schritte der Kognitiven Umstrukturierung

Fünf Schritte der Kognitiven Umstrukturierung:
- Selbstbeobachtung;
- Verzerrungen erkennen;
- Negative Gedanken kritisch hinterfragen:
  - Hilft mir dieser Gedanke in diesem Moment?
  - Ziehe ich voreilige Schlüsse?
  - Übertreibe ich?
  - Gibt es andere Möglichkeiten, diese Situation zu betrachten?
  - Was denkt einer, den die Situation weniger belastet als mich?
  - Wie werde ich später, morgen oder in einem Monat oder in einem Jahr über die Situation denken?
  - Was würde schlimmstenfalls geschehen? Was genau wäre daran so schlimm? Wie wahrscheinlich ist das?
  - Habe ich schon einmal eine ähnlich schwierige Situation gemeistert? Wie ist mir das gelungen?
  - Was würde ich einem Freund zur Unterstützung sagen, der sich in einer ähnlichen Situation befindet?
  - Wie wichtig ist diese Sache wirklich für mich?
  - Gibt es etwas anderes, das mir sehr wichtig ist, an das ich mich in dieser Situation erinnern könnte, und das mir Mut und Sicherheit geben kann?
- Negative Gedanken durch realistischere Gedanken ersetzen;
- Neuen inneren Dialog üben.

Methode/Vorgehensweise
Z.B. **interaktiver Vortrag**. Die Selbstbeobachtung (Situationsanalyse) und das Aufdecken von Verzerrungen haben die Patienten bereits geübt. Mit den weiteren Schritten erhalten sie nun Handwerkszeug, um die negativen Gedanken infrage zu stellen und auf ihren Realitätsgehalt zu prüfen.

In **Kleingruppenarbeit** lassen Sie die Patienten hier am besten Ideen sammeln, wie negative Gedanken automatisch geprüft und hinterfragt werden können. Dazu könnten Sie sie bitten, aus einer Situationsanalyse *einen* automatischen Gedanken aufzugreifen und zu überlegen, wie man ihn hinterfragen könnte und welche Gedanken in dieser Situation hilfreicher wären. Die Ideen der Gruppe zum Hin-

Tab. 3.21 Verändern stressverschärfender Gedanken mit dem ABC-Modell

Auslösende Situation		
Ich komme am ersten Arbeitstag nach meinem Urlaub ins Büro. Es liegen viele Unterlagen auf meinem Schreibtisch, die nicht meine sind.		
Bewertung: Gedanken, Einstellungen	**Konsequenzen** (Consequences)	**Diskussion:** kritische Fragen
• Na, das ist ja ne tolle Begrüßung! • Da fühle ich mich so richtig willkommen • Kann der seinen Kram nicht woanders hinpacken?! • Der denkt auch nur an seinen Kram – was mit anderen ist, ist ihm egal	Gefühle: Ich bin enttäuscht und wütend	• Woher weiß ich das? • Ziehe ich voreilige Schlüsse? • Was denkt einer, den die Situation weniger belastet als mich? • Wie werde ich später, morgen oder in einem Monat oder in einem Jahr über die Situation denken?
	Körper: • Magendrücken • Herzklopfen • Schwitzen • Heißer Kopf	**Realistische Gedanken** • Stopp! Aufregen bringt jetzt gar nichts • Ich weiß nicht den Grund dafür, weshalb er die Sachen dort hat liegen lassen • Vielleicht hat er vergessen, dass ich heute zurückkomme. Ansonsten ist er ja immer sehr zuvorkommend und hilfsbereit • Vielleicht war er ja krank und hatte nicht die Gelegenheit, alles wegzuräumen
	Verhalten: • Ich schimpfe vor mich hin • Ich lege die Unterlagen mitten auf seinen Schreibtisch	

terfragen stressverschärfender Gedanken könnten Sie durch weitere Beispiele ergänzen.

Oftmals sind es ähnliche auslösende Situationen, auf die wir mit unseren Verzerrungsmustern reagieren. Insofern besteht der letzte Schritt darin, diesen inneren Dialog zu üben (➤ Tab. 3.21). Dadurch wird er vertrauter und gelingt mit der Zeit zunehmend leichter und zeitnaher.

LITERATURVERZEICHNIS

Burns D, Becker WD. Fühl dich gut: Angstfrei mit Depression umgehen. Trier: édition trèves; 1992.

Ellis A. Training der Gefühle. Heidelberg: Moderne Verlagsgesellschaft; 2000.

Kaluza G. Stressbewältigung. Trainingsmanual zur psychologischen Gesundheitsförderung. Heidelberg: Springer; 2005.

Merkle R. Wenn das Leben zur Last wird. Ein praktischer Ratgeber zur Überwindung seelischer Tiefs und depressiver Verstimmungen. Mannheim: PAL Verlag; 2003.

Sprenger RK. Die Entscheidung liegt bei dir! Wege aus der alltäglichen Unzufriedenheit. Frankfurt: Campus; 2002.

Stavemann HH. Sokratische Gesprächsführung in Therapie und Beratung. Eine Anleitung für Psychotherapeuten, Berater und Seelsorger. Weinheim: Beltz PVU; 2007.

Stavemann HH. Therapie emotionaler Turbulenzen. Einführung in die Kognitive Verhaltenstherapie. Weinheim: Beltz PVU; 1995/2003.

Stavemann, HH. Im Gefühlsdschungel. Emotionale Krisen verstehen und bewältigen. Weinheim: Beltz PVU; 2001.

Watzlawick P. Anleitung zum Unglücklichsein. München: Piper; 2007.

Wilken B. Methoden der Kognitiven Umstrukturierung. Leitfaden für die psychotherapeutische Praxis. Stuttgart: Kohlhammer; 1998/2006.

Wolf D. Ängste verstehen und überwinden. Gezielte Strategien für ein Leben ohne Angst. Weinheim: Beltz PVU; 2003.

Wolf D. Wenn Schuldgefühle zur Qual werden. Wie Sie Schuldgefühle überwinden und sich selbst verzeihen lernen. Weinheim: Beltz PVU; 2003.

3.2.12 Lebensstilbereich achtsame Kommunikation

Christel von Scheidt, Anna Paul

Allgemeines

„Dass wir miteinander reden können, macht uns zu Menschen."

Karl Jaspers

Einem tragfähigen sozialen Netz, d.h. dem Eingebundensein in einen sozialen Kontext, wird eine bedeutsame Rolle für die Gesundheitsentstehung und Krankheitsbewältigung beigemessen (➤ Kap. 3.2.13). Der Mensch hat soziale Bedürfnisse wie beispielsweise Zugehörigkeit, Kommunikation, Liebe, Intimität, soziale Wertschätzung und Anerkennung, deren Befriedigung für sein Wohlbefinden wesentlich ist (Maslow, 1981, 2000).

Die Bedeutung der Kommunikation für die Beziehung

Um soziale Beziehungen einzugehen, aufrechtzuerhalten und zu pflegen, braucht der Mensch die Kommunikation. Mit dem Begriff Kommunikation ist hier das gesamte Spektrum von Möglichkeiten gemeint, um Informationen und Mitteilungen zu vermitteln und auszutauschen. Eingeschlossen sind hierbei:

- Verbale und nonverbale Anteile;
- Bewusste und unbewusste Aspekte;
- Die informierende Inhaltsebene und die Beziehungsebene.

Zur Visualisierung dieser Anteile der Kommunikation wird oftmals das sog. **Eisberg-Modell** genutzt. Die Spitze des Eisbergs ragt aus dem Wasser heraus und symbolisiert die 10–20% der Kommunikation, die direkt wahrnehmbar und auf der informierenden Inhaltsebene angesiedelt sind. Dieser Anteil ist den Kommunizierenden bewusst. 80–90% der Kommunikation hingegen lassen sich meist nur indirekt aus nonverbalen Anteilen erschließen und werden im Eisberg-Modell unterhalb der Wasseroberfläche dargestellt. Sie beziehen sich auf die emotionale Ebene sowie auf die Beziehung zwischen den Kommunizierenden. Diese Elemente der Kommunikation sind im Alltagsgespräch oftmals vor- oder gar unbewusst (Ruch und Zimbardo, 1983).

Das Eisberg-Modell geht ursprünglich auf die Persönlichkeitstheorie von Sigmund Freud (1856–1939) zurück, der u.a. davon ausging, dass das Unbewusste in hohem Maße handlungsleitend für den Menschen ist.

Der Psychologe Paul Watzlawick (1921–2007) hat wesentlich zum Verständnis dieser vor- und unbewussten Anteile und ihrer Wirkung in der Kommunikation beigetragen. Von ihm stammen u.a. die folgenden Axiome (Watzlawick et al., 2007):

- **Jede Kommunikation hat Inhalts- und Beziehungsaspekte.** Über die Inhaltsaspekte werden Informationen ausgetauscht. Die Beziehungsaspekte definieren hauptsächlich über die nonverbale Kommunikation (Gestik, Mimik, Körperhaltung, Intonation, Verhalten etc.) die Art und die Qualität der Beziehung, in der die Beteiligten zueinander stehen.
- **Es ist unmöglich, nicht zu kommunizieren.** Jedes Verhalten hat einen Mitteilungscharakter. Selbst ein Schweigen teilt dem Gegenüber indirekt etwas mit – z.B. „Ich möchte jetzt nicht mit Ihnen sprechen".

Werden dem direkten, verbalen, bewussten Anteil der Kommunikation nur etwa 10–20% des gesamten Kommunikationsgeschehens zugeschrieben, wird deutlich, wie groß das Potenzial für Missverständnisse und somit auch für Konflikte sein kann. Zudem bietet selbst die bewusst verbal ausgetauschte Information keine Garantie, dass alle an der Kommunikation Beteiligten unter demselben Begriff auch das Gleiche verstehen.

Worte können immer nur Symbole sein für einen gesehenen Gegenstand oder eine gemachte Erfahrung. Hierzu ein Beispiel:

„Ich habe mir den italienischen Esstisch gekauft." Die berichtende Person hat das innere Abbild des neuen Tisches vor ihrem inneren Auge (180 cm lang, 80 cm tief, mit zwei Schubladen, aus Pinienholz). Die zuhörende Person denkt an den sündhaft teuren Designer-Tisch mit Glasplatte, der in demselben Prospekt abgebildet war: „Oh – wirklich?" – oder, um es mit Kurt Tucholsky zu sagen: *„Wie reden Menschen mit Menschen? Aneinander vorbei."*

Diesem Sachverhalt trägt das **Hamburger Verständlichkeitskonzept** Rechnung. Demnach sind (auch komplexe) Informationen verständlicher, wenn folgende Kriterien berücksichtigt werden:
- **Einfachheit:** Eine einfache Aussage besteht aus kurzen Sätzen und geläufigen Wörtern. Sie enthält möglichst wenige Fremdwörter. Fachausdrücke werden hinreichend erläutert. Das Sprechtempo richtet sich nach dem Schwierigkeitsgrad des vermittelten Inhalts.
- **Gliederung/Ordnung:** Der rote Faden ist in der Mitteilung stets ersichtlich. Die Stimmmodulation unterstützt den Zuhörenden dabei, Bedeutsames leichter zu erkennen.

- **Kürze/Prägnanz:** Hier gilt es, sich an die Zielgruppe anzupassen und bei der Mitteilung das rechte Maß zu treffen zwischen zu kurz und abstrakt und zu weitschweifig.
- **Zusätzliche Stimulanz:** Anregende Hilfsmittel unterstützen die Zuhörenden in ihrer Aufmerksamkeit. Dies sind beispielsweise kleine Geschichten, Anekdoten oder Beispiele aus der subjektiven Erlebniswelt (Langer et al., 2006; Schulz von Thun, 1994).

Die Bedeutung der Beziehung für die Kommunikation

Die Art und Weise, *wie* die Beziehung zwischen Menschen gestaltet ist und wird, beeinflusst wesentlich Qualität und Inhalt der Kommunikation.

Dies wird beispielsweise in Ansätzen berücksichtigt, die im Kontext der sog. **Humanistischen Psychologie** entwickelt wurden. Die Humanistische Psychologie wird neben der Psychoanalyse und dem Behaviorismus als „Dritte Kraft" in der Psychologie bezeichnet. Sie schreibt dem Beziehungsaspekt und dem aktuellen Miteinander eine zentrale Rolle zu. Dies gilt sowohl in der Psychotherapie als auch in der Kommunikation ganz allgemein. Beispiele für solche Ansätze sind:
- Die Gesprächspsychotherapie und die daraus abgeleitete **personenzentrierte Gesprächsführung** des US-amerikanischen Psychologen und Psychotherapeuten Carl R. Rogers (1902–1987);
- Die **Gewaltfreie Kommunikation** des US-amerikanischen klinischen Psychologen Marshall B. Rosenberg (geb. 1934);
- Das **Vier-Seiten-Modell einer Nachricht** des deutschen Psychologen und Kommunikationswissenschaftlers Friedemann Schulz von Thun (geb. 1944).

Personenzentrierte Gesprächsführung nach Carl R. Rogers

Für Rogers sind die sozialen Bedürfnisse ein zentraler Bestandteil seines Menschenbildes. Er geht davon aus, dass jeder Mensch aufgrund einer angeborenen Aktualisierungstendenz befähigt und bestrebt ist, seine vollen Potenziale zu entwickeln. Dadurch ist er in der Lage, seine Wünsche zu erkennen, seine Bedürfnisse zu befriedigen und seine Fähigkeiten weiterzuentwickeln. Gleichzeitig führen soziale Bedürfnisse wie beispielsweise das Streben nach positiver Wertschätzung dazu, dass der Mensch im Laufe seiner Biografie Einstellungen, Werte und Normen der Menschen, die für ihn bedeutend sind, übernimmt, verinnerlicht und als seine eigenen betrachtet. Innere Konflikte entstehen, wenn die eigene Aktualisierungstendenz und diese verinnerlichten Werte nicht miteinander vereinbar sind. Dieser Zustand zeigt sich beispielsweise in Gedanken wie „Was denken die anderen, wenn ich …".

Zu psychischen Beeinträchtigungen kann es kommen, wenn die Aktualisierungstendenz mehr und mehr in den Hintergrund gedrängt wird. Dieser Prozess kann so weit gehen, dass die eigenen Gefühle, Wünsche und Bedürfnisse nicht einmal mehr wahrgenommen werden können. Der Mensch führt dann ein von sich selbst entfremdetes Leben, mit dem (oftmals vor- oder unbewussten) Ziel, die Anerkennung anderer zu erhalten bzw. diese nicht zu verärgern. Die Folgen können psychische Störungen, aber auch körperliche Erkrankungen sein. Im psychotherapeutischen Gespräch unterstützt der Therapeut den Menschen darin, wieder in Kontakt mit diesen inneren Prozessen zu kommen und sie in das Denken, Fühlen und Handeln integrieren zu können.

Als Pionier der Psychotherapieforschung konnte Rogers bereits in den 40er-Jahren des letzten Jahrhunderts mit seinen Forschungsergebnissen belegen, dass für den Therapieerfolg nicht therapeutische Kenntnisse und Methodenkompetenzen entscheidend sind, sondern eine bestimmte Grundhaltung/Einstellung, die drei Bedingungen erfüllt:

- **Empathie** im Sinne eines präzisen einfühlenden Verstehens der subjektiven Erlebniswelt des Klienten;
- **Wertschätzung und bedingungsfreies Akzeptieren** in Form von beurteilungsfreier und bedingungsloser Zuwendung;
- **Echtheit und Kongruenz** als direktes In-Beziehung-Sein ohne Fassade oder Maske. Dadurch kann sich der Therapeut ständig des eigenen inneren Erlebens gewahr sein. Er besitzt dann die Fähigkeit zur selektiven Authentizität, um das mitteilen zu können, was situativ für den Klienten hilfreich und angemessen ist.

Rogers entwickelte auf der Basis dieser Forschungsergebnisse die **Gesprächspsychotherapie**, in der die

Therapeutenvariablen Empathie, Wertschätzung und Echtheit/Kongruenz von zentraler Bedeutung sind. Diese Variablen sollten im Sinne einer Grundhaltung gegeben sein. Dann kann der Klient u.a. darin unterstützt werden, in Kontakt mit der eigenen inneren Realität zu kommen, die Selbstwahrnehmung zu verbessern sowie im Einklang mit den eigenen Gefühlen und Bedürfnissen zu leben und Selbstverantwortung zu entwickeln (Rogers, 2004).

Im weiteren Verlauf seiner Arbeit weitete Rogers die Ausbildung in diesem personenzentrierten Ansatz, in dem die einfühlende, akzeptierende und wertschätzende Haltung zwischen den Kommunizierenden im Zentrum steht, weiter aus. Sie erstreckt sich auch auf professionelle Bereiche wie Beratung und Unterricht – nunmehr nicht als Psychotherapie, sondern als personenzentrierte Grundhaltung, die einen empathischen, wohlwollenden und authentischen Kontakt ermöglicht (Weinberger, 2004).

Gewaltfreie Kommunikation nach Marshall B. Rosenberg

Für Rosenberg – einen Schüler von Rogers – stellt die o.g. personenzentrierte Grundhaltung eine wesentliche Basis für die Gewaltfreie Kommunikation (GfK) dar. Aktives Zuhören, Empathie und positive Wertschätzung des Gegenübers sowie Echtheit/Kongruenz der zuhörenden Person (die Selbstempathie) stehen im Zentrum.

Beeinflusst haben Rosenberg darüber hinaus die Überlegungen zur Gewaltfreiheit (Ahimsa) von Gandhi – eine Lebens- und Geisteshaltung, die es vermeidet, andere Lebewesen zu schädigen oder zu verletzen. Dazu gehören auch negative Gedanken, Lüge, Hass und übermäßige Eile. Darüber hinaus geht es Rosenberg darum, moralisches Verurteilen zu vermeiden, die Verantwortung für das eigene Handeln nicht zu leugnen und keine Forderungen an das Gegenüber zu stellen. Für ihn sind dies Aspekte einer lebensentfremdenden Kommunikation, die die Beziehungsgestaltung zum Gegenüber erschweren bzw. einen wirklichen Kontakt gar unmöglich machen.

Rosenberg entwickelte sein Modell in den 60er-Jahren des vergangenen Jahrhunderts. Ausgangspunkt war u.a. seine Auseinandersetzung mit der amerikanischen Bürgerrechtsbewegung. Er unterstützte den Prozess, die Rassentrennung an Institutionen und Schulen auf friedvolle Weise rückgängig zu machen, und gründete das „Center for Nonviolent Communication". Bis zum heutigen Tag vermittelt er das Modell der Gewaltfreien Kommunikation für die Förderung des menschlichen Miteinanders. Dies erfolgt in Familien, in Gruppen und Institutionen wie Kindergärten, Schulen und Betrieben. Überdies wird es auch bei der Klärung von Konflikten in Krisengebieten und ökonomisch benachteiligten Regionen wie Palästina, Israel, Ruanda und Serbien eingesetzt.

Auch für Rosenberg ist das Bedürfnis des Menschen nach sozialem Miteinander und Eingebundensein Ausgangspunkt der Konzeptentwicklung. Er sieht in jeder Äußerung und jeder Handlung eines Menschen die beste ihm gerade zur Verfügung stehende Strategie, sich ein Bedürfnis zu erfüllen. Dabei geht er davon aus, dass die Art der Kommunikation einen wesentlichen Einfluss darauf hat, ob Menschen Empathie füreinander entwickeln und die Bedürfnisse wechselseitig gestillt werden. Im Zentrum der Gewaltfreien Kommunikation steht die Ausrichtung auf die Gefühle und Bedürfnisse, die sich *hinter* den Äußerungen und Handlungen verbergen. Dabei sind Gefühle, die subjektiv als positiv wahrgenommen werden, Indikatoren für erfüllte Bedürfnisse. Negativ empfundene Gefühle gelten als Zeichen dafür, dass ein Bedürfnis nicht gestillt ist.

Die Gewaltfreie Kommunikation ist weniger eine Kommunikationstechnik als eine Grundhaltung mit der Bewusstheit über die Möglichkeit zu einem empathischen, respektvollen Kontakt. Dazu entwickelte Rosenberg **vier Schritte der Kommunikation**, die gerade auch in konflikthaften Situationen ein einfühlsames Miteinander ohne Bewertung und Schuldzuweisung ermöglichen.

Ein Beispiel: Zwei Menschen, die zusammen in einer Wohnung leben, haben vereinbart, dass die eine Person bis zum Abend die Müllbeutel entsorgt. Am folgenden Morgen betritt die andere Person die Küche und sieht die Müllbeutel dort stehen. Statt sich zu ärgern und vorwurfsvoll auf diesen Vorfall zu reagieren, kann sie den Sachverhalt ansprechen wie in ➤ Tab. 3.22 beschrieben.

Beobachtung und Kognitionen bewusst zu entkoppeln (1. Schritt), belässt die gesamte Verantwortung für die Gefühle (2. Schritt) bei der mitteilenden Person selbst und vermeidet Bewertungen und Interpretationen des Gegenübers. Das dahinterliegende Bedürfnis auszusprechen (3. Schritt) verstärkt

Tab. 3.22 Die vier Schritte der Kommunikation nach M. B. Rosenberg

	Reaktionen der mitteilenden Person	Botschaft an das Gegenüber
1. Beobachtung	Mit den Sinnen wahrnehmbar; Beobachten ohne Gedanken, Interpretation, Zuschreibung, Bewertungen oder Schuldzuweisung: „Wenn ich sehe, höre, rieche, schmecke, …"	„Wenn ich sehe, dass die fünf vollen Müllbeutel noch in der Küche stehen, …"
2. Gefühl	Das mit der Beobachtung verbundene Gefühl: „… dann bin ich …/dann fühle ich mich …"	„… dann bin ich frustriert, …"
3. Bedürfnis	Das hinter dem Gefühl verborgene Bedürfnis: „… weil ich … brauche/weil mir … wichtig ist."	„… weil mir wichtig ist, dass ich mich auf Absprachen verlassen kann."
4. Bitte	Ohne Forderung/konkret und machbar: „Ich bitte dich/kannst du bitte …"	„Ich bitte dich, mit mir gemeinsam nach einer Lösung für dieses Problem zu suchen."

diesen Aspekt. Da zum Schluss eine Bitte und keine Forderung geäußert wird (4. Schritt), wird das Gegenüber nicht zu einer Handlung gedrängt, sondern hat die Möglichkeit zu einem Ja *und* zu einem Nein. Diese Vorgehensweise fördert die Empathie in zweifacher Hinsicht:

- Die Selbstempathie ermöglicht die Bewusstheit für die eigenen Gefühle und Bedürfnisse.
- Das Mitteilen dieser subjektiven Aspekte fördert die Empathie des Gegenübers für die mitteilende Person. Dies wiederum erhöht die Wahrscheinlichkeit, dass die Bitte der mitteilenden Person erfüllt wird (Rosenberg, 2007).

Die Anatomie der Nachricht nach Friedemann Schulz von Thun/Oswald Neuberger

Das von Schulz von Thun entwickelte Modell beschreibt vier Anteile, die in jeder Kommunikation vorhanden und die sowohl beim Mitteilen als auch beim Hören bedeutsam sind. Schulz von Thun hat diese wie folgt benannt:

- Sachinhalt;
- Selbstoffenbarung;
- Appell;
- Beziehung.

Neuberger wählte für diese vier Anteile das Akronym **TALK** (Neuberger, 1992), das der Einfachheit und Einprägsamkeit halber hier verwendet wird:

- **T**atsache: Die Tatsache beschreibt die eigentliche Information, den Sachinhalt einer Nachricht.
- **A**usdruck: Über den Ausdruck werden Informationen über die Person, deren Gefühlszustand und Bedürfnisse mitgeteilt.
- **L**enkung: Die Lenkung bezieht sich auf die Absicht der Person, beim Gegenüber etwas zu bewirken.
- **K**ontakt: Der Kontakt bezieht sich auf die Beziehung zwischen den Kommunizierenden.

Die vier Aspekte fließen in jede Kommunikation ein. Am Beispiel „Hier ist es aber warm!" werden die unterschiedlichen inneren Prozesse der Kommunizierenden in ➤ Tab. 3.23 dargestellt.

Wie das Modell verdeutlicht, entsteht die Reaktion der zuhörenden Person auf eine empfangene Mitteilung überwiegend aufgrund der Bedeutung, die sie den nonverbalen Aspekten der Nachricht beimisst. Sie nimmt die Äußerung des Gegenübers wahr, interpretiert und bewertet sie. Das Resultat dieses subjektiven Prozesses beeinflusst die Reaktion entscheidend. Bildlich gesprochen hört der Mensch entsprechend den beschriebenen Anteilen mit **„vier Ohren"**, die in ihrer Ausprägung individuell die Empfangsqualität der Nachricht bestimmen

Tab. 3.23 Anteile einer Nachricht – TALK

	Mitteilen	Hören
Tatsache	Über welche Tatsache ich informiere: *Es ist warm.*	Wie ist die Tatsache zu verstehen? *Es ist warm.*
Ausdruck	Was ich von mir zeige: *Mir ist warm. Ich hätte es gerne kühler.*	Was ist das für ein Mensch?/Wie geht es ihr? *Sie fühlt sich unwohl. Sie braucht frische Luft.*
Lenkung	Wozu ich dich bewegen möchte: *Drehe die Heizung herunter.*	Wozu möchte sie mich bewegen? *Mach das Fenster auf.*
Kontakt	Was ich von dir denke – wie ich zu dir stehe: *Du arbeitest gerne in warmen Räumen.*	Was denkt sie über mich? Wie steht er zu mir? *Du mutest mir zu, in schlechter Luft zu arbeiten.*

(Schulz von Thun, 1994). Je nach bevorzugtem „Ohr" wird die Mitteilung des Gegenübers unterschiedlich „gehört". Dabei lassen sich für jedes „Ohr" sowohl Stärken als auch Schwächen formulieren (➤ Tab. 3.24; Schmidt, 2006).

Neben der Reflexion der bevorzugten Empfangsqualitäten kann dieser Ansatz auch dazu anregen und darin unterstützen, eine Mitteilung für das Gegenüber bewusster und klarer zu gestalten:

- **T**atsache: Die Bewusstheit um die Vielfalt möglicher Missverständnisse unterstützt das Bemühen

Tab. 3.24 Stärken und Schwächen der „vier Ohren"

	Stärken des „Ohrs"	Schwächen des „Ohrs"
Tatsachen-Ohr Wie ist die Tatsache zu verstehen?	Hört die Nachricht neutral und sachlich mit einer hohen Aufgaben- und Ergebnisorientierung	Hört nicht auf Zwischentöne, Gefühle und Anliegen des Gegenübers Wirkt unpersönlich und kühl
Ausdrucks-Ohr Was ist das für ein Mensch?/ Wie geht es ihr?	Ist mit der Aufmerksamkeit bei der Befindlichkeit des Gegenübers Ist einfühlend und verständnisvoll	Der eigene Anteil in der Kommunikation wird kaum beachtet Ursachen für Probleme in der Beziehung werden überwiegend beim Gegenüber gesehen
Lenkungs-Ohr Wozu möchte er/sie mich veranlassen?	Ist zuvorkommend und hilfsbereit Ist um Lösungen bemüht	Achtet wenig auf eigene Bedürfnisse Lässt sich leicht ausnutzen
Kontakt-Ohr Was denkt sie über mich? Wie steht er zu mir?	Ist zugewandt und einfühlend Hört auf Zwischentöne	Ist leicht kränkbar, verletzlich Nimmt vieles persönlich

um eine verständliche, klare und eindeutige Formulierung des Anliegens und reduziert somit die Mehrdeutigkeit einer Äußerung.

- **A**usdruck: Das Wahrnehmen der eigenen Befindlichkeiten und Bedürfnisse ermöglicht ein umfassenderes Gewahrsein für die eigene Person. Daraus kann eine größere Authentizität erwachsen, die Missverständnisse in der Kommunikation reduzieren hilft. Dieses Gewahrsein ermöglicht des Weiteren eine bewusste Entscheidung darüber, was dem Gegenüber mitgeteilt werden soll und was nicht.
- **L**enkung: Das Wissen darum, dass jede Kommunikation einer Intention folgt, kann eine größere Bewusstheit für das eigene Anliegen bewirken und dadurch zu einer klareren Formulierung einer Bitte führen.
- **K**ontakt: Die Kenntnis dieses Kommunikationsaspekts verdeutlicht die Bedeutung einer Sensibilität im Umgang mit anderen Menschen. Je nach Art der Ansprache kann sich das Gegenüber bevormundet und herabgesetzt fühlen oder akzeptiert und wertgeschätzt.

Achtsamkeit in der Kommunikation

Wie bei der Beschreibung der Ansätze deutlich geworden ist, bedarf es der Achtsamkeit, um das eigene Kommunikationsverhalten erkennen, verstehen und gegebenenfalls verändern zu können. Erst die Bewusstheit für die Phänomene des Moments, für das gegenwärtige Denken, Fühlen und Verhalten, erst die Fähigkeit, die Aufmerksamkeit bewusst auf Phänomene und innere Prozesse des gegenwärtigen Augenblicks zu lenken, ermöglicht diesen Prozess. Insofern ist eine bewusste Kommunikation immer auch eine achtsame Kommunikation – oder umgekehrt: Ohne Achtsamkeit ist eine bewusste Kommunikation nicht möglich. Dabei bildet die Achtsamkeit eine wesentliche Voraussetzung für die Selbstwahrnehmung und das Initiieren von Veränderungsprozessen. Es bedarf jedoch des intensiven Übens, um neu erlernte Verhaltensweisen in den Alltag zu integrieren: *„Während sich der Fortschritt der gedanklichen Einsichten in Siebenmeilenstiefeln vollzieht, folgen die Gefühle und das Verhalten noch dem alten Trott und kommen nur im Schneckentempo, Millimeter für Millimeter, hinterher. Und so sind viele Lernziele…im Wesentlichen nur durch Selbsterfahrung und Verhaltenstraining erreichbar"* (Schulz von Thun, 1994, S. 12).

Für die Praxis

Modul 1: Kommunikation bewusst gestalten

Ziele des Moduls

- Information über die Grundlagen des **Kommunikationsmodells von Schulz von Thun;**
- Bewusstheit über die eigenen Befindlichkeiten und Bedürfnisse, das eigene Kommunikationsverhalten und dessen Auswirkungen auf soziale Beziehungen.

Zeitaufwand: 1,5 Std.

Thema 1: Kommunikation als Strategie zur Pflege des sozialen Netzes

Das Miteinandersprechen ist eine selbstverständliche Strategie, die wir einsetzen, um Informationen auszutauschen, Kontakt zu anderen Menschen aufzubauen und zu pflegen. Im Gespräch holen wir uns Unterstützung von anderen oder geben sie. Trotz bester Absichten können Gespräche mit anderen aber auch (z.B. aufgrund von Missverständnissen) belastend sein, zu Störungen in der Beziehung oder gar zum Beziehungsabbruch führen.

Um solche Störungen in der Kommunikation zu vermeiden oder zu beseitigen, kann es sinnvoll sein, sich das, was in einem Gespräch geschieht, genau anzusehen. Das **Kommunikationsmodell von Schulz von Thun** kann dazu eine Hilfe darstellen.

Wenn Menschen miteinander sprechen, geht es nicht nur um den Austausch von Informationen. In einem Gespräch wird vieles auch „zwischen den Zeilen" kommuniziert, wie auch das Kommunikationsmodell von Schulz von Thun besagt (s.o., Allgemeines).

Methode/Vorgehensweise
Z.B. **interaktiver Vortrag**. Mit einem Beispiel nach Schulz von Thun (in der Terminologie von Neuberger; s.o., Allgemeines) können Sie zunächst die Ebenen der Kommunikation verdeutlichen (Schulz von Thun, 1994, S. 62ff.): *„Ein Mann und eine Frau sitzen am Tisch. Der Mann fragt: ‚Was ist das Grüne in der Soße?'"*

Tatsache Die eigentliche Information, die Tatsache, über die informiert wird:
Da ist was Grünes.

3

Ausdruck   Die momentane Verfassung, das aktuelle Gefühl, die Meinung über sich selbst:
Ich weiß nicht, was es ist.

Lenkung   Die Absicht, mit der gesprochen wird, wozu das Gegenüber veranlasst werden soll:
Sag mir, was es ist.

Kontakt   Wie steht eine Person zum Gegenüber, welche Meinung hat sie vom anderen:
Du wirst es wissen.

Thema 2: die vier Seiten der Nachricht beim Empfänger

Alle vier Teile („vier Ohren") der Nachricht spielen sowohl beim Sprechen als auch beim Zuhören eine wesentliche Rolle.

Bedingt durch die Tatsache, dass diese verschiedenen Nachrichtenteile der sprechenden Person oftmals nicht explizit bewusst sind und der zuhörenden Person reichlich Raum für Interpretation lassen, können erhebliche Missverständnisse zwischen den Kommunizierenden entstehen.

Bewusstheit über die eigenen Befindlichkeiten und Bedürfnisse, das eigene Kommunikationsverhalten und dessen Auswirkungen auf soziale Beziehungen kann dazu beitragen, die gesundheitsförderliche Wirkung sozialer Beziehungen besser nutzen zu können.

Methode/Vorgehensweise
Z.B. **interaktiver Vortrag**. Die vier Seiten der Nachricht für den Empfänger nach Schulz von Thun können Sie wieder am Beispiel nach Schulz von Thun verdeutlichen:

Tatsache   Die eigentliche Information, die Tatsache, über die informiert wird:
Da ist was Grünes.

Ausdruck   Die momentane Verfassung, das aktuelle Gefühl, die Meinung des Sendenden über sich selbst, die die Empfängerin heraushört:
Mir schmeckt das nicht.

Lenkung   Die Absicht, die die Empfängerin hinter der Aussage vermutet:
Lass nächstes Mal das Grüne weg!

Kontakt   Was die Empfängerin heraushört, wie der Sprecher zu ihr steht, welche Meinung er von ihr hat:
Du bist eine miese Köchin.

Thema 3: Sachaspekt
Ziel ist es hier, die Kommunikationsebene der Tatsache für den Patienten erfahrbar zu machen.

Methode/Vorgehensweise
Mit der Übung „Stille Post" **(erlebniszentrierte Übung)** können Sie verdeutlichen, wie schwer es ist, einen Sachaspekt korrekt zu kommunizieren: Dazu zeigen Sie einem Patienten einen auf einer Moderationskarte geschriebenen Satz. Diesen Satz flüstert der Patient dem Nachbarn ins Ohr. Diese Person flüstert das, was sie verstanden hat, der nächsten Person ins Ohr und so weiter. Die letzte Person schreibt das Gehörte für alle sichtbar auf. Sie schreiben dann den ursprünglichen Satz darunter.

Thema 4: Selbstoffenbarung
Ziel ist es hier, den Aspekt der Selbstoffenbarung in der Kommunikation bei den Patienten erfahrbar zu machen.

Methode/Vorgehensweise
Mit der Übung „Gefühle erraten" **(erlebniszentrierte Übung)** können Sie verdeutlichen, dass Gefühle, die das Gegenüber ausdrückt, richtig, aber auch falsch gedeutet werden können: Dazu lassen Sie die Patienten aus einem Fächer von Moderationskarten, auf die jeweils ein Gefühl/eine Gestimmtheit geschrieben ist, eine Karte ziehen. Zusätzlich erhält jeder Patient ein leeres Blatt. Die Patienten werden gebeten, reihum das Gefühl, das auf der Karte steht, pantomimisch darzustellen. Die anderen Patienten erraten das Gefühl und notieren auf dem leeren Blatt jeweils den Namen der darstellenden Person und das erratene/vermutete Gefühl. Sobald alle Patienten ein Gefühl pantomimisch dargestellt haben, erfolgt ein Abgleich der dargestellten und der vermuteten Gefühle.

Anschließend können Sie mit der Gruppe **diskutieren**, wie es zu Unterschieden zwischen Darstellung und Vermutung kommen kann. Dabei sollte auch deutlich werden, dass die Darstellung eines Gefühls sehr subjektiv ist und die eigene Art der Darstellung in die Deutung der Gefühle anderer einfließt. Es zeigt sich oft, dass die negativen Gefühle leichter dargestellt werden können und auch eindeutiger und sicherer erraten werden. Die positiven Gefühle sind oftmals in ihren Nuancen sehr viel schwieriger zu identifizieren. Eine mögliche Erklärung kann darin liegen, dass es in der menschlichen Entwicklungsgeschichte wichtiger war, die negativen Gefühle gut zu differenzieren, da es hier oft ums Überleben und Verteidigen ging.

Thema 5: nonverbale Kommunikation

Man kann nicht *nicht* kommunizieren. Selbst wenn ein Mensch weint und kein Wort spricht, werden Informationen gesendet, die beim Empfänger ankommen:

Tatsache Auf dieser Ebene wird nichts gesendet – die Ursache des Weinens bleibt der empfangenden Person verborgen.

Ausdruck Ich bin hilflos und weiß nicht weiter.

Lenkung Bitte hilf mir und belaste mich nicht noch mehr.

Kontakt Du bist schuld, dass es mir so schlecht geht!
Auch wenn eine Person weint und schweigt, sind beim Gegenüber die „vier Ohren" auf Empfang gestellt. Da keine klare Information zur Verfügung steht, ist Raum für Fragen, Vermutungen und Interpretationen gegeben.

Tatsache Was ist passiert?

Ausdruck Wie geht es ihr? Ist sie traurig oder verletzt?

Lenkung Was möchte sie von mir? Soll ich sie trösten oder lieber in Ruhe lassen?

Kontakt Hab ich etwas falsch gemacht? Hab ich etwas getan, das sie verletzt hat?

Methode/Vorgehensweise

Z.B. **interaktiver Vortrag**. Hier können Sie herausstellen, dass ein konkretes Nachfragen der Kommunikation dienlicher sein kann, als Vermutungen darüber anzustellen, was nonverbal ausgedrückt wird. Dadurch bleibt die Verantwortung beim Gegenüber, und die Person schützt sich und die andere vor Missverständnissen und Reaktionen, die die Situation unter Umständen verschlimmern würden: „Ich sehe, du weinst, und bin verunsichert, weil mir unklar ist, was du von mir möchtest oder ob ich etwas für dich tun kann. Kannst du mir bitte sagen, was du von mir möchtest – oder wie ich dich unterstützen kann?".

Mit einer solchen Äußerung wird dem Gegenüber eindeutig vermittelt, dass es wahrgenommen und Unterstützung angeboten wird. Die Entscheidung, ob Hilfe gewollt ist oder nicht, bleibt beim Gegenüber. So wird ein Überstülpen von nicht gewollter Unterstützung vermieden.

Thema 6: kongruente und inkongruente Kommunikation

- **Kongruenz:** Wenn Gefühle durch Gestik oder Mimik eindeutig in die Kommunikation einfließen, unterstützen und ergänzen sie die gesprochenen Worte. Die Botschaft ist klar, stimmig und eindeutig.
- **Inkongruenz:** Widersprechen sich diese Anteile, passen Inhalt und Tonfall oder Mimik nicht zueinander, wird es verwirrend.

Methode/Vorgehensweise

Z.B. **interaktiver Vortrag**. Die Begriffe „kongruente" und „inkongruente Kommunikation" können Sie anhand von Beispielen erläutern:
- Kongruenz:
  - Gesprochene Worte: „Ich habe heute richtig gute Laune!"
  - Nonverbale Information: Lächeln;
  - Diese Nachricht ist kongruent, da beide Informationen in die gleiche Richtung weisen.
- Inkongruenz:
  - Gesprochene Worte: „Es ist alles bestens."
  - Nonverbale Information: trauriges Gesicht;
  - Diese Nachricht ist inkongruent, da die Informationen sich widersprechen.

Inkongruenz erzeugt beim Empfänger Verwirrung. Sie vermittelt eine widersprüchliche Lenkung:
- Hilf mir, unterstütze mich;
- Lass mich zufrieden.

Die empfangende Person ist in der Zwickmühle. Gleich welcher Botschaft sie folgt – beides kann falsch sein. Mit den vier Seiten der Nachricht lässt es sich wie folgt darstellen:

Tatsache   Was ist los, worum geht es?

Ausdruck   Was ist mit ihm? Ist er traurig? Welcher Seite soll ich glauben – der, die ich sehe, oder der, die ich höre?

Lenkung   Was erwartet er von mir? Soll ich ihn trösten oder lieber in Ruhe lassen?

Kontakt   Vertraut er mir? Habe ich etwas gemacht, was ihn verletzt hat?
Auch in dieser Situation kann eine klare Mitteilung dessen, was verwirrt, hilfreich sein: „Ich höre dich sagen, dass alles in Ordnung ist, und ich sehe dein trauriges Gesicht. Ich bin verunsichert, weil ich nicht weiß, welcher Seite ich glauben soll. Kannst du mir bitte sagen, was du von mir möchtest – kann ich dich unterstützen oder soll ich dich lieber in Ruhe lassen?"

Thema 7: Empfangsqualitäten
Wie wir auf das Gesagte einer anderen Person reagieren, wird u.a. auch dadurch beeinflusst, auf welchem Ohr wir besonders gut hören – welches Ohr besonders auf Empfang gestellt ist. In Abhängigkeit davon nimmt die Kommunikation einen völlig anderen Verlauf.

Methode/Vorgehensweise
Z.B. **interaktiver Vortrag**. Das Thema können Sie am besten wieder anhand eines Beispiels darstellen. Gesendete Nachricht – ein Kollege kommt ins Büro und sagt: „Hier ist aber schlechte Luft!"
Eingeschaltetes Tatsachenohr:
• Gedanke: Das kann gut sein. Das Fenster war heute noch nicht offen;
• Gefühl: neutral;
• Reaktion: „Das kann gut sein. Das Fenster war heute noch nicht offen."
Eingeschaltetes Ausdrucksohr:
• Gedanke: Mein Kollege legt viel Wert auf frische Luft;
• Gefühl: neutral;

• Reaktion: „Wenn es dir zu stickig ist, kannst du gern das Fenster öffnen."
Eingeschaltetes Lenkungsohr:
• Gedanke: Er möchte, dass ich das Fenster öffne;
• Gefühl: neutral, hilfsbereit;
• Reaktion: aufstehen und das Fenster öffnen.
Eingeschaltetes Kontaktohr:
• Gedanke: Will er damit sagen, dass ich schlecht rieche?
• Gefühl: Ärger;
• Reaktion: „Was meinst du denn damit?";
• Alternatives Gefühl: Scham;
• Reaktion: wegschauen.
Um ein Gefühl für die subjektive Empfangsqualität zu bekommen, hat sich ein Kommunikationstest nach T. Schmidt bewährt (Schmidt, 2006).

Wenn noch genügend Zeit vorhanden ist, können Sie die Teilnehmer bitten, sich in **Kleingruppen** über die subjektive Ausprägung der Ohren austauschen zu lassen. Folgende Fragen könnten Sie dazu mit auf den Weg geben: „Welches Ohr ist bei Ihnen ausgeprägt?", „Welche stressverschärfenden Auswirkungen hat dies in Ihrem Lebensalltag?" und „Wie können Sie das verändern?". Falls bei der Reflexion der Veränderungsmöglichkeiten der Aspekt der Achtsamkeit nicht benannt wird, sollten Sie dies näher ergänzen (➤ Kap. 2.3.4). Denn wie schon erwähnt, bedarf es der Achtsamkeit, um das eigene Kommunikationsverhalten erkennen, verstehen und gegebenenfalls verändern zu können (s.o., Allgemeines).

Thema 8: Stärken und Schwächen der „vier Ohren"
Jedes Ohr hat ganz spezifische Stärken und Schwächen. Wenn wir uns darüber bewusst sind, welches Ohr in der Kommunikation im Vordergrund steht und welche Auswirkungen das haben kann, ist der erste Schritt für eine bewusstere Kommunikation getan (➤ Tab. 3.24).

Methode/Vorgehensweise
Z.B. **interaktiver Vortrag**. An dieser Stelle könnten Sie abschließend auch auf den Zusammenhang zwischen Kommunikation und Stress hinweisen. Dadurch kann der gesundheitsförderliche Aspekt achtsamer Kommunikation nochmals deutlich hervorgehoben werden:

- Wenn man sich andauernd unter Druck gesetzt fühlt oder ständig im Stress ist, kann es daran liegen, dass das Lenkungsohr überbetont ist.
- Wenn man sich oft überfordert fühlt, dann kann es beispielsweise daraus resultieren, dass das Kontaktohr besonders laut hört und zu einer ständigen Beschäftigung mit der Frage führt: „Was denken die anderen von mir – mögen sie mich – hab ich etwas falsch gemacht?".

LITERATURVERZEICHNIS

Langer I, Schulz von Thun F, Tausch R. Sich verständlich ausdrücken. München: Reinhardt; 2006.

Maslow AH. Motivation und Persönlichkeit. Reinbek: Rowohlt; 1981.

Maslow AH. Psychologie des Seins. Frankfurt: Fischer; 2000.

Neuberger O. Miteinander arbeiten – miteinander reden! Gespräche in unserer Arbeitswelt. München: Bayrisches Staatsministerium für Arbeit, Familie und Sozialordnung; 1992.

Rogers CR. Therapeut und Klient. Grundlagen der Gesprächspsychotherapie. Frankfurt: Fischer; 2004.

Rosenberg MB. Gewaltfreie Kommunikation: Eine Sprache des Lebens. Paderborn: Junfermann; 2007.

Rosenberg MB. Konflikte lösen durch Gewaltfreie Kommunikation – Ein Gespräch mit Gabriele Seils. Freiburg: Herder; 2007.

Ruch P, Zimbardo RJ. Lehrbuch der Psychologie. Eine Einführung für Studenten. Heidelberg: Springer; 1983.

Schmidt T. Kommunikationstrainings erfolgreich leiten. Bonn: managerSeminare Verlags GmbH; 2006.

Schulz von Thun F. Miteinander reden. Störungen und Klärungen. Reinbek: Rowohlt TB; 1994.

Watzlawick P, Beavin JH, Jackson DD. Menschliche Kommunikation. Formen, Störungen, Paradoxien. Bern: Huber; 2007.

Weinberger S. Klientenzentrierte Gesprächsführung. Lern- und Praxisanleitung für psychosoziale Berufe. Weinheim: Juventa; 2008.

3.2.13 Lebensstilbereich soziale Strukturen, Emotionen, Sinnsuche und Spiritualität

Nils Altner, Anna Paul, Christel von Scheidt, Ulla Franken

Allgemeines

Soziale Unterstützung

Das Eingebundensein einer Person in soziale Beziehungen gilt als eine der wichtigsten Gesundheitsres-

sourcen. So nehmen die Gewohnheiten und Werte des sozialen Milieus direkten Einfluss auf gesundheitsrelevante Verhaltensweisen wie Bewegung und Ernährung sowie Rauchen, Alkohol- und Drogenkonsum. Auch Wertevorstellungen wie z.B. die Bedeutung von Leistung, Arbeit und beruflichem Erfolg prägen die Erwartungen und das Verhalten einer Person. Zudem beeinflusst der soziale Rückhalt in ganz besonderem Maße auch den Umgang mit auftretenden Belastungen und mit Krankheiten.

Interessant sind in diesem Zusammenhang Ergebnisse einer großen Studie an fast 10 000 Männern mit Herzerkrankungen: Es wurden um 50% reduzierte Symptome bei denjenigen Probanden festgestellt, die die Frage „Zeigt Ihre Frau Ihnen, dass sie Sie liebt?" bejahen konnten. Bei diesen Personen traten im Untersuchungszeitraum von fünf Jahren signifikant seltener Fälle von Angina pectoris auf, auch dann, wenn andere Risikofaktoren wie Alter, hoher Cholesterinspiegel, Blutdruck oder Diabetes mellitus vorhanden waren (Medalie und Goldbourt, 1976).

Ein Erklärungsansatz geht davon aus, dass soziale Unterstützung potenziell gesundheitsgefährdende Wirkungen von Stress abpuffert. So deutet eine Vielzahl von Studienergebnissen darauf hin, dass sozial gut integrierte Menschen in Bezug auf Erkrankungs- und Sterblichkeitsraten sowie auf den Blutdruck und den Adrenalinspiegel deutlich günstigere Werte aufweisen als sozial isolierte Menschen. Sie bewältigen Schmerzen vergleichsweise besser, brechen seltener Therapien ab und weisen höhere Adhärenz auf. Von medizinischen und psychologischen Interventionen profitieren sie mehr (Laireiter, 2002). Experimentell konnte z.B. gezeigt werden, dass die soziale Unterstützung mit der Robustheit der Immunantwort auf Erreger von Erkältungskrankheiten korreliert (Pressman et al., 2005). Ferner reagierten sozial gut integrierte Menschen auf eine standardisierte Stresssituation mit weniger Pulsanstieg als einsame Personen (O'Donovan und Hughes, 2007). Sowohl das Immunsystem als auch das kardiovaskuläre System scheinen demnach von sozialer Unterstützung günstig beeinflusst zu werden.

Emotionale Vitalität

Die Fähigkeit, Gefühle wahrnehmen zu können und sie zuzulassen, ohne sogleich impulsiv den damit verbundenen Handlungsimpulsen nachgeben zu müssen, ist eine Voraussetzung für emotionale Intelligenz und soziale Kompetenz. Ziel beim Erlernen eines gesundheitsfördernden Umgangs mit Emotionen ist es, Gefühlsregungen weder zu unterdrücken und zu verleugnen noch sich ihnen unreflektiert zu überlassen.

Ergebnisse experimenteller Untersuchen weisen darauf hin, dass körperliche Beschwerden durch Muskelspannungen gefördert werden, die sowohl mit der Unterdrückung als auch mit dem Ausleben von starken Gefühlen (z.B. Ärger) einhergehen (Burns, 2006; Burns et al., 2006). Fatalerweise tendiert ein ständig unter Spannung stehender, überreagierender Organismus – ebenso wie ein dauerhaft spannungs- und reaktionsarmer – dazu, seine **emotionale Schwingungsfähigkeit** sowie die **Sensibilität für emotionale Regungen** bei sich selbst und anderen einzubüßen. Sowohl die eigene emotionale Vitalität als auch die für einen lebendigen sozialen Austausch notwendige Empathiefähigkeit werden dadurch reduziert.

Eine mind-body-medizinische Begleitung erkrankter Menschen wird daher grundlegende emotionale Fähigkeiten ansprechen, indem sie Selbstwahrnehmung, Selbstfürsorge, emotionale Intelligenz, Empathie und soziale Unterstützung fördert. Empathische, respektvolle und klare Beziehungen zwischen Arzt bzw. Therapeut und Patient, unterstützende Gruppeninterventionen sowie das Erlernen eines Kommunikationsstils, der sowohl die eigenen Bedürfnisse und Wünsche berücksichtigt als auch das Gegenüber respektiert, können ganzheitliche Entwicklungs- und Heilungsprozesse anregen und verstetigen (➤ Kap. 3.2.12).

Auf der Suche nach Sinn

Häufig klagen Patienten mit chronischen Erkrankungen darüber, dass ihre Beschwerden sie massiv behindern, ihren Alltag zu bewältigen. Damit geht oft das Gefühl einher, vom Leben ungerecht behandelt und um die Verwirklichung von Träumen und Plänen gebracht zu werden. Der geplante Lebensverlauf scheint für diese Personen außer Kontrolle geraten zu sein. Das trifft besonders dann zu, wenn die sozialen Beziehungen leiden, da die Erkrankung zu Konflikten in Familie und Freundeskreis führt.

Insbesondere bei Schmerzerkrankungen wie z.B. Fibromyalgie gehen Freundschaften und zuweilen auch Partnerschaften oftmals in die Brüche, wenn die betroffenen Patienten sich wiederholt von ihren nicht erkrankten Nächsten unverstanden oder gar ausgeschlossen fühlen. Es wird zudem häufig als sehr anstrengend erlebt, soziale Kontakte aufrechtzuerhalten.

So entsteht im Verlauf einer chronischen Erkrankung häufig eine Kaskade von Ereignissen und Entwicklungen, die von körperlichen Beeinträchtigungen und Schmerzen zu Unsicherheit, Kontrollverlust, Hilflosigkeit, Verbitterung und Einsamkeit führt. Dabei werden schließlich auch die Selbstwertschätzung und die Selbstverwirklichung massiv beeinträchtigt. Dauerschmerzen oder andere chronische Erkrankungen können somit Auslöser eines sich selbst verstärkenden Prozesses sein, der zu einem massiven Verlust an Lebensqualität führt und unter Umständen mit einer existenziellen Sinnkrise einhergeht. Im Zentrum steht dabei oft die Frage: „Warum musste gerade ich so krank werden?".

Viktor Frankl stellt die individuelle Sinnfindung in den Mittelpunkt des Genesungsprozesses. Für ihn ist Sinn eine „Möglichkeit", die „vor dem Hintergrund der Wirklichkeit" entdeckt werden kann (Frankl, 1977). Wenn Sinn aufgespürt werden soll, dann sind **Innehalten, Selbstaufmerksamkeit** und **achtsames Wahrnehmen** der eigenen Situation gefragt. Und dazu gehört auch immer, die Erkrankung und ihre Konsequenzen für den Lebensplan der betreffenden Person zu reflektieren. Ein solcher Prozess führt nicht selten zu (Selbst-) Erkenntnissen und Neuorientierungen, in deren Kontext sich Krankheit durchaus als Chance für die Gestaltung des weiteren Lebens erweisen kann. Im Rahmen mind-body-medizinischer Interventionen verwendete Methoden, die einen bewussten Umgang mit der inneren Kommunikation fördern, sind die **Kognitive Umstrukturierung** und **achtsamkeitsbasierte Meditationen** (➤ Kap. 3.2.11 und ➤ Kap. 3.2.12).

Sinn und Sinne

Patienten mit chronischen Erkrankungen entwickeln durch den Verlust der körperlichen Integrität nicht selten eine große Ambivalenz gegenüber ihrem Körper und damit auch gegenüber ihren Sinnes-

Integration in die Mind-Body-Medizin

Die mind-body-medizinische Behandlung nach dem Essener Modell bietet den Patienten die Möglichkeit, je nach ihren Bedürfnissen und Fähigkeiten, auf verschiedenen Wegen sinnliches Erleben und Genussfähigkeit zu beleben, soziale Unterstützung wiederzuerlangen sowie die Sinndimension zu explorieren.

So wird die leib-sinnliche Dimension im Kontext des **stationären Settings** in Form von physiotherapeutischen Behandlungen angesprochen. Dazu gehören Massagen, Wannenbäder (z.B. Öldispersionsbad), Wickel, Saunagänge oder Bewegungsbäder. Außerdem werden stark auf das Spüren und den Körpersinn bezogene Bewegungsangebote wie Walking, Hatha-Yoga oder Ergometertraining gemacht. Die Arbeit und Reflexion in der Gruppe regt dabei die Freude an, zusammen zu sein und sich gegenseitig zuzuhören, sich auszutauschen und zu unterstützen. Beim Fasten und Fastenbrechen wird besonderer Wert darauf gelegt, die Sinne und das Bewusstsein zu öffnen für innerorganismische Empfindungen und äußere Reize wie Düfte und Geschmacksempfindungen. Der Austausch in den halboffenen Gruppen des stationären Betriebs fördert die soziale Unterstützung. Dabei erhält die einzelne Person die Gelegenheit, sich außerhalb ihrer etablierten sozialen Strukturen in einem Gruppenzusammenhang zu erleben, sich dort zu positionieren und zu entwickeln.

Die Struktur der geschlossenen Gruppe im Bereich der **Tagesklinik** verleiht dem Element des sozialen Experimentierens mit einer unbelasteten – weil unvoreingenommenen – sozialen Unterstützung durch gleichbetroffene und gleichgesinnte Patienten noch weitere Bedeutung. Sowohl im stationären als auch im tagesklinischen Programm spielen das Einüben und die Praxis von achtsamer Wahrnehmung und Kommunikation sowie von achtsam-wertschätzendem Verhalten eine zentrale Rolle (➤ Kap. 2.3.4).

erfahrungen. Oft bestimmt, ähnlich wie im sozialen Kontext, ein Gefühl des Im-Stich-gelassen-worden-Seins auch ihr Verhältnis zu ihrem Körper. Dabei führt die Entfremdung vom schmerzenden Körper zuweilen bis hin zu dissoziativem Erleben. Das Bewusstsein negiert dann den Körper oder einzelne Körperteile, indem es versucht, negative Empfindungen auszuschalten. Ein derart entkörperlichtes und entsinnlichtes Erleben schwächt jedoch die selbstregulativen Prozesse des Organismus (z.B. das Gefühl für die eigenen Belastungsgrenzen), aber auch das Erleben von Sinnenfreuden. Damit geht häufig auch ein wachsendes Gefühl von fehlender Lebendigkeit sowie von Sinnverlust und Sinnleere einher.

Im Prozess der Beschäftigung mit der Erkrankung und mit dem (Wieder-)Finden von sinnlicher Freude und Sinn und tauchen unter Umständen auch Fragen nach spirituellen Überzeugungen und spiritueller Praxis auf, ohne dass dazu ein gesondertes Modul unterrichtet würde. Nicht selten erlangen dann spirituelle Themen im Verlauf der Behandlung und darüber hinaus eine vertiefte Bedeutung für die Person und ihren Genesungsprozess (Ghadirian, 2008).

Für die Praxis

Die nachfolgend geschilderten Module unterscheiden sich von vielen anderen Modulen insofern, als es im Wesentlichen um Erkenntnisprozesse in Einzel- und Gruppenarbeit geht und weniger um die Vermittlung von Informationen. Bei chronisch Erkrankten, alleinstehenden oder älteren Personen oder nach Verlust eines nahestehenden Menschen tritt nicht selten Trauer über die soziale Isolation zutage. Für die Äußerung und Beschäftigung damit sollte ausreichend Zeit eingeplant werden, damit sich die Situation stabilisieren kann. Schließlich geht es darum, dass sich die Patienten wieder öffnen können für Anregungen, um die Situation zu bewältigen und neue Beziehungen eingehen zu können.

In der Umsetzung bewährt haben sich hier folgende Module:
- Modul 1: das soziale Netz;
- Modul 2: emotionale Vitalität.

Modul 1: das soziale Netz

Ziele des Moduls
- Darstellung der Bedeutsamkeit des sozialen Netzes für Gesundheit und Wohlbefinden;
- Reflexion des eigenen sozialen Netzes und Erarbeiten von Strategien, um dieses zu verbessern.

Zeitaufwand: 1,5 Std.

Thema 1: das individuelle soziale Netz

Die Menschen, zu denen wir im Alltag Kontakt haben, bilden unser soziales Netz und haben einen wesentlichen Einfluss auf unsere Gesundheit und unser Wohlbefinden. Auch die Forschung belegt die Bedeutung des sozialen Netzes für die Gesundheit (s.o., Allgemeines):
- Menschen mit ungesunder Lebensweise, aber gutem sozialem Netz sind häufig gesünder und leben länger als solche mit **gesunder Lebensweise** und belastenden oder unbefriedigenden sozialen Beziehungen.
- Bei schwerer Erkrankung – beispielsweise nach einem Herzinfarkt oder bei Krebserkrankung – ist die Einbindung in gute soziale Beziehungen wesentlich für die **Genesung** und/oder die Bewältigung der Erkrankung.
- **Einsamkeit** kann ebenso wie belastende soziale Beziehungen das **Immunsystem** schwächen.
- Dabei ist **nicht die Größe des sozialen Netzes** ausschlaggebend, sondern die Qualität der Beziehungen und die subjektiv wahrgenommene Unterstützung.
- Verfügt ein Mensch über kein oder ein sehr eingeschränktes soziales Netz kann eine **spirituelle Eingebundenheit** eine vergleichbare Wirkung zeigen wie ein tragendes soziales Netz.

Methode/Vorgehensweise

Nachdem Sie die Bedeutung des sozialen Netzes für Gesundheit und Wohlbefinden in einem **Vortrag** kurz vorgestellt haben, ist es sinnvoll, dass die Patienten ihr eigenes soziales Netz reflektieren. Das können Sie z.B. mit **kreativem Gestalten in Einzelarbeit** tun: Mithilfe von Farbstiften, diversen Klebepunkten oder Symbolen, wie sie sich in einer Moderationsbox befinden, kann jeder Patient sein eigenes soziales Netz wiedergeben. Folgende Anregungen könnten Sie dazu geben:

- Bei dieser Darstellung können Sie sich fragen, wer ist mir nah, wer ist mir ferner.
- Um z.B. herauszufinden, auf wen Sie wirklich bauen können, überlegen Sie beispielsweise, wer Sie notfalls nachts um 3.00 Uhr in die Notaufnahme bringen würde.
- In Bezug auf Menschen, die Ihnen wichtig sind, die aber weiter von Ihnen entfernt sind, kann es auch sinnvoll sein, sich zu fragen, ob die dargestellten Abstände stimmen – vielleicht möchten Sie Menschen näher zu sich heranholen und mehr Zeit mit ihnen verbringen.
- Ebenso können Sie sich fragen, wo Störfaktoren liegen, durch welche Menschen Sie sich belastet fühlen.
- Aufschlussreich kann es ebenfalls sein, Pfeile in beide Richtungen zu zeichnen, die verdeutlichen, wie viel Energie Sie jeweils in eine Beziehung investieren und wie viel von der anderen Person eingebracht wird.

Zur Unterstützung kann ein Beispiel zur Verfügung gestellt werden, um eine anfängliche Unsicherheit mit der Methode zu reduzieren. Andererseits macht ein Beispiel Vorgaben, die von den Patienten in dieser Form nicht berücksichtigt worden wären. So kann es ohne Vorgabe z.B. geschehen, dass die Person sich selbst nicht in das Bild integriert. Die Möglichkeit, die Bedeutung dessen zu reflektieren, wäre dann nicht gegeben.

Zur **Reflexion in Einzelarbeit** können im Anschluss an die Gestaltungsphase folgende Fragen hilfreich sein: „Was fällt Ihnen auf, wenn Sie Ihr soziales Netz betrachten?", „Gibt es etwas, das Ihnen bislang nicht bewusst war?", „Sind Sie mit Ihrem sozialen Netz zufrieden?" und „Gibt es etwas, das Sie gerne ändern möchten?".

Im Gruppensetting können Sie die Patienten bitten, sich in **Kleingruppen** zu zweit oder dritt über ihr soziales Netz auszutauschen. Danach sollten sie der gesamten Gruppe über die wichtigsten Aspekte berichten. Dabei soll es jedem Patienten überlassen bleiben, was er mitteilen und was er lieber für sich behalten möchte. Fragen, die Sie hier als Anregung stellen könnten, sind: „Was/Wer tut Ihnen gut in Ihrem sozialen Netz?", „Wer/Was belastet Sie in Ihrem sozialen Netz?" oder „Wie hat Ihr soziales Netz auf Ihre Erkrankung/die Folgen Ihrer Erkrankung reagiert?".

Thema 2: aktive Gestaltung eines gesundheitsfördernden Lebensstils
Ziel ist es hier, dass die Patienten selbstständig erarbeiten, welche Möglichkeiten sie sehen, ihr soziales Netz so zu beeinflussen, dass es ihnen gut tut.

Methode/Vorgehensweise
In Abhängigkeit vom Gruppenprozess können in Form einer **moderierten Gruppendiskussion** Ideen dazu gesammelt werden, wie jeder aktiv sein soziales Netz gestalten kann, sodass es gesundheitsförderlich wird oder bleibt. Fragen, die Sie hier stellen können, sind: „Welche Strategien haben Sie zur Verfügung, mit Belastungen in Ihrem sozialen Netz möglichst hilfreich umzugehen?", „Wie können Sie Menschen, die Ihnen gut tun, stärker in Ihren Alltag integrieren?" oder „Wie können Sie dafür sorgen, dass sich das Geben und Nehmen in einzelnen Beziehungen die Waage hält/ausgeglichen ist?".

Modul 2: emotionale Vitalität

Ziele des Moduls
- Verstehen der Funktion der Grundgefühle;
- Kennenlernen der vier Komponenten einer Emotion als einen Prozess, der den Körper, die Gedanken, das subjektive Empfinden und den Ausdruck bzw. das Verhalten umfasst;
- Kultivieren eines gesundheitsfördernden Umgangs mit Emotionen.
Zeitaufwand: 1,5 Std.

Thema 1: Funktion der Grundgefühle
Wie jeder weiß, können Gefühle viele Färbungen haben. Ganz allgemein unterscheidet man Gefühle nach: Lust versus Unlust – angenehm versus unangenehm. Wir neigen dazu, Gefühle in gute und schlechte einzuteilen und übersehen dabei, dass alle Gefühle ihren Sinn und eine wichtige Aufgabe haben.

Methode/Vorgehensweise
Die Grundgefühle könnten hier in einer **Gruppendiskussion** erarbeitet werden. Dabei könnte untersucht werden, welche Funktionen diese haben:
- **Angst** warnt uns und ermöglicht es uns, frühzeitig Gefahren zu erkennen und notfalls zu flüchten;
- **Ärger und Wut** tauchen auf, wenn wir uns durch andere geschädigt, behindert oder ungerecht behandelt fühlen. Sie helfen uns, Grenzen zu ziehen und geben uns Energie zum Handeln;
- **Ekel** schützt uns vor dem Kontakt mit Dingen, die uns nicht gut tun;
- **Scham, Schuldgefühle und ebenso Verachtung** treten in sozialen Beziehungen auf und dienen der Einhaltung sozialer Normen und Werte;
- **Überraschung** ist die Reaktion auf Unerwartetes und Neues;
- **Freude und Liebe** sind Emotionen, die Bindungen herstellen und erhalten;
- **Kummer und Traurigkeit** entstehen vor allem bei der Trennung von geliebten Menschen oder dem Verlust von wichtigen Dingen, Fähigkeiten oder Plänen und werden deshalb auch als Bindungsemotionen bezeichnet;

Die *Depression* wird nicht zu den Emotionen gezählt, sondern ist ein Krankheitszustand. Anders als Kummer oder Trauer stellt sie keine fließende, vorübergehende Stimmungslage dar. Vielmehr ist sie ein starrer, über lange Zeit anhaltender, umfassender Zustand – der für den Betroffenen großen Stress darstellt und lebensbedrohlich sein kann. Hier ist psychotherapeutische Behandlung indiziert!

Umgangssprachlich wird der Begriff „Emotion" häufig mit „Gefühl" gleichgesetzt. Für eine differenziertere Betrachtung hat es sich jedoch bewährt, unter dem Begriff „Emotion" die körperlichen, kognitiven, ausdrucks- und verhaltensbezogenen Aspekte und eben auch die erlebens- und stimmungsbezogene Gefühlskomponente zusammenzufassen.

MERKE
Funktion der Emotionen
Emotionen zeigen uns und den anderen, welchen Wert, welche Bedeutung Menschen und Situationen für uns haben, ob wir uns hingezogen fühlen und uns Kontakt wünschen oder ob wir ausweichen und uns entziehen wollen. Durch den Emotionsausdruck teilt sich unser Empfinden den Mitmenschen mit. Emotionen haben demnach eine Bewertungs- und Orientierungsfunktion für uns selbst und unser soziales Umfeld.

Thema 2: Komponenten einer Emotion
Das, was sich als Emotion in uns regt, drängt uns in Bewegung und Aktion, will sich aus uns heraus bewegen (lat. *emovere*) und erfasst uns als ganzen Menschen – im Körper, in Gedanken, im Gefühl sowie in

Ausdrucks- und Verhaltensimpulsen. Die kognitiven Aspekte betreffen dabei die Gedanken, die oft so eng mit Gefühlsregungen einhergehen, dass es mitunter unmöglich ist, zu bestimmen, ob der Gedanke dem Gefühl vorausgeht oder umgekehrt. Zeitlich ein wenig versetzt, folgen dann mimische und gestische Ausdrucksbewegungen sowie Handlungsimpulse wie etwa ein Zurückweichen, Abwehren oder Zuneigen.

Methode/Vorgehensweise

Hier hat es sich bewährt, sich im **Gespräch** der Frage zu widmen, wie wir wissen können, was wir aktuell fühlen. Es ist nämlich nicht selbstverständlich, dass man sich immer im Klaren darüber ist, was man gerade fühlt. Ein unangenehmer Druck im Magenbereich wird z.B. erst mit Übelkeit in Verbindung gebracht, bevor durch eine nähere Beschäftigung mit dem Gefühl deutlich wird, dass sich da Angst ausdrückt. Das kann z.B. Angst vor einer Situation sein, die sich der „Kopf schön redet", während der Körper etwas anderes empfindet und ausdrückt. Anhand solcher Alltagsbeispiele lässt sich zeigen, dass Emotionen sich ganz versteckt zeigen können, sodass es uns Mühe macht, herauszufinden, was wir eigentlich fühlen.

Emotionen können sich natürlich auch sehr deutlich und massiv zeigen und äußern. Beispiele sind starke Angst, die uns lähmt, oder Wut, die uns „kochen" lässt, oder Traurigkeit, die uns überwältigt und unter Umständen lange Zeit begleitet. Hier kann es sinnvoll sein, einen Zusammenhang zum Thema „Stress" herzustellen und auf seine gesundheitlichen Wirkungen einzugehen, die vor allem bei lang andauernden Stresssituationen den Organismus fordern und belasten. In einer **Gruppendiskussion** lässt sich Bezug nehmen zu anderen Modulen des mind-body-medizinischen Programms. So wurden z.B. die Körperempfindungen, Gedanken, Gefühle und Handlungsimpulse schon bei der Beschäftigung mit den Themen Stress, Entspannung und Achtsamkeit beachtet (➤ Kap. 3.2.6, ➤ Kap. 3.2.7 und ➤ Kap. 3.2.12).

Um die vier Komponenten einer Emotion (körperliche, kognitive, gefühls- und verhaltensbezogene Aspekte) zu wissen ist nicht nur hilfreich, damit man sie genauer wahrnehmen und ihre Funktion für unser Leben verstehen kann. Jede dieser Komponenten stellt zugleich auch eine Möglichkeit dar, bewusst und möglichst gesundheitsförderlich mit Emotionen umzugehen. Eine ausführliche wissenschaftliche Begründung der zentralen Bedeutung der Emotionen für die Gesundheit und der gesundheitsförderlichen Wirkungen von Achtsamkeit im Umgang mit ihnen findet sich in der Literatur (Franken 2004, 2009). Demgegenüber geht es hier nun ganz praktisch darum, sich dem eigenen Fühlen zu nähern und mit den eigenen Gefühlen vertraut zu werden. Der Fokus liegt daher im Folgenden auf der Komponente des subjektiven Empfindens (der Gefühle im engeren Sinne), wobei mit Blick auf die Umsetzung in der Praxis nicht mehr (streng) zwischen Emotionen und Gefühlen unterschieden wird.

Die folgende **introspektive Übung** möchte zur Wahrnehmung und zum Bewusstwerden der eigenen Gefühle anregen (➤ Kasten „Mit Gefühlen vertraut werden"):

Praxis

Mit Gefühlen vertraut werden

1. Schritt: Spüre in deinem Alltag – bei deutlich angenehmen wie bei unangenehmen Erlebnissen – immer einmal wieder in deinen Körper hinein.
2. Schritt: Werde dir bewusst, wie sich dein Körper als Ganzes anfühlt und spüre dann auch in die einzelnen Körperbereiche hinein: in Bauch, Brust, Hals, Gesicht, Arme, Schultern und Beine. Dabei auf deutliche und auch auf ganz feine Empfindungen achten: Die Empfindungen mit sanfter Aufmerksamkeit registrieren, sie beobachten, hinspüren und innerlich beschreiben.
3. Schritt: Wenn du Kontakt mit den körperlichen Empfindungen aufgenommen hast, dann kannst du dich fragen und dir bewusst machen, welches Gefühl sich darin ausdrückt. Nimm wahr, welches Gefühl auftaucht, und benenne es. Versuche ganz bewusst an diese Wahrnehmung keine Gedanken zu knüpfen, sondern nimm nur wahr, wie sich das Gefühl jetzt gerade in deinem Körper zeigt.
4. Schritt: Richte deine Aufmerksamkeit abschließend wieder auf deinen Körper als Ganzes und auf deinen Atem und wende dich dann wieder den Dingen deines Alltags zu.

Thema 3: Kultivieren eines gesundheitsfördernden Umgangs mit Emotionen

Die bewusste Wahrnehmung von und der bewusste Umgang mit Emotionen können entscheidend zu unserer Lebensqualität und zur Förderung der Gesundheit beitragen. Sie ermöglichen Gelassenheit und eine Haltung von Achtsamkeit, die dabei helfen, gesundheitsförderliche Handlungsentscheidungen zu treffen. Dies gelingt auch, indem die Aufmerksamkeit auf den Atem und den Körper zurückgelenkt werden.

Hingegen führen weder das Unterdrücken der eigenen Regungen und Bedürfnisse noch das hemmungslose Ausleben der inneren Impulse oder das Verlieren im „Gefühlsdschungel" zu emotionaler Vitalität und Gesundheit.

MERKE

Schwierige Emotionen sind unvermeidlich und schaden kurzfristig nicht der Gesundheit. Übermäßige Identifikation mit ihnen verschlimmert jedoch das Leiden. Verdrängen (zu viel Distanz) oder sich Hineinverwickeln (zu wenig Distanz) sind beide nicht sinnvoll. Es heißt, den Mittelweg zu finden: wahrnehmen und akzeptieren, ohne zu identifizieren, und dann loslassen, indem die Aufmerksamkeit auf andere Foki, z.B. auf den Atem, gelenkt wird. Dazu gehört es, die Wahrnehmung für die Gefühlsregungen im Körper zu üben und sich selbst mit Freundlichkeit und Mitgefühl zu begegnen.

Methode/Vorgehensweise

Anknüpfend an das schon bekannte Thema Achtsamkeit (➤ Kap. 3.2.12) können in einer **Gruppendiskussion** analog zum Thema „achtsame Kommunikation" Qualitäten einer gelungenen achtsamen Kommunikation nach innen erarbeitet werden:

- Das Verfeinern der Körperwahrnehmung hilft uns nicht nur, sensibler für Stress zu werden, sondern auch positive Emotionen und die eigenen Bedürfnisse zu spüren.
- Das Verankern der Aufmerksamkeit im gegenwärtigen Moment durch die Verbindung mit dem Atmen und den aktuellen Sinnesempfindungen ermöglicht es, innezuhalten und Erregungen so weit zu beruhigen, dass bewusste Handlungsentscheidungen getroffen werden können.
- Das Bewusstwerden für die aktuellen Gedanken und eine desidentifizierende Betrachtung ihres Inhalts ist hilfreich, um folgenden selbst verstärken-

den Prozess zu unterbrechen: von Stress, Emotion und negativer Bewertung über weitere Erregung und dysfunktionales Verhalten hin zu weiterem Stress. Dazu hilft es, sich des aktuellen Gedankens bewusst zu werden, sich ihm zuzuwenden und ihn dann gegebenenfalls zu stoppen, indem die Aufmerksamkeit auf aktuelle Empfindungen wie den Atem oder die Sinneseindrücke gelenkt wird.

Wie könnte ein heilsamer Umgang mit Gefühlen aussehen?

Nicht selten berichten Patienten, dass sie Gefühle nur sehr abgeschwächt wahrnehmen. Ein restriktiver Erziehungsstil in der Kindheit hinterlässt bei Erwachsenen häufig eine Art „inneren Diktator", der eigene Regungen und Bedürfnisse so effektiv begrenzt, dass sie kaum mehr zu spüren sind (Altner, 2009). Die folgenden Übungen unterstützten dabei, sich über den eigenen Umgang mit Gefühlen klar zu werden und einen achtsamen Umgang mit ihnen zu erarbeiten (➤ Kasten „Umgang mit Gefühlen"). Dem Austausch darüber sollte dann eventuell erst zu zweit, dann in der großen Gruppe reichlich Zeit gewidmet werden.

––––––––––––––– Praxis –––––––––––––––

Umgang mit Emotionen

Übung 1: Reflexion des persönlichen Umgangs mit Gefühlen

Die Patienten werden gebeten, sich bequem hinzusetzen, die Augen zu schließen und ihre Aufmerksamkeit nach innen zu richten. Dann fragen Sie langsam nacheinander, indem Sie Zeit geben zum inneren Beantworten: „Welche Gefühle sind dir besonders vertraut?", „Welche treten häufig auf?" und schließlich „Wie gehst du dann damit um?". Mögliche Reaktionen:

- Ich nehme kaum Emotionen in mir wahr.
- Ich behandle sie wie Feinde, die ich loswerden will.
- Ich bin ihnen ganz ausgeliefert und hinterher tun mir meine Ausfälle oft leid.
- Ich gebe anderen oder den Umständen die Schuld.
- Ich gebe mir selbst die Schuld.
- Ich schlucke sie runter und vergifte mich selbst.

Übung 2: Achtsamer Umgang mit Emotionen
(vgl. Nidiaye, 2005)

Auch diese Übung wird am besten im Sitzen mit geschlossenen Augen durchgeführt.

1. Schritt: Versuch, dir möglichst lebendig ein Problem und eine damit verbundene konkrete Situation vorzustellen, die dich stark beschäftigten.
2. Schritt: Wenn die Situation in deinem Bewusstsein lebendig geworden ist, dann spüre, was sich in deinem Körper regt: in Bauch, Brust, Hals, Gesicht und in Armen, Schultern und Beinen. Achte dabei auf deutliche und auch auf ganz feine Empfindungen: Registriere die Empfindungen mit sanfter Aufmerksamkeit, beobachte sie, spüre in dich hinein und beschreibe sie.
3. Schritt: Wenn du Kontakt mit den körperlichen Empfindungen aufgenommen hast, die diese Situation in dir auslösen, dann versuch dir bewusst zu werden, welches Gefühl sich darin ausdrückt und benenne es.
4. Schritt: Wende dich dem Gefühl zu, spüre es und atme mit ihm. Gib dem Gefühl und seinen Äußerungen die Erlaubnis da zu sein.
5. Schritt: Bleib mithilfe des Atems gegenwärtig; d.h., du nimmst das Gefühl wahr, ohne mit ihm zu verschmelzen oder den damit verbundenen Handlungsimpulsen unmittelbar nachzugeben.
6. Schritt: Vielleicht gefällt dir die Vorstellung, mit dem Gefühl so umzugehen, wie ein liebevoller Mensch ein weinendes Kind in den Arm nimmt und es tröstet.
7. Schritt: Wenn du auf diese Weise dem Gefühl Raum und Aufmerksamkeit gegeben hast und ihm vielleicht dein Herz geöffnet hast, magst du vielleicht ausprobieren, wie es sich anfühlt, wenn du, statt „mein Ärger", „meine Angst" zu denken, aus einer freundlich beobachtenden Haltung heraus feststellst: Da ist Ärger. So fühlt es sich also an, wenn Ärger da ist. Da ist Angst oder Kummer. Du nimmst das Gefühl wahr, spürst es und akzeptierst es, ohne es zu bewerten. Schau, wie es sich anfühlt, wenn du der Versuchung widerstehst, dich in Bewertungen, Schuldzuschreibungen oder der Suche nach Lösungen zu verwickeln und stattdessen einfach nur feststellst: Da ist Traurigkeit, da ist Ärger, da ist Wut oder was auch immer sich gerade in deinem Innern regt.
8. Abschluss: Komm langsam zum Ende der Übung, indem du dich als Ganzes spürst, deinen Körper, die Sitzhaltung, den Kontakt zum Boden und deinen Atem. Mach dir zum Abschluss noch einmal bewusst, welches Gefühl du bei dieser Übung in dir entdeckt und geborgen hast und was wichtig für dich war.

LITERATURVERZEICHNIS

Altner N. Achtsam mit Kindern leben. Wie wir uns die Freude am Lernen erhalten. München: Kösel; 2009.

Burns JW. Arousal of negative emotions and symptom-specific reactivity in chronic low back pain patients. Emotion. 2006;6(2):309–19.

Burns JW, Bruehl S, et al. Anger management style and hostility among patients with chronic pain: effects on symptom-specific physiological reactivity during anger- and sadness-recall interviews. Psychosom Med. 2006;68(5):786–93.

Franken U. Emotionale Kompetenz – Eine Basis für Gesundheit und Gesundheitsförderung. Ein gesundheitswissenschaftlicher Beitrag zur Grundversorgung von Menschen mit psychogenen Störungen und Erkrankungen. Dissertation an der Fakultät für Gesundheitswissenschaften der Universität Bielefeld; 2004. (verfügbar unter: http://bieson.ub.uni-bielefeld.de:80/frontdoor.php?source_opus=1016/).

Franken U. Ein emotionsfokussiertes Modell als fruchtbarer Bezugsrahmen für Theorie und Praxis der Gesundheitswissenschaften. Prävention u. Gesundheitsförderung 2009;1:23–33.

Frankl VE. Das Leiden am sinnlosen Leben. Freiburg: Herder; 1977, S. 28f.

Ghadirian AM. Is spirituality relevant to the practice of medicine? Med Law. 2008;27(2):229–39.

Laireiter AR. Soziales Netzwerk. In: Schwarzer R, Jerusalem M, Weber H, Hrsg. Gesundheitspsychologie von A bis Z. Göttingen: Hogrefe; 2002.

Medalie JH, Goldbourt U. Angina pectoris among 10,000 men. II. Psychosocial and other risk factors as evidenced by a multivariate analysis of a five year incidence study. Am J Med. 1976;60(6):910–21.

Nidiaye S. Herz öffnen statt Kopf zerbrechen. Der Weg zu Freiheit, Freude und Frieden. Berlin: Ullstein; 2005.

O'Donovan A, Hughes B. Social support and loneliness in college students: effects on pulse pressure reactivity to acute stress. Int J Adolesc Med Health. 2007;19(4):523–8.

Pressman SD, Cohen S, Miller GE, Barkin A, Rabin BS, Treanor JJ. Loneliness, social network size, and immune response to influenza vaccination in college freshmen. Health Psychology 2005;24(3):297–306.

Mind-Body-Medizin in der niedergelassenen Praxis und der Prävention

4.1 Mind-Body-Medizin in der niedergelassenen Arztpraxis
Ulrich Deuse

Die aktuelle Situation

Die niedergelassene Arztpraxis steckt in der Krise. Sowohl die Rahmenbedingungen der ambulanten Medizin als auch die traditionelle Arbeitsweise, möglichst viele Patienten in kürzester Zeit zu behandeln, stehen den Wünschen der Patienten nach einer ganzheitlichen Medizin und den Bedürfnissen der Ärzte nach besseren Arbeitsbedingungen entgegen. Allensbach-Befragungen von Patienten (Allensbacher Jahrbuch, 1998–2002) ergaben:

- Über ein Viertel der Patienten (27%) beklagen zu wenig Einfühlungsvermögen bei ihrem Hausarzt.
- 37% der Patienten sind der Meinung, es würden zu schnell zu starke Medikamente verschrieben.
- 51% der Patienten denken, nur die Symptome würden behandelt.
- 44% der Patienten sind der Ansicht, die „Seele" komme zu kurz.

Außerdem verändert sich die Arzt-Patienten-Beziehung. Statt eines Vertrauensverhältnisses wird sie immer mehr zu einem Vertrags- und Dienstleistungsverhältnis. In diesem versuchen Patienten einerseits, möglichst schnell möglichst viel zu möglichst geringen Kosten von ihrem Arzt zu bekommen. Ärzte bauen andererseits den Bereich der privatärztlichen und Selbstzahlermedizin aus, um sinkende Einkommen zu kompensieren (Schuster, 2007). Zusätzlicher Konfliktstoff entsteht dadurch, dass die negativen Auswirkungen von Kosteneinsparungen durch die Gesundheitspolitik in der Regel von den Ärzten an ihre Patienten vermittelt werden müssen – stellvertretend für die Gesundheitsfunktionäre, die in der Öffentlichkeit nicht immer bereit sind, die Sparmaßnahmen zu vertreten. Weitere Belastungsfaktoren sind die überbordende Bürokratie, die ständig wechselnden Vorschriften der Kassenärztlichen Vereinigung, die Häufigkeit von Anfragen der Krankenkassen etc.

Ärzte leiden zunehmend unter ihren Arbeitsbedingungen und befürchten weitere Verschlechterungen für die Zukunft. Das haben die (für Ärzte in Deutschland völlig untypischen) landesweiten Proteste und Demonstrationen seit 2006 gezeigt. Im Gesundheitsbericht des Berufsverbands Deutscher Psychologen (Schuler, 2008) wird über einen Anstieg psychischer Probleme bei Ärzten berichtet, die zu den am stärksten gefährdeten Berufsgruppen gezählt werden (u.a. 10% Suchterkrankungen, 20% Burnout-Syndrom, bei Männern drei- und bei Frauen fünffach erhöhtes Suizidrisiko). Eine Untersuchung aus zwölf europäischen Ländern bestätigt die Daten und zeigt, dass es sich dabei nicht nur um ein deutsches Problem handelt (Soler et al., 2008). Wahrscheinlich begünstigt die traditionelle Sozialisation der Mediziner mit ihrem narzisstisch überhöhten Arbeits- und Leistungsethos bei gleichzeitiger Leugnung eigener Bedürftigkeit diese Entwicklungen ebenso wie der zunehmende Kostendruck in der Gesundheitspolitik. Junge Ärzte weisen eine wesentlich schlechtere Lebenszufriedenheit auf als die Normalbevölkerung. Das gilt besonders in den Bereichen, die die Vereinbarkeit des Berufs mit einem intakten Familienleben, Kindern, Freundschaften und einer befriedigenden Freizeitgestaltung betreffen (Füeßl, 2008). In einer von der Ludwig-Sievers-Stiftung in Auftrag gegebenen Untersuchung bewertet die Hälfte der befragten jungen Ärzte ihre „Work-Life-Balance" als schlecht, ein Drittel der Befragten würden nicht noch einmal Medizin studieren (Oberlander, 2008).

Mind-Body-Medizin als Ausweg?

Die Mind-Body-Medizin könnte für Patienten und Ärzte einen Ausweg aus der Krise bedeuten. Eine

Medizin, die neben körperlichen auch seelische, soziale und spirituelle Aspekte der Persönlichkeit untersucht und behandelt, erfordert andere Rahmenbedingungen (s.u.) und vermag der Arzt-Patienten-Beziehung einen neuen Sinn zu geben.

Inzwischen besteht ausreichende Evidenz für die Wirksamkeit mind-body-medizinischer Verfahren bei einer Vielzahl chronischer Erkrankungen (➤ Kap. 2.2.1). Ihre Anwendbarkeit und Wirksamkeit in der ambulanten Versorgung konnte ebenfalls gezeigt werden (z.B. Pelletier, 2004). Werden diese Möglichkeiten in der ambulanten medizinischen Behandlung nicht genutzt, fehlt eine wichtige Option in der Therapie chronischer Erkrankungen.

Dem Folgenden wird die Mind-Body-Medizin nach dem Konzept des Essener Modells zugrunde gelegt.

Realisierung der Mind-Body-Medizin in der Kassenarztpraxis

Die Haltung des Patienten verändern

Unter den durchschnittlichen Arbeitsbedingungen einer Kassenarztpraxis erscheint die Einführung der Mind-Body-Medizin zunächst einmal utopisch. Dabei müssen die ersten Schritte nicht in einer totalen Umorganisation der Praxis liegen. Sie können vielmehr darin bestehen, dass der Arzt dem Patienten während der knappen Sprechstundenzeit signalisiert, dass er neben den körperlichen Beschwerden auch seelische, soziale und spirituelle Faktoren für relevant hält. Es geht zunächst darum, die Haltung des Patienten zu Gesundheit und Krankheit im Sinne der Mind-Body-Medizin zu verändern und damit zu beginnen, die notwendigen Konsequenzen für seine eigene Person zu ziehen.

Die Motivation abklären und fördern

Im nächsten Schritt können dann geeignete Patienten für weiterführende Maßnahmen herausgefiltert werden. Um deren Motivation zu überprüfen und zu verändern, eignet sich das sog. **Transtheoretische Modell**, in dem verschiedene Phasen der Verhaltensänderung unterschieden werden (➤ Kap. 2.3.7). Für alle weiterführenden Maßnahmen ist zumindest die Stufe

der Absichtsbildung erforderlich. Für alle Patienten, die sich noch auf der Stufe der Absichtslosigkeit befinden, kann die Arbeit darin bestehen, mit der Vermittlung von verständlichen Informationen, die an den jeweiligen Wissensstand des Patienten angepasst sind, die Motivation für Verhaltensänderungen zu fördern.

Das Beratungsangebot

Für motivierte Patienten kann ein Beratungstermin in der **Privatsprechstunde** vereinbart werden (30–60 Min.). Im Rahmen der Kassensprechstunde bedeutet eine derart aufwendige Beratung eine weitere nicht honorierte Leistung, die zudem nur in geringer Qualität (Zeitdruck, Unruhe, Hektik etc.) durchgeführt werden könnte. Deshalb ist die Einführung einer Privatsprechstunde, in der Selbstzahlerleistungen (sog. Individuelle Gesundheitsleistungen „IGeL") unter besseren Bedingungen durchgeführt werden können, eine zwingende Voraussetzung, um solche Beratungen zu realisieren (s.u.).

In der Beratung sollte eine Anamnese erfolgen, die alle Bereiche der Mind-Body-Medizin abdeckt. Daraus ergeben sich Ansatzpunkte für eine geeignete Behandlung. Als günstig für eine weitere Motivationsförderung hat sich dabei ein **ressourcenorientiertes Vorgehen** bewährt (➤ Kap. 2.3.2). Dabei werden Fähigkeiten und Erfahrungen, die der Patient bereits mitbringt, aufgegriffen, verstärkt und gemeinsam weiterentwickelt. Hat der Patient beispielsweise in der Vergangenheit bereits positive Erfahrungen mit autogenem Training gemacht, ist es sinnvoll, ihn zu bestärken, diese Praxis wiederaufzunehmen. Das gilt auch, wenn andere Entspannungsverfahren aus theoretischen Überlegungen heraus vielleicht sinnvoller erscheinen. Außerdem ist sehr darauf zu achten, dass die Beratung nicht in eine moralisierende, lustfeindliche Belehrung oder Missionierung „alter Schule" entgleitet. Für den Patienten muss im günstigsten Fall während der Beratung permanent spürbar sein, dass es letztlich um sein Wohlbefinden und um die Qualität seines weiteren Lebens geht. Humor, Gelassenheit und Wertschätzung sind dabei wichtige Elemente.

Die folgenden Bereiche können nach dem Essener Modell **Inhalte der Beratung** sein (➤ Kap. 3):
• Ernährung;
• Bewegung;

- Selbsthilfestrategien;
- Gesunder Umgang mit Stress und Belastungen;
- Kognitive Strukturen;
- Achtsame Kommunikation;
- Emotionen, soziale Strukturen und Spiritualität.

Die Gewichtung ergibt sich aus der individuellen Situation des Patienten.

Weiterführende Angebote nach individuellen Voraussetzungen

Auch die weiterführenden Schulungsvorschläge und Angebote richten sich nach der Ausgangssituation des Patienten. Bei Patienten, die sich bereits relativ gesund ernähren, kann es beispielsweise ausreichen, sie zu motivieren, eine frühere sportliche Betätigung wiederaufzunehmen. Ferner kann für die Zukunft auf eine Maßnahme hingewiesen werden, die die Entspannungsfähigkeit verbessert. Dann können in größeren Abständen (z.B. nach 2–3 Monaten) weitere Beratungen folgen, in denen Fortschritte, Schwierigkeiten und weitere Optionen erörtert werden. Für bereits gesundheitsorientierte und motivierte Patienten kann eine solche Vorgehensweise genügen.

Praxisorientierte Patientenratgeber wie das Buch „Natürlich herzgesund. Ein Ratgeber für Menschen mit koronarer Herzkrankheit" (Paul und Michalsen, 2008) können dabei als Unterstützung sehr hilfreich sein.

Für andere Patienten, die unter hohem Leidensdruck stehen, unter komplexen Störungen leiden oder bisher über wenig eigene Vorstellungen und Erfahrungen bezüglich eines gesünderes Lebensstils verfügen, ist eine intensivere Schulung erforderlich. Hier kann der Hausarzt als Lotse fungieren, der die Patienten an geeignete Therapeuten oder Kliniken weiterleitet. Die Fortschritte, die dort erzielt werden, können später aufgegriffen, verstärkt und unterstützt werden.

Schwierigkeiten bei fortgeschrittener Chronifizierung

Besonders schwierig gestaltet sich die Beratung bei Patienten, die bisher wenig Vertrauen in die eigenen Fähigkeiten, ihre Gesundheit zu verbessern, entwickelt haben. Viele dieser Patienten zeigen – unterstützt durch eine überwiegend pharmakologisch ori-

entierte konventionelle Medizin – eine **externe Kontrollüberzeugung**. Das heißt, sie sind davon überzeugt, ihnen könne *nur* durch entsprechende Ärzte oder Therapeuten (also von außen) geholfen werden. Sie glauben nicht an eigene Möglichkeiten, ihre Beschwerden zu lindern (fehlende **interne Kontrollüberzeugung**). Dies trifft in besonderem Maße für chronifiziert Schmerzkranke zu. Gerade bei deren Behandlung sind nach der heutigen Datenlage insbesondere die Selbsthilfefähigkeit und der Glaube an diese entscheidend dafür, die Erkrankung zu bessern.

Motivationsarbeit, die die interne Kontrollüberzeugung auf Dauer zu stärken vermag, erfordert ein komplexes und intensives Vorgehen, das unter ambulanten Bedingungen schwer zu gewährleisten ist. Für die betreffenden Patienten ist es hilfreich, sie an entsprechend spezialisierte Einrichtungen oder Programme zu verweisen (z.B. Kliniken Essen-Mitte, Göttinger-Rückenschmerz-Intensiv-Programm GRIP, Interdisziplinäre Schmerzambulanz der Universität München). Dadurch wird ihre Bereitschaft für eine ambulante Weiterbehandlung gefördert.

Gruppenangebote

Eine Schulung im Sinne des Essener Modells lässt sich am besten im Rahmen von Gruppenschulungen (z.B. 6–10 Patienten pro Gruppe, 6 Sitzungen à 45 Min.) durchführen. Für die Schulungen sollte möglichst ein **externer Trainer** mit Gruppenerfahrung hinzugezogen werden, der sowohl hinsichtlich der Inhalte als auch für die Gruppenleitung ausreichend ausgebildet ist. Ein in Gruppenbehandlungen unerfahrener Arzt, der selbst gerade damit beginnt, sich mit Mind-Body-Medizin zu beschäftigen, kann eine solche Behandlung kaum effektiv durchführen. Auch hier handelt es sich i.d.R. um Selbstzahlerleistungen, und somit erwarten die Patienten zu Recht eine besonders gute Qualität. Denkbar sind an dieser Stelle aber auch Sondervereinbarungen mit Krankenversicherungen, z.B. im Rahmen von Modellprojekten.

Der behandelnde Arzt sollte die Gruppe regelmäßig besuchen, medizinische Fragen beantworten und den Stellenwert der Gruppeninhalte hervorheben. Auch kann es sich motivierend für die Patienten auswirken, wenn der Arzt selbst an einzelnen Übungen teilnimmt, z.B. gemeinsam mit den Patienten meditiert.

Umgestaltung der Kassenarztpraxis

Unter den traditionellen Bedingungen der Kassenarztpraxis bleiben pro Patient maximal zehn Minuten (eher weniger) für Untersuchung und Beratung, und dies bei häufig mehreren akuten und chronischen Problemen, Anpassung der Pharmakotherapie, Laborbesprechungen, Formalitäten (DMP, Hausarztmodelle, aktuelle Änderungen der Verordnungsmöglichkeiten usw.). Die Ärzte und das Praxisteam hetzen in der Regel durch den Tag – unter Zeitdruck und immer in Verzug.

Die Durchführung der zeitaufwendigen mind-body-medizinischen Verfahren ist demzufolge derzeit nur auf privatärztlicher und Selbstzahlerbasis realisierbar (s.u.), sodass wesentliche organisatorische Veränderungen und eine entsprechende Umgestaltung der Praxis notwendig werden. Dies ist ohnehin für das langfristige Überleben der kassenärztlichen Praxen essenziell, und anders ist aktuell kein Ausweg aus den gegebenen Bedingungen erkennbar.

Mind-Body-Medizin lässt sich nur dann glaubwürdig vermitteln, wenn sie sich auch in der Haltung und Arbeitsweise aller Mitarbeiter der Praxis widerspiegelt. Somit ist es unerlässlich, dass alle Mitglieder des Praxisteams kontinuierlich bestrebt sind, die mindbody-medizinischen Konzepte für sich selbst umzusetzen. Durch eigene Erfahrungen mit stressreduzierenden Maßnahmen (z.B. Entspannungsverfahren, Meditation, Ausdauertraining) können bei ihnen ein Gefühl und ein Bewusstsein dafür entstehen, wie stark das eigene Wohlbefinden durch die ständige Anspannung beeinträchtigt wird. Dadurch werden auch die weiteren Schritte klarer, die eine Veränderung der herkömmlichen Vorgehensweise ermöglichen. Es müssen Zeitfenster geschaffen werden, in denen eine andere Medizin möglich ist, und kurze Pausen, um sich sammeln zu können. Somit kann Mind-Body-Medizin auch als Richtschnur hin zu besseren Arbeitsbedingungen und sinnvolleren Inhalten dienen.

Selbstzahlermedizin

Individuelle Gesundheitsleistungen

Im kassenärztlichen Bereich ist derzeit nur eine Grundversorgung ohne wichtige präventive Maßnahmen möglich. Weitere Verschlechterungen der Abrechnungsmöglichkeiten sind zu erwarten, und auch im privatärztlichen Bereich steht möglicherweise ein Rückgang des Einkommens bevor. Daher kann nur durch den Ausbau der Selbstzahlermedizin (Individuelle Gesundheitsleistungen „IGeL") eine positive Veränderung der Arbeitsbedingungen und eine Absicherung für die Zukunft erreicht werden. Dadurch wird der eingangs beschriebene Trend zu einem Dienstleistungsverhältnis zwischen Arzt und Patient gefördert.

Verständlicherweise versuchen inzwischen viele Ärzte, individuelle Gesundheitsleistungen anzubieten. Dabei lässt sich der Verdacht, die Leistungen würden vorwiegend angeboten, um (bei fraglichem Nutzen) die Einkommensmöglichkeiten des Arztes zu verbessern, nicht immer vollständig ausräumen. Aus diesen Gründen und weil die illusionäre Hoffnung, alle wichtigen Gesundheitsleistungen würden von den gesetzlichen Krankenkassen übernommen, weiter öffentlich gefördert wird, haben die individuellen Gesundheitsleistungen in der Öffentlichkeit teilweise einen schlechten Ruf. Dieser Bereich ist aber essenziell für die Zukunft der niedergelassenen Ärzte, und letztlich werden sich nur diejenigen individuellen Gesundheitsleistungen durchsetzen, hinter denen der anbietende Arzt mit voller Überzeugung und nach bestem Wissen steht. Deshalb ist es wichtig, Leistungen anzubieten, die zwar im kassenärztlichen System nicht honoriert werden, aber für eine gute Medizin von großer Bedeutung sind.

Dazu zählen alle sinnvollen präventiven Untersuchungen (z.B. Belastungs-EKG, Labor-Screening, Abdomen- und Schilddrüsen-Sonographie) und in besonderer Weise die Mind-Body-Medizin. Indem alle Aspekte der Persönlichkeit einbezogen werden und mit den Patienten und ihren Krankheiten achtsam umgegangen wird, können Defizite der Grundversorgung ausgeglichen und das Vertrauensverhältnis wiederhergestellt werden. Dabei lassen sich sinnvolle „IGeL-Pakete" aus Vorsorgeuntersuchungen und mind-body-medizinischen Angeboten im Rahmen von praxisspezifischen Vorsorgeprogrammen schnüren. Nur wenn das Preis-Leistungs-Verhältnis stimmt, können individuelle Gesundheitsleistungen selbstbewusst und mit gutem Gewissen als notwendige Ergänzung der Grundversorgung angeboten werden.

Terminplanung

Damit die individuellen Gesundheitsleistungen ihren Preis wert sein können, muss die Terminplanung in der Praxis störungsfreie Zeitfenster eröffnen. In diesen werden nur die echten Notfälle sofort behandelt, die aus medizinischen Gründen keinen Aufschub dulden. Alle anderen akut Erkrankten, die es gewohnt sind, spontan in die Praxis zu kommen, sollten z.B. gebeten werden, in Zukunft vorher anzurufen und dann am Ende der Terminsprechstunde zu kommen. Dabei ist es wichtig, offen und selbstbewusst mit der Einführung einer Privatsprechstunde umzugehen. Damit wird den Patienten verdeutlicht, dass sie die Wahl haben zwischen einer Grundversorgung und einer umfassenderen Behandlung, aus der sie die Elemente auswählen, die ihnen zusätzlich nützlich erscheinen. Somit werden die derzeitigen Rahmenbedingungen transparent gemacht und den Patienten Wahlmöglichkeiten an die Hand gegeben.

Dabei sollte die kassenärztliche Medizin keinesfalls abgewertet werden. Selbstverständlich bildet sie weiterhin die Grundlage der Versorgung und kann im Rahmen der Akutversorgung in Deutschland mit einem der weltweit höchsten Standards aufwarten.

Abrechnungsbeispiele

Über folgende Leistungsziffern der privatärztlichen Abrechnung (Gebührenordnung für Ärzte, GOÄ) können mind-body-medizinische Beratungen abgerechnet werden (➤ Tab. 4.1).

Tab. 4.1 Beispiel aus der Gebührenordnung für Ärzte, GOÄ

GoÄ-Ziffer	Rechnungstext	Dauer (Min.)	Faktor	€
34	Erörterung einer lebensverändernden Erkrankung	20	2,3	40,22
34	Erhöhter Zeitaufwand	30	3,5	61,20
30 A	Komplexe naturheilkundliche Anamnese und Beratung (Analog homöopathische Erstanamnese)	60	2,3	120,65

Praxis

Mind-Body-Medizin ist auch in der Kassenarztpraxis möglich. Sie sollte nicht *trotz*, sondern *wegen* der schlechten Rahmenbedingungen eingeführt werden, um neue Wege der ambulanten Medizin zu finden, auf denen Patienten und Ärzte zu mehr Gesundheit gelangen können.

LITERATURVERZEICHNIS

Allensbacher Jahrbuch der Demoskopie 1998–2002, Band 11. Hrsg. v. Elisabeth Noelle-Neumann und Renate Köcher. München u.a.: K. G. Saur/Allensbach, Bonn: Verlag für Demoskopie; 2002.

Füeßl HS. Guter Arzt, kranker Arzt? Unser Beruf ist pathogen. Münchener Med Wochenschrift. 2008;23:12–16.

Oberlander W. Come in and burn out? Wie junge Ärzte ihre Lage sehen. Studie im Auftrag der Ludwig Sievers Stiftung. Rhein Ärztebl. 2008;2:10–14.

Paul A, Michalsen M. Natürlich herzgesund. Ein Ratgeber für Menschen mit Koronarer Herzkrankheit. Essen: KVC-Verlag; 2008.

Pelletier KR. Mind-body medicine in ambulatory care. An evidence-based assessment. J Ambul Care Manage. 2004;27(1):25–42.

Schuler H. Psychische Gesundheit am Arbeitsplatz in Deutschland. Berufsverband Deutscher Psychologinnen und Psychologen (BDP); 2008 (Online-Publikation: www.bdp-verband.org/aktuell/2008/bericht/BDP-Bericht-2008_Gesundheit-am-Arbeitsplatz.pdf).

Schuster A. Die Arzt-Patienten-Beziehung in der hausärztlichen Praxis. Vom Patienten zum Kunden? Diabetes aktuell. 2007;5(6):240–46.

Soler JK, Yaman H, Esteva M, Dobbs F. Burnout in European family doctors. The EPGRN study. Fam Pract. 2008; 11. Juli.

4.2 Mind-Body-Medizin als Bestandteil eines integrativen Behandlungskonzepts in der Praxis

Edith Kiesewetter

Einführung

Die Methoden der Mind-Body-Medizin haben auch in den Bereich der ambulanten medizinischen Versorgung Eingang gefunden. Hier können sie einen wichtigen Beitrag zur Prävention von Krankheiten und zur Vermeidung von Chronifizierung leisten. Wenn Patienten zu einem frühen Zeitpunkt in der Krankheitsentwicklung, also im Stadium der funktionellen Störung oder der Befindlichkeitsstörung, einen integrativ arbeitenden Arzt aufsuchen, können sie selbst mithilfe der Methoden der Mind-Body-Medizin in die Gestaltung des Genesungsprozesses eingebunden werden. Sie kommen aus einer passiv-rezeptiven Patientenposition in die Rolle eines verantwortlichen Patienten. Damit besteht die Möglichkeit, selbst Einfluss auf die Bewältigung von Symptomen und somit letztlich auch auf die eigene Gesundheit zu nehmen. Die Steigerung der Selbstwirksamkeitsüberzeugung stellt dabei eine wichtige Voraussetzung für den therapeutischen Verlauf dar (➤ Kap. 2.3.7). Zuallererst ist es erforderlich, eine Einsicht in die Zusammenhänge zwischen dem Symptomenkomplex und dem eigenen Lebensstil zu erreichen. Erst dadurch kann sich die Überzeugung der Patienten entwickeln, gesundheitsrelevante Aspekte des Lebensstils wie Ernährung, Bewegung oder Stressbewältigung verändern zu wollen und dies tatsächlich auch wirksam umzusetzen und beizubehalten.

Im Folgenden wird aus der Praxistätigkeit der Autorin berichtet, wie sich mind-body-medizinische Ansätze in der Behandlung umsetzen lassen. Die Planung, Durchführung und Zusammenfassung einer adjuvanten Therapiemaßnahme wird anhand eines konkreten Fallbeispiels genauer illustriert.

Grundsätze integrativer Praxisarbeit

Die Basis meiner integrativen Arbeit in der Praxis bilden die diagnostischen und therapeutischen Konzepte der Traditionellen Chinesischen Medizin (TCM), verknüpft mit den Erkenntnissen und Verfahren westlicher Psychosomatik.

Ein wesentliches Merkmal des traditionellen chinesischen Medizinverständnisses ist die Kenntnis davon, dass Körper, Verstand, Psyche und Seele des Menschen untrennbar miteinander verbunden sind. Gemeinsam beeinflussen sie das Gleichgewicht gesunder Körperfunktionen. Krankheit ist demzufolge zunächst eine Störung des funktionellen Gleichgewichts. Nach den Theorien der TCM werden alle Körperfunktionen durch den harmonischen Fluss der Lebensenergie „Qi" geregelt. Fließt das Qi gleichmä-

ßig und in ausreichender Menge in den Leitbahnen, den sog. Meridianen, herrscht Ordnung im Körper, und die Organfunktionen sind gewährleistet. Wird der harmonische Fluss gestört, entsteht im Körper ein Ungleichgewicht, eine Disharmonie. Dies ist z.B. der Fall, wenn durch Überarbeitung das Qi im Mangel ist oder durch Emotionen sein freier Fluss behindert wird. Im Fall eines Mangels wird der Körper im Sinne der Selbstregulation angeregt, diesen aufzufüllen. Gestautes Qi wird durch den Akupunkturreiz zum Fließen gebracht. Jede Form der TCM-Therapie stellt das Bemühen dar, einen Ausgleich herbeizuführen oder sich einem angestrebten Gleichgewicht zu nähern.

Neben der Behandlung wird den Patienten durch **kognitive Bearbeitung** auch die Möglichkeit zur Selbstregulation vermittelt. Im therapeutischen Prozess ist es besonders bedeutend, alle an der Erkrankung beteiligten Faktoren zu betrachten, d.h. körperlich-konstitutionelle, geistig-seelische und soziale Anteile. Mithilfe des ganzheitlichen Blicks auf die Entwicklung des Krankheitsgeschehens erschließt sich dem Therapeuten mitunter ein tieferes Verständnis für die entstandene Disharmonie sowie für den erkrankten Menschen, der im Zentrum des therapeutischen Bemühens steht. Das Fundament für die Begleitung auf dem Weg in die Gesundheit wird in einem ausführlichen Anamnesegespräch in vertrauensvoller Atmosphäre gelegt. Im Verlauf dieses Gesprächs entsteht häufig eine erste Vorstellung, welcher Teilaspekt des multikausalen Krankheitsgeschehens im Vordergrund des gestörten Gleichgewichts steht und welcher der Zugangswege einen möglichen Einstieg in den therapeutischen Prozess bietet.

Dabei stellt die **Akupunkturbehandlung der Disharmoniemuster** nach den Kriterien der chinesischen Medizin das Grundgerüst des therapeutischen Settings dar. Einen besonderen Schwerpunkt lege ich auf den Ausgleich der psychoemotionalen Disharmonien, die bei der Krankheitsentwicklung und Chronifizierung eine bedeutende Rolle spielen. Nach dem Verständnis der TCM sind die Emotionen die feinstofflichste Verdichtungsform des Qi. Jede der fünf elementaren Emotionen (Angst, Wut, Freude, Sorge, Trauer) hat eine besondere Qualität, die jeweils einem Funktionskreis mit einem Leitorgan zugeordnet ist (Platsch, 2000). So ist z.B. das Leitorgan der Wut die Leber. Entstehen durch Konflikte Gefühle der Wut im Menschen, so führt dies nach Vorstellung der

TCM zu einem Stau des Leber-Qi-Flusses und in der Folge zu körperlichen Symptomen wie Hitze, Bluthochdruck und Spannungen unter dem Rippenbogen. Bleiben diese unbeeinflusst, könnte sich daraus im Lauf der Zeit eine Krankheit entwickeln. Beispielsweise kann sich durch einen Stau des Gallensekrets über einen langen Zeitraum ein Gallenkonkrement bilden. Nach den Erfahrungen der chinesischen Heilkunst beugt die Wiederherstellung des freien Qi-Flusses durch Akupunktur oder Qigong-Übungen einer solchen Chronifizierung des Krankheitsgeschehens vor. Die Entwicklung von Selbsthilfestrategien im Umgang mit der Emotion Wut unterstützt diesen Prozess im Sinne eines Synergismus.

Um das Gesundheitsverhalten aktiv zu gestalten, werden den Patienten im Verlauf der Behandlung **weitere Angebote** zur bewussten Atemführung, zu Stressabbau, Entspannung und Meditation unterbreitet, z.B.:

- Gesprächsinterventionen zur kognitiven Bearbeitung spezieller Themen;
- Ernährungsberatung entsprechend der chinesischen Diätetik;
- Bewegungsangebote (Nordic Walking);
- Entspannungsverfahren;
- Atemtherapie, z.B. nach Middendorf (Middendorf, 2007);
- Insbesondere Qigong Yangsheng, die 15 Ausdrucksformen (Guorui, 2001) oder die 8 Brokatübungen (Guorui, 2003).

Im Umfeld meiner Praxis ist im Lauf der letzten Jahre eine gute Zusammenarbeit mit Anbietern aus allen genannten Bereichen entstanden. Gemeinsam mit den Patienten wird ein sinnvolles und passendes Verfahren ausgewählt, welches als adjuvantes Therapieangebot geeignet erscheint. Dieses wird in das Gesamtkonzept der Behandlung integriert. Zur nachhaltigen Implementierung des Gesundheitsverhaltens werden immer wieder motivierende Gespräche geführt.

Begleitung in eine Verhaltensänderung als adjuvantes Therapieangebot

Im Rahmen einer Akupunkturbehandlung zur **Therapie menopausaler Beschwerden** habe ich, wie im Folgenden beschrieben, eine Patientin auf dem Weg in eine Verhaltensänderung begleitet und diese Maßnahme dokumentiert. Als Setting wurde eine **Einzeltherapie** im Rahmen einer Akupunkturbehandlung in wöchentlichen Abständen über acht Wochen gewählt.

Die Ausgangssituation

Die Patientin, 53 Jahre alt, verheiratet, Mutter von vier erwachsenen Söhnen, Vollzeit berufstätig als Erzieherin, weist keine internistischen Vorerkrankungen auf. Zur Zeit der Behandlung befindet sie sich in einer berufsbegleitenden Weiterbildungsmaßnahme.

Die Patientin stellt sich in der Praxis wegen massiver menopausaler Beschwerden vor. Zu dem Symptomenkomplex gehören:

- Hitzewallungen;
- Nachtschweiß;
- Hypermenorrhö;
- vegetative Erregbarkeit;
- Schlafstörungen;
- depressive Verstimmungen;
- Konzentrationsschwäche;
- Erschöpfung.

Die Symptomatik hat sich im Lauf von mehreren Monaten vor dem Zeitpunkt der Erstvorstellung ständig verstärkt. Der Menopausenscore wird zu Beginn der Behandlung mittels der validierten Menopausen-Bewertungsscale MRS II festgelegt. Eine vorher durch den behandelnden Gynäkologen eingeleitete Hormonersatztherapie und andere schulmedizinische Vorschläge empfindet die Patientin als nicht passend und möchte sie nicht weiterführen. Sie kommt mit dem ausdrücklichen Wunsch nach naturheilkundlichen Strategien, um mit den Beschwerden umzugehen und die Störungen zu bewältigen.

Die Ausgangssituation wird durch folgende Faktoren gekennzeichnet:

- **Körperliche Faktoren:** Erschöpfung durch Blut- und Flüssigkeitsverluste, Schlafmangel und konstitutionelle Schwächung durch vier Geburten;
- **Emotionale Faktoren:** hoher Leidensdruck, diffuse Ängste vor möglichen zugrunde liegenden schweren Erkrankungen, hohe Leistungserwartung;
- **Soziale Faktoren:** berufliche Überlastung, fehlende Unterstützung, zusätzliche Belastungen im familiären Umfeld;

● **Kognitive Faktoren:** Glaubenssätze zum Umgang mit den Wechseljahren wie z.B. „Das hatte meine Mutter auch", „Das ist erblich bedingt" oder „Da muss ich halt durch!", fehlende Fachinformationen, Zweifel an der Selbstwirksamkeit.

Motivation zur Verhaltensänderung

Trotz hoher Motivation, die Verantwortung für eine Entwicklung in Richtung Gesundheit selbst in die Hand zu nehmen, zeigt die Patientin eine durch die Erschöpfung bedingte Mutlosigkeit und eine **geringe Selbstwirksamkeitserwartung**. Sie hat ein großes Bedürfnis nach Fachinformationen und Strategien zur Beeinflussung der Symptomatik. Als ersten Schritt zur Besserung ihrer Befindlichkeit beginnt die Patientin mit einem Bewegungsprogramm: Nordic Walking 1- bis 2-mal pro Woche, welches ihr subjektiv großes Wohlgefühl vermittelt, jedoch keine Änderung in der Leitsymptomatik bewirkt. Auch mit Entspannungsverfahren hatte sie sich bereits beschäftigt und mehrere Kurse in Qigong Yangsheng absolviert. Sie beklagt, dass es ihr jedoch bisher nicht gelungen sei, Qigong-Übungen oder andere Entspannungsverfahren in den Alltag zu integrieren.

Im **Motivationsstufenmodell** nach Keller et al. (mit den Motivationsstufen Absichtslosigkeit, Absichtsbildung, Vorbereitung, Handlungsstufe und Stufe der Aufrechterhaltung; Dobos et al., 2006), welches mit ihr besprochen wurde, ordnet sie sich selbst in die **Stufe der Vorbereitung einer Verhaltensänderung** ein. Aus therapeutischer Sicht befindet sie sich eher in einer Übergangsphase von der Absichtsbildung zur Vorbereitung. Trotz hoher Motivation, den Veränderungsprozess aktiv einzuleiten, ist sie in derart geschwächter Konstitution eher mutlos und zweifelnd. In dieser Phase braucht sie Ermutigung und Unterstützung bei der Überwindung möglicher Hindernisse. Um die Kernproblematik zu klären, erhält sie Arbeitsbögen. Diese dienen dazu, individuelle Ziele zu setzen und eigene Barrieren und geeignete Gegenmaßnahmen bei der Umsetzung der gewünschten Verhaltensänderungen zu ermitteln. Durch die Bearbeitung werden ihr ihre eigenen Ambivalenzen bewusst, und sie entwickelt Szenarien der Bewältigung.

Vorbereitung und Wissensvermittlung

Eine wesentliche Voraussetzung für den Übergang zur Handlungsebene konnte durch die **Erarbeitung eines geänderten Krankheitsmodells** geschaffen werden. Dem liegt zugrunde, dass die bestehende Symptomatik nicht ein unausweichlicher, schicksalhafter Zustand ist. Vielmehr entspringt sie eher einem momentanen innerkörperlichen Ungleichgewicht, auf welches selbst Einfluss genommen werden kann. Diese Vorstellung stimmt die Patientin zuversichtlich.

Zur Stärkung der Selbstwirksamkeitserwartung wird sie mithilfe des „Tempels der Gesundheit" mit dem **mind-body-medizinischen Grundgedanken** vertraut gemacht (➤ Kap. 2.1). Die fünf Säulen der Ordnungstherapie – Bewegung, Atmung, Entspannung, Ernährung und Selbsthilfestrategien – sind die Wege, mit welchen Patienten Einfluss auf die Gestaltung ihrer Gesundheit nehmen können.

In wesentlichen Grundzügen sind der Patientin die Idee einer gesunden Lebensführung und das biopsychosoziale Modell der Krankheitsentstehung (Modell der Salutogenese) schon vertraut (➤ Kap. 2.3.2). Bisher konnte sie dieses Modell jedoch nicht als geeignet für ihren derzeitigen Symptomenkomplex erfahren.

Durch Zuordnung eigener Lebensstilelemente zu den einzelnen Säulen des „Tempels der Gesundheit" kann sie nun den Zusammenhang zwischen ihrem derzeitigen Symptombild und belastenden Faktoren ihres Lebensstils herstellen. Aus dieser Erkenntnis entwickelt sie zunehmend die Überzeugung, dass auch die klimakterischen Symptome durch eigenes Handeln positiv beeinflusst werden können. Durch diese Intervention gelangt sie zu einer **veränderten Selbstwirksamkeitsüberzeugung**.

Zusätzlich äußert die Patientin in dieser Phase den Wunsch nach fachlicher Information. Sie liest zu diesem Thema das Buch: „Wechseljahre – Wandeljahre" (Kaffka, 2005). Hierdurch wird sie in ihrem Vorhaben bestärkt, die Gestaltung der Gesundheit in den Jahren des Wechsels aktiv zu beeinflussen.

Erarbeitung individueller Ziele

Aus den vorgestellten Säulen der Ordnungstherapie wählt die Patientin nun zwei Bereiche aus, in denen sie jeweils ein Ziel konkret formuliert und die Planung der Umsetzung in Angriff nimmt.

Ziel im Bereich Entspannung

Die Patientin wird die in einem wöchentlichen Kurs erlernten und praktizierten 8 Brokatübungen des Qigong Yangsheng an mindestens vier Tagen der Woche als festes Übungsprogramm in ihren Alltag integrieren. Bei den 8 Brokatübungen des Qigong Yangsheng handelt es sich um eine Übungsfolge mit langer Tradition, die kraftvolle kämpferische Formen mit innerer Entspannung verbindet. Dadurch werden Zentrierung und Stabilität gefördert: *„Ziel der Qigong Übungen ist es, die physiologischen und psychischen Funktionen, d.h. die ‚Bewegungen‘ und Veränderungen im Menschen, zu fördern"* (Guorui, 2003, S. 23). Eine wesentliche Rolle spielt es in dieser Übungsfolge, eine untere Stabilität bei oberer Leichtigkeit zu praktizieren und zu erlernen. Dieses wirkt hilfreich den aufsteigenden Phänomenen der Wechseljahrssymptomatik (z.B. Hitzewallungen, Kopfschmerzen) entgegen.

Folgende **Barrieren bei der Umsetzung** werden benannt:

- Die erforderliche Zeit zum Üben der gesamten Methode nimmt in der Regel etwa 40 Min. in Anspruch, was der Patientin zu lang ist.
  Maßnahme: Entsprechend einem Schlüsselpunkt der Qigong-Praxis, das rechte Maß zu finden, wird gemeinsam ein individuelles Übungsprogramm von vier Übungen erarbeitet. Diese Übungsfolge kann in etwa 20 Min. praktiziert werden und erscheint machbar.
- Ein geeigneter Zeitraum wird gesucht, in dem es genug Ruhe und keine anderen Anforderungen gibt.
  Maßnahme: Als optimal erweist sich der Zeitpunkt abends vor dem Schlafen, wenn die wesentlichen Dinge des Tages erledigt sind.
- Der Ehemann erwartet, am Abend gemeinsame Zeit mit seiner Frau zu verbringen.
  Maßnahme: Der Patientin wird geraten, am bestehenden Konzept festzuhalten. Klärende Gespräche sollen den Ehemann überzeugen, dass auch er von der entspannten Grundhaltung seiner Frau profitieren wird.

Insgesamt hilft der Patientin bei der Umsetzung die Vorerfahrung des Wohlgefühls, welches sie seit Längerem nach den wöchentlichen Kursstunden erlebt hat.

Handlungsstufe

Unterstützung bei der Aufrechterhaltung ihres Vorhabens findet die Patientin im Rahmen eines Qigong-Kurses bei anderen Kursteilnehmern, die von ihren Erfahrungen berichten. Die Grenzen der eigenen Belastbarkeit zu erkennen und zu akzeptieren, fällt der Patientin schwer. Deshalb ist es wichtig für den Start, zu thematisieren, dass eine Anpassung der Zielsetzung an vorhandene Rahmenbedingungen notwendig werden könnte und dann auch möglich ist. In diesem Zusammenhang erteilt sich die Patientin die Erlaubnis, auch Abende ohne die Qigong-Übungen einlegen zu dürfen und auf andere Entspannungsrituale zurückgreifen zu können. Dazu erlernt sie eine Atemübung, bei der der Atem mithilfe der Imagination einer sich öffnenden Lotusblüte in die Körpermitte, das „Dantian" gelenkt wird, um eine untere Fülle entstehen zu lassen. Diese Übung kann im Liegen praktiziert werden. Auch bei großer Erschöpfung empfindet die Patientin sie als sehr wohltuend und stärkend.

Sie beginnt unmittelbar mit der Umsetzung und gelangt so in die **Motivationsstufe der Handlung**. Schon nach zwei Wochen spürt sie die positiven Auswirkungen auf ihr körperliches Befinden wie z.B. weniger Hitzewallungen und mehr innere Ruhe sowie erholsamer Schlaf. Als besonders wohltuend empfindet sie die feste Struktur ihres Übungsprogramms, welches ihr nun sowohl attraktiv als auch machbar erscheint.

Ziel im Bereich Ernährung

Zu diesem Bereich wird zunächst ein Gespräch geführt, in dem die Patientin ihre bisherigen Ernährungsgewohnheiten benennt. Sie erhält detaillierte Informationen über die Grundzüge der chinesischen Ernährungslehre, insbesondere über den Aspekt der thermischen Stufen und die Wirkrichtung der Nahrungsmittel (Fahrnow und Fahrnow, 2005). Dazu kommen Kenntnisse über Nahrungsmittel, die belebend für die Blutbildung und die Stärkung der Säfte sind. Durch dieses Wissen kann sie nun in ihrem bisherigen Speiseplan Nahrungsmittel identifizieren, die einen nach oben gerichteten Vektor haben und erhitzend wirken.

4

Sie legt fest, welche Nahrungsmittel sie in Zukunft meiden will, u.a. Rotwein, Kaffee, Chilischärfe, scharf gebratenes Fleisch. Sie benennt, welche Nahrungsmittel und Zubereitungsweisen sie zukünftig bevorzugt in den Speiseplan einbauen wird, beispielsweise säfteschonendes Dünsten und Garen von Gemüse. Des Weiteren erkennt sie die Bedeutung einer regelmäßigen Nahrungsaufnahme in entspannter, ruhiger Atmosphäre sowie die nährende Kraft eines warmen Frühstücks in Form von Hirse- oder anderem Getreidebrei.

Sie definiert als Ziel, täglich einen solchen Frühstücksbrei für sich zuzubereiten und zu verzehren, unabhängig davon, ob andere Familienmitglieder sich dem anschließen oder nicht. Besonders unterstützend wirkt dabei für sie die Vorstellung, dass sie die wesentlichen Anforderungen an eine gesunde Ernährung damit schon am Morgen „erledigt" hat und dieses Thema nicht zu viel von der Tagesaufmerksamkeit erfordert. Auch in diesem Bereich treten zunächst **Barrieren bei der Umsetzung** auf.

Maßnahme: Gemeinsames Zubereiten und Modifizieren des Rezepts nach eigenen Vorlieben bei einem praxisorientierten Ernährungs-Workshop bringt die Patientin auch in diesem Bereich schnell in die Handlungsebene. Ihr Wohlgefühl ist so groß, dass es keine weiteren Barrieren zu überwinden gilt. Die nährende und kräftigende Wirkung nach den großen und schwächenden Blutverlusten durch die Hypermenorrhö ist so überzeugend, dass sie diesen Gewinn schon nach kurzer Praxis nicht mehr missen möchte und die Zielsetzungen vollständig in den Alltag integriert hat.

Akupunkturbehandlung

Über einen Zeitraum von acht Wochen erhielt die Patientin eine Akupunkturbehandlung in wöchentlichen Abständen entsprechend den Kriterien der chinesischen Disharmoniemuster mit dem Therapieprinzip:

- Das Leberblut nähren und beleben;
- Das Nieren-Yin nähren und das Yang bezähmen;
- Leere Hitze beseitigen;
- Das Milz-Qi stärken;
- Den Geist beruhigen.

Die Begleitung der Verhaltensänderung erfolgte parallel im gleichen Zeitraum.

Am Ende der Behandlung und nach einem Vierteljahr wurde der Menopausenscore nochmals erhoben. Er konnte (bei einem möglichen Maximalwert von 44 Punkten) von einem Ausgangswert von 18 auf vier Punkte gesenkt werden. Die Verhaltensänderungen hatten in Kombination mit der Akupunkturbehandlung dazu geführt, dass alle oben erwähnten Symptome der Patientin deutlich reduziert werden konnten. Sie hatte keine Probleme, die neuen Gewohnheiten aufrechtzuerhalten. Darüber hinaus berichtete sie, dass sie auch Änderungen im Umgang mit sozialen Konflikten vornehmen konnte. Es gelang ihr beispielsweise, sich bewusst von den Interessen anderer abzugrenzen und eigene Bedürfnisse klar zu formulieren. Dadurch erfuhr sie eine deutliche Reduktion ihres Stresserlebens.

Aufrechterhaltung der Behandlungserfolge

Zur Ermittlung der Aufrechterhaltung wurde etwa ein halbes Jahr nach der Behandlungsserie ein Nachbesprechungstermin vereinbart, bei welchem der Patientin noch einmal Arbeitsbögen zur Reflexion der Veränderung durch Tagebucharbeit übergeben wurden.

> **MERKE**
>
> In der Gesamtbetrachtung zeigt dieses Fallbeispiel exemplarisch, wie ein Weg in Richtung Symptomreduzierung und Gesundheit aufgezeigt und begleitet werden kann. Dies erfolgt mithilfe eines integrativen Behandlungskonzepts unter Einschluss von naturheilkundlichen Verfahren (Akupunktur), mind-body-medizinischen Interventionen zu Planung und Vorbereitung der Verhaltensänderung, zur Ernährungsberatung sowie zu Entspannungsverfahren (Qigong Yangsheng, Atemtherapie) und Bewegungsprogrammen (Nordic Walking). Dieses therapeutische Vorgehen führt Patienten in ein eigenverantwortliches Handeln und erfüllt Patient und Therapeut gleichermaßen mit Zuversicht. Es macht Mut für weitere Schritte zur Entwicklung und zum Einsatz integrativer Behandlungsmethoden.

LITERATURVERZEICHNIS

Dobos G, Deuse U, Michalsen A. Chronische Erkrankungen integrativ. Konventionelle und Komplementäre Therapie. München: Urban & Fischer; 2006.

Fahrnow IM, Fahrnow J. Fünf Elemente Ernährung. Lebens- und Kochkunst nach der Traditionellen Chinesischen Medizin. München: Gräfe und Unzer; 2005.

Guorui J. Die 15 Ausdrucksformen des Taiji Qigong: Gesundheitsfördernde Übungen der Chinesischen Medizin. 6. Aufl. Uelzen: ML Verlag; 2001.

Guorui J. Die 8 Brokatübungen: Gesundheitsfördernde Übungen der traditionellen chinesischen Medizin. 4. Aufl. Uelzen: ML Verlag; 2003.

Kaffka AA. Wechseljahre - Wandeljahre. Entdecken und Stärken Sie Ihre weiblichen Lebenskräfte mit Chinesischer Heilkunde. Oy-Mittelberg: Joy Verlag; 2005.

Middendorf I. Der Erfahrbare Atem – Eine Atemlehre. 9. Aufl., Paderborn: Junfermann Verlag; 2007.

Platsch KD. Psychosomatik in der Chinesischen Medizin. München: Urban & Fischer; 2000.

4.3 Mind-Body-Medizin in der Prävention und Präventionsforschung

Anna Paul, Nils Altner

Zu den derzeit wichtigsten gesundheitspolitischen Zielen zählt es, die Bevölkerung zu sensibilisieren, mehr Eigenverantwortung für die Prävention von Krankheiten (insbesondere chronischen Erkrankungen) sowie für die Erhaltung und Förderung ihrer Gesundheit zu übernehmen. Die Ansätze der Mind-Body-Medizin (MBM) eignen sich hier besonders gut, da sie Wege zeigen, wie dabei auf die Fähigkeiten und Bedürfnisse der Menschen eingegangen werden kann. Ihr Vorteil ist, dass sie so konzipiert sind, dass sie die bei den Adressaten vorhandene Motivation für Verhaltensänderung mit berücksichtigen. Der folgende Beitrag möchte anhand der Aktivitäten der Klinik für Naturheilkunde der Kliniken Essen-Mitte exemplarisch zeigen, wie mind-body-medizinische Aspekte in die betriebliche Gesundheitsförderung und die Präventionsforschung integriert werden können.

Präventionsprogramme mit Krankenkassen

An den Kliniken Essen-Mitte wurden MBM-basierte Präventionsprogramme in Kooperation mit zwei großen gesetzlichen Krankenkassen konzipiert und über mehrere Jahre erfolgreich durchgeführt. Auf der gesetzlichen Basis von § 20 des SGB V wurden dabei Angebote in den Lebensstilbereichen Ernährung, Bewegung, Stressbewältigung und Suchtprophylaxe integriert. Zusätzlich fand eine Einführungsveranstaltung statt, in der allen Teilnehmenden das Gesamtkonzept vorgestellt und das Thema Motivation zur Verhaltensänderung angesprochen wurde. Die Teilnehmer an den zehnwöchigen Kursen entschieden sich vor Kursbeginn für einen der Schwerpunkte und lernten im Kursverlauf jedoch auch Inhalte der drei anderen Bereiche kennen. Im Anschluss an ihren Kurs konnten sie dann einen weiteren Kurs mit einem anderen Schwerpunkt wählen.

Diese Präventionsprogramme haben sich bewährt, da sie den Teilnehmern ermöglichen, in allen vier relevanten Lebensstilbereichen Kenntnisse zu erwerben und Verhaltensweisen einzuüben, die zu einer nachhaltigen Gesunderhaltung beitragen können.

Betriebliche Gesundheitsförderung bei der Raucherentwöhnung

Neben der Zusammenarbeit mit den Krankenkassen sind auch Kooperationen mit Betrieben entstanden. So konnten wir z.B. mit einem achtsamkeitsbasierten Programm zur Reduzierung von Tabakkonsum zur betrieblichen Gesundheitsförderung beitragen: in einem Krankenhaus, einer Bank und einer städtischen Behörde. Die Intervention im Krankenhaus wurde zudem wissenschaftlich begleitet. Dabei konnte die Studie zeigen, dass in der Gruppe, die durch das MBM-Programm unterstützt wurde, nach einem Jahr fast doppelt so viele Teilnehmer (30%) abstinent waren wie in der Vergleichsgruppe (18%; Altner et al., 2004).

Das Modellprojekt „Virtuelle Unternehmen und Lifestyle-Management"

Das vom Bundesministerium für Bildung und Forschung finanzierte Projekt „Virtuelle Unternehmen und Lifestyle-Management" (ViLMa) ist ein weiteres Beispiel, das zeigt, wie MBM-basierte Forschung und -Intervention in die betriebliche Prävention und Gesundheitsförderung integriert werden kann (Kriegesmann et al., 2006). Durchgeführt wurde das Projekt in Zusammenarbeit mit dem Institut für angewandte Innovationsforschung in Bochum und mit dem Beratungsunternehmen Capgemini.

Ziel war es dabei zum einen, zu verstehen, wie sich ändernde Arbeits- und Lebensbedingungen – v.a. die Zunahme von Mobilität und Technisierung – auf die Gesundheit von Beschäftigten auswirken. Zum anderen ging es darum, herauszufinden, welche Präventionsprogramme in einer virtuellen Arbeitswelt praktikabel, erwünscht und wirksam sein können.

Eine Erhebung bei 198 Beratern stellte eine außerordentlich starke Entgrenzungstendenz von Arbeit und Freizeit fest. Dabei fanden sich bei den Befragten v.a. Defizite im Bereich Spannungsregulation und in der Rhythmisierung des Alltags.

Im Rahmen des Forschungsprojekts „ViLMa" wurde eine Kurzintervention auf der Grundlage von MBM-Methoden entwickelt und evaluiert. Sie konnte positive Veränderungen vor allem in Bezug auf die Kompetenzen zur Stressbewältigung im Alltag, aber auch im Ernährungs- und Bewegungsverhalten der Teilnehmer erzielen. Diese Ergebnisse stimmen mit den Erkenntnissen früherer Studien zur präventiven und gesundheitsfördernden Wirkung von MBM-Interventionen bei Gesunden überein (Deckro et al., 2002; Shapiro et al., 1998).

Das Modellprojekt „Unternehmensgewinn durch betriebliche Gesundheitspolitik"

Das Modellprojekt „Unternehmensgewinn durch betriebliche Gesundheitspolitik" (UbeG) beschäftigte sich mit Wegen der Gesundheitsförderung in kleinen und kleinsten Handwerksbetrieben. Das Projekt wurde vom Bundesministerium für Arbeit und Soziales in Auftrag gegeben und entstand in Zusammenarbeit mit dem Institut für angewandte Innovationsforschung in Bochum und dem Bochumer Forschungszentrum für Personalentwicklung. Teilnehmer waren Inhaber von Handwerksbetrieben im Bereich Sanitär, Heizung und Klima.

Während der Arbeits- und Gesundheitsschutz in Großunternehmen für traditionelle Arbeitsverhältnisse ein hohes Niveau erreicht hat, besteht gerade im Bereich kleinerer Handwerksbetriebe erheblicher Nachholbedarf. Neben dem gesundheitsgefährdenden Risiko aus der Gewerkeausführung sind vor allem bei der Gruppe der selbstständigen Handwerker Belastungen zu konstatieren, die infolge eines fast grenzenlosen Übergangs zwischen Berufs- und Privatsphäre und zwischen Arbeits- und Nichtarbeitszeit deutlich werden.

Die Handwerker sind sich zwar häufig bewusst, dass von ihrer „Selbstausbeutung" und dem damit verbundenen Lebensstil Gefahren für ihre Gesundheit ausgehen und dass sie damit langfristig ihre Arbeitsfähigkeit negativ beeinflussen. Fragen, wie die eigene Lebensführung mit der Arbeitssituation abgestimmt werden kann, werden jedoch oft vernachlässigt.

So ergab eine Erhebung bei 664 Betriebsinhabern, dass nur 25% der Befragten eine regelmäßige Mittagspause machen. Rund 30% der Befragten essen überwiegend Fastfood. 61% tun kaum oder nie aktiv etwas für ihre körperliche Fitness. 74% bauen kaum oder nie Verschnaufpausen in ihren Arbeitsalltag ein, und 94% sind jederzeit, d.h. 24 Stunden für ihre Kunden erreichbar. Darüber hinaus räumten 35% der befragten Betriebsinhaber ein, in den letzten zwei Jahren keinen Erholungsurlaub gemacht zu haben. Selbst wer Urlaub machte, widmete sich nicht allein der Erholung: 80% nahmen regelmäßig Kontakt zum Betrieb auf, 33% von ihnen einmal täglich und rund 15% sogar mehrmals täglich. Dies bekräftigt, dass der Lebensstil der meisten Betriebsinhaber von enormen Stressbelastungen gekennzeichnet ist. Vieles deutet auch nach empirischer Überprüfung darauf hin, dass ein Defizit im Bereich der Gesundheitskompetenz besteht.

Vorgehensweise und Ziele

Hier setzte das Verbundprojekt UbeG an und stellte ein integriertes Personal- und Organisationsentwicklungsprogramm zusammen. Gegenstand der Intervention war es zum einen, das Gesundheitsverhalten in den Bereichen Ernährung, Bewegung und Stressbewältigung zu ermitteln und zu modifizieren; daneben ging es um Themen wie Arbeitsorganisation und Führungsverhalten. Auf der Basis des Transtheoretischen Modells der Verhaltensänderung (➤ Kap. 2.3.7) wurde ein Handlungsleitfaden zum Gesundheitscoaching für Betriebsinhaber im Handwerk erstellt und ein 15-wöchiges Gruppencoaching entwickelt und durchgeführt. Auf der Basis individuell erstellter Risiko-Ressourcen-Profile hatte das Coaching zum Ziel, die Beteiligten bei der bewusst gesundheitsfördernden Gestaltung ihres Alltags zu unterstützen. Dabei wählte jede Person die für sie relevanten Themen selbst und fixierte ihre persönlichen Ziele in einem Umsetzungsplan, z.B. eine zeitliche Begrenzung der wöchentlichen Arbeitszeit und Planung von regelmäßigen Entspannungs- und Erholungsphasen. Dieser Plan bildete dann die Basis für ein anschließendes virtuelles Coaching per Mail oder Telefon. Bei allen teilnehmenden Betriebsinhabern und deren Partnern konnte nicht nur eine Sensibilisierung für den Umgang mit der eigenen Gesundheit und die ihrer Mitarbeiter erreicht werden. Vielmehr wurden darüber hinaus auch konkrete Veränderungen im Arbeits- und Lebensstil realisiert (www.ubeg.net).

Das Projekt „Präventives Gesundheitsmanagement durch integrierte Personal- und Organisationsentwicklung"

Ein weiteres gemeinsam mit dem Bochumer Institut für angewandte Innovationsforschung durchgeführtes Projekt beschäftigte sich mit „präventivem Gesundheitsmanagement durch integrierte Personal- und Organisationsentwicklung" (PräGO). Das Projekt wurde vom Bundesministerium für Bildung und Forschung in Auftrag gegeben.

Im Vordergrund standen hier betriebliche Innovationen, die in Betrieben bekanntlich die Voraussetzung für Wettbewerbsfähigkeit, Wachstum und neue Arbeitsplätze schaffen. Dabei sind es gerade die Mitarbeiter, die wesentliche Impulse für die Unternehmensentwicklung liefern, die zunehmend unter Druck geraten. Wettbewerbsdruck, Beschleunigung und Komplexitätssteigerung betrieblicher Arbeits- und Entwicklungsprozesse tragen dazu bei, dass kaum Raum dafür bleibt, kreative Impulse zu entwickeln und sie nachzuverfolgen. Zudem for-

ciert die zunehmende Entgrenzung zwischen Arbeit und Freizeit Tendenzen der Selbstausbeutung. Eigenschaften wie Begeisterungsfähigkeit, Engagement, Risikobereitschaft und Frustrationstoleranz, über die innovative Mitarbeiter in besonderem Maße verfügen, weisen zugleich auf spezifische Risiken hin: Diese Mitarbeiter müssen häufig für die Umsetzung ihrer Ideen kämpfen, setzen sich Widerständen aus und laufen Gefahr, trotz hohen individuellen Engagements zu scheitern. Doch nur wer gesund ist, kann all diesen Anforderungen langfristig standhalten.

Vorgehensweise und Ziele

Basierend auf Interviews und einer Fragebogenaktion wurde bei den Teilnehmern eine Diskrepanz zwischen ihrer Selbstwahrnehmung als leistungsfähig und belastbar und deutlichen Anzeichen für eine vitale Erschöpfung festgestellt. Als Interventionsziel rückte daher in den Vordergrund, Innovatoren für ihre eigenen Belastungsgrenzen zu sensibilisieren und ihre Bewältigungsressourcen zu aktivieren (Paul et al., 2009). Daraus wurde ein *integriertes Personal- und Organisationsentwicklungsprogramm* erstellt, das die Grenzen isolierter (Personal-)Entwicklungskonzepte überwinden sollte. Analysen in den am Projekt beteiligten Unternehmen ergaben, dass allein aktionistische Angebote, insbesondere der Verhaltensprävention im Weiterbildungskatalog des Unternehmens, nicht ausreichen. Es genügte auch nicht, Elemente des Gesundheitsmanagements wie z.B. betriebsmedizinische Screenings in einzelbetriebliche Prozesse zu integrieren.

Präventives Gesundheitsmanagement durch integrierte Personal- und Organisationsentwicklung erfordert vielmehr:
- eine Verankerung in den unterschiedlichen Ebenen der Unternehmensstruktur und
- ein Durchdringen der Prozesse zum Management von Innovationsprojekten.

Ziel des Projektes war es daher, hierzu Ansatzpunkte für Gesundheitsprävention zu identifizieren und Programme zur Gesundheitsförderung zu entwickeln und umzusetzen, die den besonderen Situationen der Mitarbeiter und der Unternehmen gerecht werden.

Die grundsätzlichen **Prinzipien des Konzepts** lassen sich wie folgt zusammenfassen:

- Es handelt sich um ein modulares, phasenorientiertes Konzept, um dem Nichtroutinecharakter von betrieblichen Innovationsprozessen gerecht zu werden;
- In Abhängigkeit von der projektspezifischen Problemlage sind die Maßnahmen dosierbar (eskalationsabhängig);
- Ihre Anwendung ist flexibel gestaltbar, je nach der unternehmensspezifischen Aufbau- und Ablauforganisation;
- Die Ausrichtung ist antizipativ und prozessbegleitend, anstatt Versäumnisse und Defizite reaktiv aufzuarbeiten;
- Personal- und Organisationsentwicklungsmaßnahmen werden nicht in isolierten Segmenten aufbereitet, sondern miteinander verzahnt;
- Dazu werden unterschiedliche Tools herangezogen aus den Bereichen:
  - Projektmanagement;
  - Betriebliches Gesundheitsmanagement;
  - Innovationsmanagement;
  - Personal- und Organisationsentwicklung;
- Subsidiarität im Sinne der Entfaltung und Nutzung von Selbstregulation und Eigeninitiative;
- Salutogene Herangehensweise statt pathogene.

In Ergänzung herkömmlicher Interventionen der betrieblichen Gesundheitsförderung berücksichtigt das mind-body-medizinische Vorgehen dabei folgende Aspekte:

- Motivationale Aspekte der (Weiter-)Entwicklung gesundheitsrelevanter Verhaltensweisen;
- Phasenspezifik der individuellen Bereitschaft, das Gesundheitsverhalten zu ändern;
- Aspekte der sozialen Unterstützung im betrieblichen und privaten Umfeld;
- Zusammenwirken von gesundheitsrelevanten Lebensstilbereichen (z.B. Zugang zum oft vernachlässigten Bereich der Entspannung durch Anknüpfung an entspannungsfördernde Erfahrungen im Bereich Bewegung).

Fazit: Mind-Body-Medizin in der Prävention

Mind-body-medizinische Ansätze verfügen über ein hohes präventives Potenzial. Sie entsprechen dabei dem Prinzip der Gesundheitsförderung mit dem Ziel, die Selbstregulation und Selbstheilungskräfte zu stärken. Die Erfahrung der hier skizzierten Forschungs- und Interventionsprojekte im betrieblichen Kontext zeigt, wie sinnvoll es ist, entsprechende Interventionen gemeinsam mit den Beteiligten zu entwickeln: Unternehmensleitung, Management, Betriebsrat, Betriebsmediziner und Beschäftigte sollten in die Planung und Umsetzung gesundheitsfördernder Maßnahmen einbezogen werden. Die Erstellung von Ressourcen-Risiko-Profilen kann den Beteiligten ein Bewusstsein dafür vermitteln, welche Relevanz Gesundheitsförderungsmaßnahmen besitzen. Für die Etablierung von gesundheitsbewusster Unternehmensführung und -kultur scheint es zentral zu sein, dass eine Haltung von Achtsamkeit für das wertvolle Gut Gesundheit wächst. Aus dieser Haltung heraus können dann auf der Verhältnis- und Verhaltensebene konkrete Maßnahmen integriert geplant und umgesetzt werden, die den Bedürfnissen und Möglichkeiten der Beteiligten wirklich entsprechen.

LITERATURVERZEICHNIS

Altner N, Michalsen A, Richarz B, Reichardt H, Dobos G. Stressbewältigung durch Achtsamkeit als Unterstützung bei der Reduzierung des Tabakkonsums bei Krankenhauspersonal. Achtsamkeit und Akzeptanz in der Psychotherapie. Heidenreich J. (Hrsg.). Tübingen: dgvt-Verlag; 2004.

Deckro GR, Ballinger KM, Hoyt M, Wilcher M, Dusek J, Myers P, et al.: The evaluation of a mind/body intervention to reduce psychological distress and perceived stress in college students. J Am Coll Health. 2002 May;50(6):281–7.

Forschungsprojekt PräGo: www.praego.net

Kriegesmann B, Thomzik M, Göttel S, Dobos G, Paul A, Altner N, et al. Lifestyle-Management – Virtualisierte Arbeitsformen und Möglichkeiten der Lebensstiländerung. Bochum: IAI Verlag; 2006.

Modellprojekt UbeG: www.ubeg.net

Paul A, Lange S, Altner N. Innovationsprozesse – willkommene Herausforderung oder krankmachende Belastung? In: Giesert M (Hrsg.). Führung und Gesundheit. Hamburg: VSA Verlag; 2009.

Shapiro SL, Schwartz GE, Bonner G. Effects of mindfulness-based stress reduction on medical and premedical students. J Behav Med. 1998(21):6,581–599.

ViLMa – Virtuelle Unternehmen und Lifestyle-Management: www.iai-bochum.de/vilma.

Anhang

Fragebogen

Stressverschärfende Gedanken

Kreuzen Sie bei jedem aufgeführten Gedanken an, ob er Ihnen vertraut ist – d.h., diesen Gedanken (oder einen sehr ähnlichen) denken Sie gelegentlich – oder ob dieser Gedanke Ihnen nicht vertraut ist – d.h., dieser Gedanke (oder ein ähnlicher Gedanke) käme Ihnen nicht in den Sinn.

Aussage-Nr.	Art des Gedankens	Dieser Gedanke ist mir	
		Vertraut	Nicht vertraut
1	Ich muss immer für meinen Betrieb da sein		
2	Ich habe nicht alles versucht		
3	Das ist mal wieder typisch für mich		
4	Ich halte das nicht durch		
5	Ich werde nervös sein		
6	Das geht bestimmt schief		
7	Ich werde zittern		
8	Die werden es mir heimzahlen		
9	Ich sollte jedem, der mich um Hilfe bittet, helfen		
10	Ich hätte mich mehr anstrengen sollen		
11	Ich werde versagen		
12	Ich hab doch sowieso Pech		
13	Die werden mich für dumm halten		
14	Ich werde nicht ernst genommen		
15	Ich werde rot werden		
16	Ich werde Herzklopfen bekommen		
17	Ich hab's zu leicht genommen		
18	Ich will mit allen Leuten gut auskommen		
19	Auf mich ist 100%iger Verlass		
20	Das schaffe ich nie		
21	Die andern werden mich für einen Angeber halten		
22	Ich werde einen Kloß im Hals haben		

Aussage-Nr.	Art des Gedankens	Dieser Gedanke ist mir	
		Vertraut	Nicht vertraut
23	Damit werde ich nicht fertig		
24	Mir wird schwindelig werden		
25	Ich bin unfähig		
26	Ich darf die anderen nicht enttäuschen		
27	Ich werde den Faden verlieren		
28	Ich werde dumm dastehen		
29	Ich bin dem hilflos ausgeliefert		
30	Man wird mir böse sein		
31	Ich bin ein Versager		
32	Ich darf keine Arbeit liegen lassen		
33	Ich darf keinen Termin überziehen		
34	Da habe ich mich wieder mal dumm angestellt		
35	Ich werde mich verhaspeln oder stottern		
36	Man wird mich ablehnen		
37	Ich werde mich blamieren		
38	In meiner Arbeit dürfen mir keine Fehler unterlaufen		
39	Ich kann doch nichts ändern		
40	Mir gerät auch nichts richtig		

Auswertung

Kennzeichnen Sie im Auswertungsschema auf Seite 231 die Aussagen, bei denen Sie „vertraut" angekreuzt haben in den grauen Kästchen.
Notieren Sie nun die Anzahl der angekreuzten grauen Kästchen für die jeweilige Kategorie und Sie können erkennen, ob Sie eine oder mehrere Kategorien stressverschärfender Gedanken „bevorzugen".

Kategorien	Anzahl (max. 8)	
Schwarzmalerei und Hilflosigkeit		
Besorgnis um Kritik		
Angst vor körperlichen Beschwerden		
Selbstvorwürfe		
Selbstüberforderung		

Aussage-Nr.	Schwarzmalerei und Hilflosigkeit	Besorgnis um Kritik	Angst vor körperlichen Beschwerden	Selbstvorwürfe	Selbstüberforderung
1					▓
2				▓	
3				▓	
4	▓				
5			▓		
6	▓				
7			▓		
8		▓			
9					▓
10				▓	
11	▓				
12	▓				
13		▓			
14		▓			
15			▓		
16			▓		
17				▓	
18					▓
19					▓
20	▓				
21		▓			
22			▓		
23	▓				
24			▓		
25				▓	
26			▓		
27			▓		
28		▓			
29	▓				
30		▓			
31				▓	
32					▓
33					▓
34				▓	
35			▓		
36		▓			
37		▓			
38					▓
39	▓				
40				▓	

Tagebuch

Thema/Tag						
Körperliche Befindlichkeit						
1–6 (morgens – mittags – abends)						
Ernährung						
Was war heute gesund?						
Bewegung						
Wie viel habe ich mich heute wobei bewegt?						
Wie habe ich mich vorher gefühlt?						
Wie habe ich mich nachher gefühlt?						
Bewusste Entspannung						
Was habe ich heute wann geübt?						
Wie habe ich mich vorher gefühlt?						
Wie habe ich mich danach gefühlt?						
Wahrnehmungen						
Gedanken						
Stresswarnsignale						
Welche habe ich wann wahrgenommen?						
Glücksmomente						
Was habe ich heute Schönes erlebt?						
Habe ich heute schon gelacht?						

Übungsübersicht Tagebuch

	Mo	Di	Mi	Do	Fr	Sa	Mo	Di	Mi	Do	Fr	Sa
Körperliches Befinden Note: 1–6												
Emotionales Befinden Note: 1–6												
	Mo	Di	Mi	Do	Fr	Sa	Mo	Di	Mi	Do	Fr	Sa
Bewegung												
Walking												
Entspannung												
Minis												
PME												
Atementspannung												
Ort Ruhe + Kraft												
Bodyscan												
Yoga												
Qigong												
Gehmeditation												
Ernährung O.K.?												
Ja												
Nein												
Trinkmenge												
Bemerkungen												
Emotionen												
Heute schon gelacht?												
Heute schon geliebt?												
Heute schon bewusst gefühlt?												
Gedanken ☺ ☺ ☹												

Übungsaufgaben

Aufgaben der Essener Tagesklinik (Stressreduktions- und Relaxationsprogramm) für zu Hause in der 1. Woche:
- Täglich PME in 7 Schritten üben mit CD
- Tagebuch führen
- Ziele für die kommenden 10 Wochen formulieren (Zielearbeit)

„Wenn jemand sucht, dann geschieht es leicht,
dass sein Auge nur noch das Ding sieht, das er sucht,
dass er nichts mehr finden, nichts in sich einzulassen vermag,
weil er immer an das Gesuchte denkt, weil er vom Ziel besessen ist.
Suchen heißt: ein Ziel haben
Finden aber heißt: frei sein, offen stehen, kein Ziel haben"
Hermann Hesse

Patientenaufklärung

Es trifft sicherlich zu, dass naturheilkundliche Verfahren häufig ärmer an Nebenwirkungen sind als konventionelle. Trotzdem droht Gefahr im juristischen Sinne, die vielen Ärzten nicht bewusst ist.
Die Rechtssprechung geht derzeit von folgendem Grundsatz aus: Ein Patient, der einen Arzt aufsucht, selbst wenn dieser ausschließlich naturheilkundliche Verfahren anwendet, ist von diesem ausführlich über die konventionellen Therapieoptionen zu informieren. Insbesondere muss der Arzt auch darüber aufklären, ob es sich bei einem angewendeten Behandlungsverfahren um ein konventionelles handelt oder nicht.

Adressen

Stiftungsprofessur der Alfried Krupp von Bohlen und Halbach-Stiftung an der Universität Duisburg-Essen
Kliniken Essen-Mitte, Knappschafts-Krankenhaus
Innere Medizin V: Naturheilkunde und Integrative Medizin
Am Deimelsberg 34a
45276 Essen
Tel.: 0201-174 25512, Fax: 0201-174 25500
Internet: www.uni-duisburg-essen.de/naturheilkunde

Informationen zur jährlichen Summer School und dem Vertiefungsseminar in Mind-Body-Medizin:
Internet: www.mindbodymedicine.de
Mail: info@mindbodymedicine.de

Weitere MBM-Programme in Deutschland:

Stressbewältigung durch Achtsamkeit (MBSR) nach Jon Kabat-Zinn
MBSR-Verband e.V.
Muthesiusstr. 6
12163 Berlin
Tel.: 030-79 70 11 04, Fax: 030-79 70 28 86
Internet: www.mbsr-verband.org
Mail: kontakt@mbsr-verband.org

Institut für Achtsamkeit und Stressbewältigung
Kirchstr. 45
50181 Bedburg
Tel.: 0172-2186681, Fax: 0212-3828672
Internet: www.institut-fuer-achtsamkeit.de
Mail: MBSR2002@aol.com

Dean Ornish Herz-Programm:
Deutscher Wellness Verband e.V.
Neusser Str. 35
40219 Düsseldorf
Tel.: 0211-168 20 90, Fax: 0211-168 20 95
Internet: www.wellnessverband.de
Mail: info@wellnessverband.de

Adressen zu Mind-Body-Medizin Programmen in den USA:

Dean Ornish Programm:
Preventive Medicine Research Institute (PMRI)
Sausalito, Kalifornien
Internet: www.pmri.org
Mail: Tandis@pmri.org

Center for Mindfulness in Medicine, Health Care, and Society (Jon Kabat-Zinn) University of Massachusetts Medical School
55 Lake Avenue North
Worcester, MA 01655
Tel.: 001-508 856 2656, Fax: 001-508 856 1977
Internet: www.umassmed.edu/cfm
Mail: mindfulness@umassmed.edu

Mind Body Medicine Symptom Reduction Programm:
Benson-Henry Institute for Mind Body Medicine
151 Merrimac Street, 4th Floor
Boston, MA 02114
Tel.: 001-617 643 6090, Fax: 001-617 643 .6077
Internet: www.mgh.harvard.edu/bhi/
Mail: mindbody@partners.org

Weiterbildung in Deutschland:

Berufsverband der Yogalehrenden in Deutschland e.V.
Jüdenstr. 37
37073 Göttingen
Tel.: 0551-797744 0, Fax: 0551-797744-66
Internet: www.yoga.de
Mail: info@yoga.de

Medizinische Gesellschaft für Qigong Yangsheng e.V.
Colmantstraße 9
53115 Bonn
Tel.: 0228-696004, Fax: 0228-696006
Internet: www.qigong-yangsheng.de
Mail: info@qigong-yangsheng.de

Deutscher Nordic Walking/ Nordic Inline Verband e.V.
DNV Geschäftsstelle
Löffelstelzerstrasse 36
97980 Bad Mergentheim
Tel.: 07931-538152, Fax: 07931-538150
Internet: www.dnv-online.de
Mail: office@dnv-online.de

Deutsche Gesellschaft für Ernährung e.V.
Godesberger Allee 18
53175 Bonn
Tel.: 0228-3776 600, Fax: 0228-3776 800
Internet: www.dge.de
Mail: webmaster@dge.de

Register